PSYCHOLOGIE
DER MENSCHLICHEN WELT

GESAMMELTE SCHRIFTEN

VON

ERWIN STRAUS

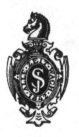

SPRINGER-VERLAG BERLIN HEIDELBERG GMBH

1960

ISBN 978-3-540-02607-5   ISBN 978-3-642-87995-1 (eBook)
DOI 10.1007/978-3-642-87995-1

© Springer-Verlag Berlin Heidelberg 1960
Ursprünglich erschienen bei Springer-Verlag OHG. Berlin Gottingen Heidelberg 1960
Softcover reprint of the hardcover 1st edition 1960

LUDWIG BINSWANGER

In Freundschaft und Verehrung

Vorwort

Die Veröffentlichung „Gesammelter Schriften" zu Lebzeiten eines Verfassers, von ihm selbst gewünscht und besorgt, muß wohl als eine Alterserscheinung gebucht werden. Die Gerontologie hat sich mit diesem Problem noch nicht befaßt; vermutlich, weil die Zahl der Fälle zu gering ist. Auch läßt sich, so scheint es, die Haltung des Autors nur allzu leicht begreifen. Zu einem „laudator temporis acti" geworden, wünscht er dem lesenden Publikum, vor allem aber sich selbst, ein Wiedersehen mit seinen früheren Arbeiten, so wie die Alten Herren an silbernen und goldenen Jubiläumstagen zusammenkommen, um ein wenig belustigt und ein wenig gerührt in gemeinsamen Erinnerungen zu schwelgen. Leider sind solche Stunden des Wiedersehens selten ungetrübt. Der Kreis der Teilnehmer ist klein; die Zahl der stummen Gäste mahnt und bedrückt. Und wie alt die einstigen Jugendfreunde geworden sind! Ihr Bild — in der Erinnerung unverwandelt — ist nicht zugleich mit uns und mit ihnen gealtert. Nun stehen sie vor uns, ergraut und gebückt, in Massen geglückte oder enttäuschte Existenzen.

Bei der Wiederbegegnung mit früheren Schriften droht eine ähnliche Erfahrung. Auch kann sich an ihnen die Wahrheit des Paulinischen Wortes bewähren: „Da ich ein Kind war, da redete ich wie ein Kind, und war klug wie ein Kind, und hatte kindische Anschläge." Solcher möglichen Enttäuschung gewärtig habe ich meine Arbeiten, von denen ich manche seit Jahren nicht wiedergelesen hatte, nur mit einem gewissen Widerstreben zur Hand genommen. Zu meiner Freude fand ich meine Besorgnis nicht gerechtfertigt. Sie, die alten Schriften, waren jung geblieben! Sie haben an Aktualität eher gewonnen als verloren. So wenigstens schien es mir und der Widerhall, den sie im gegenwärtigen Schrifttum ausgelöst haben, bestätigte mir, daß ich von dem Privileg der persönlichen Voreingenommenheit keinen ungebührlichen Gebrauch gemacht hatte.

Schon in der 1925 veröffentlichten Monographie „Wesen und Vorgang der Suggestion" ist es als ein Grundthema formuliert worden „Rechenschaft zu geben, von den Faktoren, die den Aufbau unserer Erlebniswelt bestimmen". Dieses Programm, wenn man es so nennen darf, entsprach und entsprang einer Versenkung in die Sachverhalte, geeignet, das Problematische im Selbstverständlichen, das Mögliche im vertrauten Wirklichen zu entdecken. Im Rückblick von dem neu gewonnenen Standort ist dann erst eine Anknüpfung an die Geschichte und eine Distanzierung von ihr in erneuter methodischer Besinnung vollzogen worden. In einer Besprechung meiner Schrift „Geschehnis und Erlebnis" (1930) sagte Ludwig Binswanger: „Das Thema, um das alle nicht rein neurologischen Arbeiten von Erwin Straus kreisen, sind die Formen und „Gesetze", in und nach denen der Aufbau und die Entwicklung der menschlichen Individualität sich in gesunden und kranken Zeiten vollzieht ... Da man den Aufbau und die Entwicklung der menschlichen Individualität auch als die „innere Lebensgeschichte" bezeichnen kann, kann man das Grundthema unseres Forschers also in die drei Unterthemen gliedern: die innere Lebensgeschichte im Hinblick auf die raumzeitlichen Erlebnisformen, im Hinblick auf den Mitmenschen und im Hinblick auf sein äußeres Schicksal oder seine äußere Lebensgeschichte".

Im Laufe der Jahre hat sich der Horizont der Fragestellung allmählich erweitert und die Betrachtung — zunächst auf den Menschen und seine Welt, auf die Menschen in ihrer Welt gerichtet — ist dazu fortgeschritten, den Menschen aus seiner Welt zu verstehen. Es wird nach der psychologischen Möglichkeit der Einrichtungen und Gebilde gefragt, welche der Welt eigentümlich sind, in der sich die Menschen an gesunden und kranken Tagen bewegen. Ein ganzer Kontinent von Problemen ist allmählich aufgetaucht. Eigentlich sind diese Probleme immer mit uns gewesen; nicht Orplidsche Ferne, ihre allzu große Nähe hat sie unserer Sicht entzogen. Einstellungen, die in der alltäglichen Welt von Skepsis unbehelligt in ihrem vollen Kurswert respektiert werden, sind von der Wissenschaft fast unbemerkt mitübernommen worden, nicht so sehr ungeprüft in ihrer methodischen Berechtigung als unbefragt in ihrer anthropologischen Bedeutung. Die Verhaltenspsychologie begeistert sich für Voraussagen über das Verhalten von Menschen und Tieren; die Möglichkeit des Voraussagens — richtigen oder falschen — nimmt sie als selbstverständlich hin. Die Neurophysiologie verdankt das Gros ihrer Einsichten dem Mikroskop; die psychologische Möglichkeit des Mikroskopierens, ein Bild als solches und in seinem Größenwert zu erfassen, ist kaum je erörtert worden. In der Physik wird die Frage einer Expansion des Universums diskutiert; von der anthropologischen Bedingung der Möglichkeit solcher Erörterungen, daß der Mensch, begrenzt auf das Hier und Jetzt seines physischen Daseins, in gewisser Weise das Ganze erfassen kann, dem er als Teil angehört, ist nicht die Rede. Bei solchen Unterlassungen handelt es sich nicht nur um ein Übergehen erkenntnistheoretischer und methodischer Probleme; im Voraussagen, im Mikroskopieren, im Messen manifestieren sich mannigfache Aspekte der menschlichen Situation. An ihrer anthropologischen Interpretation ist dem Psychiater vor allem gelegen. Wenn ein Kliniker z. B. in seinen Krankengeschichten zeitliche Desorientierung vermerkt, dann verweist er implicite auf die Möglichkeit zeitlicher Orientierung, d. h. er verweist auf die Möglichkeit der Erfindung und sekundär des Gebrauchs von Uhr und Kalender. Den vollen Gehalt solcher Schöpfungen können Beobachtung, Experiment, Introspektion allein nicht erschließen. Wir müssen die Werke selbst befragen; wir fragen nicht, wie sich die Menschen zu Uhr und Kalender verhalten, sondern was den Menschen zu solchen Schöpfungen befähigt. Durch eine analytische Rekonstruktion menschlicher Schöpfungen lassen wir uns zum Verständnis ihres Schöpfers, seiner Leistungen und Fehlleistungen leiten. Im Hinblick auf diesen neuen Fragekreis habe ich für die gesamten Aufsätze den Titel „Psychologie der menschlichen Welt" gewählt.

* *
*

Die Aufsätze sind chronologisch geordnet; Ort und Zeit des Erscheinens sind jeweils in einer Fußnote angemerkt. Drei Aufsätze entstammen Festschriften für Karl Bonhoeffer; der Aufsatz über „das Zeiterlebnis" war seinem sechzigsten Geburtstag, „die Psychopathologie der Zwangserscheinungen" dem siebzigsten und „Die Aufrechte Haltung" dem achtzigsten Geburtstag zugedacht. Auch die drei letzten Studien sind Festschriften entnommen. Es sind Aufsätze zur Feier und Ehrung Buytendijks, Villingers und von Gebsattels. Die Suggestionsschrift war Richard CASSIRER, meinem Lehrer in Neurologie, gewidmet.

Es ist mir eine angenehme Pflicht den Verlegern zu danken, die bereitwillig ihre Zustimmung zur Wiederveröffentlichung gegeben haben. Ihre Namen sind: S. Karger, A.G., Basel; Art. Institut Orell Füssli, A.G., Zürich; American Journal of Psychiatry, Toronto, Canada; Tijdschrift voor Philosophie, Louvain, Belgien; Kentucky Law Journal, Lexington, Kentucky; Uitgeverij het Spektrum, Utrecht, Holland; Jahrbuch für Psychologie und Psychotherapie, Karl Alber-Verlag, Freiburg i. Br.-München; Hans Huber, Bern-Stuttgart. Dem Springer-Verlag gebührt mein besonderer Dank für seine hier wie so oft bewährte Großzügigkeit. Mein Dank gilt auch der U. S. Veterans Administration, deren Forschungsprogramm mir eine Fortsetzung meiner klinischen Tätigkeit und theoretischen Betrachtungen ermöglicht hat. Last not least möchte ich meiner Frau danken, die tatsächlich alle meine Arbeiten „geschrieben" hat.

Erwin Straus
Lexington, Kentucky; im Juli 1960

Inhaltsverzeichnis

Zur Pathogenese des chronischen Morphinismus[1]

Die Annahme, es müsse bei der Entstehung des chronischen Morphinismus auch eine endogene Ursache, eine besondere Veranlagung des Kranken, wirksam sein, findet ihre erste und nächstliegende Begründung darin, daß von all den Menschen, die im Gefolge einer schmerzhaften Erkrankung oder Verwundung die Wirkung des Morphiums am eigenen Leibe erfahren haben — in den Kriegsjahren sind es Hunderttausende gewesen —, nur ein kleiner Teil dadurch zum dauernden Mißbrauch, zur chronischen Morphiumsucht gebracht wird.

Bei einer Untersuchung, deren Ziel es ist, die Besonderheiten dieser Veranlagung darzustellen, die eigentümliche psychopathische Konstitution der Morphinisten zu beschreiben, müssen daher diejenigen außer Betracht bleiben, deren chronische organische Leiden irgendwelcher Art eine dauernde, ärztlicherseits gebilligte Anwendung des Morphiums erfordern; sie werden ohnehin seltener in psychiatrische Behandlung übergehen. Ebensowenig dürfen diejenigen zu den Morphinisten aus Veranlagung, den eigentlichen echten Morphinisten gezählt werden, die im Verlauf einer akuten aber langdauernden Erkrankung bereits so sehr an das Morphium gewöhnt waren, daß mit dem Aussetzen des Mittels schwere Abstinenzerscheinungen auftraten.

Morphinisten pflegen den Beginn ihrer Sucht ja gerne so darzustellen; im einzelnen Falle mag die Entscheidung einmal schwierig sein; im allgemeinen ist aber zu bedenken, daß schon jeder gewissenhafte Arzt in der Rekonvaleszenz für die Entwöhnung Sorge trägt und der wirklich gesund veranlagte Pat. sich erfahrungsgemäß bald genug dem Zwang des Morphiums zu entziehen sucht, wie es auch in dem hier folgenden Fall geschehen ist.

H. A., 40jähriger Mann, Verlagsleiter, am 26. VI. 1918 in die Klinik aufgenommen. In einem selbstgeschriebenen Lebenslauf gibt er eine ausführliche Familienanamnese und Vorgeschichte. Er stammt aus einer kinderreichen Familie; die Eltern haben sich bis in ihr hohes Alter volle geistige und körperliche Frische bewahrt. Der Vater ist als 73jähriger Mann während des Krieges noch als Chefarzt eines Reservelazarettes tätig. Die 7 Geschwister sind geistig und körperlich gesund.

---

[1] Inaugural-Dissertation zur Erlangung der medizinischen Doktorwürde an der Friedrich-Wilhelms-Universität zu Berlin. — Mschr. Psychiat. Neurol. Bd. XLVI. — Berlin 1919, Verlag S. Karger.

Pat. selbst hat als Kind verschiedene Infektionskrankheiten und eine Chorea minor durchgemacht. Er hat Gymnasial-Bildung genossen; den Buchhandel erlernt. Er erwarb eine Buchhandlung und später einen Kunstverlag, den er durch tatkräftige und umsichtige Unternehmungen zur guten Entwicklung brachte. Auch nach einem Schadenfeuer, das den größten Teil seiner Bestände vernichtete, verlor er den Mut nicht. Er veräußerte den Rest und arbeitete nun als Abteilungsleiter in selbständiger Stellung bei verschiedenen bekannten großen Verlagsunternehmungen. Er hatte besonders seit Beginn des Krieges eine außerordentliche Arbeitslast zu bewältigen; merkte aber keine Erschlaffung. Er lebte sehr ruhig, vermied alle Exzesse, verbrachte das Wochenende stets in einem kleinen Jagdrevier, das er sich gepachtet hatte. Dort draußen wurde er Ende September 1915 von einer Gallensteinkolik überrascht; erst im Dezember fühlte er sich wieder frei von Schmerzen. Trotzdem hatte er in der Zwischenzeit seine Berufstätigkeit nicht ausgesetzt. Im Dezember 1917 trat ein zweiter Anfall ein. Er erhielt vom Arzte einmal eine Morphiumspritze und das Rezept einer 2prozentigen Lösung mit der Verordnung, bei Anfällen 20 bis 30 Tropfen per os zu nehmen. Die Anfälle wiederholten sich noch mehrmals. Nach einer kurzen Pause traten sie Ende März 1918 erneut und stärker auf. Mitte April wurde er auf der Straße von einer Kolik befallen. Seit Mitte Mai blieben die Anfälle aus. Die ikterischen Erscheinungen verschwanden. Pat. hatte aber inzwischen das Morphium, das er von einem befreundeten Apotheker ohne Rezept erhielt, dauernd weiter genommen. Ein Versuch, in der Dosierung hinunter zu gehen, verursachte ihm Schweißausbrüche, Gähnen, Ziehen in den Beinen, Kopfschmerz, beängstigendes Herzklopfen. Eine begonnene große Arbeit, die er noch vollenden wollte, hielt ihn bei dem weiteren Gebrauch des Morphiums zunächst noch fest. In der letzten Zeit fühlte er seine Arbeitsfähigkeit, Spannkraft und Energie leiden. Er suchte freiwillig die Klinik zur Entziehung auf, da er in der Literatur die übereinstimmende Ansicht vertreten fand, daß nur Anstaltsbehandlung Aussicht auf Heilung gäbe.

Die Beschwerden bei der plötzlichen Entziehung dauerten etwa eine Woche. Dann vermochte Pat. wieder ohne Schlafmittel zu schlafen. Er war guter Stimmung, fügte sich bereitwillig in die Verhältnisse auf der Station, begann wieder seine literarischen Arbeiten aufzunehmen. Er äußerte die Besorgnis, er möchte zu früh entlassen werden, als ihm der Vorschlag gemacht worden war, in eine Privatanstalt überzugehen. Bis zu seiner Entlassung, die am 22. Juli auf seinen Wunsch hin erfolgte, hat er sich dauernd weiter rege mit seiner Berufsarbeit beschäftigt. Im Gespräche betonte er immer wieder die Freude, vom Morphium entwöhnt zu sein. Er hatte bei der Entlassung die Absicht, noch für einen Monat Aufenthalt bei seinen Eltern zu nehmen.

Eine Katamnese war nicht zu erhalten.

Kommt ein Pat. erst zur Behandlung, wenn er sich selbst nicht weiter helfen kann, wenn er vor dem Zusammenbruch steht, dann erscheint es im allgemeinen durchaus unglaubhaft, daß nur die Macht der Entziehungserscheinungen ihn bei dem dauernden Gebrauch des Morphiums festgehalten habe. In dieser Lage befindet sich aber die Mehrzahl der Morphinisten, wenn sie sich endlich zur Entziehungskur entschließen oder von anderen dazu veranlaßt werden. Es ist zudem vielfach die organische Natur der ersten Erkrankung keineswegs sicher festzustellen oder anamnestisch zu ermitteln; noch weniger wie weit die Äußerung von Schmerzen, die den Arzt zur Anwendung des Morphiums veranlaßte, der Wirklichkeit entsprach. Immerhin dürfte wohl mit Recht eine kleine Gruppe unter den Morphinisten angenommen werden, die nur durch die Folgen der Gewöhnung zum chronischen Morphinismus gekommen ist.

Für die große Masse der Morphinisten trifft dies aber sicher nicht zu. Bei ihnen ist zwischen dem Beginn, dem ersten Bekanntwerden mit der Morphiumwirkung kein zwingender Übergang zu dem weiteren Gebrauch festzustellen. Nach kurzer Anwendung während einer Krankheit, nach einer bloßen Verführung, sind viele sogleich dem Morphium dauernd verfallen. Andere wieder greifen erst nach Jahren im Anschluß an besondere Erlebnisse auf das Mittel zurück, das sie früher praktisch kennengelernt haben; Ärzte und Pflegepersonal beginnen öfter in einer besonderen Affektlage spontan aus bloßer theoretischer Kenntnis mit dem Spritzen, um es nicht mehr zu lassen. Die Stimmung, die gesamte seelische Verfassung des Pat. und die Wirkung des Morphiums scheinen in einer eigentümlich innigen Weise einander angepaßt.

Die 3 folgenden Fälle veranschaulichen, wie wenig bestimmend der erste Gebrauch für die Gewöhnung an das Morphium ist, wieviel mehr erst durch die Affektlage des Pat. der Boden dafür bereitet sein muß.

1. Frau M. W., 52jährig, Aufnahme in die Klinik am 3. II. 1919, verheiratet, ein Kind, kein Abort. Die Familienanamnese sowie die nach eigenem Bericht der Pat. aufgenommene Vorgeschichte ergibt keinen Anhalt einer erblichen Belastung. In den vergangenen Jahren sei sie immer heiter und lebenslustig gewesen. Erst nachdem ihr Sohn, ihr einziges Kind, 1916 im Alter von 27 Jahren im Feld gefallen war, entwickelte sich bei ihr eine tiefe Verstimmung. Sie war zu jeder Arbeit unfähig, mußte weinen und grübeln, hatte Selbstmordgedanken. Sie hielt sich fast den ganzen Tag allein in ihrem Zimmer auf. Dabei hatte sie manchmal den Eindruck, als sei noch jemand in der Stube anwesend, der zu ihr spräche. Einzelne Worte hat sie nicht verstanden; auch war sie sich stets klar, daß es Täuschungen sein müßten. Sie ging dann gleich auf die Straße, damit sie den Eindruck los werde. Um sich in ihrer Not zu helfen, nahm sie schließlich Morphiumtropfen. Sie hatte das Morphium 9 Jahre zuvor kennen gelernt. Damals erhielt sie es bei Gallensteinkoliken, die sie typisch beschreibt. Von Februar bis Juli 1907 hatte sie täglich 2mal anderthalb Spritzen bekommen. Nach einer Operation im Juli wurde das Morphium im Krankenhaus bald abgesetzt. An Abstinenzerscheinungen kann sie sich nicht erinnern. Sie hatte in der Zwischenzeit nie das Bedürfnis zur weiteren Anwendung empfunden.

Jetzt nahm die Pat. anfänglich geringe Dosen, schließlich aber gebrauchte sie 30 g einer 2prozentigen Lösung in 2 bis 3 Tagen. Nach dem Genuß war sie heiter, aufgelebt, arbeitsfähig. Ihrem Mann hat sie den Gebrauch die ganze Zeit, fast 2 Jahre, zu verheimlichen gewußt. Zuletzt, mit dem Abklingen der Verstimmung, empfand sie einen immer lebhafteren Abscheu vor dem Mittel. Sie hatte, wie sie selbst sagt, einen Ekel an dem Laster, den Kosten, dem dauernden-In-die-Apotheke-Laufen, wo sie zusammen „mit all den Schnapsdrosseln" warten mußte. Alkohol hat sie stets nur ganz mäßig genossen.

Während der Behandlung (plötzliche Entziehung) machten sich Abstinenzerscheinungen 5 Tage lang deutlich bemerkbar.

2. Doktor R. W., 44jährig, Aufnahme in die Klinik am 27. I. 1917. Der Patient ist dem Abteilungsarzt von der Studienzeit auf der Kaiser-Wilhelms-Akademie her

bekannt. Er schildert ihn als einen erblich belasteten außergewöhnlich begabten Menschen, mit bizarren Ideen, alkoholreicher absonderlicher Lebensführung. Mit den Kameraden hatte er fast gar keinen Verkehr, war aber in den Formen stets liebenswürdig und gutmütig und befand sich zum Teil als Folge seiner Haltlosigkeit und Nachgiebigkeit gegen augenblickliche Impulse stets in einer wirtschaftlich arg bedrängten Lage. Er bewies auch kaum Verständnis, sich nach dieser Richtung in den Rahmen der Anstalt einfügen zu müssen. Umgang hatte er nur mit Künstlern höheren oder niederen Ranges, mit denen er oft die ganzen Nächte beim Dominospielen verbrachte. Während des Staatsexamens knüpfte er Beziehungen zu einem Mädchen niederen Herkommens an; er heiratete sie noch während des Examens und mußte aus der Akademie ausscheiden. Nach seiner Approbation hat er 10 Jahre lang eine Praxis auf dem Lande betrieben. Sie soll gut gegangen sein. 6 Jahre nach Beginn der Praxis hatte er seinen Angaben zufolge bei gichtischen Schmerzen Morphium angewandt, sich aber wieder selbst entwöhnt. (?) Früher schon war er während des Staatsexamens einmal wegen Morphiumgebrauchs in Lazarettbehandlung gewesen. Im Jahre 1910 wurde die Ehefrau verhaftet, weil sie bei dem Dienstmädchen einen Abort eingeleitet haben sollte. Sie wurde zu 9 Monaten Gefängnis verurteilt. Sie soll Psychopathin gewesen sein (Pseudologia phantastica). Nach diesem Ereignis brach Patient psychisch vollkommen zusammen. Er begann wieder Morphium zu spritzen und ist seither nicht mehr davon losgekommen. Bis zur Aufnahme in die Charité hatte er bereits in 12 verschiedenen Anstalten Entziehungskuren durchgemacht, konnte sich aber nie vom Morphium freihalten. Er äußert sich dazu: „Wenn draußen sich jemand um mich gekümmert hätte, mich gestützt hätte, wäre alles gut geworden." Er ist in der Zeit vor der Aufnahme in die Klinik immer mehr verwahrlost. Auf Antrag des Vaters wird das Entmündigungsverfahren gegen ihn eingeleitet. Er bezeigt kaum irgendwelche gemütliche Reaktion darauf. Er wird einer Landespflegeanstalt zur längeren Behandlung überwiesen.

3. Apotheker B. schildert den Beginn seines Morphiumgebrauchs: „Als ich nach meinem Studium in die Apotheke eintrat, fühlte ich mich von diesem Krämerhandwerk derartig angewidert und angeekelt, daß ich nach irgendeinem Betäubungsmittel suchte." Er erinnerte sich, daß früher einmal eine Morphiuminjektion seinem an Blinddarmentzündung erkrankten Bruder außerordentliche Erleichterung gebracht hatte. Er versuchte das Mittel und gewöhnte sich rasch daran. Später spritzte er neben dem Morphium auch noch Kokain. Gleich nach den Injektionen fühlte er sich körperlich äußerst leicht, elastisch, arbeitskräftig. „Er brauchte nicht mehr zu essen, nicht mehr zu schlafen, er komponierte die Nächte hindurch." Es traten Verfolgungsideen etwa einen Monat nach Beginn des Kokaingebrauchs auf. „Infolge seiner geschärften Sinne hörte er, wie die Leute über ihn sprachen." Er blieb nie länger als 1/2 Jahr in seinen verschiedenen Stellen. Hatte aber nie Konflikte, trank keinen Alkohol.

Er sei von Jugend auf leicht heiter und traurig gestimmt gewesen. Die Eltern und Geschwister sollen ganz gesund sein. Er drängt auf Entlassung; er habe gehört, daß andere Morphinisten 25 Jahre lang das Morphium gebraucht hätten. Wenn er noch so lang zu leben habe, genüge ihm das.

Für die Beurteilung des Beginns tritt in den mitgeteilten Fällen als wesentlich die Verknüpfung der Morphiumwirkung mit einem depressiven Gemütszustand hervor. Die erste Pat. scheint eine dem Manisch-Depressiven zugehörende endogene Depression gehabt zu haben. Dem entspricht die spontane Lösung von dem Mittel, als die Depression abzuheilen beginnt. Die Art des Morphiumgebrauchs erinnert hier geradezu an die Opiumtherapie, die von Ärzten bei der Behandlung melancholischer Angstzustände eingeschlagen wird.

Zu dem 1. und 3. Fall waren Katamnesen nicht zu erhalten.

Dr. R. W. ist am 4. II. 1918 aus der Pflegeanstalt mit Zustimmung des Vormundes gebessert entlassen worden; er hatte während der Behandlung ein Verhältnis mit einer Pflegerin angeknüpft, die er heiraten will. Er findet bei seinem künftigen Schwiegervater (Schmiedemeister) Aufnahme.

Gewicht und Triftigkeit des Anlasses zur Verstimmung wird in der Reihenfolge der Beispiele stetig geringer. Von dem letzten ist es nur noch ein Schritt zu jenen Fällen, in denen sich der chronische Gebrauch des Morphiums unmittelbar an die bloße Verführung oder die kurze Anwendung während einer Krankheit ohne besonderen erkennbaren Anlaß anreiht. Alle diese auf den ersten Blick verschieden anmutenden Arten des Beginns sind von dem gleichen wiederkehrenden Typ und nur graduell unterschieden. Alle stimmen darin überein, daß eine zwingende äußere Motivierung der Morphiumsucht fehlt. Die Gründe liegen vielmehr ganz auf seiten des Subjekts, in der Stimmungslage des Pat. Dies wird auch durch das spätere Verhalten des Morphinisten weiterhin bestätigt.

Unter den 36 Fällen, die hier berücksichtigt worden sind, geben schon 29 durch die Art des Beginns einen Anhalt für die Erkennung der psychopathischen Veranlagung. Die übrigen 7 verteilen sich so, daß bei 5 die Veranlassung in einer chronischen organischen Krankheit (Tabes), bei 2 in einer langdauernden Gewöhnung zu liegen scheint. Von den erstgenannten 29 Pat. haben 19 den Gebrauch des Morphiums nach kurzer Anwendung während einer Erkrankung unmittelbar anschließend weiter fortgesetzt. 2 haben erst nach einer Pause darauf zurückgegriffen, 3 (ein Arzt, ein Apotheker und ein Krankenpfleger) haben aus der bloßen theoretischen Kenntnis zu spritzen begonnen; 5 sind durch Verführung zu Morphinisten geworden. Soweit es möglich ist, sich nach dem Bericht der Pat. selbst ein Urteil zu bilden, ist bei den 19 Kranken der 3. Gruppe nur in 12 Fällen die erste Erkrankung schwer genug gewesen, um den Gebrauch des Morphiums zu rechtfertigen. Überhaupt können die mitgeteilten Zahlen nur annähernd für richtig gelten, da sie vielfach allein auf die Angaben der Pat. begründet sind, die zu Lügen und Entstellungen auch in diesem Punkt neigen. So gibt eine Pat., eine Krankenschwester, im Laufe der Behandlung zu, „aus purer Dummheit, aus momentaner Laune" das Morphium angewandt zu haben, nachdem sie anfänglich behauptet hatte, daß sie durch heftige „Nierenschmerzen" dazu veranlaßt worden sei. Die Tendenz geht stets darauf hinaus, die Veranlassung der Morphiumsucht als objektiv wohlbegründet erscheinen zu lassen. Es ist daher wohl möglich, daß tatsächlich noch mehr Kranke in die beiden zuletzt aufgezählten Gruppen hineingehören. Das beobachtete Verhältnis von 29 Psychopathen unter 36 Morphinisten wird dadurch aber nicht verändert.

Da die Veranlagung mit solcher Häufigkeit die wesentlichste Ursache des Morphinismusses bildet, ist es begreiflich, daß ein Rückfall auch nach gelungener Entziehung fast die Regel zu sein scheint. 17 von den 36 Kranken, die in der Charité zur Behandlung kamen, hatten bereits früher in Anstalten Entziehungskuren durchgemacht. Davon 11 mehrfach bis zu 12mal; nur 2 Pat. gaben an, danach längere Zeit — 1 Jahr und 10 Jahre — frei von Morphium gewesen zu sein. Die meisten setzten gleich nach der Entlassung aus der Anstalt ohne weiteres die Injektionen fort, wenn sie sich nicht schon während der Behandlung heimlich Morphium zu beschaffen gewußt hatten. Einige fingen nach einer kurzen Pause erst wieder Morphium zu nehmen an. Den Anlaß boten dann meist Aufregungen, erhöhte Anforderungen, Verstimmungen, ganz wie bei dem ersten Beginn.

Abstinenzerscheinungen können dabei keine Rolle mehr spielen. Es ist darum wohl überhaupt falsch, die Disposition des Morphinisten für sein Mittel etwa in einer verminderten Toleranz suchen zu wollen, der zufolge die Abstinenzerscheinungen sich schneller bemerkbar machten. SCHRÖDER weist in seiner Darstellung der Intoxikationspsychosen [1] darauf hin, daß ja ein dem Morphinisten durchaus ähnliches Verhalten bei den an Alkohol, Äther, Haschisch Gewöhnten beobachtet wird, obwohl diese Mittel keine oder nur unbedeutende Abstinenzerscheinungen hervorrufen. Dort findet sich jedoch die gleich hemmungslose Hingabe wie bei dem Morphinisten. Das Schicksal des echten Morphinisten ist schon, ehe irgendwelche Abstinenzerscheinungen auftreten, mit der euphorischen Wirkung der ersten Spritzen entschieden. Eine bestimmte Abkehr, die gesunde Reaktion, wie sie in dem Fall der Frau W. vorzuliegen scheint, ist bei den Morphinisten eine seltene Ausnahme. Hier aus der psychischen Genesung der Pat. zu erklären.

Sonst sehnen sich die Kranken wohl, von der Qual der Abstinenzerscheinungen und den lästigen Symptomen der chronischen Vergiftung befreit zu werden, die euphorische Wirkung wollen sie aber gar nicht preisgeben. Darin ist die scheinbare Ambivalenz ihres Gefühls dem Mittel gegenüber begründet, sowie das paradoxe Verhalten vieler Pat., die aus eigenem Entschluß die Anstalt zur Entziehung aufsuchen, und doch dabei ihr Fläschchen einzuschmuggeln bestrebt sind. Es ist den Kranken nicht möglich, in der Leere, in der sie der Fort-

---

[1] Aschaffenburgs Handb., 3. Abtlg., 1. Hälfte, S. 136 f.

fall des Mittels zurückläßt, weiterzuleben. Nachdem sie es erst einmal gelernt haben, den aus der psychopathischen Veranlagung erwachsenen Mangel ihres Lebens und Erlebens mit Hilfe des Morphiums wenigstens subjektiv auszugleichen, ist jene Leere für sie noch schwerer zu ertragen, als die Affektlage in der sie zuerst dem Morphium verfallen sind. Die den Willen schwächende Wirkung des fortgesetzten Morphiumgebrauchs kann dabei ganz außer Betracht gelassen werden.

Ein Pat., der schon mehrere Entziehungskuren durchgemacht hatte, gibt im Vergleich der früher angewandten Methoden langsamer Entziehung und der in der Charité angewandten plötzlichen Entziehung eine gute Darstellung des Gemütszustandes nach dem Fortfall des Mittels zugleich auch einen Anhalt für die Bedeutung die es überhaupt im Leben des Morphinisten innehat.

L. sagt: „Das (die langsame Entziehung) ist eben der Unfug. Ich halte es für einen glatten Unfug, für die größte Torheit, die gemacht wird. Vor allen Dingen wird ein Morphinist bei der langsamen Entziehung nicht zu dem Entschluß kommen, die Sache ganz zu lassen. Er hat dauernd die Vorstellung: du mußt es haben." Bei der langsamen Entziehung meint er, sind die Beschwerden stärker als bei der schnellen, weil die Unruhe, die er hier bei plötzlicher Entziehung während ein paar Tagen hatte, dort von einer Spritze zur andern zu verspüren war, solange er auf sie wartete. Als das Mittel ganz ausblieb, sei bei der langsamen Entziehung seine Unruhe genau so stark gewesen wie hier; er sei damals genau wie jetzt aus dem Bett gegangen, habe an die Türen geschlagen, hinaus gedrängt. Angstgefühle habe er nicht gehabt; herausgedrängt nur aus dem Gefühl, „du mußt das Morphium haben, du mußt hier heraus". Anfänglich nach der Entziehung sei ihm in der Charité das Lesen schwer geworden; er habe keine Ausdauer dazu gehabt, schon nach einer halben Stunde aufhören müssen, während er früher ein Buch ohne Unterbrechung zu Ende las. Das habe sich noch wochenlang bemerkbar gemacht.

Die Bedeutung dieser Mitteilungen für die Therapie der Morphiumsucht steht hier nicht zur Erörterung.

Die unlustbetonten Gefühle der Spannung und Erregung, die Wundt als Partialgefühle aus dem Totalgefühl heraushebt, kommen in dieser Aussage zum lebhaften Ausdruck. Sie beherrschen das ganze Leben des Morphinisten. In diesem Fall sind sie dem Pat. selbst klar bewußt geworden, während sie im allgemeinen nur die Stimmungslage wesentlich beeinflussen, Zweifel, Verstimmung, Verzweiflung nähren, und die unangenehmsten Organempfindungen auszulösen vermögen.

Es ist schließlich auch versucht worden, die Morphiumsucht zum Teil aus einer besonderen rein körperlichen Disposition für die euphorische Wirkung des Morphiums zu erklären. ERLENMEYER will bei den Morphinisten, die von Beginn an das Morphium nur als Genußmittel nehmen, eine besondere Disposition darin erkennen, daß sie von vornherein auf das Morphium anders reagieren, als die Mehrzahl der Menschen; bei ihnen soll bereits die erste Injektion das Gefühl physischen Wohlbehagens und gesteigerter Leistungsfähigkeit hervorrufen, was bei normalen Durchschnittsmenschen sehr häufig nicht der Fall ist [1]. Ähnlich äußert sich BUMKE [2]. „Übrigens müssen wir eine allerdings an und für sich nicht krankhafte Disposition für die Entstehung des Morphinismus nahezu für alle Fälle annehmen. Das ist diejenige, die in der persönlichen Reaktion des einzelnen den ersten Morphiumgaben gegenüber bedingt ist. Keineswegs alle Menschen geraten nach der ersten Spritze in einen Zustand subjektiven Wohlbehagens, und nur diejenigen, bei denen eine solche Euphorie eintritt, sind eigentlich gefährdet."

Es würde gemäß dieser Auffassung, wie es bei BUMKE ganz klar ausgesprochen ist, die in der gesamten Konstitution des Morphinisten begründete Empfänglichkeit für das Morphium auf eine abnorme Reaktion, eine bloße Empfindlichkeit reduziert. An die Stelle eines wesensmäßig begründeten Zusammenhanges tritt eine zufällige Verknüpfung, denn die Empfindlichkeit von einer bestimmten körperlichen Beschaffenheit, Disposition abhängig gedacht, hat im Verhältnis zur Gesamt-Persönlichkeit nur die Bedeutung eines zufälligen Vorkommens; die Empfänglichkeit hingegen ist ihr unmittelbarer notwendiger und adäquater Ausdruck. Mit der Auffassung ERLENMEYERS und BUMKES wäre die Frage nach einer eigentümlichen Veranlagung der Morphinisten zur Erklärung des Morphinismus verneint.

Nun ist es ja überhaupt schwierig, für solche nur dem einzelnen zugängliche Erlebnisse gültige Vergleichswerte zu finden. Selbst wenn aber eine solche von der Norm abweichende Wirkung des Morphiums, wie es durchaus wahrscheinlich ist, tatsächlich vorkommt, ist damit doch noch gar nichts erklärt. Es wäre irrig, diesen Vorgang als pure körperliche Reaktion anzusehen, als eine elementare Funktion, die von dem Ganzen beliebig isoliert werden könnte und das Verhalten des Morphinisten ihrerseits zureichend erklärte. Die unmittelbare Wirkung des Morphiums ist im psychischen Geschehen nur die Veränderung von Organempfindungen, erst ihre Folge, die veränderte

---

[1] Nach SCHRÖDER, l. c.
[2] Lewandowskys Handb. d. Neurol. 3. Bd., S. 1033.)12

Gefühlslage, die Euphorie, die aber gleichzeitig von anderen Einflüssen abhängig ist und darum nicht in eine unmittelbare einfache Beziehung zu der Morphiumwirkung gebracht werden kann. Auch fehlt für den Vergleich der Wirkung bei verschiedenen Individuen die Möglichkeit, den gleichen Ausgangspunkt zu wählen, etwa in einer Indifferenzzone des Gefühls, wie für den Vergleich der Art und Größe von Muskelzuckungen in der Ruhelage des Muskels der gleiche Ausgangspunkt jedesmal gewählt werden kann. Das Eintreten der gesteigerten Reaktion ist im ganzen Umfang an den zeitlich vorausgehenden Zustand gebunden. Sie ist selbst Folge der Beseitigung eines Mißbehagens, in dem der psychopathisch Veranlagte auf Grund seiner Konstitution sich dauernd oder zeitweise befindet. Es sei hier an ein der alltäglichen Erfahrung zugänglicheres Gebiet erinnert, das ähnliche Verhältnisse aufweist. Der Genuß von Speisen, das Behagen des Essens ist nicht allein von den durch Geschmack und Geruch vermittelten puren Empfindungsqualitäten abhängig, sondern vielmehr zunächst an das Aufnahmebedürfnis des gesamten Organismus gebunden, und dies so sehr, daß bei Mangel dieses Bedürfnisses bei völliger Sättigung, die Lustgefühle, die sonst die gleichen Empfindungsqualitäten begleiten, in das Gegenteil umschlagen können. Die Art der Verknüpfung und Abhängigkeit der Morphiumwirkung von der gesamten seelischen und körperlichen Veranlagung ist jedoch nicht die einzige. Denn erst die Bedeutung, die dem Behagen, wie allen die Organempfindungen begleitenden Gefühlen im Erleben des Psychopathen zukommt, begründet die zwingende Kraft des Morphiums. Bei der Anwendung im Felde ist die Wirkung des Morphiums auch eine intensivere gewesen als bei dem sonst in der Krankenbehandlung üblichen Gebrauch; denn hier wirkt es nicht nur schmerzstillend, sondern auch auf den durch den Kampf erregten Mann beruhigend, besonderns, wenn, wie so oft, das Morphium noch innerhalb der Gefahrzone verabreicht wurde und seine Wirkung mit dem Gefühl, geborgen zu sein, verschmolz. Trotzdem ist es nur eine kleine Zahl der Kriegsteilnehmer, die dadurch zum Morphinisten geworden ist. Der Gesunde wird eben auch durch ein erhöhtes Wohlbehagen nicht zum Morphinisten. Dem Gesunden strömt aus dem Wechsel von Anspannung und Entspannung, dem Rhythmus zwischen Arbeit und Erholung, der seinen Tag beherrscht, das Behagen und damit die Frische zu neuer Tätigkeit zu, die der Morphinist sich mit künstlichen Mitteln zu schaffen gezwungen ist.

Die Empfänglichkeit des Morphinisten für das Morphium, die entscheidende Wirkung der ersten Spritzen wird indessen erst aus der Einordnung in die individuelle Geschichte, aus der Verknüpfung mit einem Zustandsbild, wie es sich aus der vorhandenen Anlage mit

Notwendigkeit entwickelt, ganz verständlich. Dann läßt sich aus der Gesamtheit der psychopathisch Veranlagten eine bestimmte Gruppe absondern, die hinsichtlich der Entwicklung des chronischen Morphiummißbrauchs besonders gefährdet ist.

Der Versuch, die ursprüngliche Veranlagung, die Wirkung der ersten Spritzen, das Ineinanderpassen beider klarzulegen, begegnet einer besonderen Schwierigkeit darin, daß diese Anfänge nur selten einmal durch irgend welchen Zufall zur ärztlichen Beobachtung gelangen, die schon Rücksicht auf die erst später mögliche Diagnose des Morphinismus nähme. Die Kranken kommen in der Regel natürlich erst dann in entsprechende Behandlung und Beobachtung, wenn sie durch den langen Mißbrauch bereits in ihrem Wesen verändert sind. Ihre Neigung zur Lüge, zur häufig zweckbewußten Entstellung und Beschönigung bei allen Antworten, die in unmittelbarem Zusammenhang mit dem Morphiumgebrauch stehen, ist ja hinlänglich bekannt. Ihre Aussagen über die Ursachen ihrer Sucht, über die Wirkung der ersten Spritzen sind daher nur mit Zurückhaltung unter Berücksichtigung der gesamten Erscheinung zu verwerten. Die in fast allen Fällen typisch wiederkehrenden Eigentümlichkeiten, z. B. der ethische Defekt, der Mangel an psychischer Widerstandsfähigkeit, sind als Steigerungen und Vergröberungen ursprünglicher Anlagen zu beurteilen, als Verfallserscheinungen, die von Gegenvorstellungen nicht mehr gehemmt, unverhüllt zutage treten. Außergewöhnliche und krasse Abweichungen dürfen dagegen für das allgemeine Bild nicht berücksichtigt werden. Die Beurteilung ist indessen darin leichter, als etwa bei dem Alkoholiker, weil alle Zwischenglieder der Gewohnheit, Sitte, geselliger Bräuche, des Geschmacks, des echten Durstes, bei dem Morphinisten vollständig fehlen. Es ist klar, daß er es bei jeder Spritze durchaus nur auf ihre Wirkung abgesehen hat; für den Alkoholiker ist oft die Möglichkeit nicht abzuweisen, daß er zunächst nur sich Sitte und Gewohnheit gefügt hat, daß er nur die Geselligkeit suchte, ohne eigentlich die Alkoholwirkung zu suchen, wenn schon der Alkohol den wesentlichsten Träger und Mittler dieser Geselligkeit darstellte.

Die Frage der erblichen Belastung wird in der Mehrzahl der Fälle durch sichere Nachrichten über die Persönlichkeit und den Gesundheitszustand der Eltern, Großeltern und Geschwister usw. nicht überzeugend geklärt werden können.

Bei den meisten Morphinisten entwickelt sich im 3. oder 4. Lebensjahrzehnt infolge ihrer weichlichen, schlechten Art, die auch in der Regel vorhandene gute intellektuelle Anlagen nicht zur Auswirkung kommen läßt, mehr und mehr eine traurige Verstimmung, in der sie dann bei irgendeiner Gelegenheit der Wirkung des Morphiums erliegen. Gerade bei ihnen ist der Zusammenhang zwischen der Wirkung des Morphiums und der ihrer Veranlagung entsprechenden Stimmungslage wohl verstehbar, zeigt sich als eine wesensgesetzliche, spezifische Bindung. Daneben tauchen mehr oder minder vereinzelt psychopathische Persönlichkeiten auf, bei denen andere Charakterzüge stärker betont sind.

In einer Anzahl Fälle der ersten Art läßt sich ähnlich wie bei den oben schon berichteten ein bestimmtes Ereignis herausgreifen, das durch die traurige Verstimmung, die es hervorruft, zum unmittelbaren Anlaß des Beginns der Morphiumsucht wird. Das gleiche ist bei den Rückfällen zu beobachten, die nach einem kurzen freien Intervall eintreten. So geben die Pat. als Gründe des Rückfalls z. B. an: Kummer über den Tod des Kindes, Ärger und Aufregung über den Beruf, Mißerfolg bei der Bewerbung um eine Stelle. Häufiger indessen ist nur eine allgemeine Neigung zur traurigen Verstimmung nachzuweisen, in der besonderen Färbung des Unzufrieden- und Unbefriedigtseins, der Enttäuschung. Die hier vorliegenden Krankengeschichten bieten in 19 Fällen einen Anhalt dafür, daß die Morphiumsucht sich auf solchem Boden entwickelt hat. Neben den kurzen Angaben der Pat., daß sie stets sehr ernst und still gewesen seien, „die Ruhe selbst", daß sie zur Schwermut neigten, sind auch ausführlichere Mitteilungen vorhanden, die erkennen lassen, daß die Neigung zur Verstimmung sich bereits in den Jugendjahren geltend machte.

Ein Pat., ein Krankenpfleger, gibt an, daß er gegen körperliche Schmerzen von jeher sehr empfindlich gewesen sei. Auch habe er sehr unter Verstimmungen zu leiden gehabt. Der Beruf strenge ihn an; durch Geisteskranke, die er zu pflegen hatte, sei er „fast selbst verrückt" geworden. Er sei sehr reizbar und leicht erregbar geworden. Auch die Mutter sei schon stets erregbar gewesen. Der Vater starb auch durch Selbstmord, als Unterschlagungen, die er begangen hatte, aufgedeckt wurden. Schon als Kind sei er (Pat.) weich und empfindlich gewesen, habe immer gleich Tränen in den Augen gehabt, war furchtsam und ängstlich im Dunkeln, hatte Angst bei Gewittern, konnte schlecht Anstrengungen vertragen. Er schlug nicht wieder, wenn er von Kameraden geschlagen wurde, sondern zog sich dann zurück.

Ähnlich äußert ein anderer, daß er sich stets von den „Rowdies" unter seinen Mitschülern „ferngehalten" habe.

Ein Arzt gibt an, daß er niemals ein „nervöser Mensch" gewesen sei, insbesondere nicht leicht erregbar, auch nicht Stimmungsschwankungen unterworfen. Er war immer ein stiller, ernster Mensch, etwas weich veranlagt, empfindsam, fühlte sich leicht verletzt. Von körper-

lichen Erscheinungen berichtet er, daß es ihm schwindlig wurde, wenn
er aus einem hochgelegenen Fenster heraussah, ebenso beim Schau-
keln, beim Besteigen einer Leiter. Jetzt sei er immer in melancholischer Stimmung, fühle sich bedrückt, wenn er daran denke, daß er
Morphinist sei, habe keine Hoffnung, wieder von seiner Sucht befreit
zu werden.

Der Apotheker W. M. berichtet ähnlich, daß er gar nicht leicht erregbar sei, in seinem ganzen Wesen sehr ruhig sei; als Kind war er
weicher als die anderen, hat leicht geweint, ist schüchtern, ängstlich,
schreckhaft gewesen, furchtsam im Dunkeln und bei Gewittern. Auch
jetzt sei er noch etwas weichlich.

Neben der Neigung zur traurigen Verstimmung tritt in diesen
Selbstschilderungen auch die Neigung zur Einsamkeit und Absonderung hervor, in der sich Gefühl und Bewußtsein, anders zu sein als
die Übrigen, zuerst bekunden. Im Lauf der individuellen Geschichte
wird dies später oft noch lebhafter. Es fehlt den Kranken die Initiative, das hoffnungs- und vertrauensvolle Beginnen, das tatenfrohe
Vorwärtsschreiten in die Zukunft, wie es dem Gesunden eignet. So
schildert die Frau eines Pat. ihren Mann als gutmütigen weichen
Menschen, als einen besorgten Vater und gewissenhaften Arbeiter,
der bei allen Bekannten wohl gelitten war. Doch hatte er die Erledigung aller wirtschaftlichen und geschäftlichen Angelegenheiten soweit
sie außerhalb seines Berufes lagen, stets der Frau überlassen. „Er
hat", sagt sie, „nie auf seinen eigenen Kopf etwas durchgesetzt, sondern immer nur passiven Widerstand durch Schweigen geleistet."

Mißerfolge aller Art, fortgesetzte Demütigungen ihres Selbstge-
fühls können Menschen solcher Veranlagung nicht erspart bleiben.
Gerade die zahllosen kleinen, trivialen Mißerfolge, die dem Gesunden
kaum zum Bewußtsein kommen und auch seine Affektlage nicht wesentlich zu beeinflussen vermögen, steigern bei dem Morphinisten das
Gefühl der eigenen Unzulänglichkeit und damit die angeborene Neigung zur traurigen Verstimmung. Es ist daher nicht möglich, immer
ein besonderes Erlebnis als Quelle der Enttäuschung aus dem Ganzen
herauszulösen. Die Verstimmung knüpft sich an eine Summe von kleinen Erlebnissen, deren gegenständlicher Gehalt so unbedeutend ist,
daß sie der Erinnerung der Pat. selbst später nicht mehr gegenwärtig
sind.

In der geschilderten Affektlage, in den Steigerungen zur ängst-
lichen Depression, die sie durch längere Anspannung erfordernde
Aufgaben erfährt, entfaltet das Morphium seine lösende und er-
lösende Wirkung. Diese Pat. beschreiben fast übereinstimmend die
Wirkung des Morphiums dahin, daß wenigstens in der ersten Zeit
schon vor dem Auftreten von Abstinenzerscheinungen, neben dem

körperlichen Behagen ein Gefühl gesteigerter Leistungs- und Arbeitsfähigkeit bestanden habe. Die Pat. geben an, daß sie sich frisch,
leicht, elastisch gefühlt haben, daß sie keine Müdigkeit mehr kann-
ten, sich besser konzentrieren konnten, ihre Arbeit leicht und gut ver-
richteten. Diese anregende Wirkung des Morphiums wird neben der
euphorischen von dem Pat. immer wieder mit Entschiedenheit betont.
Sie ist häufig genug ja unmittelbar zu beobachten.

Die Bedeutung des Morphiums als Stimulans neben der euphorischen Wirkung – sie gilt für das subjektive Erleben der Kranken,
ohne Rücksicht, wie die Erklärung dafür aus den pharmakologischen
Eigenschaften des Morphiums möglich ist – läßt die unwiderstehliche
Neigung des Morphinisten von Beginn an ganz verstehen. Das Morphium ist für ihn zunächst nicht ein Mittel, sich zu betäuben, in der
Euphorie seine Unzufriedenheit und Unzulänglichkeit zu vergessen.
Das alltägliche Mittel des Betäubens und Vergessens, der Alkohol,
spielt daher in der Lebensgeschichte der Morphinisten nur selten einmal eine wichtigere Rolle. Unter den 36 Kranken haben nur 5 Alkohol in größeren Mengen genossen. Der Gebrauch des Morphiums ist
vielmehr, wie schon der Fall der Frau M. W. zeigte, als ein verhäng-
nisvoller Versuch der Selbstbehandlung anzusehen. Erst wenn die
Abstinenzerscheinungen lebhafter geworden sind, mit dem durch die
chronische Vergiftung bedingten körperlichen Verfall die anregende
Wirkung des Morphiums nachläßt, wird in der Anwendung des Mittels nur noch die Betäubung gesucht.

Erst dann geben sich allmählich die Kranken selbst preis und verloren. Die mangelnde Einsicht der Pat. in ihre Lage, die so häufig in
den Krankheitsgeschichten Erwähnung findet, sobald es sich nach
dem Abklingen der Abstinenzerscheinungen darum handelt, die Entziehung durch weitere Anstaltsbehandlung zu sichern, ist wohl dahin
zu deuten, daß der von dem behandelnden Arzt dabei vorausgesetzte
Wille, entwöhnt und gesund zu werden, tatsächlich gar nicht mehr
vorhanden ist. Die Kranken sehen ihr Dasein als hoffnungslos und
zwecklos an und wollen darum die Qualen der Abstinenz, die früher
erwähnte Leere nach dem Fortfall des Mittels, nicht länger auf sich
nehmen. Ihre mangelnde Einsicht ist häufig nur eine Finte, ihren Willen zur Entlassung durchzusetzen; es ist die bequemste Art, den Vorhaltungen und Ermahnungen des Arztes zu entgehen. Unter den erwähnten 36 Fällen sind 8 durch anderweitige Umstände der Behandlung vor dem Abschluß entzogen worden. Von den übrigen 28 Kranken haben 24 die Entziehungskur gegen den Rat der Ärzte vorzeitig
abgebrochen, darunter 7 schon im Laufe der ersten Woche der Behandlung. Nur 7 Pat. haben sich länger als einen Monat halten lassen.
Auch bei ihnen mußte schließlich auf ihr Drängen die Entlassung an

einem Zeitpunkt geschehen, an dem nach Ansicht des Arztes der dauernde Erfolg noch nicht gesichert war.

Ein Pat. erklärte dem Arzt: „Und wenn Sie mich noch 2 Jahre hier behalten, spritze ich doch gleich wieder." Er wisse wohl, daß er sich damit zugrunde richte, doch komme es darauf ja gar nicht an. Es seien „so viel Millionen im Krieg drauf gegangen", daß einer mehr oder weniger auch nichts mehr ausmache.

Dieser Pat. ist einen Monat nach der Entlassung an Chloralhydrat-Vergiftung gestorben; wahrscheinlich lag die Absicht des Selbstmordes vor.

Die nicht so seltenen ernsten Selbstmordversuche sind die konsequente Weiterentwicklung der Selbstpreisgabe. Selbstmordversuche haben sich hier in 7 Fällen nachweisen lassen.

Auch die ethischen Defekte, die sich nach dem chronischen Gebrauch des Morphiums so häufig bemerkbar machen, wurzeln wohl in der gleichen Grundauffassung der Pat., daß die der allgemeinen Ordnung zugehörigen Sitten und Gesetze für sie doch nur verminderte Gültigkeit besitzen, da sie sich selbst ja von dieser allgemeinen Ordnung ausgeschlossen wissen; mitunter gelangt ein Pat. dazu, sein Verhalten fast in dieser Weise zu begründen und zu formulieren.

In einzelnen seltenen Fällen — eher scheints bei Frauen als bei Männern — ist allerdings die Vermutung nicht abzuweisen, daß der Hang zum Morphium von vornherein nur an die körperliche Euphorie geknüpft war. Die nachstehende Krankheitsgeschichte bringt ein solches Beispiel; die hier vorkommende psychopathische Konstitution weicht von der bisher ausführlicher geschilderten erheblich ab; ebenso aber ist auch die Stellung des Morphiums in der ganzen Lebensgeschichte doch eine andere.

Frl. K. M., 43jährig, Aufnahme in die Klinik am 7. X. 1916. Die Pat. schildert ihren Lebensgang mit einer gewissen Bereitwilligkeit. Ihr Vater sei bald nach ihrer Geburt gestorben; ihre Mutter habe nachher noch einmal geheiratet, sei in den 60er Jahren an einem Schlaganfall gestorben. Sie habe 2 Geschwister, mit denen aber „alle Fäden zerschnitten seien". Über hereditäre Belastungen weiß Pat. nichts.

Bis zum 14. Lebensjahr ist sie zuhause gewesen, hat in ihrem Geburtsort die Schule besucht, gut gelernt. Mit 14 Jahren kam sie von Hause weg; offenbar hat sie damals schon Differenzen gehabt, die sie zu beschönigen sucht, indem sie sagt, sie habe ein „unruhiges Blut", „Drang in die Ferne".

Sie hat dann 2 Jahre bei Verwandten des Vaters die Wirtschaft erlernt; hatte aber große Lust, zur Bühne zu gehen und angeblich auch einige Stunden Unterricht erhalten. Sie kam dann mit 16 Jahren in Stellung, wo sie mehrere Jahre gewesen sein will. Ihre zeitlichen Angaben stimmen jedoch nicht. Sie verwickelt sich in Widersprüche.

Mit etwa 21 Jahren ist sie aus „Drang nach Freiheit" nach Brüssel gegangen, kehrte aber nach 3 Wochen schon nach Deutschland zurück, weil sie die Sprache nicht verstand. In Berlin hat sie dann „ein freies Leben" geführt. Sie hatte dann nochmal eine Stelle von 8 Monaten und eine von angeblich 5 Jahren als Wirtschafterin. Seit etwa 10 Jahren arbeitet sie nicht mehr, wird ausgehalten.

Mit der Polizei ist sie nicht in Berührung gekommen. Sie weist diese Frage entrüstet zurück. Lues, Abort, Partus wird verneint. Seit ein bis zwei Jahren ist sie in befreundeter Pension tätig. Für später hoffe sie von ihrem Verhältnis Geld zu bekommen und sich eine Weinkneipe zu kaufen. Sie gibt an, daß sie schon seit Jahren reichlich Alkohol zu sich nimmt.

Ihre Morphiumsucht datiert etwa $3^1/4$ Jahr zurück. Sie habe zuerst Pantopon gelegentlich des Krankenbesuches bei einem befreundeten Herrn genommen; „aus Spaß", wie sie sagt. Sie habe nach der Pantoponspritze so ein wunderbares leichtes Gefühl gehabt, so eine wohlige Ruhe, so, wie wenn man nach schwerer Arbeit sich hinlegt. Sie ist dann bald zum Morphium übergegangen, weil man ihr sagte, daß es besser wirke. In der letzten Zeit hatte sie kein angenehmes Gefühl mehr beim Spritzen, versuchte, die Spritzen fortzulassen, konnte es aber wegen der starken Abstinenzerscheinungen nicht durchführen. Sie habe auch einen Versuch gemacht, aus dem Fenster zu springen, sei aber im letzten Augenblick daran gehindert worden. Früher sei sie sehr energisch und lustig gewesen. Eine Referentin, der die Pat. von früher her bekannt ist, schildert sie gleichfalls als lustigen und besonders energischen Menschen.

Die Pat. hatte in der Art ihres Verhaltens immer eine etwas überlegene Manier, Neigung, die Schuld an ihrem Morphinismus auf andere zu schieben, die so gewissenlos waren, es ihr zu geben. Sie setzt sich selbst überall in ein möglichst günstiges Licht; spricht von ihrem „Lebensroman", von ihren „Abenteuern", macht Andeutungen von ihren Beziehungen zu berühmten Bühnenkünstlern und renommistische Erzählungen von ihrem Freund, der ihr „Revenüen" gibt.

Behandlung: Plötzliche Entziehung.

Nach einmonatlicher Behandlung wird sie entlassen. Acht Tage später erscheint sie spontan wieder in der Klinik; ist sehr erregt, fühlt sich schwach, weint, bittet um ein Morphiumrezept. Als es ihr abgelehnt wird, versucht sie, mit einem mitgebrachten Küchenmesser sich oberhalb des Handgelenks zu schneiden, und bringt sich, ehe es verhindert werden konnte, zwei kleine oberflächliche Schnitte bei.

Im Gegensatz zu der vorangegangenen Schilderung der Morphinisten ist in diesem Falle neben dem Genuß des Morphiums diesem prinzipiell gleichwertig der Genuß des Alkohols, der sexuelle Genuß, in Erscheinung getreten. Nur infolge seiner intensiveren und rascher zerstörenden Wirkung beherrscht das Morphium das Krankheitsbild. Das Morphium ist aber nur ein Mittel neben anderen, nicht mehr, wie bei den früher beschriebenen Fällen, das in seiner Besonderheit unersetzliche Mittel. Die bei dieser Pat. beobachteten Abweichungen, der Sucht zur lässigen Entspannung, des Verweilens in einem Grenzzustand zwischen Schlafen und Wachen, kehren bei einer kleinen Gruppe der echten Morphinisten wieder. Im ganzen sind noch 2 diesem ähnliche unter den 36 Fällen nachzuweisen gewesen. Der Kontrast zu der erstbeschriebenen, größeren Gruppe ist in der oben wiedergegebenen Äußerung der Pat. über die angenehmen Wirkungen des Morphiums schon scharf herausgehoben. Der Verschiedenheit der Veranlagung entspricht die verschiedene Wirkung und Bedeutung des Morphiums im ganzen Ablauf des Erlebens.

Der Krieg ist in den vorliegenden Krankheitsgeschichten mehrfach durch Verwundungen, Krankheit, durch wirtschaftliche Schwierigkeiten, durch Trauer über den Verlust der Angehörigen zum mittelbaren Anlaß des Morphinismus geworden. Eine wesentliche Abweichung dieser Fälle von den übrigen, die keinen Bezug zum Krieg aufweisen, hat sich nicht gefunden.

Der ausschlaggebenden Bedeutung der endogenen Ursache für die Entstehung des Morphinismus kann nur durch strenge Prüfung der Notwendigkeit des ersten Gebrauchs ärztlicherseits Rechnung getragen werden, denn die Gefahr liegt nicht nur in einer zu häufigen oder zu langen Anwendung des Morphiums, nicht nur darin, daß der Arzt dem Kranken die Spritze selbst in die Hand gibt, sondern sie ist in vielen Fällen schon damit gegeben, daß der Kranke überhaupt die Wirkung des Morphiums kennenzulernen Gelegenheit gehabt hat. Ist dadurch erst einmal der Drang nach dem Morphium geweckt, dann findet der Kranke auch irgendeinen Weg, sein Verlangen zu befriedigen.

Wesen und Vorgang der Suggestion[1]

I.

Das Problem

Das Ziel der folgenden Untersuchung ist es, den Erlebnisgehalt
der Suggestion zu analysieren und durch die aus der Analyse gewonnenen Ergebnisse zum theoretischen Verständnis der Suggestionserscheinungen zu gelangen. Der Erlebnisgehalt ist aber keineswegs
identisch mit dem, was wir in der gewohnten und natürlichen Einstellung von unseren Erlebnissen wissen oder in Urteilen darüber mitteilen. Es pflegt vielmehr zwischen das unmittelbare Erlebnis und das
Wissen darum eine Reihe von Täuschungen zu treten, die teils von
den besonderen Merkmalen dieser Erlebnisse abhängen, teils allgemei-
nerer Natur sind ... Um den wahren Gehalt des Erlebnisses zu erfassen, genügt es aber nicht, in einer dem Erlebnis folgenden Reflexion, in unmittelbarer Erinnerung (WUNDT) nach diesem Inhalt zu
haschen, gleichgültig, ob die Reflexion das naive Erleben unterbricht
oder sich einer Selbstbeobachtung mit oder ohne experimentelle Variationen anschließt. Denn auch in diesen Reflexionen werden nur
Teile, Einzelheiten des Erlebnisses festgehalten, bestimmte praktisch
wichtige Veränderungen die sich im Vordergrund abspielen, während
der Hintergrund, der Rahmen des Erlebens überhaupt, nicht mit beachtet wird. Der Erlebnisgehalt in seiner ganzen Fülle, wird nur in
einer kritischen Selbstbesinnung zugänglich, die sich über die willkürlichen Abgrenzungen des sogenannten einzelnen Erlebnisses erhebt
und damit erst die Fehler vermeidet, die den auf der Reflexion begründeten descriptiv-phänomenologischen Methoden noch anhaften.
*Gegenstand des Erlebnisses im umfassenden Sinne ist ein sich stetig
wandelndes Ganze; Gegenstand des Einzelerlebnisses, bestimmte Besonderheiten der Veränderung.* Das Einzelerlebnis enthält also immer
nur einen Ausschnitt, der auch durch die Sphäre oder Fringes (JAMES)
nicht soweit ergänzt werden kann, daß er nun etwa pro rata temporis

---

[1] Abhandlungen aus der Neurologie, Psychiatrie, Psychologie und ihren Grenz-
gebieten, Beihefte zur Mschr. Psychiat. Neurol., hrg. v. K. BONHOEFFER, Heft 28. —
Berlin 1925, Verlag S. Karger.

einen vollständigen Querschnitt des Erlebnisstromes darböte. Eine Summation oder Integration des Erlebnisganzen aus den einzelnen Erlebnissen ist also in keinem Falle möglich. Vielmehr erfordert die Beachtung und Beobachtung dieses Ganzen eine völlige Veränderung der gewohnten Blickrichtung... Unsere Aufgabe ist daher mit der Analyse des Erlebnisgehaltes noch nicht beendet; es ergibt sich vielmehr noch die weitere Forderung, verständlich zu machen, welcher Art die Täuschungen sind, die in der natürlichen Betrachtung des Alltags, aber auch in vielen wissenschaftlichen Erörterungen das Wesen der Suggestion entstellen und unverständlich machen.

* *

*

Unverstanden und unverständlich soll der Mechanismus sein, der den Suggestionserscheinungen zugrunde liegt. So äußert sich WILLIAM STERN: „Im Rapport liegt ein doppeltes Geheimnis, das wir nun einmal als unauflösbar anerkennen müssen." Ganz im gleichen Sinne spricht JASPERS von „uns unverständlichen und bisher nicht weiter zu erforschenden Suggestionsmechanismen". Die meisten der in den letzten Jahren gemachten Versuche zur Lösung der Suggestionsprobleme stimmen mit dieser Auffassung überein, soweit sie auch im einzelnen in ihren Formulierungen voneinander abweichen mögen. Aus bestimmten theoretischen Voraussetzungen und methodischen Gewohnheiten – über die beide sogleich zu sprechen sein wird – ist eine Auffassung der Suggestion entstanden, die zu falschen Ergebnissen führen mußte, weil bereits die ihren Voraussetzungen entsprechende Problemstellung falsch gewesen ist...

KRONFELD beschreibt diesen hypothetischen Zustand folgendermaßen[1]: „Der Suggestor hat diesen Komplexwert für den Suggerierten auf Grund von besonderen Dispositionen des Letzteren. Auf Grund dieser Disposition, die man unter dem Begriff der Suggestibilität zusammenfaßt, wird das Erlebnis des Suggestors für den Suggerierten ein Komplex von solcher Wirkungskraft und Spezifität, daß er das Bewußtsein ausfüllt, einengt und es zugleich für jede andere seelische Regung sperrt. Diese Dispositionen gehören zu den archaischen Tiefenschichten der Seele..."

Es sind, neben vielen anderen Momenten, insbesondere die von den genannten Autoren gar nicht berücksichtigten, der Suggestion durchaus entsprechenden Erscheinungen der Ablehnung (Repudiation), die es, wie wir noch zeigen werden, schon aus empirischen Gründen ganz unmöglich machen, die Suggestion auf *einen* eigen-

---

[1] KRONFELD, Psychotherapie. Berlin, J. Springers Verlag, 1924.

artigen psychischen Zustand zurückzuführen, einen Zustand, der zwar als eine durch den Suggestor affektiv hervorgerufene psychische Wirkung aufzufassen wäre, der aber selbst nicht Gegenstand, sondern nur Form des Erlebens sein könnte. Dieser Zustand wäre der Boden, auf dem nun jeder beliebige einzelne Inhalt Wurzel schlagen und gedeihen könnte, d.h. suggestiv übertragen werden könnte... KRETSCHMER [1] spricht in diesem Sinne geradezu von reizmäßig erfolgender Übertragung von Empfindungen, Vorstellungen und besonders Willensantrieben.

Aber auch, wenn wir uns auf die Suggestion im engeren Sinne (die positiven Suggestionserscheinungen) beschränken, gehen die Zustands-Theorien an dem phänomenologisch Gegebenen offenbar vorbei. Dem Mangel an objektiver Begründung, der in den Suggestionserscheinungen sichtbar werden kann, wird ohne Bedenken ein subjektiver Mangel der Motivation der Bejahung hypostasiert.

Wir sehen, in einer besonderen, von der Norm abweichenden Art soll der Empfängliche den Suggestor erleben. Dieses Erlebnis soll eine Veränderung des Bewußtseinszustandes zur Folge haben. Die Eigenart dieses Zustandes ist dadurch bestimmt, daß die Bejahung (Aneignung) eines Inhalts durch besondere Mechanismen herbeigeführt wird, richtiger, durch eine Störung im Ablauf der normalen Vorgänge. Zwischen den Mechanismen und dem einzelnen, in Frage stehenden Inhalt der Suggestion ist ein sinnvoller Zusammenhang nicht möglich. Der einzelne Inhalt ist also beliebig und für den Vorgang der Suggestion gleichgültig. Es muß daher auch der sinnvolle Zusammenhang zwischen dem einzelnen suggerierten Inhalt und dem Gesamterleben fehlen. Der Mangel eines solchen Zusammenhangs soll ja eine der Bedingungen des Gelingens der Suggestion sein... Kausale Prozesse treten an die Stelle sinnvoller Motivation. Die Suggestion verlangt keine aktive Hinwendung des Empfänglichen zu dem Suggestor, die Suggestion wird von ihm passiv erlitten... Teilweise den Lehren der Herbartschen Psychologie folgend, denkt man sich Vorstellungen und Affekte, die innerhalb des „Seelenraumes" des Subjekts ihr Dasein haben, einen bestimmten Energiebetrag aufnehmen, sich mit anderen Vorstellungen verknüpfen können. Dabei ist in dem Begriff Vorstellung das Vorstellen und das darin Vorgestellte als *ein* dinghaftes Etwas gedacht. Es muß bei einer solchen Betrachtungsweise die Suggestion selbst, eben als bloßer Mechanismus, wesensgesetzlich nicht bewußtseinsfähig, noch ihrem Gehalt nach erlebnisfähig sein.

Da wir im weiteren eine gegenteilige Auffassung ausführlicher begründen wollen, sei zunächst noch auf einige theoretische Voraus-

---

[1] KRETSCHMER, Medizinische Psychologie.

setzungen und methodische Besonderheiten hingewiesen, die den Autoren teils klar bewußt gewesen sind, oder doch implizite ihrem Verfahren zugrunde liegen. Diese theoretischen Voraussetzungen, die als selbstverständliche angesehen werden, erstrecken sich in der Hauptsache auf dreierlei für die Auffassung der Suggestion entscheidende Probleme: 1. Auf Formen und Wesen des Gemeinschaftserlebens, 2. auf das Verhältnis von Kundgabe und Bedeutung in einer einzelnen sprachlichen Äußerung und 3. auf das Verhältnis des Teils zum Ganzen, wobei als Teil wiederum die einzelne Äußerung, als Ganzes die Person gemeint ist, der die einzelne Äußerung angehört und von der sie ausgeht...

Zu 1. Der Gemeinschaft wird eine atomistische Struktur zugeschrieben. Die einzelnen Personen bilden die Teile, nicht Glieder der Gemeinschaft. Die Verbindung zwischen ihnen ist eine äußere. Auch in der Gemeinschaft bleibt der Andere ein Bestandteil der allgemeinen Umwelt; von anderen Teilen dieser Umwelt, belebten oder unbelebten, zwar durch einzelne Eigentümlichkeiten geschieden, aber nicht in wesensmäßig verschiedenartiger Beziehung gegeben. Gemeinschaftserlebnisse von der Form des „Wir" werden in ihrer Struktur nicht gesehen oder nicht berücksichtigt.

Zu 2. An jeder Äußerung ist die Kundgabe und die Bedeutung zu unterscheiden. Der Bedeutung nach ist sie für alle verschiedenen äußernden und aufnehmenden Subjekte eine identische und insofern absolute. Als Kundgabe ist jeder Satz relativ auf den Sprechenden und seine Umwelt. Von diesen beiden Momenten der Kundgabe und Bedeutung wird in den bekämpften Theorien das der Kundgabe vollständig übersehen.

Zu 3. Die einzelne Äußerung soll auch dem Wesen nach eine einzelne sein, die Beziehung auf die äußernde Person muß schon nach 2 fehlen. Das Ganze wäre in einer äußeren assoziativen oder komplexen Verknüpfung der Einzelheiten zu suchen.

Diese drei Voraussetzungen, die übrigens auch für die Freudschen Lehren durchaus charakteristisch sind, hängen in inniger Weise miteinander zusammen. Gemeinsam ist ihnen, daß immer der Ausgangspunkt bei dem einzelnen Element gesucht wird. Es herrscht in allen drei Gebieten, dem Problem des Gemeinschaftslebens, dem Problem der Kundgabe und dem Problem des Verstehens bzw. dem Stilproblem, die Neigung vor, fälschlicherweise das Erleben nach der Struktur der räumlich-dinglichen Welt zu gliedern.

Über die diesen Voraussetzungen entsprechende Methodik sei noch das folgende angemerkt: Der Satz natura non facit saltus gilt sicher nicht für die Welt des naiven Erlebens, vielmehr ist dort alles mit scharfen Grenzen gegeneinandergestellt. Als Vorbild für alle Beschreibung erscheint dort das körperliche Ding, und nach diesem Vorbild suchen wir stets, zu scharf voneinander abgesetzten Erscheinungen und Symptomen zu gelangen. Alles Ordnen in der Beschreibung ist darum ein Trennen. Die Theorie aber, die zu einer Einheit des Verstehens gelangen will, kann bei solchen Unterscheidungen nicht stehen bleiben, sondern sie muß versuchen, das in einzelnen besonderen Fällen Gefundene auch in den übrigen nachzuweisen, Übergänge zu entdecken, Reihen zu bilden, das Getrennte zu vereinigen, kurz, in irgendeiner Weise zu verfahren, für die der Satz, daß die Natur keine Sprünge mache, maßgebend bleibt. Kann sich die Theorie von der Betrachtung der extremen Fälle, an die sich der beschreibende Beobachter gerne hält, nicht losmachen, so muß sie zu Ergebnissen kommen, in denen der pathologische Fall dem normalen das Gesetz vorzuschreiben scheint.

Die Suggestion als grob sichtbare Einzelerscheinung ist aber nur die Stelle, an der die zwischen Menschen bestehenden suggestiven Beziehungen leichter merkbar werden; die suggestiven Beziehungen werden jedoch nicht durch die Summe der einzelnen Suggestionen erschöpft. Diese Beziehungen sind nicht nur dann realisiert, wenn bestimmte abgegrenzte makroskopische Suggestionen eintreten. Die suggestiven Beziehungen reichen viel weiter als eine additive Zusammenfassung der einzelnen Suggestionen ergeben würde.

Die experimentelle Untersuchung biologischer und psychologischer Phänomene birgt eben nicht selten die Gefahr in sich, daß durch die besonderen Bedingungen des Versuchs die Erscheinungen selbst übertrieben und vergröbert, entstellt oder verzerrt werden. Die Folge davon ist, daß allzu leicht jene Besonderheiten des Versuchs, diese Vergröberungen und Entstellungen für entscheidend angesehen werden, ja häufig gerade das Wesen der Erscheinungen enthalten sollen. Es ist aber keineswegs von vornherein ausgemacht, daß die sogenannten „ausgezeichneten Punkte", daß jene Vorkehrungen, die zwar für uns irgendwelche Erscheinungen deutlicher hervortreten lassen, auch innerhalb der Gesamtheit der Vorgänge selbst, in die störend eingegriffen wurde, das Wesen der Erscheinungen reiner zum Ausdruck bringen. Geht man ohne genaue Prüfung mit einer solchen Annahme zu Werke, dann wird man leicht dazu kommen, die gesuchten Erscheinungen nur in einigen extremen Fällen zu sehen und über ihr Vorkommen, ihre Entstehungsbedingungen und ihr Wesen sich schweren Täuschungen hinzugeben... Zwar erkennen KRETSCHMER, SEROG, BINET, SCHILDER an, daß die Suggestion auch weithin im Normalen gefunden werde, daß Hypnose und die Suggestion bei normalem wachen Bewußtsein nur graduell, aber nicht wesensverschieden seien. Sie sind aber dabei stehengeblieben, die Suggestion als eine Erscheinung anzusehen, die, bei den Beziehungen zwischen zwei oder mehr Individuen zwar häufig vorkomme, aber auch fehlen könne; sie sehen also die Suggestion als einen Vorgang besonderer Art an, der unter gewissen Umständen zu den zwischen-menschlichen Beziehungen hinzukomme, sie haben aber nicht erkannt, daß die Suggestion stets und regelmäßig diese Beziehungen begleitet und einen wesensmäßigen und daher notwendigen Bestandteil ausmacht . . .

*　*

*

Der normale Fall oder die natürliche Einstellung wäre nach diesen Forschern in dem suggestionsfreien Erleben gegeben. Erst in bestimmten, bereits dem Pathologischen sich nähernden Veränderungen der Bewußtseinslage könnten Suggestionen realisiert werden. In der natürlichen Einstellung würde ein mitgeteiltes Urteil allein nach seiner rein logischen Bedeutung gewürdigt. Der psychologische Akt des Bejahens oder Verneinens, der von der logischen Qualität des Urteils streng zu scheiden ist, wäre nur durch die Einsicht in die sachliche Ordnung, in die Beziehung des Besonderen – wie es durch das einzelne Urteil ausgesprochen wird – zum Allgemeinen oder des Teiles zum Ganzen motiviert. Mit anderen Worten: die natürliche Einstellung wäre die des logischen Denkens. Das ist eine Konsequenz der Theorien, die mit der Wirklichkeit arg schlecht übereinstimmt. Es macht sich hier störend bemerkbar, daß zur Grundlage der Theorien fast ausschließlich solche Fälle gewählt wurden, bei denen der suggerierte Inhalt falsch war, die Suggestion also zu Irrtümern, Täuschungen, Illusionen führte. Das Gedachte, Wahrgenommene, Erstrebte ist in diesen Fällen allerdings objektiv schlecht begründet. Zwingt nun der Mangel objektiver Begründung nicht zur Annahme eines subjektiven Mangels der Motivation im Erlebnis? und kann wieder dieser Mangel an Motivation anders erklärt werden, als durch einen besonderen Bewußtseinszustand, in dem die Motivation durch Störung der Assoziations-Mechanismen fehlt, die Bejahung aber trotz dieses Fehlens erfolgt? Wäre es nicht ein Triumph psychologischer Theorienbildung, zeigen zu können, daß die Bejahung gerade infolge der mangelnden Motivation geschieht? In der Tat ist dieser Weg immer wieder beschritten worden, aber ohne befriedigendes Ergebnis. Wären die Suggestionserscheinungen nichts anderes als Vorgänge mit gestörter Motivation, so ließe sich mit ihnen in sinnvoller Weise nur das Erlebnis des Zweifels, Schwankens, der Unsicherheit verknüpfen. Der Versuch hingegen, aus der Störung der Motivation gerade die Sicherheit des Bejahens, die unbedingte Stellungnahme des Empfängers abzuleiten, muß an den in sich widerspruchsvollen und unvereinbaren Tendenzen scheitern. Wir sind mit den eben aufgeworfenen prinzipiellen Fragen nunmehr an den entscheidenden Punkt gelangt, wo das Problem der Suggestion neu und richtig gestellt werden muß.

Die Frage, ob aus dem Mangel objektiver Begründung auf einen subjektiven Mangel der Motivation im Erlebnis geschlossen werden dürfe, ist zu verneinen. Jedes Erlebnis schließt eine Stellungnahme des Erlebenden gegenüber den erscheinenden Bewußtseinsinhalten ein, ein motiviertes Bejahen oder Verneinen, Aneignen oder Verwerfen. Motiv des Bejahens ist in jedem Fall die einsichtig erfaßte Beziehung, die zwischen dem einzelnen Inhalt und dem zugehörigen Ganzen besteht. Kraft und Wirksamkeit des Motivs hängen aber nur an dem phänomenal Gegebenen; es ist irrelevant, ob der vermeintliche Zusammenhang objektiv besteht oder nicht, ob die Einsicht wahr oder falsch ist. Es ist fast immer übersehen worden, daß die Motivation nur von dem phänomenal Gegebenen abhängt, und nicht von dem objektiven Sachverhalt. Mangel an Einsicht in den sachlichen Zusammenhang schien Mangel an Einsicht überhaupt zu sein, und daher zur Annahme mangelnder Motivation geradezu zu zwingen. Gewiß ist das Auseinanderfallen des objektiv Begründeten und phänomenal Gegebenen ein wichtiges Problem der Psychologie. Es ist aber in der obigen Fragestellung das Nicht-sachlich-Begründete und das Sachlich-nicht-Begründete schon miteinander verschmolzen. Diese Unterscheidung ist kein spitzfindiges Wortspiel, sondern betrifft den fundamentalen Unterschied des psychologischen Zusammenhanges und der logischen Beziehung. Das Nicht-sachlich-Begründete könnte immer noch begründbar sein; die Suggestion ist ja nicht auf Täuschungen begrenzt. Die Vermengung des Nicht-sachlich-Begründeten und des Sachlich-nicht-Begründeten sowie der Bezug auf einen Mangel der Motivation folgt nur aus den allzusehr an räumliche Vorstellungen gebundenen Betrachtungsweisen der Bewußtseinsvorgänge überhaupt.

Was in der Umgangssprache ein unmotiviertes Handeln, ein verkehrtes Denken genannt wird, ist nicht auf Erlebnisse zurückzuführen, in deren phänomenalem Bestand eine motivierte Stellungnahme fehlte; es mangelt allein die objektive gegenstandslogische Begründung. Solange man freilich nur die Beziehungen zwischen dem einzelnen Inhalt und jener Ordnung, in die er seiner Bedeutung nach gehört, beachtet, muß es allerdings so scheinen, als sei Mangel an Einsicht in den objektiven Zusammenhang Mangel an Einsicht überhaupt, als könnten Affekte und Strebungen nur von außen her hemmend oder fördernd in den Vorgang der Motivation eingreifen. Aber im Erleben sind die gegenstandslogischen Beziehungen nicht die einzigen. Der einzelne Inhalt wird neben den, seiner Bedeutung entsprechenden sachlichen Ordnungen, stets noch als ein Teil von Ganzheiten anderer Art erlebt. Die einsichtig erfaßten Beziehungen, die neben den gegenstandslogischen möglich sind, motivieren gleichfalls die Bejahung oder Verneinung. Die Frage nach dem Wesen der Suggestion kann daher nur die Frage nach der besonderen Art von Motiven sein, die in den Suggestionserscheinungen das Aneignen oder Verwerfen, Bejahen oder Verneinen des einzelnen Inhaltes bestimmen. Diese Frage führt weiter zu der nach der Struktur der Ordnungen, denen diese Motive angehören. Wir haben uns zu fragen, zu welchen Ganzheiten der einzelne Inhalt in Beziehung treten kann, so daß das einsichtige Erfassen dieser Beziehungen zum Motiv der Bejahung oder Verneinung des Inhalts wird. Erst wenn diese Fragen nach dem Wesen der Suggestion vollständig beantwortet sind, kann mit Aussicht auf Erfolg an die Untersuchung der Erscheinungen herangetreten werden, die zwar aufs engste mit der Suggestion verknüpft sind, aber doch nur als ihr Ergebnis angesehen, nur im weiteren Sinne zum Vorgang der Suggestion gerechnet werden dürfen. Ich meine die Selbsttäuschungen, denen wir uns über die Art der Motivation suggestiv bejahter Inhalte hingeben, und die Täuschungen, die im Sachlichen durch Suggestion möglich sind.

Die Untersuchung der Suggestionserscheinungen führt weit hinein in den Bereich der Soziologie, Erkenntnispsychologie und zuletzt sogar der Metaphysik. Ein völliges Verständnis der hier vorliegenden Zusammenhänge ist nur dann möglich, wenn man sich ganz klar darüber geworden ist, daß wir uns in diesen Untersuchungen Rechenschaft von den Faktoren geben, die den Aufbau unserer Erlebniswelt bestimmen. In jenem psychologischen Akt, den wir zu wiederholten Malen als den des Bejahens oder Verneinens, Aneignens oder Ablehnens bezeichnet haben, ist die eigentliche „Funktion des Bauens" gegeben. Dieser Akt ist – um es noch einmal zu sagen – aufs Strengste von der ihn fundierenden Einsicht in Zusammenhänge irgendwelcher Art zu trennen. Auch für die Umwelt eines Menschen, die ganz nach objektiver Einsicht gestaltet wäre, bliebe doch dieser Gegensatz logischen Erkennens und psychologischen Anerkennens bestehen. Der psychologische Akt, durch den ein Inhalt als wirklicher, gültiger oder wertvoller zum Bestandteil meiner Umwelt wird, fällt in keinem Fall mit den fundierenden Akten des denkenden Erfassens zusammen. Das Denken kann durch die Suggestion nicht gestört werden, denn die Suggestion wirkt unmittelbar nur auf den psychologischen Vorgang der Anerkennung oder Verwerfung. In der Suggestion selbst werden aber ganz analog zu dem suggestionsfreien Geschehen Zusammengänge bestimmter Art einsichtig erfaßt. Auf Grund solcher Einsicht wird der betreffende Inhalt nunmehr losgelöst von dem motivierenden Zusammenhang, als vereinzelter zum dauernden Bestandteil meiner Welt; auf dem Denken baut sich in dem Akt der Anerkennung oder Ablehnung das Wissen auf. Die Welt, in der wir leben ist eine gewußte, obschon wir uns gern mitsamt unserem Wissen in die Wahrnehmungswelt als reale eingeordnet denken.

II.

Das Wesen der Suggestion

Wir haben schon im vorangehenden Abschnitt die Auffassung bekämpft, daß die natürliche Einstellung die des rein sachlichen, logischen Denkens sei, eine Einstellung, die nur in einer mehr oder minder großen Zahl der Fälle durch Suggestion gestört werde. Wir haben der Meinung Ausdruck gegeben, daß Suggestion bei der natürlichen Einstellung in allen zwischenmenschlichen Beziehungen vorkomme. Die These des universellen Vorkommens der Suggestion bedarf eines Beweises. Diesen Beweis werden wir in dem folgenden Abschnitt erbringen und zwar nicht durch Induktion, nicht durch den Schluß von vielen einzelnen auf alle Fälle, sondern durch Darstellung des Wesensgesetzes. Wir werden zeigen, daß jede Äußerung im primären Erlebnis keineswegs nur nach ihrer sachlichen Bedeutung gewürdigt wird, sondern daß die Motive für die Ablehnung oder Anerkennung stets zugleich der Interessensphäre des Aufnehmenden und der Ausdrucks-Sphäre des Redenden oder Handelnden entnommen werden. Jede Äußerung ist zunächst Kundgabe; als solche muß sie aufgefaßt werden, um überhaupt den Sinn der Mitteilung zu haben. Es ist dadurch immer, sofern eine Äußerung als Äußerung verstanden wird, eine Beziehung auf die äußernde Person zugleich miterlebt. Nur unter Absehen von dieser Beziehung kann die sachliche Bedeutung rein betrachtet werden, also erst nach Lösung eines natürlichen Erlebniszusammenhanges.

Es ist ohne Zweifel leichter, zu überreden als zu überzeugen. Bei einem Vergleich der Wertungen und Urteile, die aus Einsicht in den Sachverhalt bejaht werden, mit jenen, deren psychologisches Motiv der Anerkennung in der Tradition, der Kinderstube, der Meinung von Eltern, Freunden und Erziehern, dem Standes- und Klassenbewußtsein, den Nachwirkungen irgendwelcher Erlebnisse zu suchen ist, wird im allgemeinen der Bereich der ersten Gruppe neben dem der zweiten sich winzig klein ausnehmen. Wäre es nicht so, dann bliebe die Entstehung der verschiedenen Stilepochen in der Geschichte unverständlich. Eine rechte Einsicht in die Wesensgesetzlichkeit erlangt man aber erst dann, wenn man sich einmal klarzumachen sucht, welcher Mühe es bedarf, um einen Satz oder einen Gedankengang rein auf seinen Sachgehalt hin zu untersuchen. Zur Nachprüfung ist es notwendig, sich der „Anstrengung des Begriffes" zu unterziehen. Es entsteht die natürliche Haltung des Denkers, der Einsamkeit und Stille aufsucht und, indem er sich der Betrachtung und Erkenntnis allein hingeben will, sich genötigt findet, durch Entsagung und Lösung der natürlichen Bindungen an die Objekte und an die Gemeinschaft anderer die Kraft zu seinem Werke zu erlangen. Denn einesteils bieten sich die Gegenstände zunächst als Objekte des Erstrebens und Vermeidens, des Begehrens und Verabscheuens dar.

„Sobald der Mensch die Gegenstände um sich her gewahr wird, betrachtet er sie in bezug auf sich selbst, und mit Recht. Denn es hängt sein ganzes Schicksal davon ab, ob sie ihm gefallen oder mißfallen, ob sie ihn anziehen oder abstoßen, ob sie ihm nutzen oder schaden. Diese ganz natürliche Art, die Sachen anzusehen und zu beurteilen, scheint so leicht zu sein, als sie notwendig ist, und doch ist der Mensch dabei tausend Irrtümern ausgesetzt, die ihn oft beschämen und ihm das Leben verbittern.

Ein weit schwereres Tagewerk übernehmen diejenigen, deren lebhafter Trieb nach Kenntnis die Gegenstände der Natur an sich selbst und in ihren Verhältnissen unter einander zu beobachten strebt: denn sie vermissen bald den Maßstab, der ihnen zu Hilfe kam, wenn sie als Menschen die Dinge in bezug auf *sich* betrachteten. Es fehlt ihnen der Maßstab des Gefallens und Mißfallens, des Anziehens und Abstoßens, des Nutzens und Schadens; diesem sollen sie ganz entsagen, sie sollen als gleichgültige und gleichsam göttliche Wesen suchen und untersuchen was ist, und nicht was behagt. So soll den echten Botaniker weder die Schönheit noch die Nutzbarkeit der Pflanzen rühren, er soll ihre Bildung, ihr Verhältnis zu dem übrigen Pflanzenreiche untersuchen; und wie sie alle von der Sonne hervorgelockt und beschienen werden, so soll er mit einem gleichen ruhigen Blicke sie alle ansehen und übersehen und den Maßstab zu dieser Erkenntnis, die Data der Beurteilung nicht aus sich, sondern aus dem Kreise der Dinge nehmen, die er beobachtet[1]."

Mit Recht nennt darum Graf DÜRCKHEIM[2] das Urteil im psychologischen Sinne eine Reaktion auf eine bestimmte Situation; die bekannten Versuche zur Psychologie der Aussage, wie sie von WILLIAM STERN, V. LISZT, DESSOIR u. a. angestellt worden sind, führen zu dem gleichen Ergebnis. Dieser Charakter persönlichen Reagierens bleibt jeder Aussage erhalten und wird von dem Aufnehmenden auch als solcher noch mit erfaßt. Daher hat derjenige, der fremde Meinungen

---

[1] GOETHE, Der Versuch als Vermittler von Subjekt und Objekt.
[2] Archiv für Psychologie, XX, 1923.

prüfen will, ohne der Suggestion zu verfallen, neben der von Goethe genannten, noch eine zweite schwere Aufgabe zu lösen. *Denn ein jeder Satz stellt sich als von einem Menschen gesprochen dar, nicht nur als eine sachliche Aussage, sondern als ein persönlicher Ausspruch, und damit zugleich als ein Ausdruck des Sprechenden; als lebender Teil einer fremden Person, der ebensoviel Wirklichkeit beansprucht wie diese selbst.* Es erwächst also die zweite Aufgabe, jene ursprüngliche Verbindung, in der sich irgendeine Mitteilung darbietet, zu lösen, ganz davon abzusehen, daß das Gesagte Ausdruck eines Menschen ist und es allein auf seine reine Bedeutung hin zu betrachten. – Es muß mit allem Nachdruck betont werden, daß in jedem Gespräch, in jeder Mitteilung, nicht so sehr der Sprechende *etwas* mitteilen, als *sich* mitteilen will, und daß unser Auffassen des Mitgeteilten dem in jeder Weise entgegenkommt. Bei einem gesprochenen Wort wird nie der Satzinhalt allein aufgefaßt, sondern der Satz wird zugleich als Aussage, Behauptung, Äußerung des Redenden erlebt. Es wird also gar nicht der logische Gehalt zunächst aufgenommen und erst nachträglich oder gleichzeitig die übrigen Momente des Ausdrucks mit ihm kombiniert, vielmehr bildet dies alles eine Einheit, und auch das Gesprochene ist im Erlebnis, primär noch als Ausdruck eines Menschen aufgefaßt. Erst dadurch wird der artikulierte Laut zur Sprache.

„Zum gesprochenen Wort, zur mitteilenden Rede überhaupt wird die artikulierte Lautkomplexion (bzw. das hingeschriebene Schriftzeichen u. dgl.) erst dadurch, daß der Redende sie in der Absicht erzeugt, ‚sich' dadurch ‚über etwas zu äußern', mit anderen Worten, daß er ihr in gewissen psychischen Akten einen Sinn verleiht, den er dem Hörenden mitteilen will. Diese Mitteilung wird aber dadurch möglich, daß der Hörende nun auch die Intention des Redenden versteht. Und er tut dies, sofern er den Sprechenden als eine Person auffaßt, die nicht bloße Laute hervorbringt, sondern *zu ihm spricht*, die also mit den Lauten zugleich gewisse sinnverleihende Akte vollzieht, welche sie ihm kundtun, bzw. deren Sinn sie ihm mitteilen will. Was den geistigen Verkehr allererst möglich und die verbindende Rede zur Rede macht, liegt in dieser durch die physische Seite der Rede vermittelten Korrelation zwischen den zusammengehörigen physischen und psychischen Erlebnissen der miteinander verkehrenden Personen. Sprechen und Hören, Kundgabe psychischer Erlebnisse im Sprechen und Kundnahme derselben im Hören sind einander zugeordnet."

Husserl ist in seinen Untersuchungen darauf ausgegangen, das Gebiet des rein Logischen in voller Klarheit abzugrenzen. Die Analyse der realen psychischen Erlebnisse, in denen der logische Bedeutungsgehalt mitgeteilt und aufgefaßt wird, ist ihm nicht das letzte

Ziel. Es kommt ihm vielmehr darauf an, die Grenze zwischen logischem Gelten und psychologischem Geschehen so scharf zu ziehen, daß eine Vermengung von Beidem in der Forschung vermieden wird. Bei der Untersuchung der Suggestionserscheinungen müssen wir umgekehrt aus dem Gebiet der rein logischen Zusammenhänge heraus zur Betrachtung der realen Erlebnisse in ihrer ganzen Fülle zurückkehren. Hier gewinnt nun das Moment der Kundgabe noch eine andere bisher nicht berücksichtigte Bedeutung. Sie weist nicht nur auf die realen sinnverleihenden Akte des Redenden hin, sondern sie begründet darüber hinaus den Zusammenhang zwischen der Äußerung und dem Äußernden, sie macht die Mitteilung zu *seiner* Mitteilung, macht das Wort zu einem Teil der redenden Person. Es wird also durch die Kundgabe ein besonderer objektiver Zusammenhang zwischen der einzelnen Äußerung und dem Äußernden hergestellt. Es ist ein Zusammenhang *sachlicher* Art, der Gegenstand intentionalen Erlebens werden kann, der aber von dem gegenstandslogischen Zusammenhang, in den die einzelne Äußerung ihrem Sinn nach gehört, vollständig verschieden ist. Die Beachtung dieser personalen Beziehung neben der gegenstandslogischen ist für die Erkenntnis*psychologie* von großer Bedeutung. Wir werden noch mehrfach hierauf zurückkommen müssen, da ja die Probleme der Erkenntnispsychologie und die der Suggestion eng miteinander verknüpft sind.

In besonderen Fällen kann an die Stelle der sprachlichen Äußerung die bloße Gebärde treten. Auch hier ist die Bedeutung und das Moment der Kundgabe zu unterscheiden. Wir werden von diesen Sonderfällen als den inhaltsärmeren bei unserer Darstellung absehen. Die Bedeutung, die der Tonfall, die Gebärden als Ausdrucksmittel haben, wird in dem Abschnitt über die Variabeln der Suggestion noch näher ausgeführt werden.

Wir fassen also nicht ursprünglich die Bedeutung eines Satzes auf und verknüpfen dies mit dem Wissen darum, daß er von irgendeinem Menschen X., Y. oder Z. gesprochen sei, sondern wir erleben ihn in den natürlichen Einstellungen als eine Darstellung des Wesens der fremden Person, als einen Teil, der in verschiedenem Klarheitsgrade das Ganze der fremden Person gibt.

Wenn zwei dasselbe sagen, ist es darum nicht dasselbe. In jeder Auseinandersetzung, in jedem Gespräch scheint es wirkungsvoller, die Intensität des Ausdrucks zu verstärken, als die Gründe besser zu formulieren. Nur weil diese einheitliche Verbindung durchaus die Regel ist, das spätere Interesse zugleich aber fast ausschließlich auf den Bedeutungs-Gehalt gerichtet bleibt, wurde bei der Betrachtung dieser wissenschaftlichen Erscheinungen ihre Struktur verkannt und eine Theorie gebildet, die eine genaue Umkehrung des tatsächlich Gegebenen enthält. In Wirklichkeit bedarf es bestimmter Zurüstungen, um diese Erlebnis-Einheit, in der ein Urteil aufgenommen wird, zu zerstören, und den reinen Gehalt des Gesagten zum Bewußtsein zu bringen. Der reine logische Gehalt des Gesagten ist für das Erlebnis also nichts Primäres, sondern das Produkt einer künstlichen Isolierung. (Darin ist der „Treppenwitz" begründet; erst wenn der unmittelbare Kontakt mit dem Gegenredner aufgehoben ist, gelingt es, zu einer klaren Betrachtung des Behaupteten und seines Gehalts zu kommen und die inhaltlich geforderte Erwiderung zu finden. Solange wir mit dem anderen zusammen sind, widersprechen wir nicht nur dem, was er sagt, sondern ihm, der dies und jenes gesagt hat.) Die Möglichkeit zur Auflösung, zum Isolieren der Einzelinhalte, ist in der Reproduktion größer als im ursprünglichen Erlebnis. In der Reproduktion setzt eher die sachlich determinierte Kritik ein, es kommt zur Ablehnung oder bei mangelnder Lösung zur verstärkten Suggestion.

Wenn wir nicht von bestimmten Voraussetzungen aus wissenschaftlich theoretisieren, sind uns diese Beziehungen alle gar nicht so sehr fremd. Bei dem Streit z. B. um die Schulreformen ist immer die Rede davon, ob die alten Sprachen zum selbständigen Denken erziehen, und wo immer einem Lehrer jüngerer oder reiferer Menschen Gutes nachgerühmt werden soll, ist es dies, daß er zum selbständigen Denken, Arbeiten oder Forschen anzuleiten verstand. In der Einstellung des Alltags ist es uns selbstverständlich, daß dies zu erlernen einer mühevollen und langjährigen Arbeit bedarf, und daß es dennoch nicht Vielen gelingt. Die es aber erreichen, benötigen dazu auch äußere Vorkehrungen, um das Einzelne aus den beiden Zusammenhängen, der persönlichen Interessensphäre und der Ausdruckssphäre des Fremden, zu lösen. Besonders zu letzterem aber bedarf es noch einer Spur Originalität; und wenn auch der einzelne Satz oder ein kleines Stück selbständig durchdacht wird, wieviel ist nicht in dem größeren, sachlichen Zusammenhang, in den anderen Urteilen, die zur psychologischen Begründung herangezogen werden, selbst wieder durch Überlieferung, Autorität, durch Suggestion übermittelt?

Für den Mann besteht in vielen Fällen eine Richtung auf solche sachliche Betrachtung; bei der Frau wird seltener einmal etwas aus dem Zusammenhang der beiden Sphären, des Interesses und des fremden Ausdrucks, herausgelöst. Die Frauenlogik gründet eben darauf, daß die Frau nicht auf eine sachliche Einzelheit erwidert, sondern auf den Ausdruck eines fremden Wesens reagiert, wie es ihr Gefühl und Interesse vorschreibt. Sie lehnt einen Satz nicht aus sachlichen Gründen ab, sondern weil sie den Menschen nicht leiden kann, der ihn gesprochen hat, und ihre Ablehnung wird um so stärker, je mehr und je triftigere Gründe er anführt und damit kundgibt, daß das Gesprochene ihm wichtig ist und ihn kennzeichnet. Ebenso wie dort, wo Menschen, die sich nicht leiden mögen, aus äußeren Gründen auf einander angewiesen sind – in einer Familie etwa – an jeder Nichtigkeit ein Streit aufflammt, ohne daß solche Bagatellen die wahre Ursache dieses Zankens wären. Die geringere Tendenz oder das geringere Vermögen dazu, gegebene Zusammenhänge in Elemente aufzulösen, begründet also sowohl das sogenannte gefühlsmäßige Verständnis der Frau für den anderen Menschen, als auch die ihr eigentümliche Logik und ihre Suggestibilität. In jeder Geselligkeit ist Gründlichkeit und ernsthaftes Durchsprechen eines Problems verpönt. Dergleichen gilt als langweilig, trocken oder Fachsimpelei; denn in allem, was gesagt wird, kommt es eben nicht auf das Etwas an, sondern auf die Selbstdarstellung und die Reaktionen auf diese. Wer einen neuen Witz, ein Gerücht weiß, wird nicht müde, es wieder und wieder zu erzählen, eben weil er *sich* und nicht etwas mitteilen will.

Aus den gleichen Gründen pflegt ein Gerücht bei der weiteren Verbreitung immer größere Dimensionen anzunehmen. Jeder gibt „etwas von sich" dazu. Diese die Übertreibung fundierende Tendenz erreicht schließlich in der Pseudologia phantastica ihre höchsten pathologischen Grade. – Es sei noch auf den sprachgeschichtlichen Bedeutungswandel von Worten wie „fast", „ziemlich", „mäßig", „ganz" hingewiesen. Sie drücken entgegen ihrem ursprünglichen Wortsinn in der modernen Sprache nicht mehr das aus, was „vollständig", „im rechten Maße", „geziemend" vorhanden ist, sondern „ziemlich", „mäßig", „ganz gut" heißt heute soviel wie „nicht ganz gut", „nicht in vollem Maße vorhanden". Will man in der modernen Umgangssprache des redefrohen Großstädters eine Steigerung ausdrücken, so braucht man Worte wie „kolossal", „unglaublich", „märchenhaft", „riesig klein", „fabelhaft nüchtern". Der allzu häufige Gebrauch hat den Worten wie „sehr", „ganz", „ziemlich", „mäßig" ihr Gewicht genommen.

Dem Psychotherapeuten begegnen oft Patienten, die sich darüber beklagen, daß sie sich anderen Menschen gegenüber nicht recht geben könnten, allzu befangen seien. Sie empfinden sich selbst als schlechte Gesellschafter; wenn sie in einen geselligen Kreis geraten, fällt ihnen nichts ein, was sie zur Unterhaltung beitragen könnten, ihr Gedankengang ist gehemmt, sie bleiben stumm und gedrückt. Diese Menschen zeigen in ausgeprägtem Maße eine Erscheinung, die in allen zwischenmenschlichen Beziehungen ganz allgemein anzutreffen ist. Dort, wo wir uns anerkannt wissen, überlegen fühlen, unseres Erfolges sicher sind, ist uns die Zunge gelöst, sind wir reich an Einfällen. Prüfen wir diese Einfälle genauer, so zeigt sich, daß die größere Zahl derselben, nicht zuletzt durch ein geringeres Maß von Bedenken und

Selbstkritik bestimmt ist. Wir scheuen uns nicht, das auszusprechen, was uns einfällt, weil wir wissen, daß wir in allem uns selbst mitteilen und dies frei tun, wenn wir uns als Person bejaht fühlen. Der Schüchterne aber fürchtet ja gerade, sich selbst mitzuteilen, und so fehlt ihm auch das Etwas, der Einfall, in dem er sich mitteilen könnte. Er erlebt jedes Zusammensein als ein Bloßstellen, eine Prüfung, in der mit jeder einzelnen Leistung der Wert seiner Gesamtpersönlichkeit bestimmt wird. Es ist bekannt, daß selbst große Künstler oft durch ihre ganze Laufbahn hindurch nie vom Lampenfieber frei geworden sind, trotz der sicheren Leistungen, die sie aufzuweisen hatten. Es bleibt in jeder künstlerischen Darbietung das Moment des Sich-selbst-Darstellens, der Enthüllung des Innersten, das notwendig befangen macht, bis der Kontakt mit den Hörenden hergestellt ist. – Ein Mädchen, das an seine Schönheit glaubt, freut sich, aufzufallen, während die anderen alles vermeiden, was den Blick auf sie lenken könnte. Die Freude am Schmuck ist die, die eigene Erscheinung zu betonen. Das Examen im eigentlichen Sinne ist nur eine markante Darstellung dieser ganz allgemeinen Beziehungen. Alle Examensnöte wiederholen sich in tausend alltäglichen Situationen. Die angstvollen Examensträume brauchen darum nicht allein Sexuelles zu symbolisieren. Umgekehrt ist die Befangenheit und Angst in der sexuellen Sphäre erst daraus zu verstehen, daß die Selbstdarstellung in den geschlechtlichen Beziehungen eine ganz besonders betonte ist. Das Wählen und Verwerfen betrifft hier in deutlichster Form den ganzen Menschen, es verlangt ein Sich-selbst-geben und Sich-selbst-Entblößen, für das die leibliche Nacktheit nur der sinnfällige Ausdruck ist. Daß in jeder Mitteilung eine Darstellung des eigenen Selbst liegt, ist darum in der Regel übersehen worden, weil die Menschen in dem beruflichen Leben sich nicht als individuelle Persönlichkeiten, sondern als die Funktionäre ihrer Stellungen gegenübertreten, in den geselligen Beziehungen aber ihren Verkehr dort suchen, wo ihr Selbstwert bejaht wird oder, wenn ihr Glaube an ihren eigenen Wert zu gering ist, das Beisammensein mit anderen überhaupt fliehen. Werden Personen, die als Funktionäre in den unpersönlichen Verhältnissen des Berufslebens sich frei geben können, durch äußere Umstände in unmittelbare Beziehungen gebracht, so entstehen die jedem bekannten gequälten Situationen, etwa wenn durch eine Feier Offiziere und Soldaten, Chef und Angestellte, Lehrer und Schüler, Herrschaft und Dienstboten, Kinder und fremde Erwachsene als scheinbar Gleichberechtigte zusammengeführt werden. Behaglich fühlen sie alle sich erst „unter sich", d. h. dort, wo sie nicht die soziale oder geistige Überlegenheit des Anderen empfinden und nicht fürchten müssen, sich so zu geben wie sie sind.

Für den Redenden selbst ist es nie gleichgültig, zu wem er spricht; das Mitgeteilte formt sich auch bei abstrakten Themen, die sich anscheinend rein nach dem Inhalt logisch aufbauen, doch stets mit Rücksicht auf das anwesende oder vorgestellte Publikum. Nicht nur der reproduzierende Künstler, auch der Vortragende eigener Gedanken, ist in dem, was er sagt, abhängig von dem, zu dem er spricht. Dabei handelt es sich nicht nur um eine Auswahl der vorliegenden Gedanken, nicht um eine Art Redaktionsarbeit am eigenen Werk, sondern der Prozeß der Produktion selbst ist schon durch den Gegenredner beeinflußt; es gibt Menschen, die uns zur Produktion und Äußerung anregen, unter Umständen gar nicht durch Gegenreden, Einwände oder Bekräftigung, sondern durch ihre bloße Gegenwart, und wieder andere, vor denen wir verstummen, bei denen es uns Mühe und Selbstüberwindung kostet, auch nur das Alltägliche zu sagen und zu besprechen.

Auch die großen Entdecker und Schöpfer bedurften der Anerkennung und Zustimmung. Nicht Eitelkeit trieb sie dazu, nicht Freude am Beifall der Masse. Aus der völligen Ablehnung, dem vollständigen Mangel an Zustimmung erwachsen Zweifel am eigenen Werke, die unerträglich werden können, auch wenn das Gedachte wahr, das Geschaffene gut und groß ist. Daraus allein wird es verständlich, daß es Menschen, denen ein persönliches religiöses Erlebnis zuteil geworden ist, doch treibt zu bekennen und zu bekehren. Wie sehr unser ganzes Erleben von der Suggestion durchdrungen ist, könnte über all das hinaus, was bisher zur Begründung der Universalität der Suggestion angeführt worden ist, erst eine Untersuchung zeigen, die bis in die letzten Tiefen des Erlebnisses der Einsamkeit eindringt.

Die Verknüpfung des Gesprochenen mit dem Sprechenden besteht aber nicht nur für eine unmittelbare Unterhaltung selbst, sie bleibt auch noch bei der Übermittlung des Gedankens durch Druck und Schrift bestehen. Je mehr ein Schriftsteller versucht, sich so auszudrücken, daß seine Gedanken durch den bloßen sachlichen Gehalt wirken, desto seltener wird er aufnahmebereite Leser und Anhänger finden. Wissenschaftliche, insbesondere philosophische Darstellung ist in doppelter Weise streng. Sie will die Gedanken losgelöst von der Persönlichkeit des Autors, aber auch ohne Rücksicht auf die affektive Erwartung des Lesers ausdrücken. Indem sie nun Begriff um Begriff scharf formuliert, jeden neuen Schritt begründet und prüft, sich gegen mögliche Einwände wehrt und durch immer wiederholtes Wenden des Gegenstandes jedes Mißverständnis abzuwehren sucht, weckt sie gerade bei dem Leser Zweifel, Lust zur Nachprüfung, Ablehnung und Widerspruch, der dem weniger bedenklichen Schriftsteller nicht im gleichen Maße begegnet. Die auch in wissenschaftlichen Kreisen

verbreitete Auffassung von der Philosophie als einer in Spitzfindig-
keiten und Wortklaubereien befangenen Denkakrobatik hat sie nur
der Frostigkeit und Dürre ihres Stils zu verdanken, wie er notwendig
sich einstellen muß, sobald man mit dem Versuch suggestionsfreier
Erörterung Ernst macht.

Sobald wir uns diesen Verhältnissen nun in wissenschaftlicher Einstellung zuwenden, scheint es mit einemmal, als sei jenes Verfahren,
das sich der Gelehrte nur mit Strenge und Entsagung aneignet, unser
aller angeborenes Verhalten, es wird als selbstverständlich dann vorausgesetzt, daß eine Einzelheit zunächst als solche aufgefaßt werde
und nur durch irgendeine geheimnisvolle und unbegreifliche Weise in
Verbindung mit dem Ganzen, d. h. der urteilenden, wertenden, wahr-
nehmenden, handelnden fremden Person gebracht werde. Der Gelehrte gilt in dieser seiner charakteristischen Haltung wohl für lebensfremd, aber man scheut sich nicht, diese so häufig betonte Lebensfremdheit für die typische Haltung des Menschen anzusehen. Man
scheut sich nicht, weil man von bestimmten theoretischen Vorurteilen
her nicht sieht, mit welcher verkehrten Auffassung man überhaupt
an die Probleme herangeht. Es ist wohl allgemein klar, daß das einzelne suggerierte Urteil, die Handlung und Wertung usw. in irgendeiner Beziehung zu der ganzen Person des Suggestors steht. Man hat
aber, – vielleicht von der eigenen Gewohnheit wissenschaftlicher Betrachtungsweise her – übersehen, daß in einem Urteil zunächst ein
Ausdruck dieser fremden Person liegt und die Auffassung des Hörenden dem primär durchaus entspricht. Der geheimnisvolle Zusammenhang, der zwischen der einzelnen Äußerung und dem Äußernden von
dem Aufnehmenden erlebt wird, zeigt sich als ein bewußter Inhalt
des Erlebens. In der Suggestion wird eben nicht zunächst die Bedeutung eines Satzes allein verstanden, sondern die Aussage wird zugleich als Kundgabe aufgefaßt...

Die allgemeine Bedeutung jeder einzelnen Äußerung eines Menschen, gleichgültig, ob Urteil, Wertung, Handlung, Mitteilung der
Wahrnehmung, des affektiven Erlebens, unbeschadet ihres sachlichen
Gehalts, zunächst Ausdruck zu sein, rechtfertigt unsere erste These,
daß die Suggestionserscheinungen nicht gelegentlich solche Äußerungen begleiten können, sondern wesensgesetzlich allen solchen zwischenmenschlichen Beziehungen zukommen. In den weiteren Ausführungen wird erst noch klarzustellen sein, wie sich auf der Ausdrucks-
funktion die Suggestionserscheinungen im einzelnen aufbauen.

Es ist in modernen logischen Untersuchungen der Unterschied
zwischen der Anerkennung und Verwerfung eines Urteils, also dem
psychologischen Akt des Urteilens und der Wahrheit eines Urteils,
das Anerkennung verlangt, scharf herausgearbeitet worden. Für die

Suggestion kommt nur das erste Moment in Frage. Nicht ein Urteilsinhalt kann suggeriert werden, sondern nur die Motive zur Anerkennung bestimmter Urteile. A. urteilt so, weil B. so urteilt. Der Inhalt der Suggestion braucht gar nicht von dem Suggestor selbst geäußert zu werden. Es genügt schon, daß B. einer von einer dritten Person C. geäußerten Meinung zustimmt, um A. zur Annahme durch Suggestion zu veranlassen. Es liegt jedoch noch eine eigentümliche Wechselbeziehung zwischen der logischen Notwendigkeit und dem psychologischen Zwang der Anerkennung eines Urteils vor. *Die erfaßte Evidenz eines Urteils muß zum psychologischen Motiv seiner Anerkennung werden, und umgekehrt muß das aus anderen Motiven bejahte Urteil den Charakter einer scheinbar spontanen, sachlichen Evidenz annehmen; in der Bejahung gibt sich ein Urteilsinhalt dem Urteilenden so, als sei er evident und denknotwendig und darum erscheint eben das Urteilen oder genauer die Anerkennung des Urteils auch hier als ein persönlicher, dem Urteilenden angehöriger, oder von ihm ausgehender Akt. In der Sphäre des Urteils liegt es also im psychologischen Wesen des Urteilens begründet, daß der bloße Mitvollzug ohne weiteres den Schein des Spontanen und sachlicher Notwendigkeit hat, durch den die Erscheinung der Suggestion erst vollendet wird.* Dieses Hineinwirken der Bejahung in den sachlichen Zusammenhang der phänomenalen Welt, gleichviel, welche Motive für die Bejahung bestimmend waren, zu erkennen, ist von größter Bedeutung für das Verständnis nicht nur der Suggestionserscheinungen allein, sondern der Struktur unserer Erlebniswelt überhaupt...

Auf dem Fungieren der einzelnen Äußerung als Kundgabe baut sich die Suggestion auf. Aber es braucht wohl nicht betont zu werden, daß mit dem Hinweis darauf das Erleben in der Suggestion noch nicht erschöpfend dargestellt ist. Nur das geht daraus schon hervor, daß bei jeder einzelnen Äußerung mehr gegeben ist, als der einzelne Inhalt; dies „mehr" ist die Relation zu der äußernden Person. Sie bedingt, daß bei jeder Beziehung zwischen Menschen die Annahme oder Verwerfung eines Aussage-Inhaltes stets zugleich eine Reaktion auf den Redenden einschließt, auch wenn dieser Teil des Erlebnisses nicht beachtet oder gar beobachtet wird. Durch das Moment der Kundgabe wird das Grundverhältnis des Hörenden zum Redenden, und die Art, wie der einzelne Inhalt, das Ganze der fremden Person gibt, zum Motiv des Bejahens oder Verneinens seiner Bedeutung, und damit zum Fundament der Suggestion. Mit diesen beiden Problemgruppen werden wir uns noch weiter zu beschäftigen haben.

*   *
*

Es ist aber vorher noch eine wesentliche Ergänzung einzuschieben, die den ganzen Umfang unserer Untersuchung betrifft. Finden wir in der Suggestion, wie eben gesagt, ein aktives Verhalten und nicht nur Wirkungen eines besonderen psychischen Zustandes, so ist zu fordern, daß es eine Gruppe von Erscheinungen gibt, die den Gegensatz zur Suggestion im positiven Sinne bilden. Wie die Beziehung auf die redende Person ein Ablehnen oder Anerkennen einschließt, so müssen den positiven Suggestionserscheinungen völlig entsprechende der Ablehnung gegenüberstehen.

Die psychischen Gegebenheiten lassen sich in großer Zahl zu Paaren von polarer Gegensätzlichkeit ordnen. Fragt man danach, ob es Erscheinungen dieser Art, also Erscheinungen gibt, die den polaren Gegensatz zur Suggestion bilden, so wird die Antwort im Sinne der meisten Forscher wohl Nein lauten müssen. Die Sachlage stellt sich ihnen vielmehr so dar, daß Suggestion in manchen Fällen zwischenmenschlicher Beziehungen vorhanden ist, in anderen aber fehlt. Man mag die letzteren als solche der Gleichgültigkeit oder Beziehungslosigkeit charakterisieren. Sie würden sich im rein formallogischen Sinn als kontradiktorischen Gegensatz zu den Suggestionsphänomenen auffassen lassen; einen polaren Gegensatz aber, der immer ein ontischer ist, bilden sie nicht. Ich glaube jedoch, daß die Frage nach der Existenz solcher der Suggestion polar entgegengesetzter Erscheinungen zu Unrecht verneint wird, und daß darum das Gegenstandsgebiet, auf das sich die Theorien der Suggestion bezogen, von vornherein meist zu eng umgrenzt gewesen ist. Die so zahlreichen Phänomene der Ablehnung (Repudiation) weisen dieselbe Struktur wie die Suggestionserscheinungen auf, haben aber eine, jenen entgegengesetzte Tendenz. Beide Gruppen bilden in ihrer polaren Gegensätzlichkeit erst das einheitliche Ganze, das die Theorie erklären soll und eine Theorie der Suggestion kann daher nur dann Anspruch auf Gültigkeit erheben, wenn sie zugleich auch eine Theorie der Repudiation ist.

Zwischen der vollkommenen Suggestion und der vollkommenen Repudiation als den beiden Polen einer Reihe steht, sie verbindend und trennend, das gleichgültige Verhalten. Es ist aber keine neue, dritte Art von Erscheinungen, sondern von den beiden ersten nur graduell verschieden. Die vollkommene Gleichgültigkeit scheint nie realisiert zu sein, obwohl im allgemeinen eine solche Fiktion, nämlich die des isolierten, gleichgültigen, auf sich beschränkten, einsamen Individuums ohne „Wirsphäre" gern als Ausgangspunkt für psychologische und soziologische Betrachtungen gewählt wird. Eine Annäherung an das gleichgültige Verhalten findet sich immerhin für den Bereich des Handelns in dem kalten Rechner, sofern er objektiven Zielen zustrebt und nicht rein egoistischen Zwecken dient; im Bereich des

Wertens, in dem unparteiischen Richter, im Bereich des Erkennens, in dem Denker, dessen Denken lebensfremd genannt wird, und zwar – wie wir zeigen – mit Recht, zunächst nur in einem formalen Sinne, nicht aber den Inhalten nach. Die Seltenheit dieser drei menschlichen Typen, ihre durch Absonderung, Stille und Einsamkeit gekennzeichnete äußere Haltung mag an dieser Stelle nochmal als ein Hinweis auf das Fehlen des vollständig suggestionsfreien oder repudiationsfreien Verhaltens bei allen zwischenmenschlichen Beziehungen angeführt werden.

Unter Repudiation verstehen wir also nicht Gleichgültigkeit gegenüber der geäußerten Meinung, Wertung, Wahrnehmung, Haltung, Affekt des Andern, wir verstehen darunter auch nicht ein zögerndes, zweifelndes, nicht unbedingtes Annehmen seiner Kundgaben, wir verstehen ferner darunter nicht etwa das Verneinen eines Urteils, weil es ein anderer verneint, sondern wir verstehen darunter die so überaus häufigen Fälle, daß irgendein spezieller Inhalt, sei es nun eines Urteils, Wertung, Handlung usw. nicht mitvollzogen, verneint, abgelehnt wird, ohne Einsicht in den Sachverhalt, ohne sachliche Gründe oder Motive. Dabei aber ist es der Repudiation ebenso wie der Suggestion eigentümlich, daß die Ablehnung des fremden Urteils oder Wertung, oder was immer der Inhalt der Suggestion sei, meist mit der Selbsttäuschung erfolgt, daß sie aus Einsicht in den Sachverhalt geschehe, im Hinblick allein auf die objektive Bedeutung der in Frage stehenden einzelnen Inhalte. Dadurch ist die Repudiation auch von den Erscheinungen des Negativismus zu unterscheiden, der ja immer eine andere Motivierung der Ablehnung enthält; z. B. daß Stimmen sie befehlen u. dgl. Wenn wir also in der abkürzenden Sprache einer Formel eine Urteilssuggestion so beschreiben können, daß B. ein Urteil bejaht, weil es in bejahendem Sinne von A. geäußert wurde, oder B. es verneint, weil es von A. verneint wurde, so gilt für die Repudiation die Formel, daß B. ein Urteil verneint, weil A. es bejaht, oder B. bejaht, weil A. es verneint. Das Weil dieser Formel deutet auf die Motivverknüpfung hin; es darf nur in objektiver Betrachtung der Kürze halber gebraucht werden. In dem Erlebnis selbst kommt es nicht vor. Es ist klar, daß dieses Weil noch das ganze Problem der Suggestion und Repudiation enthält, das erst durch die vorangegangene und weitere Betrachtung als bestimmter Erlebnisgehalt noch vollständig gedeutet werden muß.

Die negative Form der Suggestionserscheinungen hat man wohl darum meist so leicht übersehen, weil man den Blick auf das Extreme und Absonderliche gerichtet hielt. Es ist jedoch nicht schwer, Beispiele für die Gegebenheit der Ablehnung zu finden; hat sich der Blick überhaupt erst einmal dafür geöffnet, so drängen sich die Fälle von allen Seiten heran.

Bei einer wissenschaftlichen Erörterung liegt nichts näher, als ein Hinweis darauf, wie sehr oft wissenschaftliche Streitigkeiten und Diskussionen durch die Repudiation bedingt sind. Hat doch NIETZSCHE einmal – und wohl nicht mit Unrecht – gesagt, daß man sich zuweilen gedrängt fühle, einem lange in der Stille gehegten Gedanken zu opponieren, nur, weil er plötzlich von einem Anderen geäußert werde. Im Munde des Anderen kann das Problematische des bis dahin als gesichert Angesehenen erst wieder deutlich werden. Überblickt man die üblichen Beispiele, die bei der Erörterung der Suggestion angeführt zu werden pflegen, so kann man sich nicht des Eindruckes erwehren, daß es die Autoren sich hier etwas leicht gemacht haben; denn fast zu allem, was sie erwähnen, läßt sich auch das Entgegengesetzte ebensowohl als Tatsache hinstellen. Es ist richtig, daß in vielen Fällen Gähnen ansteckt, jedoch stets nur einen dazu Bereiten und Müden; aber es ist ebenso richtig, daß einem Menschen, der auf seine Manieren hält, jede Lust zum Gähnen gerade dann vergeht, wenn er andere recht ungeniert sich darin ergehen sieht.

Es ist richtig, daß in einer Volksversammlung jemand die Meinung des Redners durch Suggestion annimmt, aber es ist ebenso richtig, daß jemand in einer Versammlung parteipolitischer Gegner zur Ablehnung der vorgetragenen Thesen kommt und sich genau, wie in dem Fall der Suggestion, in der Täuschung befindet, aus Einsicht in Gründe und Sachverhalt, d. h. aus eigenem Urteil, dahin gelangt zu sein. Klagen kann zu Mitklagen anstecken; aber es kann auch umgekehrt zur Ablehnung jener Haltung und zur Steigerung des eigenen Vertrauens führen. Ein bedeutendes Beispiel für einen solchen Übergang aus der eigenen Verzagtheit zum Selbstgefühl durch Ablehnung des besorgten und kümmerlichen Wesens eines Andern findet sich im ersten Akt des Faust, wenn der nach der Erscheinung des Erdgeistes zusammengebrochene Faust bei dem Anblick Wagners, „des trockenen Schleichers", der seine Gesichte stört, doch erst seine eigene Kraft wiederfindet.

In der Repudiation finden wir Erscheinungen, die nicht nur eine ungefähre Analogie zur Suggestion bilden, sondern beide Gruppen zeigen die gleiche Struktur, durch die sie als Teile *einer* gegenständlichen Einheit erwiesen werden. Sie stimmen besonders in den folgenden Punkten überein:

1. Sowohl für die Repudiation als die Suggestion ist die einzelne Äußerung eine Kundgabe der sich äußernden Person.
2. Es wird daher in beiden Fällen stets mehr als die einzelne Äußerung ihrer reinen Bedeutung nach aufgefaßt.

3. Es wird in beiden Fällen eine Relation des einzelnen Inhalts zu der ganzen Person erlebt.
4. Die Annahme oder Verwerfung ist in beiden Fällen nicht allein von der Bedeutung der Äußerung abhängig.
5. Sie ist stets zugleich Reaktion auf die andere Person.
6. Die Überzeugung sowohl des übernommenen wie des abgelehnten Urteils wächst in beiden Reihen, je deutlicher die Stellungnahme desjenigen ist, von dem die Suggestion ausgeht bzw. gegen den sich die Repudiation richtet.
7. Nach den gleichen Prinzipien entfernt sich die Stellungnahme des Empfangenden nach den beiden Polen der Reihe zu; ob es aber zur Annahme oder Ablehnung kommt, hängt im wesentlichen von der Grundeinstellung dem Äußernden gegenüber ab. Diese Grundeinstellung ist in beiden Fällen der einzelnen Äußerung sachlich vorgegeben[1].
8. Erst in der sekundären Bearbeitung des Erlebnisses tritt in beiden Fällen die sachliche Ordnung mehr hervor. Die Bedeutung der Äußerung erlangt ein stärkeres Gewicht. Eingefügt in ihre eigene gegenständliche Welt erscheint sie der aufnehmenden Person auch als eine durch eigenes Urteil, eigene Wertung gewonnene und sachlich geforderte Einzelheit.

* *
*

Durch die bisherigen Ausführungen, insbesondere durch das Einbeziehen der Repudiation, ist die Theorienbildung der Suggestion vor eine neue und umfassendere Aufgabe gestellt. Es ist jedoch mit der Erweiterung des Bereichs der Phänomene der Theorie schon eine bestimmte neue Richtung gewiesen, indem alle Auffassungen unmöglich gemacht sind, die entweder aus einem durch besondere Einwirkungen herbeigeführten passiven Zustand, durch eine bestimmte psychische Konstellation, oder aus der Tendenz zur Nachahmung die Erscheinungen der Suggestion erklären wollen ...

Eine Erklärung der Suggestion durch die Nachahmung ist von LIPPS versucht worden. Nach LIPPS[2] schließt jedes Bewußtsein von einer Weise des Verhaltens in einem andern eine Tendenz des entsprechenden eigenen Verhaltens in sich. „Höre und verstehe ich eine

---

[1] Es kann aber in der ersten Begegnung schon die für die Suggestion erforderliche „Wir"-Bildung und der suggestive Mitvollzug einer Äußerung erfolgen; nur sind es zwei verschiedene Momente derselben Erlebnisse, auf denen sich die Gemeinschaftsbildung und die Suggestion aufbaut.

[2] LIPPS, Leitfaden der Psychol. 2. Aufl. Leipzig 1906.

fremde Behauptung, so liegt darin für mich unmittelbar die Tendenz des entsprechenden Glaubens. Sehe ich Bewegungen, so liegt darin unmittelbar die Tendenz, das in ihnen liegende Wollen in mir und demgemäß die gewollten Bewegungen an mir zu vollziehen." LIPPS ist also ganz auf die Einzelheiten eingestellt... Allein nicht jede Äußerung erweckt in uns die Tendenz zum Mitvollziehen, sondern diese Tatsache ist abhängig davon, von wem jene Äußerung ausgeht. Dort, wo keine vorgegebene Gemeinschaft besteht, kein Wir-Erleben stattfindet, tritt eine solche Tendenz nicht auf, sondern im Gegenteil Ablehnung und Widerstand den Äußerungen des Anderen gegenüber. VOLKELT[1] hat den Versuchen von LIPPS, das Erkennen des fremden Ich durch Einfühlung zu begründen, entgegengehalten, daß die Du-Gewißheit ursprünglicher sei als die Sympathie. Ebenso ist der mit der Einfühlungstheorie verbundenen Lehre von der Nachahmung entgegenzuhalten, daß ein spezielles Wir-Erleben ursprünglicher ist als die Tendenz zur Nachahmung. Dieser Einwand gilt in höherem Grade noch für TARDE[2], der die Gemeinschaft überhaupt aus der Nachahmung ableiten will. Nachahmung findet aber nur statt, wo schon Gemeinschaft besteht. ...

Sollen die Ausfüllung des Blickfeldes in seinem ganzen Umfang durch einen einzigen Inhalt oder die Dissoziation der Bewußtseins-inhalte die Erscheinungen der Suggestion erklären, so verlangt das die stillschweigende Hinzufügung der besonderen Annahme, daß eine solche vollständige Erfüllung des Bewußtseins schon mit einer Be-jahung gleichbedeutend sei. Diese Annahme führt aber zu unmög-lichen Konsequenzen. Zunächst wäre eine Verneinung oder Ableh-nung im eigentlichen Sinne überhaupt nicht denkbar. In Fällen, in denen das Bewußtsein nicht gegen andere Inhalte gesperrt ist, erfolgt das Verneinen irgendeines Inhaltes doch nicht dadurch, daß andere Inhalte den ursprünglichen aus dem Bewußtsein verdrängen. Irgend-eine zeitliche Folge verschiedener Inhalte ist immer gegeben. Wann soll dieses Nacheinander den Sinn des „Nein" haben? Nach dieser Theorie könnte alles Verneinen schließlich nur Bejahen eines anderen Inhaltes sein. Das Bejahen oder Verneinen geschieht vielmehr durch einen Ausgleich der Forderungen, die den einzelnen Inhalten nur durch ihre Beziehung auf das Ganze als Tönungen gegenständlich an-haften und die von der Art ihres Auftretens im Bewußtsein ganz un-abhängig sind. Es ist uns ja oft erst bei absichtlicher Einengung des Bewußtseins, bei willkürlicher Konzentration auf einen bestimmten Gegenstand möglich, die Unrichtigkeit irgendeines Gegebenen zu er-kennen und damit zur Verneinung zu gelangen. Mit anderen Wor-

---

[1] VOLKELT, Das ästhetische Bewußtsein. Leipzig 1920.
[2] TARDE, Les lois de l'imitation.

ten: die Einengung des Bewußtseins, die Ausfüllung des Blickfeldes durch einen einzigen Inhalt kann seine Bejahung gar nicht erklären. Und wie sollte einem solchen vereinzelten Inhalt gegenüber ein Bejahen noch möglich sein? Setzt nicht das Bejahen in jedem Fall das Bewußtsein von Beziehungen des Einzelnen zu anderem Einzelnen oder einem Ganzen voraus? Die Lehre von der Einengung des Bewußtseins auf einen beziehungslosen Inhalt ist eine bloße, nach räumlichen Vorbildern ersonnene Fiktion.

Durch die Lipps'sche Lehre von der Aneignung psychischer Energie könnte nur das Nacheinander der einzelnen Inhalte im Bewußtsein erklärt werden, aber weder ein Sinnzusammenhang noch die Verneinung. Denn jeder Inhalt verdrängt ja irgend welche andere. Hier wird klar, warum der Theorie des negativen Urteils und der Theorie der Verneinung, heute eine grundlegende Bedeutung für die Psychologie zukommt. LIPPS spricht dem einzelnen Inhalt „an sich" eine Geltungsforderung zu; diese Forderung wird um so lauter, je mehr sich der einzelne Inhalt die psychische Energie aneignet und sich damit von anderen Inhalten dissoziiert. Bedingung des Bewußtseins der Wirklichkeit eines Vorstellungsgegenstandes wäre daher immer eine genügende psychische Dissoziation. Der Aneignung der psychischen Kraft sind die Grade der Dissoziation direkt proportional. Durch die Aneignung einer bestimmten Menge psychischer Energie würde der Inhalt erst über die Bewußtseinsschwelle emporgehoben. Hier leben Herbartsche Gedanken kaum verändert fort. Die Forderung, gesetzt zu werden, soll durch Gegenforderungen gehemmt werden. Gegenforderung ist aber ein Begriff, der den Rahmen des Systems bei LIPPS sprengt. Denn das „Gegen" kann nur in einem Sinnzusammenhang erlebt werden, die Gegenforderung kann dem einzelnen Inhalt nie an sich zukommen; dann aber auch nicht die Forderung, die ja in einer antagonistischen oder Wechselbeziehung zur Gegenforderung steht. Nicht durch Dissoziation gelangen wir zur Bejahung, sondern ganz im Gegenteil durch die Einsicht in die notwendige Verknüpfung des einzelnen Inhalts mit dem bestehenden Ganzen. Die Dissoziation veranlaßt einen Betrunkenen ebensogut zu sinnlosen d. h. objektiv unbegründeten Verneinungen wie zu sinnlosen Bejahungen. Motiviert sind solche Bejahungen oder Verneinungen auch dann noch. Nur ist der Blick für die differentielle Struktur des Einzelnen und des Ganzen, sowie der zwischen ihnen obwaltenden Beziehungen getrübt.

Die letzte Konsequenz der Zustandstheorien ist schließlich, daß sie die spezifische Bindung des Suggerenden an den Suggestor nicht erklären können. Ist der besondere Bewußtseinszustand einmal eingetreten, in dem Suggestionen realisiert werden, so müßte es ganz gleichgültig sein, von wem die einzelne Äußerung ausgeht. Vielmehr müßte jeder Inhalt, wer ihn auch immer dem Empfänglichen zuspricht, suggestiv bejaht werden. Ist durch Narkotika ein Zustand der Empfindungslosigkeit herbeigeführt, dann bleibt es sich, solange dieser Zustand aufrecht erhalten wird, in bezug auf die Schmerzempfindung gleich, wer das Messer führt. Ebenso müßte, sobald der Zustand der Dissoziation oder Einengung eingetreten ist, nicht nur gleichgültig sein, welche Inhalte geäußert werden, sondern auch wer sie äußert. Oder wäre es denkbar, daß gleichzeitig dem A. gegenüber ein Zustand der Dissoziation bestünde und dem B. gegenüber nicht?

In einem Gespräch unter drei Personen ereignet es sich oft genug, daß eine Person A. einen Inhalt sich durch Suggestion aneignet, der von einer Person B. geäußert wurde. Die Suggestion erfolgt aber nur dadurch, daß C. dieser Äußerung zustimmte. Die eigentliche suggestive Beziehung besteht zwischen A. und C. Es kann so leicht geschehen, daß eine anfängliche Ablehnung rasch in eine Zustimmung übergeht. Nach der Dissoziationstheorie müßte jede beliebige Äußerung des B. suggestiv bejaht werden. Denn in dem dissoziierten Zustand kann eine sinnvolle Auswahl nicht mehr erfolgen. Der dissoziierte Zustand soll ja gerade das sinnlose, unbegründete Bejahen erklären. Es müßten also während der Dauer dieses Zustandes alle beliebigen Äußerungen des Suggestors, aber auch beliebiger anderer Personen suggestiv bejaht werden.

Gegen die Tatsache des universellen Vorkommens der Suggestion vergehen sich all die Theorien, die die Suggestion mit irgend welchen phylogenetisch älteren, wiederbelebten Funktionen in Verbindung bringen wollen ... Bei diesem Zurückgreifen auf primitive seelische Formationen wird nur vergessen, daß es sich bei der Suggestion nicht um einen bei dem Suggerierten kausal erweckten Zustand handeln kann, sondern um ein bewußtes Hinsehen auf den Andern, das Verstehen voraussetzt; und es ist wohl anzunehmen, daß bei phylogenetisch niederen Arten sowohl zwischen den einzelnen Individuen dieser Art, wie zwischen ihnen und einem Individuum, das einer höheren Art angehört, Suggestionen wegen des geringen Verstehens nur in engen Grenzen vorkommen. Überhaupt bedeutet die Theorie des primitiven Verhaltens, selbst wenn sie zuträfe, nur ein Zurückschieben, keine Lösung des Problems, das in der dortigen Sphäre genau noch so eine Erklärung verlangte wie vorher. Diese Theorie der Regression, die heute allzu häufig angewandt wird, vermag nicht das zu leisten, was die Hypothese vom Unbewußten, deren Aufgaben sie vielfach übernommen hat, zu leisten vermochte. Hatte man ein Phänomen scheinbar bis zum Unbewußten verfolgt, dann war tatsächlich allem weiteren Forschen eine Grenze gezogen, die Phänomene waren, um einen Goetheschen Ausdruck zu gebrauchen, beiseite gebracht.

Eine gewisse Übereinstimmung scheint zunächst zwischen unserer Auffassung und den Ausführungen BLEULERS [1] zu bestehen. Er unterscheidet ebenfalls eine positive und negative Suggestibilität, trennt hiervon aber auch noch eine Suggestion des Gegensatzes ab. Wenn er als Beispiel für letztere: „Mut des Einen erregt Angst des Anderen" und umgekehrt anführt, so ist die Abgrenzung gegenüber der negativen Suggestibilität schwierig. Allerdings ist das Beispiel in dieser von BLEULER gewählten Kürze nur für eine Mitteilung in gewöhnlichem Sinne ausreichend, genügt aber nicht den Anforderungen einer wissenschaftlichen Zergliederung. Von einem unmittelbaren Erzeugen der Angst durch den Mut kann doch sicherlich nicht die Rede sein. Diese Ausdrucksweise hängt mit der merkwürdig raschen Art der Erledigung all dieser Fragen bei BLEULER zusammen und den Widersprüchen, die sich zwischen seinen eigenen Behauptungen fortwährend ergeben. Wenn BLEULER davon spricht, daß die Suggestion eine Affektwirkung von Geschöpf zu Geschöpf sei, daß die allgemeine Funktion der Affektwirkung und der Affektresonanz alles besorge, daß sozial lebende Wesen ein angeborenes Reaktionsvermögen auf Affektäußerungen haben, so werden mit diesen Worten die Probleme nur zugedeckt. Sie stehen aber gleichzeitig in vollem Gegensatz zu den Grundauffassungen, die BLEULER überhaupt an die Psychologie herantragen will. „Wenn die Affektivität" – wie BLEULER schreibt – „durch unsere Hirnanlage, viele Chemismen, die momentanen Konstellationen, und durch eine Menge von Erfahrungen, die durch Assoziationen unsere Stellung beeinflussen, bedingt ist", so versteht man nicht recht, wie eine solche Affektivität sich äußern kann und eine Resonanz hervorrufen; denn da nach BLEULERS Lehren ja eine vollständige Ableitung der psychischen Funktion aus der nervösen möglich sein soll, könnte eine solche Affektresonanz doch nur in irgendeinem physikalischen Sinne aufgefaßt werden... Der Hinweis auf die Rolle der Affektivität der ja auch bei SEROG wiederkehrt, besagt nicht viel. Sobald nicht erst durch Abstraktion zu gewinnende einheitliche psychische Prozesse untersucht werden, sondern das Erleben in seiner vollen Konkretion betrachtet wird, wird immer ein affektives Moment darin gefunden werden. Daß in den Erscheinungen der Suggestion eine Beziehung zur Affektivität vorkommt, soll nicht bestritten werden. Wir können aber dieser Tatsache wegen ihrer All-

---

[1] BLEULER, Naturgeschichte der Seele. J. Springer, Berlin, 1922.

gemeinheit nichts für das Verständnis des Aufbaues der Suggestionserscheinungen in ihrer Besonderheit entnehmen.

* *

*

Wenn die einzelne Äußerung nur in ihrer, durch lebensfremde
Isolierung gewonnenen reinen Bedeutung Allgemeingültigkeit be-
anspruchen darf und nur in dieser Vereinzelung einer rationalen Beurteilung nach allgemeinen Sätzen unterliegt, als Kundgabe hingegen
relativ ist zu der Ganzheit der Person, von der sie stammt, so erhebt
sich sogleich die Frage, wie denn dieses andere Glied der Beziehung,
die Ganzheit der Person nämlich, gegeben sein könne. Spricht man
im üblichen Sinne von Ausdruck, so denkt man zunächst an die Zuordnung einer bestimmten Mimik, Geste, eines Tonfalls zu einem einzelnen, bestimmten, gleichzeitig bestehenden psychischen Zustand.
Nach den vorangegangenen Erörterungen handelt es sich aber hier um
Ausdruck in einem ganz anderen Sinne. Es soll nicht einer bestimmten Bewegung ein bestimmter Affekt zugeordnet werden, wie man
etwa im Erröten die Scham zu spüren vermeint, sondern dies Erlebnis mitsamt den zugehörigen Ausdrucksbewegungen als Einheit gefaßt, verlangt eine Relation zu der Ganzheit der Person, der jenes
einzelne Erlebnis und seine Äußerung angehört. Wählt man nun
– wie das noch oft genug geschieht – die Betrachtung der Einzelheit,
die doch erst durch Analyse und künstliche Unterbrechung des Le-
bensstromes gewonnen wird, als den selbstverständlichen Ausgangspunkt der Untersuchung, dann ergibt sich folgendes Scheinproblem:
Von der Ganzheit der Person sind stets nur einzelne Momente
gegeben. Soll irgendein beliebiger einzelner unter ihnen mit der Person in Beziehung gesetzt werden, so kann das dann doch wohl nichts
anderes heißen, als daß eben dieses einzelne Element mit anderen
ebenso vereinzelten in Beziehung gebracht wird; die Person kann
danach nur als Einheit konstruiert werden, indem die einzelnen Momente unter Heraushebung eines einzelnen Merkmals oder einer
Merkmalgruppe unter einen Begriff subsummiert werden oder aber
zwischen den einzelnen Momenten irgendeine dynamische Verbindung
gedacht wird, so daß aus jenen die Person entsteht, wie ein körperliches Ding aus den Atomen und Molekülen, die es zusammensetzen.
Die Übertragung des physikalischen Prinzips der Resultanten-
bildung ins Psychische, um dort die Einheit des Mannigfaltigen zu
erklären, ist aber schon von Lotze[1] längst als ungerechtfertigt erkannt und zurückgewiesen worden...

---

[1] Lotze, Mikrokosmos.

Es ist jedoch klar, daß bei der Darstellung einer Epoche, einer Person, einer geschichtlichen Begebenheit, nicht an eine Zusammenfassung einzelner Momente nach übereinstimmenden Merkmalen gedacht sein kann, also etwa wenn BURCKHARD „Die Kultur der Renaissance", GUNDOLPH „Die Gestalt Goethes", DILTHEY „Die geistige Welt" beschreibt. Die Einheit einer Epoche, die Einheit einer historischen Persönlichkeit wird nicht durch Induktion und Abstraktion gewonnen. Unter dem Stil einer Epoche ist ein Auswahlprinzip zu verstehen, das Schöpfungen auf den verschiedensten Gebieten, die in anschaulichen Einzelheiten durchaus inkommensurabel sind, aus einer einheitlichen Lebenshaltung entstehen läßt. Es darf aber in demselben Sinne von dem Stil einer Persönlichkeit wie einer Zeit gesprochen werden. Psychologie und Geschichtsphilosophie sind daher auch seit langem darum bemüht, die Wesensbeziehungen zwischen dem Einzelnen und dem Ganzen, die Möglichkeit der Erkenntnis des Ganzen in dem Einzelnen aufzuklären. Das Stilproblem wie das Problem des Verstehens spielt in psychologischen und geschichtsphilosophischen Untersuchungen eine bedeutende Rolle.

Die Fortschritte der Erkenntnis sind unter den neueren Forschern besonders BERGSON, SIMMEL, MAX WEBER, TROELTSCH, ROSCHER, SCHELER, SPRANGER, JASPERS, RICKERT, DILTHEY u. a. zu verdanken. L. BINSWANGER hat in seiner allgemeinen Psychologie eine Übersicht über einen großen Teil dieser Forschungen gegeben. Aus ihren weitverzweigten Gedankengängen seien hier nur zwei Fragen, die für unser Thema die wichtigsten sind, kurz behandelt. 1. Die Frage, wie es *sachlich* möglich sei, daß die Totalität in der einzelnen Äußerung erkannt werden könne, und 2. die Frage nach den Prinzipien und Formen dieses Erkennens selbst.

Auf die erste Frage antwortet BERGSON[1] in seiner „Einführung in die Metaphysik":

„Es ist unbestreitbar, daß jeder psychologische Zustand bloß dadurch, daß er einer Person angehört, die Gesamtheit einer Persönlichkeit widerspiegelt. Es gibt keine Empfindung, so einfach sie auch sei, die nicht virtuell die Vergangenheit und die Gegenwart des Wesens, die sie empfindet, einschlösse, die sich davon trennen und einen ‚Zustand' bilden könnte, es sei denn durch eine Aufbietung der Abstraktion oder Analyse."

In den „Essais sur les données immédiates de la conscience" heißt es ähnlich: „Les sentiments pourvu qu' ils aient atteint une profondeur suffisante, représentent chacune l'âme entière, en ce sens que tout le contenu de l'âme se reflète en chacun d' eux (Essai 126)." In den

---

[1] HENRI BERGSON, Einführung in die Metaphysik, S. 15.

Problemen der Geschichtsphilosophie hat SIMMEL als vereinheitlichendes Prinzip noch ein genetisches Hervorgehen des einzelnen Vorganges aus einem anderen angeführt. Er schreibt: „Diese Synthesen sind nicht verständlich, weil sie einheitlich sind, sondern wir nennen sie einheitlich, weil sie verständlich sind und als verständlich erscheinen sie uns nur, weil wir gewöhnt sind, sie zu beobachten, wobei ‚Gewöhnung‘ natürlich nicht die sinnlich-mechanischen Impressionen, sondern deren seelisch-aktive Verarbeitung und Formung bedeutet." Diese Auffassung entspricht etwa der des rationalen Verstehens im Sinne JASPERS. Sie erscheint uns ebenso wie das von RICKERT angegebene Prinzip der Wertbeziehung, das die Einzelheiten zu einer Einheit zusammenfügen soll, nicht ausreichend. Mit dieser Einheit kann auch nicht die übergreifende ideelle Bewußtseinseinheit, die Kantsche Apperzeption, das reine Ich, gemeint sein. In einem seiner späteren Werke: „Das individuelle Gesetz" hat SIMMEL dann das Verhältnis des Einzelnen zum Ganzen noch einmal ausführlich erörtert und auf die Frage, wie es möglich sei, daß in dem Einzelnen das Ganze erkannt werde, die Antwort gegeben, daß eben das Ganze in jedem einzelnen Moment und in jeder einzelnen Äußerung wirksam sei und sich kundgebe. In immer erneuten Bildern und Wendungen führt er aus, daß in jeglichem menschlichen Verhalten der ganze Mensch produktiv sei, daß jede existentiale Besonderheit das Ganze des individuellen Daseins, aus dem sie kommt, in ihrer besonderen Sprache restlos ausdrückt.

Auf die zweite Frage gibt SPRANGER folgende Antwort[1]:

„Sein Grundtypus (sc. des persönlichen Verstehens) liegt darin, daß der sinnvolle Zusammenhang von Handlungen und Erlebnissen einer Person in der Einheit und Totalität ihres geistigen Wesens gefunden wird. Wir verstehen hier die einzelne Lebensäußerung aus der Einheit der Person heraus. Dazu gehört zweierlei: 1. daß wir die Totalstruktur des individuellen Geistes als Maßstab anlegen, d. h. den ganzen differenzierten Akt- und Erlebniskomplex, aus dem der geistige Mensch besteht, in ihm voraussetzen, wie er auch in uns als das geistige Grundgerüst gegeben ist. Ohne dieses A-priori (das sich aber nur auf die Gesetzlichkeit der geistigen Struktur, nicht auf ihre konkreten Inhalte bezieht) wäre uns der Andere unverständlich; 2. müssen wir den geistigen Einzelakt, den uns die empirische Beobachtung seines Verhaltens direkt oder indirekt anzeigt, in uns sinngemäß nachbilden und aus seiner Stellung zu dem Ganzen heraus verstehen."

Ähnliche Gedankengänge finden sich bei SCHELER und HAAS.

---

[1] EDUARD SPRANGER, Lebensformen. 3. Aufl., S. 372 f.

Der eigentümliche und verlockende Klang des Begriffs der Totalität, der Mißbrauch, der in diesem Gebiet mit dem Begriff der Intuition getrieben wird, die Wendung zum Metaphysischen, die in den Antworten auf die erste Frage vollzogen ist, führen leicht zu dem Mißverständnis, als könne das verstehende Erkennen hier leicht über die Grenzen des Empirischen hinaus zum Absoluten vordringen, auch dort, wo die individuelle Einzelperson in ihrer konkreten Singularität verstanden werden soll. *Indessen sind die Erscheinungen der Suggestion, die Grade der Suggestionserlebnisse aufs Engste mit der Begrenztheit des Verstehens, mit den Trübungen, die im Sachlichen wie im Erkennen bestehen, verflochten.*

Die wichtigste Begrenzung des Verstehens ist durch die Tatsache gegeben, daß jede Ganzheit wieder Glied einer umfassenderen Ganzheit ist, der einzelne Mensch eingeordnet in die verschiedenen soziologischen Verbände, abhängig von Strömungen und dem Stil seiner Zeit. Aber auch diese ist selbst nur ein Ausschnitt aus einem größeren Zusammenhang, so daß alles Verstehen, wie wieder SPRANGER hervorhebt, „erst in der Totalität der Weltumstände seine letzte Erfüllung fände".

Hierzu treten Täuschungsmöglichkeiten, die darin begründet sind, daß keineswegs jede einzelne Äußerung einer Person im gleichen Grade echt, wichtig und bedeutsam ist. Wohl soll der Teil in bestimmter Weise als Ausdruck des Ganzen fungieren. Dieses Geben des Ganzen durch den Teil ist aber nur in seltenen Fällen adäquat. Gäbe es einen vollkommenen Stil, eine unbedingte Sicherheit, mit der jeder Mensch das ihm Zugehörige auswählt, wie wir es bei einzelnen exemplarischen Persönlichkeiten vorfinden, so daß in jeder Einzelheit der ganze Mensch voll enthalten ist, und gäbe es bei dem Aufnehmenden ein ebenso sicheres Erfassen dieses Stiles, dann würden die Suggestionserscheinungen ein völlig verändertes Aussehen haben, sie würden in dem jetzigen Sinne gar nicht mehr existieren. Die Täuschungsrichtung der Suggestion ist erst dadurch möglich, daß der Stil des Gebenden, wie die Auffassung des Stils bei dem Aufnehmenden, unvollkommen ist, das Wesen des Stils, d. h. die notwendige Zugehörigkeit eines bestimmten Teils zu einem bestimmten Ganzen, wie sie in seltenen Fällen Gegenstand der Stilkritik wird, zwar überall erhalten bleibt, und darum der Teil wohl noch fordert, als Ausdruck des Ganzen gesehen zu werden, durch seine Unvollkommenheit aber auch dazu verleitet, ihn isoliert zu betrachten.

Ebenso wie am Geliebten jede Einzelheit liebenswert erscheint, ebenso ist an dem gehaßten oder verabscheuten Menschen alles hassenswert oder verabscheuungswürdig. Immer aber haben die Einzelinhalte die Tendenz, sich so darzustellen, als sei es ihre besondere Beschaffenheit, losgelöst von der Beziehung auf ihren Träger, der jene Wertung zukomme. Gerade in den erotischen Beziehungen geschieht die „Objektwahl" so häufig auf Grund einer zufälligen Einzelheit, die sich an ihm vorfindet. Es kann aber keinem Zweifel unterliegen, daß hier entweder diese Einzelheit in besonderem Maße ausdrucksfähig ist oder jene Einzelheit in der individuellen Geschichte erst allmählich, durch Lösung ihrer ursprünglichen Bindung, eine selbständige Bedeutung erlangt hat. Ihren Wertcharakter hat sie aber zunächst erst in einer Verbindung mit dem Ganzen der anderen Persönlichkeit erlangt, weil sie an dem oder jenem vorgekommen ist. Selbst in den äußersten krankhaften Graden der Verselbständigung eines Einzelmomentes bei dem Fetischismus ist die ursprüngliche Gebundenheit noch nachzuweisen oder zu erschließen[1]. (Auch die Geschlechtsteile haben ihren Reizwert nicht von ihrer zufälligen Beschaffenheit, sondern weil sie eben diese Teile im eigentlichen Sinne des Wortes sind; und der Reizwert bliebe ihnen, wenn sie auch irgendeine andere Beschaffenheit hätten. Ihr Reizwert beruht also nicht auf ihrer zufälligen empirischen Gestalt, sondern auf ihrer symbolischen Funktion für das Männliche und Weibliche, was viele Freudianer ganz zu vergessen scheinen.)

Es ist seltsam, daß, obwohl der Fetischismus durchaus als krankhaft erkannt ist, doch die ihm zugrunde liegende Richtung auf Verselbständigung der Einzelheiten, so häufig als die primäre Haltung angesehen wird, und nichts natürlicher und selbstverständlicher sein soll, als daß uns von einem anderen zunächst nur Einzelheiten gegeben seien, die sich in irgendeiner Gesetzmäßigkeit durch Assoziation oder verwandte Mechanismen aneinander lagern, wobei doch prinzipiell kein Ganzes entstehen kann. Hier ist es zunächst nur wichtig, festzustellen, daß diese Täuschungsrichtung, nämlich Einzelheiten in ihrer isolierten Gegebenheit als eigene zu haben, sowohl der Repudiation wie der Suggestion in gleichem Maße zukommt.

* *
*

Die Eigentümlichkeiten der Suggestion ergeben sich also erst daraus, daß zwar in dem Einzelnen noch der Bezug auf ein Ganzes mitgegeben ist, das Unvollkommene, das Unechte, das Stilwidrige aber

---

[1] Wir werden später zeigen, daß nicht allein durch die Verknüpfung mit einem Individuum einem Teil der besondere, in diesem Falle erotische Wert zufließt, sondern daß er auch als Repräsentant einer Wesenheit gleichartig neben der Person stehen kann.

so überwuchert, daß gerade deswegen erst das Einzelne doch auch als Einzelnes gesehen werden kann. Es ist zwar das Einzelne stets noch Darstellung des Ganzen, aber es ist darin nicht vollkommen. Aus den Stiltrübungen nun stammen die folgenden für die Suggestion charakteristischen Momente.

Die Grade der Suggestion sind abhängig
a) von dem Verständnis der Bedeutung,
b) von der Echtheit oder Unechtheit der einzelnen Äußerung,
c) von der Wichtigkeit oder Unwichtigkeit der einzelnen Äußerung, in bezug auf die sich darin darstellende Person.

Zu a). Suggestion reicht nur soweit, als das sachliche Verstehen dringt oder dringen könnte. Differentialgleichungen oder Vektorenanalysis können dem nicht mathematisch Gebildeten gegenüber auch nicht zur Materie der Suggestion werden. Die Ergebnisse der Wissenschaft oder Technik können dort, wo unsere Veranlagung oder Vorbildung zum Verständnis nicht ausreicht, geglaubt, aber nicht suggestiv bejaht oder abgelehnt werden. Das Verstehen muß allerdings nicht erfüllt sein; aber es muß der Potenz nach gegeben sein. Die suggestive Wirkung popularisierter Wissenschaft oder politischer Schlagworte ist auf dem Schein des Verständlichmachens eines Gegenstandbereiches aufgebaut.

Da die sachliche Evidenz zum psychologischen Motiv der Anerkennung werden kann, so setzt sie der Suggestion Grenzen. In der kleinen und großen Politik, überall, wo es darauf ankommt, Menschen zu gewinnen, zu leiten und zu beherrschen, in denen man bestimmte Meinungen und Glauben bei ihnen wachruft, ist es darum ein ungeschriebenes Gesetz, dort wo Verstehen möglich ist, die volle Einsicht in den Sachverhalt zu verhindern. Man denke nur an den gewaltigen mittelalterlichen Kampf der Kirche gegen die Wissenschaft und die ihm zugrunde liegenden Motive. Es erregt so oft Erstaunen, daß irgendeine Bewegung trotz der Verworrenheit ihrer Lehren, der Unklarheit ihrer Begriffe, viele Anhänger zählt. Das Erstaunen ist nicht berechtigt. Die Lehre hätte ihre Anhänger nicht ohne ihre Verworrenheit. Die suggestive Kraft der Führer kann sich nur damit auswirken. Die Unklarheit ist kein Gegengrund, sie schafft erst die Möglichkeit suggestiven Einflusses...

Zu b) und c). Die Suggestionserscheinungen werden in Wirklichkeit noch viel komplizierter, weil zu diesen beiden oben genannten Momenten noch hinzukommt, wie deutlich sich der Äußernde sowohl der Echtheit wie der Wichtigkeit seiner Äußerung für ihn bewußt ist, und schließlich, wieweit sowohl die unter b) und c) genannten Momente als die eben angeführten von dem Aufnehmenden erfaßt werden.

Die vollkommenste Suggestion wird also dann erreicht sein, wenn die einzelne Äußerung der Sache nach verständlich ist, wenn sie echt und für den Äußernden bedeutsam ist, wenn Echtheit und Bedeutsamkeit ihm selbst bewußt sind, und wenn alle diese Momente von dem Empfänger klar verstanden werden. Und zwar wird sowohl die Suggestion wie die Repudiation durch die gleichen Momente im gleichen Maße gesteigert, je nachdem die Gesamtperson bejaht oder verneint wird.

Hervorzuheben ist aber vor allem, daß es sich stets um ein bewußtes Haben der Beziehungen des Einzelnen zum Ganzen, ihrer Echtheit und Bedeutsamkeit handelt, von dem die Suggestion abhängig ist, nicht aber um einen, durch irgendeinen Mechanismus herbeigeführten Zustand. Die Suggestion ist nur möglich bei einem Verstehen und einem aufmerksamen Hinblicken auf die eben beschriebenen Zusammenhänge. Der Brustton der Überzeugung wirkt; aber eben deshalb, weil sich in ihm die Bedeutsamkeit, die Stellungnahme des Suggestors zu dem einzelnen Inhalt selbst ausdrückt. Der Brustton der Überzeugung gibt davon Kunde, wie wichtig die vorgebrachte Äußerung dem Redenden ist. Diese Tatsache kann nicht dadurch in Frage gestellt werden, daß es Täuschungen und Irrtümer gibt; wo ein bestimmter Tonfall, Befehlston, Predigerton wirksam wird, geschieht dies nur, weil die aufnehmende Person diese Beziehung darin wahrzunehmen vermeint, also dort, wo der Ton nur affektiert wird, sich einer Täuschung über die Echtheit der Erscheinung hingibt. Auch der barscheste Befehlston drückt ja nichts anderes aus, als daß irgend etwas von dem Befehlenden mit der äußersten Entschiedenheit gewollt wird. In der Methodenlehre der Hypnose wird immer betont, wie wichtig es ist, mit dem größten Ernst und der größten Überzeugung bei der Sache zu sein. Der zu Hypnotisierende ist eben für jeden Unterton des Zweifels des Suggestors an seinem Handeln besonders empfindlich. Das: „Wenn ihr euch nur selbst vertraut, vertrauen euch die anderen Seelen" gilt nur dann, wenn das Selbstvertrauen von den Anderen erfaßt und verstanden wird.

Erinnern wir uns des oben bei der Besprechung von Kundgabe und Bedeutung über die Relationsfähigkeit des einzelnen Inhalts Gesagten, so ergibt sich, daß hier noch weitere Variabeln einzufügen sind. Die Grade des Erfassens sind nicht nur von den individuellen Fähigkeiten des Aufnehmenden abhängig, sondern es besteht hier auch eine sachliche Rangordnung. Denn es wird die Echtheit und Bedeutsamkeit einer Handlung in der Regel leichter verstanden als die einer Wertung. Diese leichter als eines Sachurteils, diese leichter als einer Wahrnehmung und diese als einer Empfindung. Es ergibt sich also, daß die stärksten Suggestionswirkungen von der einzelnen

Handlung, sodann von der Wertung usw. in der eben genannten Reihenfolge in der Regel ausgehen . . .

An dieser Stelle ist zu erkennen, warum trotz ihrer Universalität im Ergebnis die Suggestion auf einzelne makroskopische Fälle beschränkt zu sein scheint. Die Variabeln der Suggestion können so niedrige Werte haben, daß neben den konkurrierenden Motiven aus der Bedeutungssphäre und der Interessensphäre die suggestive Motivation nicht durchzudringen vermag. Die Werte der Variabeln sind dann niedrig, wenn in dem alltäglichen Verkehr die Wir-Bildung nur niedere Grade erreicht und gleichzeitig die einzelnen Inhalte auch nur in geringem Maße individuell sind oder in ihrer Individualität erkannt werden können. Die suggestiven Motive dringen dann durch, wenn die Variabeln einen hohen Wert besitzen, ohne daß zu den hier angeführten Momenten noch eines hinzukäme, das irgendwie dem „Trick" der Suggestion besonders entspräche.

Was wir in einem bestimmten Moment wahrnehmen, ist nicht nur von den äußeren Objekten, sondern in hohem Maße von unserer Anlage, von unserer persönlichen Geschichte abhängig. Die hysterische Blindheit verstärkt nur ein Moment, das unserem Sehen stets anhaftet. Auch der Normale sieht bestimmte Dinge nicht, während andere ihm immer wieder ins Auge fallen. Die Geschichte der Wissenschaft enthält hierfür im Großen zahlreiche Beispiele, die uns im Kleinen alltäglich begegnen. Die Stimme eines Menschen kann uns stören, während viel lautere Geräusche unsere Ruhe nicht beeinträchtigen. Aber die Stimme stört uns nicht wegen ihrer akustischen Beschaffenheit oder ihrer Intensität, sondern weil sie uns die Anwesenheit eines bestimmten Menschen anzeigt. Es ist zuweilen nur für den Erkennenden schwerer, das individuelle Moment in der Wahrnehmung festzustellen als in der Strebung. Die Rangordnung ist mitunter also vielleicht in geringerem Maße von der sachlichen Möglichkeit der einzelnen Momente, in einen individuellen Zusammenhang einzutreten, abhängig, als vielmehr von dem Vermögen des Aufnehmenden, diesen Zusammenhang zu durchschauen.

Wir haben in den letzten Erörterungen schon Momente genannt, die man mit anderen Momenten, die noch zu erwähnen sind, als suggestible Bereitschaft des Aufnehmenden zusammenfassen kann. Die Bereitschaft enthält als einen Faktor das Vermögen, den Grad der Echtheit und Bedeutsamkeit des einzelnen Moments für den Äußernden zu erkennen. Die Bereitschaft enthält ferner die Fähigkeit zur Kritik gegenüber der reinen Bedeutung der einzelnen Äußerung, aber diese beiden Momente stehen in einem korrelativen Verhältnis. Die sachliche Ordnung setzt sich dann leichter durch, die Kritik erwacht erst, wenn die Echtheit und Bedeutsamkeit der Äußerung in Frage gestellt ist und wenn der Wir-Zusammenhang, von dem wir im nächsten Abschnitt sprechen werden, gelockert ist. Die Kritik wendet sich auch in einem sachlichen Zusammenhang wiederum leichter jenen Einzelheiten zu, bei denen von vornherein die Echtheit und Bedeutsamkeit schwerer darzustellen und schwerer zu erkennen ist. Wir werden also unsere Selbständigkeit eher bei unseren Empfindungen und Wahrnehmungen bewahren, als bei Urteil, Strebung und Handlung, wie dies auch noch in der Hypnose deutlich erkennbar ist ...

Ein persönlicher Stil ist stets dort zu spüren, wo Schöpferisches im weitesten Sinne des Wortes vorliegt. Und das ereignet sich in allem spontanen Erleben, auch der ungezählten Namenlosen; es wird aber unterbrochen, bei aller Aneignung gewordener und fertig geformter Kenntnisse, bei der Reproduktion von allem sogenanntem Mechanisch-Erlernten. Das alltägliche Verhalten hat viel von solchem Erlernten an sich, nur daß es sich dabei zuletzt häufig um Reproduzieren von ursprünglich Persönlich-Schöpferischem handelt, um Gewohnheiten und Routine. In dem Einerlei des Alltags stirbt die schöpferische Eigenart ab, erlischt der Stil. Darum ist nichts gefährlicher für die Suggestion, als die Wiederholung angelernter Technizismen, ohne innere Beteiligung an der aktuellen Situation. Dem Routinier werden rasche Anfangserfolge beschieden sein in dem Maße, als er an seine Tricks und Gewohnheiten glaubt, er wird aber rasch an Nimbus und Einfluß verlieren und über eine gewisse Grenze selten hinauskommen. Solange die suggestive Verknüpfung stark ist, wird auch Sonderbares, Abwegiges, Absurdes, Illusionäres angenommen, kurz, all das, was mit Vorliebe bei der Betrachtung der Suggestion in den Vordergrund geschoben wird ...

Die Gegebenheit der Totalität in den einzelnen Momenten ermöglicht die Bewertung eines Menschen auf den ersten Blick, diese so häufige Form der Beurteilung eines anderen und der Bildung positiver oder negativer Beziehungen zu ihm. Wird ein einmal gebildetes Urteil verändert, so handelt es sich nicht um einen Ausgleich des Gewichts der Urteile über einzelne Momente, sondern mit *einer* Enttäuschung tritt eine Wandlung in der Auffassung des ganzen Menschen ein. (Ähnliches Beispiel bei WERTHEIMER, Schlußprozesse.) Wäre das Sprichwort: „Wer einmal lügt, dem glaubt man nicht" wahr, so würde es bedeuten, daß der Betreffende sich mit diesem einen Male als Lügner erwiesen hat. Wenn junge Menschen in das Alter der Ablösung von den Eltern kommen, selbständig werden, in ihre revolutionären Jahre, die Epoche ihres Sturmes und Dranges geraten, dann soll nun mit einem Male alles, was die Älteren tun, altmodisch, spießig, verständnislos sein. In dem Augenblick, in dem die alte Wir-Bildung in die Brüche geht oder sich umwandelt, soll nun alles Einzelne verworfen werden.

Wie hier Richtiges, Gutes, Vernünftiges verworfen wird, weil die Personen abgelehnt werden, denen jene positiv zu wertenden Einzelheiten angehören, so kann umgekehrt das Falsche, ja das Schlechte und Lasterhafte noch bejaht werden, weil der ganze Mensch wiederum bejaht wird, zu dem dies Schlechte gehört. Wir lieben einen Menschen mit seinen Fehlern, d. h. wir lieben die Fehler um des Menschen willen, wir lieben nicht etwa ihn und verzeihen ihm seine Fehler, sondern wir lieben die Fehler, in denen er sich echt und ganz gibt, mehr als Tugenden, die er nur zur Schau trägt, mehr als die Maske einer Korrektheit, hinter der sein wahres Wesen verborgen bleibt. Dabei brauchen die Fehler durchaus nicht in ihrer sachlichen Ordnung verkannt und in Tugenden umgedeutet zu werden. Aus dem Widerstreit zwischen Ausdrucksbeziehung und sachlicher Ordnung erwächst dann ein unlösbarer tragischer Konflikt, der auch vielfach Gegenstand künstlerischer Darstellung geworden ist.

Durch die Beziehung zur anderen Person, durch ihr Ablehnen oder Anerkennen, entsteht keineswegs eine Komplexwirkung, eine Veränderung des Bewußtseinszustandes, in der jeder beliebige Inhalt bejaht oder verneint würde, sondern mit dem Wir-Erleben in seinen verschiedenen Abstufungen ist zugleich ein bestimmtes Auswahl-Prinzip gegeben, und nur jene Einzelheiten werden entsprechend bejaht oder verneint, die zu der Umwelt des Anderen gehören und in der Kundgabe als echt und bedeutsam für den Anderen erkannt worden sind.

*　*
*

Die Suggestionserscheinungen gehören zu jenem Teil der Psychologie, deren Gegenstand in Kürze als die Wir-Erlebnisse zu bezeichnen sind. Nur innerhalb dieses primären Zusammenhangs können jene Erscheinungen auftreten, beobachtet und verstanden werden und nur von hier aus erscheint eine Theoriebildung möglich. So wenig, als an den einzelnen Tönen, aus denen eine Melodie aufgebaut ist, bei isolierender Betrachtung ein Stück der Melodie gefunden wird, ebensowenig ist an den Teilen, in die sich jene Erlebnisse in der Analyse scheinbar auflösen lassen, noch ein Stück jeweils der Suggestionserscheinungen vorfindbar. Auch nicht als ein besonderes Element etwa oder eine Zusammensetzung von solchen. Der Versuch einer Wiedergewinnung durch Synthese der Elemente muß, nachdem die Struktur einmal zerstört ist, scheitern ... Es wird bei der hier bekämpften theoretischen Einstellung nicht von dem Zusammenhang oder der Einheit des Erlebens des A. und B. ausgegangen, die den dauernden Hintergrund aller einzelnen Geschehnisse bildet und durch diese nur in bestimmter Weise abgewandelt wird, vielmehr sollen A. und B. in strenger Isolierung als Elemente oder als Atome der Gemeinschaft gedacht werden. Es soll also nicht eine dauernde Gemeinschaft sein, in der B. auf A. gerichtet ist, die nur durch die einzelnen Begebenheiten aktualisiert wird, sondern, um ein Beispiel aus dem Mechanischen zu wählen, das hier besonders berechtigt ist, A. und B. hätten eigentlich so wenig miteinander zu tun, wie zwei Stühle, die nebeneinander stehen; sind sie durch einen Strick miteinander verbunden, so wird durch einen Zug an dem einen Stuhl der andere mit fortbewegt. Der Strick vertritt in diesem Beispiel die Stelle der Suggestion. Trotz dieser rein äußerlichen Verknüpfung bleiben aber die Elemente der Verbindung in ihrem Wesen doch völlig getrennt. Geht man wie selbstverständlich von der isolierten Einzelperson aus, so ist irgendeine Gemeinschaft im echten Sinne gar nicht abzuleiten. Die Gemeinschaft wird gebildet durch bestimmte Wirkungen und Gegenwirkungen zwischen ihren Gliedern, die aber doch stets diskrete Teile bleiben, so wie man wohl aus einzelnen Ziegelsteinen und Mörtel eine Wand bauen kann. In einer äußeren Betrachtungsweise erscheint sie uns als einheitlich und doch sind die Steine selbst durch diese Anordnung und ihre Verklebung in keine innere wesentliche Verbindung gebracht. Es wiederholt sich also hier in einer anderen Ebene jener Gegensatz im Ausgangspunkt der Betrachtung, wie er in der Psychologie überhaupt zur Bekämpfung der Elementenpsychologie durch die Gestaltpsychologie und ihr verwandte Richtungen geführt hat.

Die Untersuchung bestimmter Phänomene ist oft mit Erfolg von der grammatischen und sprachlichen Form der Begriffe aus in Angriff genommen worden. Folgen wir diesem Beispiel, so ergibt in der Tat schon die grammatische Form des „Wir" einen Hinweis auf die Besonderheit der Erlebnisse, die hier untersucht werden sollen. Das Wir besitzt eine, von allen anderen personalen Fürwörtern abweichende Struktur, die es in einen bestimmten Gegensatz zu diesem rückt. Während für das Ich, Du, Er die begriffliche Einheit schon durch die Singularität, für das Ihr und Sie durch den gleichartigen Bezug der einzelnen Glieder des Ihr und Sie auf den Redenden gegeben ist, erscheinen in dem Wir die nicht homogenen Bestandteile des Ich und Du oder Ich und Ihr zu einer Einheit verschmolzen. Es ist daher die Frage zu stellen, ob das Wir nur eine dem Schema zuliebe gebildete Form ist, die doch einen summenhaften Charakter, also Ich + Du, Ich + Ihr besitzt, oder ob ihm im Erleben eine Einheit entspricht, eine Gemeinschaft, in der der Redende nur eines der gleichartigen Glieder ist. Die Alternative scheint mir in ihrem zweiten Teil bejaht werden zu müssen.

SCHELER[1] hat in seinem Buche der „Formalismus in der Ethik" an dem Gedankenexperiment des (erkenntnistheoretischen) „Robinson", d. h. eines Menschen, der nie Wesen seinesgleichen oder Zeichen und Spuren von ihnen irgendwelcher Art wahrgenommen oder sonstwie von der Existenz solcher Wesen Erfahrungen gemacht hätte, die Frage vorgelegt, ob ein solcher „Robinson" ein Wissen um die Existenz von Gemeinschaft und analogischer, geistig-psychischer Subjekte, wie er selbst ist, haben könne oder nicht; und ob er noch wissen könne, daß er zu solcher Gemeinschaft „gehöre". Er bejahte beide Fragen und behauptete, es würde ein solcher „Robinson" nie denken: „Es gibt keine Gemeinschaft und ich gehöre zu keiner; ich bin allein in der Welt"; es würde ihm auch nicht die Wesensanschauung und die Idee einer Gemeinschaft schlechthin fehlen; sondern er würde denken: „Ich weiß, daß es Gemeinschaft gibt, und daß ich zu einer (oder mehreren) gehöre; aber ich kenne nicht die Einzelwesen, die sie ausmachen und die empirischen Gruppen solcher, aus denen die überhaupt existierende Gemeinschaft zusammengesetzt ist".

In einer Diskussion mit PLENGE[2] hat SCHELER[3] dem Streben PLENGES, das „Ich im Wir" zu finden, sein Suchen des „Wir im Ich" gegenübergestellt. Er wollte damit zum Ausdruck bringen, daß „schon dem essentiellen Bestande des menschlichen Bewußtseins nach jedem Individuum die Gesellschaft auch irgendwie innerlich gegenwärtig ist, und daß der Mensch nicht nur Teil der Gesellschaft ist, sondern auch die Gesellschaft als Beziehungsglied ein wesentlicher Teil von ihm."

Neben jenem Teil der Psychologie, die in einer immerhin künstlichen, aber in vielen Fragen erlaubten Abstraktion von dem isolierten Einzelindividuum handelt und der Soziologie, die sich mit den Gruppen als solchen beschäftigt, wäre die Aufgabe der Psychologie der Wir-Erlebnisse, die Erforschung des Erlebens des Einzelnen innerhalb einer Gemeinschaft und des Erlebens der Gemeinschaft durch den Einzelnen. Ihr fiele die Lösung fast aller der zahlreichen Probleme zu, die dem medizinischen Psychologen, ebenso wie dem Nichtwissenschaftler am dringendsten zu sein scheint und deren Vernachlässigung man der akademischen Psychologie immer wieder zum Vorwurf gemacht hat. Alles menschliche Erleben enthält nach dem Gesagten einen Bezug auf die Gemeinschaft. Die Mannigfaltigkeit der

[1] SCHELER, Formalismus in der Ethik, nach Schelers eigener Wiedergabe in den „Sympathiegefühlen".
[2] PLENGE, Zur Vertiefung des Sozialismus.
[3] SCHELER, Sympathiegefühl.

Wir-Erlebnisse ist daher groß. Eine Darstellung ihrer Arten, die Möglichkeiten ihrer Ordnung kann hier nicht gegeben werden.

Aus der Gesamtheit der Wir-Erlebnisse hebe ich nur das folgende Moment als das Wichtigste für das Verständnis der Suggestion heraus. *Alle Glieder des Wir haben eine gemeinsame Umwelt.* Sobald jemand in eine Gemeinschaft eintritt (es braucht wohl nicht mehr betont zu werden, daß es sich hier nicht um einen äußeren Vorgang, sondern ein Erleben, eine organische Gemeinschaftsbildung handelt), bleiben der oder die anderen nicht irgendwie ausgezeichnete Elemente der Umwelt des Erlebenden, sondern lösen sich von dieser Umwelt ab, verlieren den dieser zukommenden Charakter des Fremdartigen, Gegenüberstehenden, verschmelzen in der Gemeinschaft, in dem Wir, zu einem Subjekt, dem nun eine gleiche und gemeinsame Umwelt gegenübersteht. Das ist der Gewinn der Unterordnung unter den Mächtigeren, Weiseren, Reineren in der Gemeinschaft (Gemeinschaft ist auch mit einem Toten möglich, dessen Werke geblieben sind), daß dem Geringeren sich damit auch die weitere und reichere Welt des Überlegenen öffnet und zugänglich wird. Der Biograph eines großen Menschen fühlt sich in der Bewunderung und Liebe zu seinem Helden oft so eins mit ihm, daß er mit Verachtung auf die kleineren Geister herunterblickt, obwohl sie noch immer ungleich bedeutender sein mögen als er, der Biograph.

Wenn hingegen die Gemeinschaft abgelehnt wird, die fremde Person in Feindschaft und Haß verneint wird, dann wird zugleich die eigene Umwelt mit möglichster Schärfe gegen die fremde abgegrenzt. (Unter Umwelt verstehen wir in dieser Erörterung nicht nur die physische Umwelt.)

An dieser Stelle erst gelangen wir zu einem umfassenden Überblick der Suggestionserscheinungen, erst jetzt wird ein vollständiges Verstehen der Phänomene möglich.

In dem Wir-Erleben wird die fremde Person bejaht, wird ihre Welt zur unseren. In dem suggestiven Übernehmen eines einzelnen Inhalts, in dem Mitvollziehen eines Urteils, einer Wertung, eignen wir uns schrittweise die Inhalte an, die der Potenz nach durch die Wirbelbildung schon unsere eigenen geworden sind. Die Inhalte aber werden vorzüglich übernommen, die gemäß den bei der Erörterung der Kundgabe, des Stils und des Verstehens dargestellten Momenten, als wesentlicher Teil dieser fremden Umwelt, die auch unsere eigene ist, erkannt worden sind. In der Repudiation finden wir die entgegengesetzte Bewegung.

Dieser Gedanke ist uns aus der Betrachtung des Reifens und Lernens der Kinder, ja aus der Betrachtung dauernder Gemeinschaftsbildungen allgemein ganz vertraut, überrascht sind wir nur dann, wenn wir ähnliche Züge bei flüchtigen oder eben erst entstehenden Gemeinschaftsbildungen gewahr werden. An dieser Überraschung wirken aber Voraussetzungen über die gesellschaftliche Struktur überhaupt mit, die nur den äußeren Formen später städtischer Kultur entsprechen. Es sind dies die schon oben charakterisierten Meinungen über den Aufbau der Gesellschaft, wie sie den Vertragstheorien oder den utilitaristischen Theorien, bei SPENCER z. B. zugrunde liegen. Die Indifferenz, das Nebeneinander des modernen Lebens ist jedoch nur möglich durch ein absichtliches Ignorieren der stets vorhandenen Ansätze zur Gemeinschaft oder Feindschaft.

Die Gemeinsamkeit der Umwelt im Wir-Erleben hat zur Folge, daß mit jeder neuen Wir-Bildung ihrem Grade entsprechend eine Wandlung der eigenen Welt sich vollziehen muß. Diese plötzliche, erschütternde Veränderung der ganzen eigenen Welt durch ein Liebes-Erlebnis oder durch eine religiöse Erweckung, den beiden höchsten Stufen der Wir-Bildung, ist oft beschrieben worden. Möglich ist darum eine neue Wir-Bildung nur dort, wo noch eine Wandlungsfähigkeit besteht. Dasselbe Erlebnis kann sich nie wiederholen; je größer die Erschütterung, je umfassender die Wandlung in einem Erlebnis gewesen ist, desto geringer sind die Möglichkeiten neuer, tiefer Wandlungen. Daher die Berechtigung des Satzes: „Nous revenons toujours à nos premiers amours." Eine Neigung wie die des greisen Goethe zu Ulrike v. Levetzov war nur möglich bei einem Menschen, der sich eine seltene Wandlungsfähigkeit bis ins hohe Alter bewahrte. Die Jugend, deren Welt noch unfertig, plastisch, bildsam ist, ist die Zeit der Liebe und großen Freundschaften. Je schärfer und starrer die Linien der eigenen Welt sich abzeichnen, um so geringer wird die Fähigkeit neuer umfassender Wir-Bildungen. Einsam, unlenkbar, ablehnend wird der alternde Mensch. Aus der schwindenden Fähigkeit zur Wir-Bildung entwickelt sich aber nicht eine Indifferenz, sondern eine Ablehnung für das Neue, eine Feindschaft gegen den Fremden. Sehr suggestible Menschen sind dagegen stets zugleich auch sehr unstete, schwankende, wankelmütige Charaktere. Dies Nebeneinander verschiedener Eigenschaften wird erst durch die hier entwickelte Anschauung in einen sinnvollen und notwendigen Zusammenhang gebracht.

Immer geht die Wir-Bildung der Suggestion voraus. Das Gemeinschaftserleben selbst entsteht nicht durch Suggestion, sondern es trägt sie, macht sie erst möglich. Daran darf uns auch nicht irre machen, daß auf dieselben zeitlichen materialen Gegebenheiten sich zugleich eine neue Wir-Bildung und bereits eine Suggestion aufbauen kann. Für den Unsicheren kann die Sicherheit des Andern, als besonderer personaler Wert, das Fundament der Wir-Bildung werden, zugleich aber auch schon der mit Sicherheit vorgetragene einzelne Inhalt durch Suggestion übernommen werden. Die Wir-Bildung und die Suggestion sind in solchen Fällen auf verschiedene Momente an den gleichen Gegebenheiten bezogen.

Die Grade der Wir-Bildung sind von einer Reihe Faktoren abhängig, auf deren ausführliche Darstellung hier verzichtet werden kann, da ja das Wir-Erlebnis der Suggestion vorangeht. Die Grenzen der Wir-Bildung werden durch den alten Spruch: „Zwei Seelen und ein Gedanke – zwei Herzen und ein Schlag" richtig bezeichnet, denn auch auf den höchsten Stufen der Wir-Bildung bleibt immer ein habendes Ich, das sich oder besser sein Selbst dem Wir eingeordnet erlebt, bleiben von dem Wir-Erlebnis die Organempfindungen ausgeschlossen.

Wieviel und welche Stufen der Wir-Bildung unterschieden werden sollen, bleibt der Willkür oder dem Geschmack des Einzelnen überlassen. Ein eindeutiges Prinzip der Einteilung habe ich nicht entdecken können. Die folgende Stufenleiter scheint mir eine genügende Ordnung in die Erscheinungen zu bringen. Wir unterscheiden als aufsteigende Reihe: Anerkennung, Verehrung (Autorität), Liebe (Freundschaft), Anbetung. Vielleicht sollte man als unterste Stufen diesen noch das vitale Mitgefühl und die Interessengemeinschaft hinzufügen. Diesen Stufen entspricht die negative Reihe, die von der Duldung, über Verachtung, Haß zur Verdammung führt.

Immer rücksichtsloser und entschiedener wird die eigene Person auf jeder höheren Stufe in das „Wir" gestellt, geht sie darin auf; und dementsprechend wird die Aneignung der fremden Welt gleichzeitig immer unbedingter und umfassender. Von dem religiösen Menschen wird schließlich jede Schicksalsfügung als gottgewollt bejaht und anerkannt, auch wenn sie ihm unverständlich bleibt, wenn ihm Leid widerfährt oder Unrecht zugefügt wird. Die Worte: „Der Herr hat es gegeben, der Herr hat es genommen, der Name des Herrn sei gelobt" sind für den Religiösen nicht ein halbwahrer Trost, nicht der Versuch einer nachträglichen, rationalen Begründung oder Rechtfertigung des Unerwünschten, sondern sie drücken ein Erleben aus, dem auch in solchen Schicksalsschlägen noch ein positiver religiöser Wert sichtbar bleibt, der zu ihrer Bejahung zwingt. Der Zusammenhang des Ganzen mit seinen einzelnen Teilen setzt sich gegen die sachliche Ordnung durch, in die jene Einzelheiten gerückt werden müssen, obwohl die Erkenntnis dieser Ordnung in den jetzt gemeinten Fällen nicht fehlt. Das „Credo, quia absurdum" bedeutet die letzte Grenze, die das suggestive Erleben erreichen kann.

III.

Der Vorgang der Suggestion

Mit der Bejahung oder der Verneinung des einzelnen Inhalts ist der Vorgang der Suggestion im eigentlichen Sinne beendet. Die Selbsttäuschung über die Art der Motive, die Täuschungen, die im Sachlichen durch Suggestion möglich sind, die logischen Fehler, die Wahrnehmungs- und Wertillusionen, die sich daran schließen, sind nur ein Ergebnis der Suggestion; aber sie sind doch so eng mit ihr verknüpft, daß wir sie in einem umfassenderen Sinn mit zum Vorgang der Suggestion rechnen dürfen, um so mehr als das praktische Interesse vornehmlich diesen Folgen der Suggestion, den Täuschungen und Illusionen zugewandt ist[1].

Ihren letzten Grund haben sowohl die Selbsttäuschungen als die sachlichen Täuschungen darin, daß der durch den einmaligen Akt der Bejahung angeeignete Inhalt zum dauernden Besitz, zum dauernden Bestandteil der Erlebniswelt des Aufnehmenden wird. Durch die Bejahung, welcher Art auch immer ihre Motive gewesen sein mögen, tritt der suggerierte Inhalt in die seiner Bedeutung entsprechende sachliche Ordnung ein. Es muß also unmittelbar nach der Bejahung so scheinen, als ob das Bejahte auch sachlich gefordert und durch eigene Einsicht in den Sachverhalt motiviert sei.

Kundgabe und Bedeutung stehen hinsichtlich der Motivation in einem Rivalitätsverhältnis. In der Regel ist das Moment der Kundgabe in den Augenblicken der Mitteilung am stärksten wirksam; es verblaßt in der Erinnerung und im gleichen Maße gewinnt die sachliche Ordnung an Gewicht; die Bedeutung des Einzelinhalts tritt stärker vorher. Es liegt also in der psychischen Entwicklung begründet, daß die sachlichen Forderungen erst nachträglich und allmählich zu ihrer vollen Intensität anwachsen; haben sie diese erreicht, dann tritt rasch jene Täuschung ein, als sei von Anfang an der Blick nur auf den sachlichen Einzelinhalt gerichtet gewesen.

In der Erinnerung wird das Erlebte andauernd umgeformt; keineswegs ist es nur ein etwas abgeblaßtes sonst getreues Bild des Ursprünglichen, wie die physiologischen Gedächtnistheorien uns glauben machen wollen, was die Erinnerung darbietet. Diese Um-

---

[1] *Anmerkung.* In diesem Abschnitt wird nur der Fall berücksichtigt, daß unter den konkurrierenden Motiven die suggestiven sich durchsetzen. Wir haben die Möglichkeit, daß umgekehrt sachliche oder andersartige Motive die Wirksamkeit der Suggestion hemmen, nicht übersehen, können ihr aber in diesem Zusammenhang keine Beachtung schenken, weil wir ja das Ergebnis der geglückten Suggestion darstellen wollen.

formung ist nun nicht weniger von dem Vergangenen als von dem aktuellen Erleben und den zukünftigen Möglichkeiten abhängig. Darin unterscheidet sich das Reproduzierte besonders von dem ursprünglich Erlebten, daß es stets verändert, schematisiert, redigiert, in Bestandteile aufgelöst ist. Wäre das Erinnern und Vorstellen wirklich ein solch photographisches Wiederholen des ursprünglichen Erlebnisses, dann würde alles Denken in der Höhe, wie es vom Menschen erreicht wird, unmöglich sein. Das Denken als psychologische Fähigkeit setzt dieses analytische Vermögen der Auflösung des Gegebenen voraus. Je stärker diese Fähigkeit entwickelt ist, desto weiter reicht das Erkennen in einer bestimmten Richtung. Es ist eine Überlegenheit, vergleichbar der einer Buchstabenschrift gegenüber einer Bilderschrift.

Setzt dieser Auflösungsprozeß auch erst mit dem Reproduzieren ein, so darf doch nicht vergessen werden, daß das, was wir Erlebnis nennen, Wandlungen und Veränderungen unserer ganzen Welt sind, charakterisiert in einer durch die Einzelheiten bestimmten Begrenzung. Die Welt, die sich im Erlebnis wandelt, hat stets vorwiegend die aus der Reproduktion sich ergebende Struktur. Diese wirkt auch in das neue Erlebnis hinein, formt es schon während des Erlebens nach ihren Eigentümlichkeiten, führt daher schon im Erleben zu der Selbsttäuschung, rein sachliche elementare Einzelheiten zu erleben; eine Auffassung, von der alle Assoziationstheorien ihren Ausgang nehmen. Tatsächlich sind es ja nicht die Zusammenhänge, die sich verändern, sondern die Einzelheiten in ihnen; diesen Einzelheiten gilt darum unser vorwiegendes Interesse. Versucht man aber Gegenstände, die der Psychologie des Erlebens angehören wie die Suggestion, nach der reproduktiv gegebenen Struktur zu erklären, so ist man schon in der Selbsttäuschung der sachlichen, beziehungslosen Einzelheiten mittendrin, und wird keinen Zugang zum Verständnis des Erlebens selbst mehr erlangen.

Für das weitere Erleben, in dem der gleichviel auf welche Weise aufgenommene Inhalt als Bestandteil meiner Welt aktuell ist, ist die sachliche Ordnung wichtiger, als der anfängliche Zusammenhang mit der äußeren Person. Es ist also sehr wohl zu verstehen, daß nach dem ersten Aufnehmen, das Darinstehen in der sachlichen Ordnung, die alleinige Beachtung auf sich zieht. Trotzdem brauchen die sachlichen Kriterien des Wahren oder Falschen, des Echten oder Unechten nun nicht mehr in Anwendung zu kommen. Die in der Kundgabe fundierten Motive der Anerkennung oder Verwerfung des einzelnen Inhaltes genügen, um ihn in die sachliche Ordnung zu rücken. Ist aber irgendein Inhalt zum Teil meiner Welt geworden, dann muß es mir so scheinen, als ob er mit dem Ganzen in notwendiger Verknüpfung stehe, also auch durch die sachliche Ordnung berechtigt oder gefordert sei. Diese Umformung, dieser wohlverständliche Prozeß psychischer Entwicklung ist eine der wichtigsten Ursachen unserer Irrtümer in sachlicher Beziehung, sowie der Widersprüche zwischen den einzelnen Teilen unseres Weltbildes. Zahlreiche Kindheitseindrücke werden auf jene Weise gleichsam zu Kategorien unseres Erlebens. Das historisch Zufällige nimmt in dem Aufbau der persönlichen Welt den Charakter des Selbstverständlichen oder des Absoluten an.

Eine Nachprüfung des Bejahten nach der Methode sachlicher Kriterien braucht nicht zu erfolgen, auch wenn die Motive der Bejahung zugleich mit dem Verblassen des Moments der Kundgabe an Bedeutung verloren haben. Die Nachprüfung kann aber erst erfolgen, wenn jene durch die Kundgabe bedingte Verknüpfung des Empfangenden mit dem Sprechenden bereits gelockert ist. Das Bedürfnis nach sachlicher Nachprüfung ist um so geringer, je kräftiger die suggestive Motivation gewesen ist. Denn desto gewisser ist auch die Bejahung, und damit wiederum die scheinbare Evidenz der sachlichen Begründung. Die Evidenz folgt der Bejahung nach. Das „Gefühl der Evidenz" ist daher ein schlechtes Kriterium der Wahrheit.

* *
*

Es ist gleichgültig, ob sich die Äußerung des Suggestors auf das Seiende oder das Geltende erstreckt. Indem der Empfängliche auf Grund der für die Suggestion charakteristischen Motivation sich jene Äußerungen ihrer Bedeutung nach aneignet, erhält seine Welt für ihn zunächst als gewußte oder gedachte eine bestimmte Struktur. Durch die Suggestion nimmt der Perzipient bestimmte Sachverhalte als wirkliche, bestimmte Beziehungen als gültige, bestimmte Werte als vorhandene an. Wenn nun die diese Sachverhalte, Beziehungen, Werte bergenden Teile der Umwelt aktuell erlebt werden, so erzwingt das vorhandene Wissen um die Beschaffenheit dieser Teile auch ein entsprechendes Wahrnehmen, Denken oder Werten. Sind die Äußerungen des Suggestors inhaltlich zutreffend, dann werden vorhandene Dinge erstmals gesehen, Beziehungen erkannt, Werte erfaßt. Sind die Äußerungen unzutreffend, dann werden Illusionen, Täuschungen, Wertillusionen auftreten. Dieser Zusammenhang zwischen Wissen und Wahrnehmen beherrscht unser ganzes aktuelles Erleben, er ist nichts im Bereich der Suggestion Erstmaliges, Neues; er wird nicht erst dort wirksam, wo das Erleben unter dem Einfluß der Suggestion steht; im Gegenteil, er ist eine der Bedingungen der Möglichkeit der

Suggestion. Dieser Zusammenhang ist auch unabhängig davon, ob das Gewußte selbst sicher, wahrscheinlich oder bloß möglich ist, ob es richtig oder unrichtig ist. Durch die Grade der Sicherheit des Wissens wird nur das Maß bestimmt, nach dem sich die gewußte Beschaffenheit der wahrgenommenen gegenüber behauptet, das Wissen also die Wahrnehmung umformt.

Gewisse Erscheinungen, wie die extrapyramidalen Störungen z. B., mußten erstmalig beschrieben werden, um erst dann als gewußte allenthalben entdeckt zu werden, obwohl sie der Beobachtung stets leicht zugänglich gewesen sind. Gewisse Werte, wie etwa die ästhetischen Werte der Landschaft, mußten von Künstlern entdeckt werden, bis sie heute zum Gemeingut fast Aller geworden sind. Eine theoretische Einsicht fördert eine ungeheure Fülle von Beobachtungen zutage. Wissenschaftliche Theorien begünstigen stets die Beobachtung und Tatsachenforschung in einer bestimmten Richtung und hindern sie in anderen Beziehungen. Unser aktuelles Erleben steht immer unter dem Einfluß von „Vorurteilen", nur darf man den Begriff des Vorurteils nicht auf die Fälle begrenzen, in denen das Beurteilte unzutreffend ist. Durch die Suggestion werden also nie unmittelbar Wahrnehmungen hervorgerufen, nie unmittelbar Wertungen oder Strebungen übertragen, sondern es wird in dem Aufnehmenden ein Wissen um die Struktur bestimmter Teile seiner Umwelt gebildet, das in dem aktuellen Erleben, sofern es zutreffend, durch Wahrnehmungen Wert- oder Willenserlebnisse bestätigt, sofern es unzutreffend, durch Illusionen ersetzt wird. Ein Ausruf, wie „Ach, ist dieses Bild schön!" kann im suggestiven Mitvollzug dieser Wertung dahin führen, daß entweder der Aufnehmende an dem Kunstwerk ästhetische Werte wirklich entdeckt oder sich Wertillusionen hingibt. Von Suggestion kann in diesen Fällen natürlich nur die Rede sein, wenn das Urteil des Suggestors nicht als bloße Meinung nachgeredet, sondern tatsächlich nacherlebt wird, der Aufnehmende also das Kunstwerk tatsächlich schön findet ...

Wahrnehmungen, Gedanken, Wertungen äußert der Suggestor; auf Grund der suggestiven Motivation eignet sich der Empfängliche diese Inhalte an und fügt sie ihrer sachlichen Ordnung entsprechend als wahrnehmbare, denkbare, wertbare seiner Umwelt ein. Erst im aktuellen Erleben erzwingen die gewußten Inhalte die entsprechenden Funktionen. Zwischen der Äußerung des Suggestors und dem Erleben des Empfänglichen liegen also eine ganze Reihe von Zwischengliedern. Im eigentlichen Sinn der Suggestion angehörig ist nur der Vorgang der Aneignung eines Inhaltes. Das Weitere ist nicht mehr für Suggestion allein spezifisch. Auch ohne jede suggestive Beeinflussung kann die subjektiv wohl begründete Erwartung einer bestimmten äußeren Situation Illusionen herbeiführen. Von subjektiv wohlbegründet sprechen wir hier in dem Sinne, daß Veränderungen in der Situation eingetreten sind, die dem Erwartenden nicht bekannt sein konnten. Zu Illusionen kommt es um so leichter, je bestimmter und gewisser die Erwartung gewesen ist. Die Illusion ergänzt den Teil der Wirklichkeit, der gegenüber der begründeten Erwartung eine Lücke aufweist . . .

Infolge der Mannigfaltigkeit der Motive, die im einzelnen Fall das Bejahen bestimmen, weicht die Erlebniswelt in ihrem Aufbau so weit von einer rationalen ab. Für sie gilt dem Sinne nach das Motto, das C. F. MEYER seinem Ulrich von Hutten vorangestellt hat. „Ich bin kein ausgeklügelt Buch, ich bin ein Mensch mit seinem Widerspruch." Die psychologische Auslegung des Satzes vom Widerspruch, der Mensch sei nicht fähig, zwei einander widersprechende Urteile zu bejahen, scheitert schon an der alltäglichen Erfahrung. Der Mensch bejaht tatsächlich widersprechende Urteile und handelt sachlich widerspruchsvoll. Diese Tatsache darf aber nicht zu der Auffassung verleiten, die zuweilen geäußert wird, weil eben psychologisch möglich sei, was logisch unrichtig sei, daß daher die Psychologie sich um die Gesetze der Schullogik nicht zu kümmern brauche[1]. Es wird übersehen, daß die Psychologie es ja mit dem Urteilen, nicht mit dem Geurteilten zu tun hat. Im Erlebnis werden Urteile in einen Zusammenhang gerückt, der durch die sachliche Bedeutung der Urteile nicht gefordert ist, ja ihnen zuwider läuft. Durch diese Verbindung wird freilich ein irrationales oder vielleicht richtiger antirationales Moment in die Erlebniswelt hineingebracht, aber das bedingte Geschehen selbst, der Erlebniszusammenhang der Motivation, wie wir ihn dargestellt haben, ist erst der Gegenstand der psychologischen Erkenntnis, und diese Erkenntnis ist entweder eine logisch begründbare oder gar keine Erkenntnis.

Freilich muß die Forschung die Erlebniswelt in ihrer ganzen konkreten Fülle zur Grundlage ihrer Untersuchungen machen. Die Beschreibung der Struktur der Erlebniswelt, ihres Aufbaues, ihrer Wandlungen, die Ordnung ihrer mannigfaltigen Arten bei den verschiedenen Individuen, bilden die erste Aufgabe der psychologischen Forschung. Auch die Pathopsychologie kann nicht umhin, diese Ordnung zur Grundlage aller weiteren Untersuchungen zu machen... Sie wird aber darüber hinaus zu den Bedingungen des Werdens vorzudringen suchen. Hier erheben sich nun schwierige wissenschaftstheoretische Fragen, die für die Psychiatrie von größter Bedeutung

---

[1] Vgl. die Diskussion zwischen SCHILDER und ALLERS im Anschluß an dessen Referat über die Psycho-Analyse. Beihefte zur Monatsschr. f. Psych. u. Neurol. Nr. 16.

sind: wieweit es nämlich berechtigt ist, bestimmte Teile der Erlebniswelt auf einzelne elementare oder komplexe psychische Funktionen
zu beziehen. Dürfen wir etwa mit Rücksicht auf das logisch Gedachte
von einer Funktion des logischen Denkens und ihren Störungen
sprechen? Dürfen wir aus der Verschiedenheit der Struktur der Erlebniswelt des primitiven und des abendländischen Menschen auf das
Vorhandensein verschiedener Funktionen eines prälogischen und
logischen Denkens schließen? Was wir über die Mannigfaltigkeit und
Konkurrenz der Motive, über die Abweichung der Erlebniswelt vom
rationalen Gefüge ausgeführt haben, zwingt dazu, bei der Beantwortung solcher Fragen sehr vorsichtig zu Werke zu gehen. Die Verschiedenheit des Gedachten berechtigt nicht, ohne weiteres eine Verschiedenheit von Denkfunktionen anzunehmen, sonst müßten ja auch
die Gegensätze der Erlebniswelt eines Rationalisten und Sensualisten,
eines Positivisten und Kritizisten zur Annahme verschiedener Denkfunktionen berechtigen. Die Verschiedenheit ist offenbar kein genügendes Kriterium zur Abgrenzung der Funktionen. *Die logische
Wertung der Einzelheiten der Erlebniswelt gibt uns kein System
psychologischer Funktionen an die Hand.* Die Struktur der Erlebniswelt steht immer in einem unmittelbaren Zusammenhang zur lebenden Person in ihrer Ganzheit.

IV.

Die Autosuggestion

Es ist bisher von der Suggestion ausschließlich in der Form der
Fremdsuggestion die Rede gewesen und das aus guten Gründen, denn
der Begriff der Autosuggestion und seine Anwendung ist recht problematisch. Üblicherweise pflegt das ganze Gebiet der Suggestion in
die beiden Untergruppen der Fremd- und Autosuggestion eingeteilt
zu werden. Diese beiden stehen als anscheinend gleichberechtigte Teile
nebeneinander, nur dadurch unterschieden, daß die Suggestion im
einen Falle von einer fremden Person, im anderen von der eigenen
ausgeht. Der Unterschied wird aber von den heute am meisten ver-
breiteten Theorien der Autosuggestion ganz anders gefaßt; denn
während es sich bei der Fremdsuggestion um die Aneignung eines
fremden Urteils usw. handelt, soll unter Autosuggestion die Verwirklichung bestimmter Vorstellungen – welcher Art, sei hier noch nicht
untersucht – verstanden werden. Es würden also mit den beiden Begriffen der Fremd- und Autosuggestion ganz verschiedenartige psychische Vorgänge, die begrifflich einander nicht koordiniert werden
dürfen, bezeichnet.

BAUDOUIN hat aus dieser Verlegenheit dadurch einen Ausweg zu finden gesucht, daß er auch die Fremdsuggestion letzten Endes auf Autosuggestion zurückführen wollte. Für ihn ist die Suggestion im ganzen nichts anderes, als *„Verwirklichung von Vorstellungen durch das Unterbewußtsein".* . . . Das Unterbewußtsein gehorche allerdings nicht bedingungslos, sondern habe eine gewisse Freiheit in der Wahl der Vorstellungen, die es zur Verwirklichung akzeptiere. Die Vorstellungen müssen erst eine bestimmte Intensität erlangen, es muß ihnen ein gewisser Betrag von Aufmerksamkeit zugewandt werden, um das Unterbewußtsein zur Annahme zu zwingen. Gelingt uns das, so steht es durchaus in unserem Belieben, willkürlich Vorstellungen zu realisieren.

Es war darum ein höllisch verschmitzter Plan von COUÉ und BAUDOUIN, das bisher so souveräne und nach Willkür verfahrende Unterbewußtsein ganz in unseren Dienst zu zwingen, indem sie bei ihrem therapeutischen Vorgehen ihrem Heilspruch – den sie offenbar für eine Vorstellung halten – den Zusatz beigaben, daß es uns in *jeder* Beziehung besser gehen werde. Nun weiß das arme Unterbewußtsein nicht mehr aus noch ein, es ist gefangen und muß tun, was man von ihm verlangt.

Der Grundmangel dieser und ähnlicher Theorien besteht darin, daß der Begriff Verwirklichung von Vorstellungen nicht genügend geklärt wird und deshalb die angebliche Verwirklichung in eine unmittelbare Beziehung zur Intensität der Vorstellung gesetzt wird. Jene Vorstellungen aber, die nur Vorstellungen bleiben, und die andern, die verwirklicht werden, unterscheiden sich gar nicht der Intensität nach, sondern sind, im großen betrachtet, zwei ganz verschiedenartige psychische Gegebenheiten. Das rein phantasiemäßige Vorstellen wird nie verwirklicht, auch wenn der Gegenstand der Vorstellung den höchsten Deutlichkeitsgrad erreicht und im Brennpunkt der Aufmerksamkeit steht . . .

Der Akt des Vorstellens und das Vorgestellte selbst gehören zwei ganz verschiedenen Ordnungen an, zu deren Kennzeichnung hier nur das wesentlichste Moment der Unterscheidung hervorgehoben sei: das Zeitliche. – Wenn ich mir jetzt in der realen Dauer des Erlebens meinen Arm gelähmt vorstelle oder den Mailänder Dom oder ein gleichseitiges Dreieck oder Cäsars Übergang über den Rubicon, so gehören alle diese Vorstellungen (Vorstellungsinhalte) nicht der gleichen Zeit an, wie das Vorstellen selbst. Wenn ich mir irgendeinen dieser Inhalte eine Viertelstunde intensiv vorstelle, so dauert eben das Vorstellen 15 Minuten und ich, der Vorstellende, bin um eine solche Zeit gealtert, aber die Vorstellungen selbst haben diese zeitliche Veränderung nicht mitgemacht. In diesem Nichterfaßtwerden von der Dauer des Erlebens bekundet sich eben ihre Nichtwirklichkeit, ihr Vorstellungscharakter. Jedes Vorstellungsbild bezieht sich auf einen Gegenstand, weist auf einen von ihm verschiedenen Gegenstand hin. Nur dieser in der Vorstellung gemeinte Gegenstand kann Teil der realen Welt sein, der ich als Vorstellender angehöre. Keine noch so große Intensität kann diese wesensnotwendige Beziehung aufheben. Es ist ein von dem Vorstellungsbild völlig zu scheidendes Wissen, in dem diese Beziehung erfaßt wird.

Wir unterscheiden das Vorstellen und das in der Vorstellung anschaulich Gehabte, was beides in der Alltagssprache und auch in der von ihr beeinflußten wissenschaftlichen Ausdrucksweise oft nicht genügend getrennt wird. Das Vorgestellte = Vorstellung kann ein dinghafter, in der Dauer des Vorstellens mit sich identischer Gegenstand sein. Das Vorstellen dagegen gehört als Teilvorgang dem in steter Wandlung begriffenen psychischen Gesamtprozeß an. Das Auftauchen der Vorstellung, die Weiterbildung der Inhalte ist von dem Gesamtprozeß abhängig und bestimmt dessen Wandlungen in gewissen Einzelheiten. Die Vorstellung setzt also nicht selbständig in einem bestimmten Zeitpunkt ein und ruft nun ihrerseits einen psychischen Prozeß hervor, der sie verwirklichte. Ich will zur Erläuterung an ein Beispiel anknüpfen, das ich den Ausführungen von JASPERS entnehme. Er sagt bei der Besprechung der Autosuggestion: Jemand erwartet, einen bestimmten Geruch wahrzunehmen und riecht ihn nun tatsächlich. Es müßte demnach – sofern es sich nur um Verwirklichung von Vorstellungen durch Intensivierung und Aufmerksamkeitszuwendung handelte – in jedem beliebigen Moment und in jeder beliebigen Situation die Vorstellung eines Geruchs autosuggestiv eine Geruchshalluzination herbeiführen ...

Die Hypothese von der Verwirklichung einer Vorstellung wird zunächst durch folgende Annahme begünstigt: Es scheint so, als ob zwischen der Empfindung bzw. Wahrnehmung einzelner Gerüche tatsächlich nichts gerochen werde, die Funktion des Riechens gleich Null zu setzen wäre. Das Entsprechende soll von allen übrigen höheren und niedrigeren Sinnen gelten, den Organempfindungen, ja dem Empfinden, Wahrnehmen, Vorstellen überhaupt. In der Null-Zeit wären also die in Betracht kommenden Sinnessphären, die Sphäre der Wahrnehmung, des Vorstellens ganz ausgelöscht. Diese Annahme widerspricht aber durchaus der Wirklichkeit. Sagen wir, daß wir nichts sehen, hören, riechen, schmecken, fühlen, denken, so meinen wir, ein Nichts der Umgangssprache, ein Nichts der Mitteilung, d. h. nichts von Bedeutung, nichts Neues, nichts inhaltlich Bestimmtes, Abgrenzbares, Dingliches. Aber das Hören und Sehen hat darum nicht aufgehört, es ist nicht eine Pause eingetreten. Wir sehen ja noch die

Dunkelheit und hören die Stille. Das Nichtsfühlen z. B. in der Hand, und das taube Gefühl bei einer organischen Nervenerkrankung sind durchaus verschieden. Und auch letzteres läßt durch seine Leerstelle die Gefühlssphäre erst recht deutlich zur Beachtung gelangen. Es kann also im obigen Beispiel nicht davon die Rede sein, daß durch die Vorstellung des Geruchs das Riechen hervorgerufen werde (und das soll doch wohl Verwirklichung heißen), sondern die Situation fordert die Beachtung des olphaktorischen Feldes und führt dazu, daß die eintretende Veränderung in diesem Felde sich nach einem bestimmten Vorbild strukturiert, indem die dort vorfindlichen bis dahin nicht beachteten Inhalte, beachtet und benutzt werden. Ein Vorgang, der auch der normalen Wahrnehmung in gleicher Weise angehört, nur daß dort dann das Empfindungsmaterial ein reicheres ist ...

Wir suchten in früheren Abschnitten zu zeigen, daß es Motive besonderer Art sind, durch die im Falle der Suggestion die Aneignung oder Verwerfung einzelner Inhalte bestimmt werden. Als Motive bezeichneten wir im allgemeinen die Beziehungen, die zwischen dem einzelnen Inhalt und dem dazugehörigen Ganzen bestehen. Die Bedeutung rückt den Inhalt als Geltenden oder Seienden in eine sachliche Ordnung. Diese Ordnung umfaßt zwar eine ganze Reihe verschiedenartiger Gegenstandsgebiete; mit Bezug auf die Arten der Motive muß sie indessen als eine einheitliche angesehen werden. Neben die von der Bedeutung abhängige Ordnung stellten wir zwei andere, die wir kurz als Ausdruckssphäre der fremden Person und Interessensphäre der eigenen bezeichnen. Die Bedeutung des ersten Terminus haben wir ausführlich entwickelt und dabei gezeigt, daß es die dieser Ordnung angehörigen Motive sind, auf deren Wirksamkeit die Suggestion, nunmehr genauer gesagt, die Fremdsuggestion, beruht. Ihr gegenüber ist es die Interessensphäre der eigenen Person, sind es die dieser Ordnung eigentümlichen Motive, die wir für die Autosuggestion in Anspruch nehmen.

In allen wesentlichen Beziehungen ist eine direkte Analogie zur Fremdsuggestion möglich. Nach den eingehenden Erörterungen über diese können wir uns hier kürzer fassen und uns damit begnügen, die Analogien aufzuweisen. Wie bei der Fremdsuggestion (F.S.) wird auch bei der Autosuggestion (A.S.) die Aneignung (Bejahung) oder Ablehnung (Verneinung) durch außersachliche Motive bestimmt. Wie bei jener ist es auch hier gleichgültig, ob es sich um sachlich Richtiges oder Unrichtiges, um Wahres oder Falsches handelt. Auch Wahrheiten können autosuggestiv bejaht werden; obwohl es Wahrheiten sind, ist das Motiv der Bejahung dann nicht die Einsicht in den Wahrheitsgehalt, sondern in die Beziehung zu unseren Interessen. Wir finden daher dieselbe Universalität des Vorkommens der A.S., wie wir sie bei der

F.S. eingehend begründet haben. In dem Zitat aus der kleinen Goetheschen Schrift „Der Versuch als Vermittler von Subjekt und Objekt" ist diese Universalität der A.S. in der natürlichen Einstellung anschaulich geschildert. Sie erstreckt sich noch weiter als die F.S., da sie nicht auf zwischenmenschliche Beziehungen beschränkt ist, sondern in der natürlichen Einstellung unser ganzes Leben beherrscht. Eine Abkehr von der Interessensphäre ist für das reine Erkennen notwendig, weil der Vorgang der A.S. sich ebenso weiter entwickelt wie es von der F.S. beschrieben wurde. Die A.S. führt ebenso zu Täuschungen und Fälschungen, zu Irrtümern und Widersprüchen in unserem Weltbild wie die F.S. Typische Beispiele der A.S. sind die Fälle, in denen das Nützliche für das Gute, das Begehrte für das Richtige, das Gewünschte für das Wirkliche bona fide gehalten werden. Ferner die Verkennung und Überschätzung des Wertes der eigenen Leistungen. Durch die Interessenperspektive wird eine Rangordnung der Werte im persönlichen Erleben geschaffen, die in den meisten Fällen eine Verzerrung der sachlich geforderten ist. Man hat die Verwechslung des Nützlichen mit dem Guten als Eigentümlichkeit des englischen Cant angesprochen; aber die gleiche Erscheinung beherrscht fast allenthalben die Politik und das ganze öffentliche Leben. Wieviel verdankt wohl im Wissenschaftsbetrieb sein Dasein dem unbeirrten Drang nach Erkenntnis und wieviel dem persönlichen Wunsch Recht zu haben oder sich auszuzeichnen?

Es ist klar, wie sehr die reine Erkenntnis durch die Autosuggestion behindert werden muß. Zum Idealbild des Weisen gehörte daher stets die Entsagung. Indessen glaube ich nicht, daß die Entsagung oder Resignation selbst ein Teil des Gehalts der Weisheit ist. Doch kann man nicht weise werden, ohne Entsagung, ohne Distanz von der eigenen Interessensphäre. Die Entsagung ist eine Bedingung der Weisheit, wie die Askese für das religiöse Erlebnis und wie ganz im Profanen die Enthaltsamkeit für die sportliche Höchstleistung. Eine völlige Lösung von der Interessensphäre wird dem Menschen wohl niemals möglich sein, und schon darum auch niemals eine völlige Erkenntnis.

Die Möglichkeit der Distanzierung deutet darauf hin, daß es genau wie bei der Wirbildung in dem Selbsterleben Stufen oder Grade gibt, hier also Grade des Aufgehens in den verschiedenen Kreisen der eigenen Interessen. Je unbedingter ein Mensch seinem Interessenkreis zugewandt ist, um so weniger ist er in der Lage, das objektiv Richtige, Wahre, Gute im einzelnen Fall zu erkennen. Die Fehler, die er darum in sachlicher Beziehung begeht, wirken sich aber doch früher oder später gegen ihn aus. Die Logik der Tatsachen setzt sich durch. Die Hybris bringt darum schließlich den Helden zu Fall, die allzuheftige Gier macht blind. Es scheint, daß nicht nur diese Analogien zur Wirbildung der F.S. und ihren Stufen bestehen, sondern daß es auch den Formen der Feindschaft, die wir als Duldung, Haß, Verachtung, Verdammung beschrieben haben, entsprechende Erscheinungen im Bereich der A.S. gibt. Wir finden demnach bei der A.S. die Analogien zu den Phänomenen der Repudiation. Als Beispiel sei nur jener Art Menschen gedacht, die sich über ihre eigene Person täuschen oder belügen, und so fortwährend gegen ihre eigentlichen Interessen handeln, indem sie Scheininteressen verfolgen. Auch ihr Handeln ist durch A.S. voll von Irrtümern und Torheiten. MOLIÈRES Bourgeois Gentilhomme und George Dandin gehören zu diesem Typus.

* *
*

Unsere Auffassung der Suggestion, insbesondere der A.S., bringt uns in einen scharfen Gegensatz zu den relativistischen und pragmatischen Richtungen in der Philosophie, jenen Lehren also, die seit PROTAGORAS und den Sophisten immer wieder erneut, den Wahrheitsgehalt der Erkenntnis bestreiten, und die Aussagen philosophischer und wissenschaftlicher Forschungen nur als Korrelat unserer Lebensbedürfnisse gelten lassen wollen. Nicht nur, daß bei dieser Wertung der Erkenntnis die Richtigkeit der logischen Sätze und der obersten Erkenntnisprinzipien selbst schon vorausgesetzt ist, es muß auch angenommen werden, daß die Beziehungen des einzelnen Inhaltes auf unsere Interessensphäre richtig erfaßt werden, denn in diesen Beziehungen ist ja seine Zweckmäßigkeit begründet. Es müßte uns also in dieser Ordnung eine Einsicht zugänglich sein, die uns in der sachlichen Ordnung verwehrt sein soll.

Nach den Pragmatisten halten wir ein Urteil für wahr, wenn es für uns zweckmäßig, für unser Handeln brauchbar ist. Diese Zweckmäßigkeit und Brauchbarkeit kann nicht dem einzelnen Urteil als solchem anhaften, sondern nur aus einer Reihe verwickelter Beziehungen hervorgehen, in die das Urteil als Ganzes eingeordnet ist. Einsicht in diese Beziehungen muß derjenige haben, der um seiner Zweckmäßigkeit willen ein Urteil für wahr hält. Diese Einsicht kann selbst wieder wahr oder falsch sein, unterliegt also logischen oder axiologischen Kriterien. Die Zweckmäßigkeit kommt nicht der zeitlosen Bedeutung des Urteils zu, nicht den Beziehungen, die in ihm zwischen Subjekt und Prädikat ausgesprochen werden. Ein Urteil, S. ist P., kann doch in einer Beziehung zweckmäßig, in einer anderen unzweckmäßig sein, obwohl der Sinn beide Male derselbe ist. Nicht das Urteil als solches ist zweckmäßig, sondern das Urteilen, das Vollziehen des Urteils in einem bestimmten Zeitpunkt, wegen der an den Vollzug geknüpften Folgen. Zweckmäßig ist das Urteil, wenn an den Vollzug Folgen geknüpft sind, die von mir gewünscht werden. Wenn jemand das falsche Urteil $3 \times 49 = 127$ aufstellt, so kann dies zweckmäßig sein, wenn dadurch seine Geldschuld um 20 Einheiten kleiner wird. Aber nicht die im Urteil zwischen 3×49 und 127 behauptete Beziehung der Gleichheit ist zweckmäßig, sondern die aus der Behauptung dieser Beziehung sich ergebenden Folgen. Die pragmatische Lehre besagte also: Einsicht in die durch das Urteil ausgesprochene Beziehung, S. ist P., ist zwar nicht möglich, wohl aber in die Beziehungen, daß, wenn (S. ist P.) geglaubt wird, S.[1] P[1] ist. Da ich diese Folge wünsche, so sorge ich dafür, daß die Bedingung erfüllt wird, ich nötige mich und andere, zu glauben, daß S. P. ist. Der Pragmatismus hat sich mit innerer Folgerichtigkeit zum Fiktionalismus weiter entwickelt. Er könnte nur durch eine Theodicee metaphysisch begründet werden. Solange jedoch in unserer nicht nach Plänen der Relativisten gebauten Welt die Wirklichkeit so unendlich weit von unseren Wünschen und Bedürfnissen abweicht, müßte eine nach den Interessen und Wünschen geformte Erkenntnis zu den verhängnisvollsten Folgen führen. Erkenntnis wird zur Autosuggestion. Motiv der Bejahung wird die Einsicht in die Übereinstimmung irgendeines Urteils mit unseren Interessen. Wenn $3 \times 49 = 127$ ist, so wird die Schuld kleiner, als es erwartet worden. Diese Beziehung besteht faktisch. Dieser Satz ist richtig, ganz unabhängig davon, ob 3×49 tatsächlich 127 ist. In diesen richtigen Satz, in diesen objektiv bestehenden Zusammenhang ist wahre Einsicht möglich, obwohl das Urteil $3 \times 49 = 127$ falsch ist. Es ist nicht nötig, dieses Beispiel weiter auszuführen. Es veranschaulicht bereits genügend, daß Urteilen nach Zweckmäßigkeit selbst schon Einsicht voraussetzt, daß eine wahre Einsicht in einen zweckmäßigen Zusammenhang aber keine wahre Erkenntnis des fraglichen bedingenden Urteils verbürgt. Das Beispiel zeigt ferner, wie wenig es berechtigt ist, ohne weiteres von einem Falschgedachten auf falsches Denken zu schließen, von unlogisch Gedachtem auf unlogisches Denken. Die Resultate des Denkens, die Struktur der erlebten Welt, steht in keiner einfachen Beziehung zur elementaren Funktion. Auch das Gedachte ist kein bloßes Ergebnis des Denkens, sondern des Gesamterlebens der einheitlichen Person.

In glücklichen Fällen kann das Zweckmäßige mit dem sachlich Geforderten zusammenfallen. In der Mehrzahl der Fälle aber müssen die nur durch Motive aus der Interessensphäre bejahten Urteile zu Täuschungen und Verwirrungen führen, in Konflikt mit der Wirklichkeit bringen, die schwersten Fehler des Handelns, die gröbsten

Irrtümer im Erkennen zur Folge haben. Nicht die Wahrheit unserer Erkenntnisse ist relativ zu unseren Bedürfnissen, wie Pragmatisten und Relativisten wollen, sondern gerade die Begrenztheit und Stückhaftigkeit, die Irrtümer und Widersprüche in unserem Weltbild stehen in einer solchen Abhängigkeit von den praktischen Bedürfnissen des Lebens[1].

---

[1] *Anmerkung*. Die Relation zwischen Erkenntnis und Erkenntnisvermögen gehört nicht mehr in den Problembereich der Suggestion. Es sei nur darum in dieser Anmerkung darauf hingewiesen, daß nicht das Quale des Erkannten, sondern nur die Grenze der Erkenntnis in Relation zu unserem Erkenntnisvermögen steht. Wenn ein Schwerhöriggewordener nur noch die Töne der höheren Tonlage vernimmt, so ist nicht die Beschaffenheit dieser Töne relativ zu den Störungen seines Gehörs, sondern die Begrenzung, der Ausschnitt dessen, was er aus dem Hörbaren noch auffaßt, steht in einer solchen Beziehung. Wenn man nach Analogie des oben Ausgeführten hier eine dialektisch zugespitzte Formel aufstellen wollte, so könnte man sagen, daß gerade das Nichterkannte oder Nichtmehrerkannte relativ zu unserem Erkenntnisvermögen ist.

Untersuchungen über die postchoreatischen Motilitätsstörungen, insbesondere die Beziehungen der Chorea minor zum Tic[1]

Untersuchungen über die organische Grundlage solcher motorischen Störungen, die bis vor wenigen Jahren noch für rein psychogene gehalten wurden, dürften bei dem gegenwärtigen Stand unserer Kenntnisse weder als Neuerung noch als Wagnis erscheinen. Die systematische Erforschung der Physiologie und Pathologie des extrapyramidalen motorischen Systems, die durch die an der epidemischen Enzephalitis gewonnenen Erfahrungen eine außerordentliche Förderung erfuhr, hat ja neben längst erwarteten auch völlig unerwartete und überraschende Ergebnisse hinsichtlich der Pathogenese von Motilitätsstörungen gezeigt. Sie hat uns einmal das anatomische Substrat solcher Erkrankungen kennen gelehrt, die einem alten Brauch zufolge zwar häufig noch in dem Kapitel der Neurosen dargestellt wurden, deren organische Natur aber gleichwohl allgemein angenommen wurde, so daß jene pathologisch-anatomischen Entdeckungen längst vermutet oder gefordert waren. Darüber hinaus aber mußte man sich andererseits davon überzeugen, daß durch erworbene organische Schädigungen Bewegungsstörungen, wie lokale Muskelspasmen, einfache oder kompliziert gebaute Tics hervorgerufen werden können, die bis dahin als Paradigma funktioneller Erkrankungen oder noch häufiger als hysterische oder psychogene Reaktionen gegolten hatten.

Diese überraschenden Entdeckungen im Gebiet der Pathogenese funktioneller Erkrankungen haben aber die Forschung an dieser Stelle keineswegs zu einem Abschluß gebracht. Sie haben im Gegenteil den Anstoß zu weiteren klinischen Untersuchungen und Beobachtungen und zum Ausbau der Theorie gegeben.

Denn in der veränderten wissenschaftlichen Situation mußte sich das Bedürfnis geltend machen, die früher in einer Gruppe zusammengefaßten Erkrankungen schärfer zu sondern und die Kriterien, die

[1] Aus der Psychiatrischen und Nervenklinik der Charité in Berlin. (Direktor: Geh. Med.-Rat Prof. Dr. BONHOEFFER.) — Mschr. Psychiat. Neurol., Bd. LXVI, Heft 5/6, 1927.

zur Abgrenzung eines Symptoms oder eines Krankheitsbildes als eines psychogenen dienen konnten, einer Nachprüfung zu unterziehen. Es tauchte die Frage auf, wie im einzelnen Fall der organische und psychogene Anteil an der Entwicklung eines Krankheitsbildes zu bewerten sei, welche Beziehungen ferner zwischen funktioneller Erkrankung und Anlage anzunehmen seien. Der Begriff des Psychogenen überhaupt begann sich zu wandeln und verlangte nach einer neuen Klärung. Diese Wandlung ist noch nicht zu einem endgültigen Abschluß gekommen. Als kennzeichnend für die Lage können die Referate zur Revision der Neurosenfrage gelten, die von BUMKE und REDLICH 1925 auf dem Kongreß deutscher Nervenärzte erstattet wurden, und die Referate über die Magenneurosen, die von KRAUS, F. H. LEWY, v. WEIZSÄCKER und KATSCH auf dem Stoffwechselkongreß 1926 vorgetragen wurden. Es sind so aus der klinischen Beobachtung und der anatomischen Forschung Fragestellungen über die psychophysischen Zusammenhänge entstanden, die sich mit den durch die psychoanalytische Lehre aufgeworfenen Problemen nahe berühren. Die Übereinstimmung liegt, abgesehen von der wohl allgemeinen Anerkennung der Bedeutung des seelischen Konfliktes für die Entstehung von Neurosen, zur Zeit allerdings noch mehr in der Problemstellung als in den zu ihrer Lösung aufgestellten Theorien.

Aus der Gesamtheit der neurotischen Erkrankungen versprechen die Motilitätsstörungen, uns am tiefsten in das Problem hineinzuführen. Dem Grenzgebiet zwischen willkürlichem und unwillkürlichem Geschehen angehörig, sind sie zur Erforschung von beiden Seiten, der organisch-physiologischen und der psychologischen her, in hohem Maß geeignet. Das gilt insbesondere von dem hier gewählten Untersuchungsgegenstand, dem Tic, der nach Meinung der älteren Autoren, wie z. B. MEIGE und FEINDEL, im Bewegungsablauf seine Herkunft aus einer Zweck- oder Ausdrucksbewegung stets noch erkennen lasse. Der Nachweis der organischen Grundlagen des Tics, wie er durch die Erfahrungen bei der epidemischen Enzephalitis für einen Teil der Fälle bereits erfolgt ist, zeigt aber, daß aus dem Bewegungsphänomen selbst, seinem scheinbaren Sinn und seiner Verständlichkeit noch kein zwingender Schluß auf die Pathogenese gezogen werden kann. Ein solcher Nachweis der organischen Grundlagen gleicht daher nicht nur der Berichtigung und Verschiebung der Grenze zwischen zwei Ländern, von der die innere Verfassung der beiden Staaten unberührt bliebe, sondern die Veränderung der Grenzlinie hat tiefgreifende Umwandlungen in der Verfassung der beiden Staaten zur Folge gehabt, d. h. von unserer Auffassung über die Struktur des Organischen und insbesondere des Psychogenen überhaupt. Eine Untersuchung, die Vollständigkeit erstrebt, wird sich daher nicht mit der Grenzberichtigung begnügen können, sondern sie muß auch auf die Verfassungsfragen eingehen, sie muß mit anderen Worten dem empirisch-klinischen Teil einen allgemein-theoretischen anschließen.

Schon ein kurzer Überblick über die wissenschaftsgeschichtliche Entwicklung der letzten Jahre zeigt, daß stets zugleich mit der Erweiterung der pathologisch-anatomischen und pathophysiologischen Kenntnisse die Frage nach den differentialdiagnostischen Kriterien zur Abgrenzung des Psychogenen neu gestellt und beantwortet werden mußte. Auf diese, aus praktischen Bedürfnissen hervorgegangenen Untersuchungen bauten sich dann aber notwendigerweise auch umfassendere theoretische Versuche auf.

Der erste Einbruch in das als psychogen umfriedete Gebiet, das hier im weiteren Sinne in Betracht gezogen werden muß, ist 1911 durch OPPENHEIM erfolgt. Drei Jahre vorher hatte ZIEHEN durch seinen Schüler SCHWALBE in einer Dissertation drei Fälle „einer eigentümlichen tonischen Krampfform mit hysterischen Symptomen" beschreiben lassen. 1910 hatte dann ZIEHEN selbst einen ähnlichen Fall demonstriert und für diese Krankheitsgruppe den Namen der „tonischen Torsionsneurose" vorgeschlagen. Er führte aus, daß, wenn auch Beziehungen zur Hysterie beständen, diese doch auszuschließen sei. Die Krankheit habe am meisten Ähnlichkeit mit dem Tic impulsif und der Chorée variable des dégénérés. Sie stellte eine dritte Gruppe der degenerativen Krampfneurosen dar. 1911 schon aber sprach sich OPPENHEIM auf Grund seiner eigenen Beobachtungen dafür aus, daß es sich um ein organisches Leiden handeln müsse. Anatomische Veränderungen in bestimmten, den Muskeltonus beherrschenden bzw. beeinflussenden Bezirken seien anzunehmen, und es sei zu erwarten, daß man den pathologisch-anatomischen Grundlagen früher oder später auf die Spur kommen werde. Er konnte bereits auf seinen gemeinsam mit C. VOGT untersuchten Fall von kongenitaler und infantiler Pseudobulbärparalyse hinweisen. Die Untersuchungen WILSONS über die progressive Linsenkernerweichung waren dagegen damals noch nicht veröffentlicht. OPPENHEIM verwarf den von ZIEHEN vorgeschlagenen Namen einer Torsionsneurose, bezeichnete die Erkrankung als „Dysbasia lordotica progressiva" oder als „Dystonia musculorum deformans". Auch er gab zu, daß besonders der Gang der Kranken den Verdacht der Erkünstelung, der Psychogenese nahegerückt habe. Als Gründe zur Ablehnung der hysterischen Genese führt er aber an, daß es sich um ein chronisch-progressives Leiden handle, das sich aus kleinen Anfängen stetig fortschreitend entwickle. Die Symptomatologie sei prägnant und in den von ihm beobachteten Fällen durchaus übereinstimmend. Die Erscheinungen seien unabhängig vom Seelischen und suggestiv nur soweit zugänglich wie viele organische Erkrankungen[1]. Die Veränderungen des Tonus, das Verhalten der Sehnenphänomene ließen sich mit der Annahme einer funktionellen Erkrankung nicht vereinigen. Auf diese von OPPENHEIM angeführten Kriterien werden wir später noch einmal in größerem Zusammenhange eingehen.

Die von OPPENHEIM ausgesprochene Erwartung eines dereinstigen Nachweises der pathologisch-anatomischen Veränderungen ist schon nach wenigen Jahren durch die Befunde der Fälle von RICHTER, THOMALLA, CASSIRER-BIELSCHOWSKY verwirklicht worden. Sie ergaben eine chronisch-progressive Degeneration beider Zellformen des Striatums, während das Pallidum sich als weniger betroffen erwies. Diese Lokalisation stimmte mit der von O. FOERSTER nach Analogie zur Athetose 1913 ausgesprochenen Vermutung ungefähr überein. Nachdem an dieser Stelle der Durchbruch erfolgt war, der Blick erweitert und in eine bestimmte Richtung gelenkt war, nahm die historische Entwicklung von hier aus einen fast systematischen Verlauf. Zunächst wurde es klar, daß auch unter länger bekannten Fällen von Halsmuskelkrampf ein Teil sicher organisch bedingt sei. Es ist hier an die Arbeiten von TRÉTIAKOFF, BABINSKI, FOERSTER, insbesondere aber an die Publikationen von CASSIRER zu erinnern, denen eine Reihe bestätigender Mitteilungen gefolgt ist. In den beiden von CASSIRER beobachteten Fällen stellte der Halsmuskelkrampf nur eine Episode in dem Krankheitsverlauf dar, der im ersten Falle das Leiden einleitete, im zweiten erst nach jahrzehntelanger Dauer sich herausbildete. Der Gesamtverlauf der lange Zeit hindurch beobachteten Fälle ist außerordentlich langsam gewesen und ging mit mannigfachen Schwankungen einher, die also auch keineswegs mehr als Kriterium einer psychogenen Entstehung gelten können. Der zweite Cassirersche Fall, bei dem nach einer operativen Durchschneidung der tiefen Nackenmuskeln der Tod eintrat, so daß auch ein anatomischer Befund – der erste sichergestellte Fall dieser Erkrankung – vorliegt[2], war fast

---

[1] Es war OPPENHEIM gelungen, in einem Fall durch die Behandlung mit dem Magneten, also durch eine rein suggestive Einwirkung, vorübergehend eine Beruhigung der Torsionsbewegungen zu erzielen; bei der zweiten Anwendung versagte die Wirkung des Magneten.

[2] In diesem von BIELSCHOWSKY untersuchten Fall fanden sich im mikroskopischen Bild überall in charakteristischer Weise die Zeichen der Hirnschwellung. Die Hirnschwellungserscheinungen waren im Striatum stark ausgeprägt, aber nicht mehr als in der Rinde. Dagegen waren im Striatum, und zwar im Nucleus caudatus, wie im Putamen, Zerfallserscheinungen und gesteigerte Abbauphänomene deutlicher als im Thalamus und in der Rinde. Gröbere Gefäßveränderungen waren nicht vorhanden. Im Striatum machte sich auch ein mäßiger Grad von Kapillarfibrose bemerkbar.

17 Jahre beobachtet und bis in die letzte Zeit als funktionelle Neurose gedeutet worden.

Die Idee einer psychogenen Wurzel des Zustandes dagegen hatte bei beiden Fällen nach dem ganzen Verlauf – wie CASSIRER hervorhebt – nicht aufkommen können. CASSIRER hat also hier mit voller Deutlichkeit an der Scheidung zwischen einer funktionellen Neurose im Sinne einer organoiden – wie LEWANDOWSKY sich einmal ausgedrückt hat – und einer psychogenen festgehalten. Diese Trennung ist nicht immer mit der wünschenswerten Schärfe durchgeführt worden. Die Begriffe der funktionellen Neurose, des Psychogenen, der Hysterie werden in der Literatur und in der Praxis oft durcheinander gebraucht. So spricht BRISSAUD in dem Vorwort zu MEIGE und FEINDELs Monographie über den Tic davon, daß das Wesen des Tics durchaus mit einem psychischen Vorgang zu identifizieren sei. Aber auf derselben Seite heißt es dann wiederum: „Ein Tic ist nicht nur eine Neurose, sondern eine Psychoneurose, oder, genauer gesagt, ein psychomotorisches Gehirnleiden." Eine derartige Vermengung psychologischer und physiologischer Begriffe ist der Klärung der hier in Frage stehenden Probleme hinderlich gewesen; sie hat die bis in die letzte Zeit herrschende Theorie, die MEIGE und FEINDEL über die Entstehung des Tic entwickelt haben, zwiespältig werden lassen und auch die Auseinandersetzungen über die traumatischen Neurosen, insbesondere OPPENHEIMs Ausführungen über diesen Gegenstand, ungünstig beeinflußt.

Betrachten wir aber von dem heutigen Standpunkt aus die von MEIGE und FEINDEL zusammengestellte Kasuistik, so kann es keinem Zweifel unterliegen, daß sie zu ihrer Darstellung des Tics auch eine große Zahl von solchen Fällen herangezogen haben, die in das Gebiet der bereits als organisch sichergestellten striären Erkrankungen gehören. Dieser Mangel ihrer Auffassung ist aber nicht allein aus den historischen Umständen abzuleiten, d. h. nicht allein durch den damaligen Stand der pathologisch-anatomischen Kenntnisse zu erklären. Ausschlaggebend vielmehr war dafür noch eine Unterschätzung der Möglichkeit psychischer Beeinflussung und Besserung organischer Symptome und eine Überwertung der Wirkung der Ablenkung und der Unterdrückung der Hyperkinesen durch kleine Kunstgriffe, als sicheres Zeichen einer Psychogenese. Dabei war die starke Abhängigkeit z. B. der choreatischen Bewegungsstörungen von seelischen Einflüssen, Erregung und Beachtung längst bekannt.

Heute dürfte nicht mehr bestritten werden, daß den eben genannten Zeichen, wenn sie als alleinige Symptome in Betracht kommen, nicht jener hohe Wert für die Differentialdiagnose zukommt, der ihnen von MEIGE und FEINDEL und vielen ihrer Nachfolger noch beigelegt worden ist. Aber diese Einsicht ist erst in den letzten Jahren völlig gesichert worden.

In seiner Abhandlung zur Analyse der Pathophysiologie der striären Bewegungsstörung 1921 hat O. FOERSTER daher noch ausdrücklich darauf hingewiesen, daß auch bei den nach der epidemischen Enzephalitis beobachteten Formen von lokalisiertem oder verbreitetem Tic die Krampferscheinungen durch sensible und sensorische Reize, durch Emotionen, durch willkürliche Bewegungen, genau wie bei der Athetose, der Chorea und dem Crampussyndrom gesteigert wurden. Andererseits konnte er vereinzelte Male feststellen, daß ganz heftige plötzliche Gemütsbewegungen den Tic für einige Stunden völlig ausschalteten und daß er auch durch die Hypnose beträchtlich gemildert werden konnte. FOERSTER nahm an, daß den verschiedenen Formen des Tic eine ganz fokale Zerstörung der den krampfenden Muskeln entsprechenden Striatumelemente zugrunde liegen müsse.

Die folgenden Jahre haben uns dann in einer überaus großen Zahl von Fällen die Kenntnis von Tic-Erkrankungen als Folgezustände der epidemischen Enzephalitis gebracht. KELTERBORN hat auf Veranlassung von R. BING eine Übersicht des kasuistischen Materials gegeben. Es finden sich darin alle nur denkbaren Formen des Tics beschrieben. So berichten CLAUDE und RAYMOND über rhythmische Kaumuskelbewegungen, P. MARIE und G. LÉVY über Kau- und Gesichtsmuskelkrämpfe und rhythmische Kaubewegungen des Unterkiefers, Zungen- und Gaumensegelbewegungen, KREBS sowie RENAULT u. a. über rhythmische Bewegungen der rechten Gesichtshälfte, SYLLABA über Tic des rechten Facialis, Respirationsstörungen, LHERMITTE und SAINT-MARTIN über Kaumuskelkrämpfe, STERN, BABONNEIX und PEIGNAUX über Blinzeltics, BING, BOURGES und BREUIL über ticartiges Lippenlecken und Lippenkrämpfe, Rümpfen der Nase und Hochziehen der Oberlippe, PAPIER u. a. sowie STERN über Vorstülpen der Zunge und Zungenbewegungen, SAUSSURE sowie STUDNICKA über Tic facial sowie über ticartige Zuckungen beider Ohrmuscheln; über Hals- und Rumpfmuskulaturbewegungen berichten BING (Achselzucken rechts), RITTERSHAUS (anfallsweise Kopfbewegungen), SICARD u. a. über Torticollis sowie Lippen-, Buccinator- und Kinnmuskelbewegungen, SPEIDEL (Zucken des Kopfes nach links), VEDEL, PUECH und VIDAL (Schulterhebung); die Extremitätenmuskulatur behandelt: BING (Flexion der Unterschenkel), BOSTROEM (Flexion und Pronation des Vorderarmes, Dorsalflexion der Hand, Heben der Schulter), DANADJEFF (Flexionsspasmus im Ober- und Unterschenkel), GOLDFLAM (Zuckungen in Armen und Beinen), KREBS (unwillkürliche Bewegungen der oberen und unteren

Extremität), Syllaba (automatische Bewegungen der oberen und unteren Extremität); über Respirationshyperkinesien berichten: Baumel u. a. (Poypnoe), Benedek (zwangsmäßiges Schreien in Anfällen), Bériel (Dyspnoeanfälle), Bing (Seufzen, Mundaufsperren, Schnauben), Blouquier de Claret (Erstickungskrisen), Bostroem (anfallsweise Cheyne-Stokes), Gamble (Tachypnoe), Kelterborn (über Asthma, Schrei- und Brüllanfälle), Leroy und Dupouy (über Erstickungsanfälle, Cheyne-Stokes-Atmen, Polypnoe), G. Lévy (über Hustenanfälle, Seufzen, Gähnen, Tachypnoe und Schnaubtic, sowie über Spucken, Schreien und den Schnüffeltic); weiter berichten Boger (Schnüffeltic), Saussure (Gähntic), Sicard und Paraf (über Anfälle von „fourire", Gähnen)[1].

In fast allen diesen Beobachtungen traten die Tics erst nach einem kürzeren oder längeren Intervall von einem Monat bis zu vier Jahren nach dem akuten Stadium in Erscheinung. Die Durchschnittszeit belief sich auf ein Jahr. Tics im akuten Stadium der Enzephalitis sind nur ausnahmsweise beobachtet worden. In 58 von Kelterborn zusammengestellten Fällen war die Beteiligung beider Geschlechter ungefähr die gleiche: 32 Männer, 26 Frauen. Der Gipfel der Häufigkeitskurve lag für beide Geschlechter zusammen in dem 20. bis 23. Jahr. Die Lokalisation der Tics zeigte eine auffällige Beziehung zum Erkrankungsalter. Die Respirationshyperkinesien betrafen fast alle das jugendliche Alter mit einem Maximum bei 10 bis 15 Jahren. Nach dem 30. Jahr sind in den von Kelterborn vermerkten Fällen Respirationsstörungen nicht beschrieben. Gleichfalls dem jugendlichen Alter gehörten die Augenmuskelkrämpfe an, während die Hyperkinesien der Extremitätenmuskulatur erst nach dem 20. Jahr, die der Kau-, Facialis- und Zungenmuskulatur erst nach dem 25. Jahr beschrieben sind. Erst weitere statistische Untersuchungen könnten allerdings eine Aufklärung darüber bringen, ob hier nur zufällige Momente bei der Publikation der Fälle eine Rolle gespielt haben, oder ob es sich um sachlich bedingte Altersverschiedenheiten handelt.

Der beruhigende Einfluß durch Ablenkung, Zerstreuung, Ruhe, der erregende durch Gemütsbewegungen, Unlustgefühle, Wünsche, Ermüdungen, wie ihn Foerster erwähnt, ist häufig beobachtet worden. Ein Patient Bings zum Beispiel konnte Anfälle von heftigen Hyperkinesien des rechten Arms dadurch einhalten, daß er mit der linken Hand den geschüttelten rechten Vorderarm fest anpackte; den gleichen Erfolg brachte es, wenn die krampfenden Gliedmaße durch eine andere Person kräftig festgehalten wurde. Ebenso wird verschiedentlich berichtet, daß Tickranke durch bestimmte Kunstgriffe

---

[1] Literaturnachweis im einzelnen bei Kelterborn.

den Krampf vermindern oder für eine Weile sogar unterdrücken konnten. Häufig handelt es sich nicht um einen starken Druck, sondern um eine leise Berührung, oder, wie in einem Fall geschildert, um eine bloße Annäherung der Hand. Es ist bemerkenswert, daß diese Möglichkeit der Unterdrückung von Krampfzuständen in sicher organischen Fällen zu beobachten gewesen ist.

Ähnliche Beobachtungen sind ja auch von anderen Dyskinesien bekannt geworden. So erwähnt SCHILDER einen Fall, bei dem die Annäherung der Hand an den Körper des Kranken genügte, um einen Hypertonus hervorzurufen. F. H. LEWY hat einen Patienten beobachtet, der wegen seiner Fallneigung nach vorne nicht allein stehen konnte, das Gleichgewicht aber ohne Schwierigkeiten innehielt, wenn man seine Brust nur mit den Fingerspitzen berührte. Derartige Erscheinungen dürfen also nicht mehr als Beweis für die Psychogenese von Krankheitszuständen überhaupt angeführt werden. Aber ohne Zweifel beruht die Wirkung solcher leichten Hilfeleistungen allein auf ihrer psychischen Verarbeitung. Die theoretische Deutung ist daher eher schwierig als bei der früher üblichen scharfen Entgegensetzung von Organischem und Psychogenem. Die Phänomene nötigen zu einer genaueren Formulierung des Begriffs des Psychogenen, geben aber auch einen Hinweis zur Lösung dieser Aufgaben.

Über die prämorbide Persönlichkeit der später an postencephalitischen Tics Leidenden finden sich in der vorliegenden Kasuistik nur spärliche Angaben. Eine besondere neuropathische Disposition, wie sie bei der infektiösen Chorea für einen großen Teil der Fälle ziemlich allgemein beschrieben wird, ist aber nach den Gesamterfahrungen aus der Encephalitisepidemie kaum anzunehmen. Es scheint ja allerdings, als ob unter denjenigen postencephalitischen Erkrankungen, bei denen das akute Stadium sehr schwach ausgeprägt gewesen ist oder akute Symptome sich anamnestisch gar nicht feststellen ließen, häufiger eine neuropathische Anlage schon in den Jahren vor der Erkrankung bestanden habe. Ein Kennzeichen dieser Anlage wäre also, entsprechend den Verhältnissen bei der infektiösen Chorea, ihre Empfänglichkeit für das encephalitische Virus. Eine leichte Infektion, die keine akuten Erscheinungen hervorruft, würde dann schon genügen, um die Veränderungen des Spätstadiums herbeizuführen.

Die seelische Reaktion auf die Bewegungsstörungen ist in vielen Fällen sehr stark gewesen. Ernsthafte Suizidtendenzen sind nicht selten. Ein Patient mit sehr ausgedehnten Hyperkinesien, über den FALKIEWICZ und ROTHFELD berichten, hat Selbstmord verübt. Die die Krämpfe begleitenden Angstzustände wurden am häufigsten bei Respirationshyperkinesien beobachtet.

Die organische Natur der Tic-Erkrankung ist in vielen Fällen durch ihr Zusammentreffen mit anderen postencephalitischen Störungen sichergestellt worden. Die Schwere des vorangegangenen akuten Stadiums war ganz verschiedenartig; neben ganz schweren primären Erkrankungen treffen wir auch auf solche Fälle, bei denen das akute Stadium nur schwach ausgeprägt war, so daß die Natur des Tics als Encephalitisfolge sich nur durch eine eingehende Anamnese sicherstellen ließ.

Jedenfalls dürfen wir für unsere eigene Untersuchung als Ergebnis festhalten, daß Tics von den leichtesten grimassierenden Bewegungen, wie Rümpfen der Nase, Hochziehen der Oberlippe, Lippenlecken, Zuckungen beider Ohrmuscheln, bis zu den kompliziertesten, durchaus an Zweckhandlungen erinnernden Bewegungsreihen als Folgen einer organischen Erkrankung vorkommen können.

Daß durch diese aus der Enzephalitisepidemie gewonnenen Erfahrungen nicht die organische Natur aller Tics bewiesen ist, liegt auf der Hand. REDLICH hat darauf hingewiesen, daß das, was wir Tic heißen, nicht immer dasselbe ist, sondern verschiedene pathogenetische Auslösungen und klinische Wertigkeit hat. Er nimmt an, daß neben den cerebral bedingten Folgezuständen der Enzephalitis in einer anderen Gruppe von Fällen vielleicht auch periphere Reize bereitliegende Mechanismen zur Erscheinung bringen können. Daß außerdem die Bezeichnung Tic mental dann am Platze ist, wenn ursprüngliche Ausdrucksbewegungen, vor allem Abwehrbewegungen, automatisiert worden sind und nicht mehr gehemmt werden können. Schließlich hat er noch einen hysterischen Tic unterschieden, bei dem die Bewegungen wohl eine gewisse Ähnlichkeit mit dem Tic haben, sich aber nicht wesentlich von dem unterscheiden, was jederzeit willkürlich hervorgerufen werden kann. In ähnlichem Sinn hat BING sich geäußert und gleichzeitig, wie PÖTZL, GERSTMANN und SCHILDER u. a., auf die Probleme hingewiesen, die durch die Übereinstimmung organischer und psychogener Symptome – v. WEIZSÄCKER spricht von einer partiellen Ausdrucksgemeinschaft organischer und psychogener Störungen – aufgeworfen worden sind, und eine Revision des Psychogeniebegriffes gefordert.

So reichhaltig auch das durch die epidemische Enzephalitis gewonnene klinische Material gewesen ist, so wenig sichere Ergebnisse haben doch die pathologisch-anatomischen Befunde bisher für die Lokalisation und Pathophysiologie der hier in Frage stehenden Krampfzustände gezeigt. Die ticartigen Störungen sind im postenzephalitisch-klinischen Krankheitsbilde in der Regel mit anderen Störungen der Motorik und des vegetativen Systems vergesellschaftet, die pathologisch-anatomischen Veränderungen sind meist so

ausgedehnt, daß eine eindeutige Beziehung zwischen pathologisch-
anatomischem Befund und jenem Teil des klinischen Bildes, der uns
jetzt vorwiegend interessiert, nicht festzustellen gewesen ist. Von den
hierher gehörigen anatomischen Untersuchungen sei nur auf die von
FALKIEWICZ und ROTHFELD und die von WILCKENS kurz hingewiesen.
FALKIEWICZ und ROTHFELD haben makroskopisch das Gehirn ihres
durch Suizid verstorbenen Patienten untersucht, der als Folge einer
Enzephalitis an einer komplizierten athetoseähnlichen Hyperkinese
gelitten hatte. Sie fanden Erweichungsherde im Putamen und im
Globus pallidus. Da die Untersuchung ihres Falles nicht vollständig
durchgeführt worden ist, läßt sich auch dieser Befund für die Lokalisation des Tics kaum verwerten.

In einem von WILCKENS untersuchten Fall eines hyperkinetischen
Psychopathen fanden sich neben Veränderungen der Rinde aus-
gedehntere Störungen im Hirnstamm, besonders am Boden des
vierten Ventrikels und des Aquädukts, während das Striatum, der
Globus pallidus und der Thalamus nur wenig betroffen waren.
LOTMAR neigt daher zu der Ansicht, daß nur für die elementareren
unter den umschriebenen Krampf- und Ticformen der Lethargica
auch durch die außerencephalitischen anatomischen Erfahrungen eine
rein extrapyramidal-motorische, speziell striäre Lokalisation der
zugrunde liegenden Schädigungen gut gestützt sei. Dagegen sollte für
die hochkomplizierten ticähnlichen Störungen der epidemischen Enzephalitis eine Schädigung des extrapyramidal-motorischen Systems
nicht als alleinige Lokalisation in Betracht kommen. LOTMAR nimmt
vielmehr an, daß umschriebene oder mehr diffuse Mitläsionen thala-
mischer und hypothalamischer Gebiete und namentlich eines im
Höhlengrau des Thalamus oder Hypothalamus anzunehmenden Zen-
trums für den instinktiven Bewegungsantrieb von Bedeutung seien.
Im Gegensatz zu LOTMAR glaubt BING, daß für alle zerebralen
Spasmen und Tics, auch für die im Anschluß an die Enzephalitis zur
Entwicklung gelangten, Läsionen des Nucleus caudatus und des
Putamens allein verantwortlich zu machen seien.

Die Aussichten durch pathologisch-anatomische Befunde solcher
an sich geeigneten Fälle, die nicht im genetischen Zusammenhang mit
der Enzephalitis stehen, zur Erweiterung unserer Kenntnisse zu gelangen, sind aus äußeren Gründen nicht groß. Es ist viel wahrscheinlicher, daß umfangreiche klinische Beobachtungen uns hier weiter-
führen können. Insbesondere schienen mir katamnestische Untersuchungen über den späteren Verlauf infektiöser Choreaerkrankun-
gen ein positives Ergebnis zu versprechen. Die pathologisch-anatomischen und klinischen Beziehungen zwischen Chorea und Tic sind ja
deutlich. Waren früher, besonders in den lehrbuchmäßigen Darstel-

lungen, die differentialdiagnostischen Erwägungen der Autoren darauf gerichtet, die Unterschiede und Abgrenzungen beider Erkrankungen scharf herauszuarbeiten, so läßt auf Grund der neuen Erkenntnisse die symptomatische Ähnlichkeit uns die Annahme genetischer Beziehungen nicht unmöglich erscheinen.

Die pathologisch-anatomischen Befunde bei der infektiösen Chorea ergeben nach F. H. LEWY eine vorwiegend degenerative Erkrankung, die neben der Groß- und Kleinhirnrinde ihren bevorzugten Sitz in den kleinen neostriären Elementen und den Zellen des Hypothalamus hat. Auf die nahen Beziehungen dieses Befundes zum Tic hat besonders A. JAKOB hingewiesen. Er berichtet über eine Patientin, bei der während einer arteriosklerotisch bedingten Psychose eine apoplektiform entstandene, auf die rechte Gesichtshälfte beschränkte choreatische Unruhe zu beobachten war. Sie bestand über ein Jahr dauernd und verschwand auch im Schlaf nicht ganz. Die Bewegungsstörung ähnelte nach den Angaben JAKOBs am meisten einem Tic. Die Kranke zeigte in ihrem Bewegungssystem keine Abweichungen von der Norm. Anatomisch war in diesem von JAKOB untersuchten Falle das ganze Zentralnervensystem, abgesehen von einem arteriosklerotisch bedingten cystischen Erweichungsherde im ventrooralen, dem Ventrikel benachbarten Teile des linksseitigen Kaudatumkopfes, herdfrei. JAKOB nimmt mit besonderer Rücksicht auf diesen Fall eine innige Verwandtschaft zwischen Chorea und Tic an. Der Tic tritt nach seiner Meinung als Reaktion einer eng begrenzten fokalen Striatumzerstörung auf und ist, ähnlich wie die Chorea, als eine Ataxie pallidärer Eigenleistungen anzusehen, wobei, entsprechend dem fokalen striären Ausfalle, nur circumskripte Muskelgebiete betroffen sein sollen. Auch die komplizierteren Parkinesien führt JAKOB auf, den choreatischen Erscheinungen ähnliche, Mechanismen zurück, wobei die leichtere Striatumschädigung den pathogenetischen Hauptfaktor darstellen dürfte. Im Gegensatz zu KLEIST, der gerade die höher koordinierten Hyperkinesien durch leichtere Striatumschädigungen entstanden denkt, nimmt ebenfalls FOERSTER, hierin eher mit JAKOB übereinstimmend, für die elementarste Hyperkinese die Myoklonie, die leichteste Form der Striatumschädigung als pathologisch-anatomisches Substrat an. Für den Tic soll nach FOERSTER und ähnlich BING, wie schon erwähnt, die relativ eng begrenzte Lokalisation der Zerstörungen innerhalb des Neostriatum die Grundbedingung sein.

Die allgemeinen Erfahrungen über den Verlauf infektiöser Erkrankungen des Zentralnervensystems ließen es daher wohl als möglich erscheinen, daß aus den diffusen Störungen während des akuten Stadiums der Chorea in der Rückbildung und teilweisen Heilung fokale Schädigungen zurückblieben, aus denen dann ticartige Hyperkinesen hervorgehen könnten.

Den unmittelbaren Anstoß zu der folgenden Untersuchung hat, gestützt auf diese theoretischen Erwägungen, die Beobachtung von zwei Patientinnen gegeben, die nach der üblichen Terminologie an einem als Verneinungstic zu kennzeichnenden Krampf des Sternokleidomastoides litten. Sie beide gaben übereinstimmend an, daß ihr Tic sich im Anschluß an einen Veitstanz entwickelt habe. Charakterologisch waren die beiden Patientinnen aber so verschieden – die ältere eine arbeitsfreudige, tatkräftige, zuverlässige Frau, die jüngere ein ausgesprochen psychopathisches Mädchen –, daß die Annahme einer Gewöhnung, einer automatisierten Ausdruckbewegung, einer gleichartigen psychogenen Entstehung des Tics, für beide Fälle wenig plausibel erschien. Eine Nachprüfung der anamnestischen Angaben daraufhin, ob tatsächlich eine infektiöse Chorea vorgelegen hatte, war in diesen Fällen nicht möglich. Die Behauptung schien aber namentlich bei der einen Kranken durchaus begründet und veranlaßte die Nachuntersuchung eines größeren Materials, bei dem die ursprüngliche choreatische Erkrankung durch klinische Beobachtung sichergestellt war.

* *
*

Zur katamnestischen Nachuntersuchung wurden solche Patienten ausgewählt, die in den Kinderjahren nachweislich eine Chorea minor durchgemacht hatten, jetzt etwa im dritten Lebensjahrzehnt standen, so daß die Pubertät längst überwunden und die Entwicklungsjahre, in körperlicher und seelischer Hinsicht im wesentlichen als abgeschlossen gelten konnten. Der zeitliche Abstand zwischen der ersten Beobachtung und der jetzigen Untersuchung betrug also im Durchschnitt 15 Jahre. Es war daher anzunehmen, daß die möglichen Dauerschäden der Chorea nach einem so langen Zwischenraum sich bemerkbar gemacht haben müßten. Die wesentlichen Charakterzüge und die biologischen Eigenheiten dürften in dem zur Nachuntersuchung gewählten Alter endgültig entschieden und manifestiert sein. War der Zeitraum weit genug, um alle möglichen Nachwirkungen in Erscheinung treten zu lassen, so brauchte man andererseits doch nicht zu befürchten, daß sich der Zusammenhang mit der ursprünglichen Erkrankung bereits im Grau der individuellen Lebensgeschichte verloren hätte.

Aus den poliklinischen Zugängen der Jahre 1911 bis 1914 wurden ohne Auswahl die choreatisch erkrankten Kinder bis zum 14. Lebens-

jahr zur Nachuntersuchung aufgefordert. Die Verwendung des poliklinischen Materials schloß naturgemäß den Mangel ein, daß die Angaben über die Vorgeschichte der Erkrankung, insbesondere die
Familienanamnese und die eigene Entwicklung der Patienten bei der
großen Zahl der Untersucher ungleichmäßig und oft lückenhaft war.
Andererseits bot aber das poliklinische Material eine Gewähr dafür,
daß es sich um eine Gruppe durchschnittlicher Fälle handelte, während bei den klinischen Aufnahmen eher zu erwarten war, daß es sich
um ausgewählte, durch Komplikationen oder Schwere des Verlaufs
ausgezeichnete Fälle handeln würde. Es kam mir jedoch darauf an,
zu untersuchen, wie sich die Nachwirkungen der Chorea im Durch-
schnittszerfall zeigten, nicht aber wollte ich den Spätfolgen einiger
besonders schwerer Fälle nachgehen.

Insgesamt wurden 123 Fälle für die Nachuntersuchung herangezogen. Über die Verteilung nach Geschlecht und Alter bei der
ersten choreatischen Erkrankung, nicht also des Zugangs zu unserer
Poliklinik, die viele Patienten erst bei einem Rezidiv der Chorea
aufsuchten, gibt die folgende Tabelle Aufschluß. Sie ist zur Auswertung in Relationszahlen nicht geeignet, da wir die Knaben aus
drei Jahrgängen, die Mädchen aber nur aus zweien herangezogen
haben.

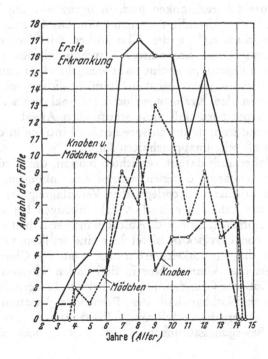

Die folgenden statistischen Angaben mögen noch zur Charakteristik des ganzen hier verwandten Materials dienen. Von der Gesamtheit dieser Kranken, von denen sich natürlich nur ein Teil zur Untersuchung eingefunden hat, sind bei 35 Fällen bestimmte Angaben über psychopathische Züge, die sich bereits in den Jahren vor der choreatischen Erkrankung bemerkbar gemacht hatten, vorhanden. Zu solchen psychopathischen Eigentümlichkeiten gehören übermäßige Ängstlichkeit, Reizbarkeit, Schlafstörungen, besonders häufig Pavor nocturnus, Somniloquie, Somnambulismus, ferner Nägelkauen und ähnliches. Die Auswahl gerade dieser Symptome dürfte allerdings mehr zufällig durch das Untersuchungsschema bedingt als sachlich begründet sein.

Über die prämorbide motorische Eigenart, die Eigentümlichkeiten der Zweck- und Ausdrucksbewegungen, Geschicklichkeit oder Ungeschicklichkeit, Zappligkeit oder Gemessenheit, Vorhandensein oder Mangel „extrapyramidaler Begabung" können nach dem vorliegenden Material keine zusammenfassenden Angaben gemacht werden. Die Verwertung der durch die Arbeiten von HOMBURGER, OSERETZKY, GUREWITSCH, F. H. LEWY u. a. vermittelten Kenntnisse der normalen Bewegungstypen dürfte in Zukunft dahin führen, daß die bei größeren Untersuchungsreihen stets beobachtete neuropathische Konstitution der Choreakranken auch in bezug auf die Varianten der Motorik schärfer formuliert werden kann. Die Übereinstimmung der neuropathischen Anlage der Choreatiker mit den von ERNA LYON an unserer Klinik beobachteten psychopathischen Eigenarten der Tic-Kranken überhaupt scheint recht weitgehend zu sein.

Psychopathische Eigenart bei den Eltern, in nicht wenigen Fällen bei beiden, ist in den Krankengeschichten 27mal vermerkt, wobei nochmals zu betonen ist, daß diese statistischen Angaben in keiner Weise erschöpfend sind, da die entsprechenden Einträge in den Krankengeschichten oft sehr knapp gehalten sind.

Ich habe daher auch darauf verzichten müssen, die familiär-hereditären Zusammenhänge, die gleichartigen Erkrankungen, das Vorkommen rheumatischer und epileptischer Veranlagung im Familienkreise, ferner die Zahlen der luischen Erkrankungen bei den Eltern exakt zu durchforschen. Eine nach Abschluß meiner Arbeit erschienene Untersuchung von GUTTMANN bietet hier eine willkommene Ergänzung. G. hat die Erblichkeitsverhältnisse von 18 Chorea-minor-Kranken untersuchen können. Nur in drei Fällen war das Resultat, zum Teil aus äußeren Gründen, negativ. Bei den übrigen fanden sich in unmittelbarer Nachbarschaft der Probanden katatonische, epileptische und hysterische, anfallsartige Erkrankungen sowie andere Kranke mit Bewegungsstörungen. GUTTMANN schließt aus seinen

Beobachtungen, daß den genannten Erkrankungen eine Anlage-schwäche gewisser motorischer Systeme, und zwar solcher, die in der unwillkürlichen Motorik eine Rolle spielen, gemeinsam sei. Es ist an-zunehmen, daß diese allgemeinste konstitutionelle Anlageschwäche unter der Wirkung der verschiedensten Noxen und im Zusammen-hang mit jeweils wechselnden anderen Erscheinungen sich in der ver-schiedensten Weise ausprägt. Die Anlageschwäche disponiert die be-treffenden Personen für die rheumatische Infektion und äußert sich überdies bei dieser, aber auch bei anderen Infektionen, in einer be-sonderen Empfänglichkeit des Striatums.

Solange noch keine Infektion erfolgt ist, wird die konstitutionelle Schwäche in den neuropathischen Symptomen, insbesondere in den motorischen Eigentümlichkeiten und der von ihnen abhängigen Er-lebnis- und Charaktergestaltung, deutlich. Elementare motorische Varianten haben ja auch auf die komplexeren psychischen Gebilde, auf die Aufmerksamkeit, die Handlung, insbesondere die Arten der Erledigung von Aufgaben einen entscheidenden Einfluß. Schließlich darf auch nicht übersehen werden, daß in die bei Choreatikern und Postchoreatikern so häufig zu beobachtende Ängstlichkeit, Schreck-haftigkeit und Reizbarkeit, auch ein motorisches Moment, das der Handlungsbereitschaft, mit eingeht.

Die in 30 unserer Fälle vermerkte, verspätete oder verzögerte Entwicklung, spätes Sprechen- und Laufenlernen, lange Unsauber-keit, Debilität, darf wohl auch als Zeichen einer Anlageschwäche des Gehirns, und zwar zum Teil besonders der für die choreatische Er-krankung wichtigen striären Gebilde, angeführt werden. Eine die Durchschnittszahlen übersteigende Häufigkeit familiärer Erkrankun-gen hat sich bei diesen Fällen an unserem Material nicht nachweisen lassen.

Choreatische Erkrankungen bei nahen Blutsverwandten habe ich in zehn Fällen notiert gefunden, und zwar handelte es sich in zwei Fällen um die Mutter, in vier Fällen um die Geschwister, wobei ein-mal außer der von uns beobachteten Kranken beide Brüder an Veits-tanz gelitten haben; ferner je einmal um die Schwester der Mutter, die Schwester des Vaters und um eine Cousine.

Ätiologisch ist in 32 Fällen eine Beziehung zum Gelenkrheuma-tismus festgestellt worden, außerdem noch bei 13 anderen Fällen, die keine Gelenkerscheinungen gezeigt hatten, ein unmittelbarer klini-scher Zusammenhang mit einer Angina oder häufigen Anginarecidi-ven gesichert. In vier recidivierenden Fällen hatten sich zuerst die choreatischen Erscheinungen gezeigt, während Symptome des Gelenk-rheumatismus erst später, in dem einen Fall erst nach mehreren Jahren, hervortraten.

In einem dieser Fälle schloß sich die erste choreatische Erkrankung unmittelbar an ein schweres psychisches Trauma an. Seine ätiologische Bedeutung schien zunächst durch den zeitlichen Zusammenhang sichergestellt, erst im weiteren Verlauf traten polyarthritische Symptome auf, so daß jetzt rückschauend dem Trauma doch nur eine auslösende Wirkung zugeschrieben werden kann.

A. Sch., zehnjährige Schülerin. Erste Untersuchung am 20. VII. 1912. Vater Epileptiker; zwei Geschwister, ein Bruder tuberkulöse Wirbelerkrankung. Normale Geburt, Sprechen mit einem Jahr, Laufen mit 1,5 Jahr. Enuresis, Somniloquie. In der Schule gut gelernt. Krankheitsbeginn vor fünf Tagen mit „Zappeln", Bewegungen des Mundes, Schnalzen mit der Zunge. Kann nicht still sitzen, Unruhe im ganzen Körper, in Armen und Beinen. Schreiben geht schlecht, fährt dabei aus, verschüttet Speisen, wenn sie dieselben zum Munde führen will.

Das Leiden entstand im Anschluß an einen Schreck. Das Kind fand, als es mit der Mutter nach Hause kam, den Vater mit durchschnittener Pulsader vor der Türe liegen. Sofort biß sich das Kind auf die Finger und hat seither die beißenden und schnalzenden Bewegungen und die Zuckungen beibehalten. Die folgende Nacht hat es nicht geschlafen, weinte, hatte Angst, der Vater könne zurückkommen. (Er war nach der Charité gebracht worden.) Seitdem nur sehr wenig und dann sehr unruhig geschlafen. Ist leicht reizbar geworden, weint „wegen jeder Kleinigkeit", hat keine Lust zu einer Beschäftigung, hat keine Ausdauer zu einem Spiel, wirft alles gleich wieder weg, um etwas Neues anzufangen und dann auch das wieder zu verwerfen. Pat. klagt über Schmerzen, besonders bei aktiven und passiven Bewegungen des Kopfes. Objektiv wurde eine Temperatur von 37,5 festgestellt und der Befund einer Chorea minor, die in ziemlich ausgedehntem Maße die Gesichtsmuskulatur und die Muskulatur der Gliedmaßen beiderseits betraf, erhoben.

Bei der Nachuntersuchung im Juli 1926 berichtet die Pat., daß sie damals etwa über 1/2 Jahr noch an der Chorea gelitten hatte, dann sei sie 3 1/2 Jahre von den choreatischen Störungen freigeblieben. Mit 14 Jahren schweres Recidiv der Chorea mit 3/4jähriger Dauer, gleichzeitig damit Herzklappenentzündung, Gelenkrheumatismus. Seitdem keine weiteren Recidive, Patientin ist jetzt seit drei Jahren als Kontoristin tätig.

Sie leidet an einem oft wiederkehrenden Unruhegefühl und lästigem Herzklopfen. Der objektive neurologische Befund war bis auf einige nystagmusartige Zuckungen in den seitlichen Endstellungen, besonders beim Blick nach rechts, negativ. Am Herz fand sich ein leises systolisches Geräusch an der Spitze.

Die Familienanamnese konnte die Patientin bei der späteren Nachuntersuchung noch dahin ergänzen, daß ihre beiden Brüder im Alter von acht und sechs Jahren ebenfalls an Veitstanz erkrankt gewesen sein sollen. Der eine ist später an einer Spondylitis tuberculosa gestorben, der andere ist im Felde gefallen. Eine Nachuntersuchung der Brüder war daher nicht mehr möglich.

Aus dieser Krankengeschichte ist wohl mit Sicherheit zu entnehmen, daß das psychische Trauma nur auslösend bei einer schlummernden polyarthritischen Infektion gewirkt hat. Vielleicht dürfen die bei der ersten Beobachtung der Patientin geklagten Schmerzen auch schon als Symptome des Gelenkrheumatismus angesehen werden, obgleich die Erscheinungen damals nicht in diesem Sinne gedeutet wurden und die Krankengeschichte keine objektiven Angaben über Gelenkveränderungen enthält. Auch in einem zweiten Falle wurde von den Angehörigen der Ausbruch der Erkrankung mit einem unmittelbar vorangehenden Trauma in Zusammenhang gebracht. Auch hier wurden Erscheinungen des Gelenkrheumatismus erst in späterer Zeit beobachtet.

OPPENHEIM glaubt, daß den seelischen Erregungen bei den Heranwachsenden mehr als bei den Erkrankungen im Kindesalter eine unmittelbare ätiologische Bedeutung zukomme. Seiner Ansicht nach konnte er besonders bei jungen Mädchen im Alter von 16 bis 22 Jahren das Leiden sehr oft auf Gemütsbewegungen zurückführen. Demgegenüber ist aber doch aus allgemeinen Überlegungen und auf Grund der angeführten eignen Beobachtungen anzunehmen, daß sowohl das psychische wie das somatische Trauma, selbst wenn es erheblich gewesen ist und in unmittelbarem zeitlichem Zusammenhang mit dem Beginn der Chorea stand, nur als auslösendes Moment in Frage kommt. Das gilt wohl auch für solche Fälle, in denen nicht, wie in den beiden erwähnten, die Infektion mit dem Virus des Gelenkrheumatismus später objektiv festzustellen gewesen ist.

Die Wirkung der Gemütserschütterung auf das Zentralnervensystem denken wir, wie das schon LIEPMANN bei den Diskussionen über die traumatische Neurose hervorgehoben hat, nach extrapsychischen, physiologisch-biologischen, nicht nach psychologischen Gesetzen geregelt. Derartige Einwirkungen dürften auch bei den funktionellen Psychosen häufiger, als im allgemeinen angenommen, vorkommen, und den Verlauf durch Vermittlung koordinierter physiologischer Prozesse in Abhängigkeit auch von psychischen Erlebnissen bringen.

Natürlich müssen die Angaben der Patienten und ihrer Angehörigen, namentlich über psychische Traumen, vorsichtig gewertet werden. Ungewöhnlich heftige Reaktionen auf belanglose Vorkommnisse, wie einen Tadel oder leichte Strafen in der Schule oder zu Hause, sind eher schon erste Symptome der beginnenden Chorea, als ein auslösendes Moment der Erkrankung. In unserem Material dürften bei solcher vorsichtigen Verwertung der anamnestischen Angaben insgesamt sieben Fälle übrig bleiben, in denen man dem psychischen oder somatischen Trauma eine Bedeutung beimessen muß.

Neben dem Gelenkrheumatismus kommt in drei Fällen in unserer Statistik der Scharlach, in einem die Diphtherie für die Ätiologie der Chorea in Frage.

Während des akuten Stadiums ist die Beteiligung der Sprachfunktion außerordentlich häufig gewesen. Sprachstörungen sind bei 70 von insgesamt 123 Fällen erwähnt. In sehr vielen Fällen wurde die Sprache dabei vollständig verwaschen und unverständlich. Die nach früheren Untersuchungen von OSLER angenommene schlechtere

Prognose der mit Sprachstörungen erkrankten Choreatiker hat sich auch für die schwereren Fälle durch meine Nachuntersuchungen nicht bestätigen lassen. Die Häufigkeit der Sprachstörungen ist mir besonders wegen der bei den nachuntersuchten Fällen beobachteten beträchtlichen Zahl von Sprachgestörten und der nachweisbaren Beziehungen zu der Symptomatologie des akuten Stadiums wichtig.

Über die Dauer der einzelnen Erkrankung lassen sich nach unserem Material keine genügend verwertbaren Angaben machen.

Viele der Patienten kamen erst bei einem Recidiv in unsere Beobachtung. Die Gesamtzahl der recidivierenden Erkrankungen ist groß, doch würden genaue statistische Angaben bei der Verschiedenartigkeit der einzelnen Fälle, die häufig nur ein einziges Mal zu diagnostischen Zwecken untersucht wurden, dann wieder bald kürzere, bald längere Zeit behandelt worden sind, und nur zum Teil nachuntersucht werden konnten, pseudoexakt sein. Eine Regel über das Intervall der Recidive, wie sie zuweilen angenommen wurde, besteht nach der Durchsicht unserer Krankengeschichten nicht. Wiederholte Rückfälle waren auch in unserem Material nicht selten.

Ich habe mein Material schließlich noch daraufhin durchgeprüft, ob sich irgendwelche deutlichen Beziehungen der Recidive zum Geschlecht, zum Alter bei der Ersterkrankung, zu ihrer Dauer und Schwere, zur prämorbiden Persönlichkeit, zu gleichartigen Erkrankungen in der Familie und endlich zur Grundkrankheit finden ließen.

Von all diesen Einzelfragen scheint nur die letzte positiv beantwortet werden zu können. Die Recidive sind häufiger als im Durchschnitt bei denjenigen Fällen, bei denen ein ursächlicher Zusammenhang der Chorea mit dem Gelenkrheumatismus sicher nachweisbar ist. Wenn wir auch nach der heute fast allgemein gültigen Auffassung über den ätiologischen Zusammenhang von Polyarthritis und Chorea annehmen dürfen, daß das Virus des Gelenkrheumatismus in einer größeren Zahl von Fällen tatsächlich wirksam gewesen ist, als unsere Auszählung ergeben hat, so dürften doch in den erwähnten Fällen die Symptome des Gelenkrheumatismus besonders ausgeprägt und schwer gewesen sein. Nur in einem Teil der Fälle war das choreatische Recidiv von einem Rückfall des Gelenkrheumatismus begleitet, in anderen trat es isoliert auf, in einer dritten Gruppe schließlich recidivierte der Gelenkrheumatismus ohne neuerdings choreatische Störungen auszulösen. Auf jene Fälle, bei denen die Chorea die ersten Erscheinungen bildete, und polyarthritische Symptome erst nach längerem oder kürzerem Intervall hervortraten, habe ich schon oben hingewiesen. Unter den nachuntersuchten Fällen ist in diesem Zusammenhang einer noch bemerkenswert, bei dem erst 14 Jahre nach der Chorea ein Gelenkrheumatismus sich zeigte.

F. K., 14jährige Schülerin. Erste Untersuchung am 14. VI. 1911. Aus der Familienanamnese ist bemerkenswert, daß die Mutter der Patientin dreimal eine Chorea durchgemacht hat. Patientin war rechtzeitig geboren, normal entwickelt, zeigte keine psychopathischen Züge. An Kinderkrankheiten hat sie Masern, Scharlach, Diphtherie durchgemacht. Die choreatischen Zuckungen traten damals in den Armen, Fingern, Beinen und auch in der Rumpfmuskulatur auf. Sie waren links stärker ausgeprägt als rechts. Das Sprechen fiel ihr schwer, war manchmal schleppend. Eine fieberhafte Erkrankung war dem akuten Stadium nicht vorausgegangen.

Bei der Nachuntersuchung am 29. X. 1926 gab die Patientin an, daß damals nach ¹/₄ Jahr Heilung eingetreten sei. Keine Rückfälle; unwillkürliche Bewegungen nach Art der Chorea nicht mehr beobachtet. *Mai 1925 Gelenkrheumatismus.* Betroffen waren sämtliche Gelenke der linken Hand und Finger. Sonst keine Erkrankungen. Regelmäßig menstruiert; als Arbeiterin tätig, nicht verheiratet. Stimmung rasch wechselnd, sehr beeinflußbar. Kommt leicht ins Weinen. Nicht besonders ängstlich oder schreckhaft. Zittert nach geringfügigen Erregungen am ganzen Körper. Kann die Hände nicht ruhig halten, muß sich viel kratzen. Die Sprache wird leicht undeutlich. Objektiv: asthenischer Habitus. Während Erhebung der Anamnese sind Hände und Finger in dauernder Unruhe. Beim Vorstrecken der Hände tritt ein isoliertes nicht streng rhythmisches Zittern (Adduktion und Abduktion) des vierten und fünften Fingers links ein, das die Patientin bis dahin nie selbst beobachtet hatte. Das Zittern verschwindet, wenn der vorgestreckte Arm im Ellenbogen gebeugt wird. Der Tremor tritt in kurzen Serien mit längeren Pausen auf, kann von der Patientin nicht unterdrückt, in den Intervallen nicht willkürlich reproduziert werden. Eine wesentliche affektive Beeinflussung des Zitterns läßt sich nicht nachweisen, während die allgemeine Unruhe der Hände durch affektive Spannung und fremde Beobachtung deutlich gesteigert wird, bei aufmerksamer Selbstbeobachtung längere Zeit unterdrückt werden kann. Keine auffallenden Sprachstörungen.

Es handelt sich also um eine jetzt 28 Jahre alte Patientin, bei der 14 Jahre nach der choreatischen Erkrankung zum ersten Male ein Gelenkrheumatismus aufgetreten ist. Außerdem finden sich motorische Besonderheiten, wie Unruhe der Hände, ticartiges Kratzen, isoliertes Zittern des vierten und fünften Fingers der linken Hand, die sicher im Zusammenhang mit der choreatischen Erkrankung stehen. Auf diese Beziehungen werde ich erst später ausführlicher eingehen können.

War in diesem Fall das Intervall von der ersten choreatischen Erkrankung bis zum ersten Auftreten des Gelenkrheumatismus auffällig lange, so ist in einer Reihe anderer Fälle ein ähnlich großer Abstand der choreatischen Rezidive selbst zu beobachten gewesen. Das längste Intervall von 20 Jahren fand ich bei einer Patientin A. Th., die erst bei diesem Rezidiv 1926 in unsere Beobachtung gekommen ist, in der Gruppe von 123 Fällen daher noch nicht mitgezählt ist. Diese Patientin hatte als achtjähriges Kind einen Veitstanz gehabt, der mehrere Jahre lang gedauert haben soll. Sie sei dann ganz symptomfrei gewesen, bis vor Kurzem, wenige Tage nach einer heftigen Aufregung, Zuckungen im Leib und im rechten Arm wieder einsetzten. Zur Zeit der Beobachtung dauerten die Zuckungen bereits vier Wochen unverändert fort. Pat. war stets sehr schreckhaft, leicht erregbar, kam leicht ins Weinen. Objektiv fanden sich im rechten Arm unrhythmische choreatische Bewegungen, außerdem lebhafte unwillkürliche Kontraktionen des Zwerchfells, die nicht unterdrückt werden konnten. Beim Versuche dazu wird der Patientin „die Luft knapp". Wenn durch psychische Erregungen oder Hinlenkung der Aufmerksamkeit die Zwerchfellbewegungen sich steigerten, kam es zu einem deutlich hörbaren Singultus.

FORSSNER ist bei einer Nachuntersuchung von 28 Fällen von Chorea minor, die er 20 bis 25 Jahre nach der ersten Erkrankung vornahm, zu ähnlichen Ergebnissen über die zeitlichen Beziehungen von Chorea und Polyarthritis gelangt, wie wir sie gefunden haben. In vier von seinen Fällen setzte die Chorea gleich nach dem Gelenkrheumatismus ein, zweimal dagegen erst nach einem langen Intervall, dreimal ging die Chorea dem Gelenkrheumatismus voran, und zwar um 1, 9 und 13 Jahre.

Die vorstehenden Angaben werden zur Charakteristik des Materials, von dem meine Untersuchungen ihren Ausgang genommen haben, genügen. Vollständige und umfassende katamnestische Untersuchungen der infektiösen Chorea sind ja nicht beabsichtigt gewesen. Die Bestätigungen und Ergänzungen früherer allgemeiner Untersuchungen ergaben sich nur als Nebengewinn auf dem Weg, die Beziehungen der Chorea zum Tic zu klären.

Aus der Gesamtheit dieser 123 Fälle sind 23, und zwar zehn Männer und 13 Frauen zur Nachuntersuchung gekommen. In vier Fällen erhielten wir die Nachricht, daß die Patienten in der Zwischenzeit verstorben seien, ohne genauere Angaben über die Todesursache; in vier weiteren, daß die Patienten aus äußeren Gründen zur Nachuntersuchung nicht kommen könnten, daß aber die Chorea völlig ausgeheilt sei. Wie unsere Nachprüfungen zeigten, sind solche subjektiven Angaben in der Regel nur für die schweren akuten Symptome zutreffend, während die weniger störenden Hyperkinesien, die uns besonders interessieren, von den Patienten oft weniger beachtet, für bloße Angewohnheiten, für nicht krankhafte Eigenarten gehalten werden, oder aber nicht in einen ursächlichen Zusammenhang mit der Chorea gebracht werden. Insgesamt haben wir also in 31 von 123 Fällen Nachrichten über den weiteren Verlauf erhalten. Die Zahl der Verheirateten unter ihnen ist auffallend gering, obwohl die meisten Patienten und Patientinnen im heiratsfähigen Alter stehen. Von 27 sind nur sechs in den Ehestand getreten. In der Mehrzahl der Fälle ist die Nachuntersuchung durch Wohnungs- und Ortswechsel unmöglich gemacht worden. Bei intensiveren Nachforschungen hätten sich wohl noch manche der ehemaligen Patienten ermitteln und heranziehen lassen; da aber die zu Beginn der Arbeit erwarteten Beziehungen zwischen Chorea und Tic sich an dem zur Verfügung stehenden Material mit genügender Deutlichkeit nachweisen ließen, habe ich auf weitere Bestätigungen verzichtet und mich mit der Nachuntersuchung dieses Teils der Patienten begnügt.

Erschwert wurde die Untersuchung im Ganzen noch dadurch, daß die Patienten sich nur einmal, in wenigen Fällen nur zur wiederholten ambulanten Beobachtung zur Verfügung stellten. Es war daher nicht möglich, ihr seelisches Verhalten und die körperlichen Reaktionen im Wechsel der Situationen zu beobachten, Aufmerksamkeit, Gedächtnis, Intelligenz eingehender zu untersuchen und so das Gesamtbild der Persönlichkeit über die Momentaufnahme des ersten Eindrucks hinaus vollständiger zu zeichnen.

Im folgenden beschränke ich mich auf die Mitteilung des Ergebnisses der 23 nachuntersuchten Fälle, zu denen ein besonders symptomreicher, auch lange Zeit klinisch beobachteter Kranker und die schon erwähnte Patientin A. T. dazukommt, die wir im späteren Verlauf ihrer Erkrankung als erwachsene Frau zum ersten Male gesehen haben.

Was wir in dieser Gruppe festgestellt hatten, suchten wir später durch die Nachuntersuchung von Tic-Kranken, die nach ähnlichen Gesichtspunkten wie die choreatischen ausgewählt waren, zu bestätigen. Die Zahl der Patienten dieser zweiten Gruppe beträgt 17, so daß wir insgesamt die Beobachtung von 42 Fällen verwerten konnten.

Aus der ersten Gruppe der 23 choreatischen Patienten haben wir bei der Nachuntersuchung nur vier völlig unauffällig, ohne psychische und motorische Besonderheiten gefunden, davon waren drei Männer.

Auch in der nächsten Gruppe von elf Fällen, bei denen weiterdauernde psychische und motorische Erscheinungen nur schwach ausgeprägt waren, oder von den Patienten nur berichtet wurden, objektiv während der Beobachtung aber nicht nachgewiesen werden konnten, ist der Anteil des männlichen Geschlechts im Verhältnis zu unseren absoluten Zahlen weit überwiegend. Über die Art der elf Fälle, die wir dieser zweiten Gruppe mit geringfügigen oder unsicheren Erscheinungen zugerechnet haben, können am raschesten die drei folgenden Krankengeschichten Aufschluß geben.

G. H., acht Jahre alt. Erste Untersuchung am 6. V. 1912. Vater Bierfahrer, früher starker Trinker. Mutter bei Aufregungen Zuckungen in den Augenlidern. Bruder des Vaters Suizid mit 45 Jahren durch Erhängen. Schwester der Mutter Dämmerzustände, manchmal 20 am Tage. Großmutter mütterlicherseits „furchtbar aufgeregt", wirft mit Gegenständen um sich, verprügelt noch jetzt die verheiratete Tochter. Bei der Nachuntersuchung gab die Patientin zur Ergänzung der Familienanamnese noch an, daß die neun Schwestern der Mutter alle „hochgradig nervös" seien. Mutter leicht schwindlig, gelegentlich Versagen der Sprache. Eine Schwester der Patientin selbst, jetzt 20 Jahre, schwächlich, ein Bruder gesund. Pat. rechtzeitig geboren, glatter Geburtsverlauf, Sprechen und Laufen rechtzeitig. Normale Entwicklung, in der Schule gut gelernt. Nie petitmal-Anfälle. Immer leicht geweint. Objektiv damals typische Chorea mit besonderer Beteiligung der rechten Seite. Keine vorangehende fieberhafte Erkrankung.

Nachuntersuchung: Die choreatischen Erscheinungen sind im Laufe des Jahres 1912 allmählich abgeklungen, keine Recidive. Pat. schildert sich selbst als leicht erregt, sehr schreckhaft, „weint jeden Tag ein paar mal." Sie ist Stenotypistin geworden, hat ihre Stellen häufig gewechselt. Seit dem 16. Jahr regelmäßig menstruiert, Schlaf unruhig, spricht im Schlaf. Gelegentlich „Mundschnalzen" beobachtet, auch noch in der letzten Zeit. Seit drei Jahren hat Patientin das Gefühl dauernder körperlicher Unruhe. Kann oft nicht stillsitzen. Keine Beeinträchtigung des Maschinenschreibens durch das Unruhegefühl. Objektiv ist nur eine dauernde Unruhe der Hände zu beobachten.

F. H., zwölfjähriger Schüler. Erste Untersuchung am 14. V. 1914. Chorea seit mehr als einem halben Jahr, nach Gelenkrheumatismus entstanden. Nachuntersuchung am 6. V. 1926; der erste choreatische Schub dauerte bis ins Frühjahr 1915. Im Herbst 1915 Rückfall, noch heftiger wie die erste Erkrankung, Dauer etwa 1/2 Jahr. 1923 im Anschluß an „seelische Erschütterungen" unwillkürliche Bewegungen in den Fingern. Seitdem wieder völlige Besserung. Ist Schriftsetzer geworden. Arbeitet regelmäßig. Seine Stimmung bezeichnet er als gleichmäßig ruhig. Zwei Geschwister, ebenso wie die Mutter, empfindlich, leicht verstimmt, unruhig. Pat. hat eine lange blonde Mähne, trägt Schillerkragen und Kniehosen; seit sechs Jahren lebt er als Vegetarianer, zeitweilig als Rohköstler, raucht und trinkt nicht. Er ist überzeugt, daß er diesem abstinenten Leben, der Enthaltung von allen Genußgiften, zu denen er auch das Fleisch rechnet, seine vollständige Gesundung verdanke. Am wohlsten fühlte er sich, wenn er die Möglichkeit habe, streng als Rohköstler zu leben. Objektiv besonders beim Augenschluß rasche Zuckungen im Orbicularis oris und Mundmuskulatur.

K. H., zwölfjähriger Schüler. Erste Untersuchung am 2. IX. 1913. Vater Potator (Brauereiarbeiter). Leicht verstimmt, empfindlich, reizbar. Ebenso die Mutter. Neun Fehlgeburten der Mutter. Von Lues nichts Sicheres bekannt. Ein Bruder nervös, reizbar, „sehr begabt", hat sich später politisch betätigt, mit Festungshaft bestraft. Pat. hat erst mit drei Jahren Laufen und Sprechen gelernt. Als Kind schwer erziehbar, im höchsten Grade unruhig und unverträglich. In der Schule bis zur ersten Klasse gut gelernt.

Vor zwei Jahren an Chorea minor erkrankt. Jetzt Rückfall. Objektiv typische choreatische Störungen.

Bei der Nachuntersuchung 1926 gibt er an, daß er nach der damaligen Untersuchung noch ein Jahr krank gewesen sei. Seit vier Jahren verheiratet, zwei gesunde Kinder, hat Maschinenbaulehre durchgemacht. Stellen häufig gewechselt. Reste der Chorea sollen jetzt noch bestehen. Nach den Angaben der Ehefrau kann er den Kopf nicht stille halten. Hat öfter Zuckungen durch den ganzen Körper. 1923 Grippe und Lungenentzündung, seitdem zuweilen Herzbeschwerden. In diesem Jahr drei Unfälle; bei zweien davon hält Pat. es für möglich, daß sie durch seine „Zuckungen" verursacht worden seien. Einmal kam er mit dem Oberschenkel in eine Maschine, im anderen Falle quetschte er sich eine Hand. Pat. ist leicht erregbar, weich, „viel Mitgefühl". Objektiv Differenz der Gesichtsinnervation, etwas blasses, müdes Aussehen, Hände und Füße feucht, leicht zyanotisch. Erster Ton über der Herzspitze nicht ganz rein. Pat. kann seine Zuckungen nicht demonstrieren. Bei ausgestreckten Armen und geschlossenen Augen Zittern der Hände im Ganzen, gelegentlich kurze, vom Pat. nicht bemerkte rotatorische Zuckungen des Armes.

Psychopathische Eigenarten sind in den mitgeteilten Fällen, wie in vielen der übrigen, sehr ausgesprochen. Sie sind aber auch schon vor der choreatischen Erkrankung bemerkbar gewesen. Ob sie durch die überstandene Chorea verstärkt worden sind, läßt sich nicht mit Sicherheit entscheiden. In Übereinstimmung mit den Erfahrungen bei der epidemischen Encephalitis wäre es ja denkbar, daß eine in der Kindheit überstandene Chorea auf die weitere Charakterentwicklung nicht ohne Einfluß bleibt, vorhandene konstitutionelle Merkmale verstärkt oder überhaupt erst bemerkbar macht. Die dauernde Reizbarkeit, Empfindlichkeit, Ängstlichkeit, Schreckhaftigkeit, emotionelle Schwäche stimmt ja auffällig mit der Stimmungslage des akuten Stadiums überein. Doch ist es wahrscheinlicher, daß die gleiche konstitutionelle Schwäche striärer und wohl auch hypothalamischer Hirnterritorien sich in den psychischen Varianten und in der Disposition für die choreatische Erkrankung äußert, und daß während des akuten Stadiums die von jenen abhängigen somatischen und psychischen Funktionen am augenfälligsten leiden. Unbedingt ist aber daran festzuhalten, daß die motorischen und psychischen Symptomgruppen einander nebengeordnet sind, und nicht die motorische der psychischen untergeordnet ist. Im übrigen zeigten die Kranken dieser Gruppe, abgesehen von der schon erwähnten stärkeren Beteiligung des männlichen Geschlechts, keine vom Gesamtdurchschnitt abweichenden Besonderheiten der Vorgeschichte, des Alters, der Familienanamnese.

Zur Kennzeichnung der folgenden Gruppe mit stärker ausgeprägten hyperkinetischen Spätsymptomen seien zunächst wiederum kurze Auszüge aus einigen Krankengeschichten vorangestellt.

G. R., 11½jähriges Mädchen. Erste Untersuchung am 3. XII. 1911. Spät laufen gelernt. Sonst Anamnese ohne Besonderheiten. Chorea rechts deutlicher ausgeprägt als links.

Nachuntersuchung am 22. X. 1926. Dauer damals mehr als ein halbes Jahr. Seitdem keine Zuckungen mehr. Als Kontoristin tätig, Menstruation meist sehr schmerzhaft, vor Eintritt häufig Übelkeit, Erbrechen, ohnmachtsähnlicher Zustand, Pat. hört, was um sie vorgeht, kann nicht antworten. Soll sich aufbäumen. Nach der Schilderung Arc de cercle. Der Zustand soll etwa zwei Stunden anhalten. Objektiv: Gesichtsinnervation ungleichmäßig, Facialis rechts < links. In der Kinnmuskulatur rasche, bebende Zuckungen, die willkürlichen Bewegungen begleitend. Durch Affekte, fremde Beobachtung gesteigert, nicht selbst beobachtet, nicht reproduzierbar. In der Halsmuskulatur blitzartig rasches Zucken mit Kopfdrehung im Sinne der Verneinung, ebenfalls durch Affekte und Beobachtung gesteigert, nicht selbst beobachtet. Im linken Arm ruckweise einzelne rotatorische Zuckungen. Im ganzen viel Mitbewegungen. Keine Hypotonie. Die Störungen zeigen hinsichtlich der Lokalisation eine teilweise Übereinstimmung mit den während des akuten Stadiums besonders befallenen Stellen.

I. N., elfjähriges Mädchen. Erste Untersuchung am 6. XI. 1912. Eine Schwester hatte Kinderlähmung. Sonst Familienanamnese und eigene Anamnese ohne Besonderheiten. Beginn der Chorea im September 1910 nach Angina und Gelenkrheumatismus. Heilung des ersten Anfalls etwa nach ¼ Jahr. Ein Jahr später Rückfall, der mit Schwankungen bis zur Zeit der ersten Beobachtung andauerte. Am 18. XI. 1913 der gleiche Zustand beobachtet. Am 4. XII. 1913 leichte Besserung. 6. I. 1914 Besserung hält an, Schulbesuch. 16. III. 1914 wieder leichte Zuckungen. Nachuntersuchung am 24. VI. 1926. Außer einer Angina in der Zwischenzeit keine fieberhaften Erkrankungen. Vor zwei Jahren Chorea wieder akut. Die ganzen Jahre über leichtes Zucken in den Armen und Beinen, bei abgelenkter Aufmerksamkeit zunehmend, häufig gerade vor dem Einschlafen, durch Aufregungen verstärkt. Nur kurze Zeit willkürlich unterdrückbar. Das Hören von Musik, Betrachtung eines Films, verstärkt durch innere Anteilnahme das Zucken. In der Stimmung durch Unglücksnachrichten leicht beeindruckt. Manchmal Angstgefühle, sehr schreckhaft. Merkt die Zuckungen meist selbst nicht mehr. Objektiv: kommt leicht ins Lachen (nach eigenen Angaben auch ins Weinen). Facialis rechts < links. Arme hypotonisch. In der Kinnmuskulatur rasche rhythmische, deutlich ausgeprägte Zuckungen; durch Willkürbewegungen, Affekte, fremde Beobachtung gesteigert, auch in der Ruhe hervortretend. Bei Ablenkung vermindert, eine Zeitlang willkürlich zu unterdrücken. Von der Patientin meist nicht selbst beobachtet, nicht reproduzierbar. Zuckungen treten in kurzen Serien auf, zeigen einen myoklonischen Charakter. In den Armen choreiforme rotatorische, nicht rhythmische Zuckungen, rechts > links. In der Ruhe nicht beobachtet. Der Einfluß von Affekten, Aufmerksamkeit, fremder Beobachtung, wie bei der ersten Gruppe. In den Fingern, Daumenballen rhythmisch rasche Zuckungen in einzelnen Serien, die auch in der Ruhe hervortreten, nicht unterdrückbar, nicht selbst beobachtet. In den Beinen geringe ruckweise Zuckungen, bei Aufregung deutliches Grimassieren, das ebenfalls unbemerkt geschieht.

E. G., zwölfjähriges Mädchen. Beide Eltern „nervös". Zwei gesunde Geschwister. Spät sprechen gelernt, sonst normale Entwicklung. Keine ausgesprochen psychopathischen Züge. Objektiv: Typische Chorea.

Nachuntersuchung: 27. X. 1926. Chorea hat etwa ein Jahr gedauert, keine Rückfälle. Seit vier Jahren verheiratet, ein Kind. Während der Schwangerschaft „hochgradig nervös". Jetzt sehr unruhig, kann die Hände nicht stillhalten. Leidet an einem unbezwinglichen Drang, sich zu kratzen. Mußte wegen der durch das Kratzen hervorgerufenen heftigen Hauterscheinungen längere Zeit in einer Hautklinik stationär behandelt werden. Auch während der Untersuchung kratzt die Pat. sich unaufhörlich an Armen, Schultern und Brust. Diese Stellen sind mit Exkoriationen bedeckt. Auch wenn die Kratzbewegungen sistieren, dauernde Unruhe in den Händen. Sonst ohne Besonderheiten.

F. G., zwölfjähriges Mädchen. Erste Untersuchung am 20. V. 1912. Dezember 1911 bis Januar 1912 Gelenkrheumatismus. Von Januar bis Mai ganz gesund, dann Beginn der Chorea. Die choreatischen Störungen waren in diesem Fall begrenzt, es fanden sich isolierte, charakteristische, choreatische Bewegungen der zweiten und dritten Zehe rechts, des fünften Fingers links.

Nachuntersuchung: 8. X. 1926. Dauer der Chorea damals ¼ Jahr. Keine choreatischen Rezidive, mehrfach Rückfälle des Gelenkrheumatismus. Häufig Angina. Seit zwei Jahren verheiratet, ein gesundes Kind. In der Schwangerschaft keine Chorea. Stimmung „mißtrauisch". Sehr ängstlich, schreckhaft, fürchtet sich im Dunkeln, kommt leicht ins Weinen. Schreit im Schlaf laut. Beim Essen zuweilen Zuckungen des linken Augenlides; von anderen beobachtet, von der Pat. selbst nicht bemerkt.

Objektiv: allgemeine Adipositas, etwas Exophthalmus beiderseits, keine Struma. Starker Haarausfall. Herz, Puls o. B.

Bei ausgestreckten Armen rasche Adduktions- und Abduktionsbewegungen des vierten Fingers links. Die Bewegungen treten in kurzen Serien auf, sind deutlich ausgeprägt, lassen sich nur bei ausgestrecktem, nicht bei im Ellenbogen gebeugtem Arm beobachten. Pat. hat sie nicht selbst bemerkt, kann sie nicht unterdrücken.

G. St., zehnjähriges Mädchen. Erste Untersuchung am 3. VIII. 1911. Rechtzeitig geboren, leicht asphyktisch. Vater 1924 wegen epidem. Encephalitis in unserer Klinik. Februar 1909 erste Erkrankung an Chorea. Rezidive Mai 1910 und Juli 1911. Nachuntersuchung am 29. X. 1926 und am 12. VI. 1926. Angeblich „nie ganz gesund". Viel Kopfschmerzen, Schwächegefühl, Schlaflosigkeit. 1919 Mittelohrentzündung, Nierenentzündung. Jedes Jahr, meist Frühjahr und Herbst „Reißen" im rechten Arm. Fast jedes Jahr sechs Monate lang krank geschrieben. Diagnose meist Neurasthenie und Hysterie. Stenotypistin, Stellung infolge der Krankheit oft gewechselt. Am 18. III. 1926 starke Aufregung, am nächsten Tag konnte sie den rechten Arm nicht mehr bewegen. Allmähliche Besserung. Vielfach Zuckungen in der rechten Hand, besonders beim Schreiben. Am 29. X. 1926 gab Pat. an, daß die Zuckungen geringer geworden seien, die Schwäche der rechten Seite sich ganz zurückgebildet habe. Arbeitet wieder als Empfangsdame. Sehr schreckhaft, außerordentlich ängstlich, besonders im Dunkeln, traut sich nicht allein in der elterlichen Wohnung zu bleiben. Weint leicht, ebenso leicht gerührt, sehr reizbar. Pat. muß weinen, wenn sie sich freut. Appetit unregelmäßig. Schläft schwer ein, viel Angstträume. Zuweilen starker Singultus, bis zu zwei Stunden Dauer; nur im Theater und bei solchen Gelegenheiten, wo es besonders unerwünscht ist, so daß sie dann das Theater usw. verlassen muß. Durch Anschreien läßt sich der Krampfzustand lösen. Willkürlich ist die Bewegung nicht unterdrückbar. Zuweilen, besonders nach längerem Gehen, das Gefühl, als ob die Augen nach den seitlichen Endstellungen auseinanderträten. Nach der Beobachtung der Angehörigen soll der Blick dabei „so starr" sein.

Objektiv: Im Korrugator vereinzelte deutliche Zuckungen, besonders bei psychischer Beanspruchung und unter fremder Beobachtung. Pat. hat die Zuckungen nicht selbst beobachtet, weiß nur aus den Angaben ihrer Bekannten davon. In der Lippenmuskulatur starke rhythmische Zuckungen, die in längeren Pausen, in Serien auftreten. Pat. weiß von ihnen aus der Betrachtung im Spiegel, empfindet sie aber nicht und kann sie nicht willkürlich unterdrücken. Durch Affekte und fremde Beobachtungen werden sie deutlich gesteigert. In der Daumenmuskulatur in kurzen Pausen leichte, aber deutliche rasche unrhythmische Bewegungen, die sich für kurze Zeit unterdrücken lassen. Die Pat. hatte sie bis dahin nicht selbst beobachtet. In den Armen ruckweise Zuckungen, die sich für kurze Zeit unterdrücken lassen. Der Singultus, die Blickkrämpfe kamen nicht zur objektiven Beobachtung.

Wie in den hier kurz wiedergegebenen Krankengeschichten, so finden sich auch bei den übrigen Patienten dieser Gruppe motorische Störungen, die teils choreiformen, teils myoklonischen, teils ausgesprochen ticartigen Charakter haben; sie kommen sowohl bei Kranken mit häufigen oder chronischen Recidiven vor[1], wie auch bei sol-

---

[1] Chronisch recidierende oder chronisch perennierende Formen haben wir in unserem Material fünfmal gefunden. Die Häufigkeit dieser Dauerformen ist also auch bei Ersterkrankungen im jugendlichen Alter doch größer als H. Vogl und Oppenheim angenommen haben. In zweien dieser Fälle ist durch hämatologische Untersuchung und Kulturversuche die Fortdauer der Infektionen nachgewiesen worden (vgl. dazu die Mitteilungen von F. H. Lewy auf der Jahresversammlung deutscher Nervenärzte, Düsseldorf 1926).

chen, die von akuten Rückfällen der Chorea verschont geblieben sind. Pathophysiologisch gehören die verschiedenen Bewegungsformen offenbar ganz nahe zusammen, da sie nebeneinander bei dem gleichen Patienten angetroffen werden. So haben wir im Fall G. St. auch außerhalb der Rezidive gleichzeitig myoklonische Zuckungen mit serienweisen Entladungen, choreiforme Bewegungsstörungen und tic-artige Zuckungen gesehen, und außerdem von einem Singultus berichten hören, dessen Auftreten an ganz bestimmte Erlebnissituationen geknüpft war und der durch psychische Beeinflussung sich prompt kupieren ließ. Diese Beobachtungen führen zu dem Schluß, daß in vielen Fällen infektiöser choreatischer Erkrankung nach dem Abklingen des akuten Stadiums leichtere fokale Schädigungen bestehen bleiben, die sich in den myoklonischen und ticartigen Bewegungsstörungen äußern. Unsere klinischen Erfahrungen sprechen im ganzen für die pathogenetische Auffassung von O. FOERSTER, BING u. a., die den Tic und die Myoklonie als elementarste Formen der Hyperkinesien in Beziehung zu den leichtesten Striatumschädigungen gesetzt haben.

Die von VOGT, MINGAZZINI, MILLS und SPILLER angenommene somatische Gliederung des Striatums tritt besonders in den Fällen deutlicher hervor, bei denen während des akuten Stadiums die Bewegungsstörungen auf ein kleineres Gebiet begrenzt gewesen sind und die postchoreatischen Hyperkinesien die gleichen Körperabschnitte betrafen.

Den unüberwindlichen Drang, sich kratzen zu müssen, dürfen wir nach der Erfahrungen bei der epidemischen Encephalitis, wie sie von STECK und von GOLDFLAM mitgeteilt worden sind, und nach der bekannten Symptomatologie des Tic überhaupt wohl auch in das Gebiet des postchoreatischen Tics rechnen. Es sei hier auf eine Arbeit von AMSLER (nach LOTMAR) über das durch Apomorphin hervorgerufene Zwangsnagen der Nagetiere, Rinder und Pferde und Zwangspicken der Vögel, das mit gesteigerter Schreckhaftigkeit und Bewegungsdrang verbunden ist, hingewiesen. Das Zwangsnagen tritt auch nach Großhirnrindenausschaltung bei niedriger Apomorphindosis auf, während es beim rindenlosen Tier durch nachträgliche Entfernung der Corpora striata beseitigt wird.

Ob wir die im Falle G. St. berichteten Augenmuskelstörungen als postchoreatisches Analogon zu den postencephalitischen Schauanfällen betrachten dürfen, läßt sich nicht sicher entscheiden, da wir keine Gelegenheit hatten, diese Zustände bei der Patientin selbst zu beobachten.

Die von uns beobachteten Tics sind in allen Fällen rasche, brüske, sich in gleicher Weise wiederholende Bewegungen gewesen. Diese

Kennzeichnung der Ticbewegung wird von MEIGE und FEINDEL, denen die meisten Autoren folgen, für die Gesamtheit der klonischen Ticform angewandt. Mir scheint aber, daß sie auf eine Reihe – namentlich mimischer Tics – nicht zutrifft. Diesen Tics, die man, wie REDLICH sagt, jederzeit willkürlich nachahmen kann, fehlt der gewaltsame, rasche Ablauf. Bei ihnen handelt es sich wohl vielmehr um überwiegend kortikale Innervationen, mit spezifisch psychogener Entstehung, während bei den raschen Ticformen, die sich meist nur unvollständig nachahmen lassen, die striäre Lokalisation durch die postencephalitischen und postchoreatischen Erfahrungen gesichert scheint. HAUPT-MANN hat allerdings gemeint, daß man an dem Bewegungsablauf als solchem nicht unterscheiden könne, ob es sich im einzelnen Falle um einen organischen oder psychogenen Tic handelt. Man müsse vielmehr, um seine Entscheidung zu treffen, sich den ganzen Menschen ansehen. Nun zeigt aber gerade unsere Beobachtung des Singultus im Falle G. St., daß die Auslösung eines Tics völlig von psychischen Momenten abhängig sein kann, auch wenn es sich um ein Individuum mit erheblichen organischen Schädigungen handelt. Andererseits sehen wir bei einem durch ein psychisches Trauma ausgelösten Chorearezidiv und in einem chronisch-perennierenden Fall, den wir noch weiter unten mitteilen werden, einen Singultus, der, von Erlebnissen kaum beeinflußt, dauernd bestand. Die scharfe Gegenüberstellung von organisch und psychogen läßt sich eben nicht aufrecht erhalten, zum mindesten bedarf der Begriff des Psychogenen einer weiteren Spezifizierung.

Die Art und Weise, wie die Bewegungsstörung von den Kranken erlebt wurde, wechselte ja nicht nur von einem Fall zum andern erheblich, sondern auch bei dem gleichen Patienten fanden sich neben nicht bemerkten oder nicht beachteten Zuckungen auch solche, die als störend empfunden wurden und deren „Unterdrückung" die sonst beim Tic hervorgehobenen Angst- und Spannungsgefühle auslöste. Ebenso war der Einfluß der eignen und fremden Beobachtung, der affektiven Erregung, der Ablenkung der Aufmerksamkeit und Ermüdung nicht einheitlich. Auch hier bestanden, neben Differenzen zwischen den einzelnen Fällen, bei Kranken mit mannigfachen Bewegungsstörungen Unterschiede in bezug auf die einzelnen Formen der Hyperkinesien. Während die myoklonischen Zuckungen sich den genannten Einwirkungen gegenüber mehr oder weniger indifferent verhielten, zeigten die choreiformen und ticartigen eine deutliche Abhängigkeit von der psychischen Einstellung, von der Gesamtsituation, von körperlicher Frische und Ermüdung. Eine solche Abhängigkeit von psychischen Einflüssen besagt aber gar nichts gegen die organische

Natur der Störungen. Es handelt sich ja dabei stets um eine Steigerung oder Minderung der Gesamtaktivität des Individuums. Manchem der Tickranken gelingt für kurze Zeit die Unterdrückkung der unwillkürlichen Bewegungen. Die damit verbundene Anstrengung beruht darauf, daß bei solchem Versuch, die Ticbewegungen zu unterdrücken – das gleiche gilt wohl von allen anderen Hyperkinesien ebenso –, der Pat. die von den Zuckungen betroffenen Muskeln oder Muskelgruppen, eventuell auch ihre Syn- und Antagonisten, maximal innerviert[1]. Er unterläßt nicht die Bewegungen, sondern sucht, durch eine tetanische Spannung den motorischen Effekt der hyperkinetischen unwillkürlichen Innervationen unmöglich zu machen, die striären Reize selbst kann er natürlich nicht ausschalten. Eine derartig starke Anspannung ruft zum Beispiel bei der an Zwerchfellkrämpfen leidenden Patientin A. Th. durch die zur Unterdrückung der Zuckungen in Inspirationsstellung fixierte Atmungsmuskulatur ein Erstickungs- und Angstgefühl hervor. Ähnlich dürfte wohl in den meisten derartigen Fällen das die Unterdrückungsversuche begleitende Angstgefühl bedingt sein. Daß eine aus der Lösung solcher Spannung hervorgehende Lustempfindung selbst erstrebt und dadurch die Ticbewegung fixiert wird, dürfte – wie auch HOMBURGER hervorhebt – nur für wenige Fälle zutreffen. Und auch bei diesen kann es sich nur um ein auxiliäres Moment handeln. Denn die Spannung entsteht ja erst aus dem innervatorischen Kampf von tetanischer Willkürinnervation und striärer Hyperkinese, die also in allen Fällen schon wirkwirksam sein muß, in denen das Nachlassen der Spannung betont lustvoll erlebt werden soll.

Von den Folgezuständen der Chorea minor sind bis in die letzte Zeit die chronisch-perennierenden und die chronisch-rezidivierenden Formen ausschließlich bekannt gewesen. Die Publikationen führen in der Regel nur vereinzelte Beobachtungen solcher Kranken an, die im späteren Verlauf ihrer Erkrankung zur Behandlung gekommen sind. So gibt BRIZÉ eine Zusammenstellung von vier Fällen perennierender Chorea, von denen er nur einen selbst gesehen, die übrigen aus der Literatur zusammengestellt hat. In sämtlichen Fällen scheint es nicht einmal einwandfrei erwiesen, ob eine reine Chorea vorgelegen hat. BRIZÉ faßt die Erfahrungen dahin zusammen, daß eine Fortdauer choreatischer Störungen unter drei Bedingungen anzutreffen sei: 1. Wenn das Nervensystem organische Störungen vor dem Auftreten der Chorea aufwiese. 2. Wenn der choreatische Prozeß selbst organische Läsionen setze. 3. Wenn im Anschluß an eine Chorea eine or-

---

[1] Von der Bedeutung der Umstellung bzw. Ablenkung wird erst später die Rede sein.

ganische Erkrankung anderer ätiologischer Herkunft auftrete[1]. Bei katamnestischen Reihenuntersuchungen sind die leichteren nicht mehr choreatischen Hyperkinesien den Autoren wohl hauptsächlich darum entgangen, weil sie, wie zum Beispiel FORSSNER, mit einer ganz anderen Fragestellung an die Untersuchung herangegangen sind. Man findet die leichteren motorischen Störungen aber nur dann, wenn man nach ihnen fahndet oder ihnen doch wenigstens die Aufmerksamkeit zuwendet. Sie müssen auch bei der objektiven Untersuchung gesucht werden, weil die Patienten selbst sie häufig nicht bemerken oder nicht beachten.

MEIGE und FEINDEL, ebenso OPPENHEIM haben zwar den Übergang von Chorea in Halsmuskelkrämpfe beobachtet, ohne aber weitere Folgerungen aus dieser Beobachtung zu ziehen. Über einen Fall von Torsionsspasmus, der sich an eine polyarthritische infektiöse Chorea anschloß, haben LWOFF, CORNIL und TARGOWLA berichtet. Erst in der letzten Zeit hat dann GUTTMANN in der schon oben erwähnten Arbeit aus seinen Nachuntersuchungen Choreatischer Beobachtungen mitgeteilt, die den meinen vollständig entsprechen. Wertvoll ist mir noch die Angabe REHMs über einen Patienten, der in der Jugend im Anschluß an einen Rheumatismus an Chorea erkrankt gewesen ist. Er bekam später in seinen zirkulären Psychosen (Depression mit Erregung) jedesmal choreatische Zuckungen, die sich besonders auf den Facialis lokalisierten und als Tics imponierten[2].

In diesen fremden, wie in den bisher mitgeteilten eignen Beobachtungen handelte es sich stets um elementare Ticbewegungen. Wir haben aber auch die Abhängigkeit komplizierter höchstkoordinierter Sprachtics mit Koprolalie von einer choreatischen Infektion nachweisen können. Die Krankengeschichte dieses Falls sei daher ihrer Wichtigkeit entsprechend etwas ausführlicher wiedergegeben.

F. G., elfjähriger Junge. Erste poliklinische Untersuchung am 1. II. 1910. Damalige Diagnose Tic impulsif, maladie des tics. Vater und Mutter gesund, zwei gesunde Geschwister, ein drittes klein gestorben. Normale Entwicklung, sehr gut gelernt. Im Alter von sechs Jahren Chorea mit starkem Fieber, Zuckungen im Gesicht, Bewegungen in Armen und Händen. Sieben Monate im Krankenhaus behandelt, „geheilt". Gesund bis Dezember 1909. Damals fing er an, eigenartige Laute auszustoßen, zu „muckern", mit stöhnendem Atem und vereinzelten Bewegungen im Gesicht und Schultern. Die Störungen dauerten, so lange Pat. wach war, waren abends am schlimmsten. Auf Vorhalt soll er es einen Augenblick haben unterdrücken können. Objektiv ist damals vermerkt: „Wenn er sich große Mühe gibt, kann er es

---

[1] BRIZÉs Arbeit ist 1911 erschienen; er faßte die Chorea anscheinend noch als eine funktionelle Neurose auf; unter organischen Läsionen versteht er hier die in den beiden Fällen von H. CLAUDE, die er in seiner Kasuistik verwertet hat, beobachtete Beteiligung der Pyramidenbahn bzw. Abduzens- und Facialisparese.

[2] Zit. nach GUTTMANN.

vorübergehend unterdrücken, dann erfolgen die Töne um so intensiver." Wurde eine Zeitlang mit Elektrisieren, Abreibungen behandelt, Hypnose ohne Erfolg angewandt. Die Erkrankung verlief weiter in Schwankungen. August 1911 erhebliche Verschlimmerung, stößt auch Worte hervor: „Fixe, Fatze, Fotze", „was, was" und vieles unverständliche. Objektiv wurden am 26. XI. 1911 Töne mit Lippenbewegungen, Hustenstöße, unverständliches Gemurmel von Lauten, Silben oder Worten beobachtet. Am 27. XI. 1911 Aufnahme in die Klinik. Während der Untersuchung räuspert sich Pat. fortwährend und spricht dauernd die koprolalen Worte. Aufgefordert, es zu lassen, unterdrückt er es etwa zwei bis drei Minuten lang. Wenn er es unterdrücke, strenge es ihn an. „Wenn ich so alleine bin, so ruhig, dann quält mich das." Er behauptet, die Worte bzw. ihre Bedeutung nicht zu kennen. Beim Essen müsse er es öfters sagen, besonders wenn er daran denke. Pat. sitzt ruhig, mit ernstem Gesichtsausdruck, als ob er nachdenkt, da. In unregelmäßigen Zwischenräumen räuspert Pat. sich, schluckt, ohne seinen Gesichtsausdruck zu verändern. Hinterher kurzes ticartiges Verziehen des Mundes. Manchmal auch leises Aufstoßen, das er auch nicht mit Absicht mache. Kurz nach dem Räuspern, aber nicht jedesmal, etwa jedes dritte bis vierte Mal, sagt er ein oder mehrere Male „Fotze" in halblautem Ton. Gelegentlich spricht er das Wort so aus, daß nur „o" und „e" zu erkennen sind, andere Male wieder ist jedes Bruchstück klar zu hören, einzelne Male entsteht auch nur ein rasches Hauchen. Wenn Pat. das Wort mehrere Male hintereinander spricht, wird er rot im Gesicht, dann vielleicht etwas blasser als vorher. Rumpf und Extremitäten bleiben völlig unbeteiligt. Die leichten Ticbewegungen am Mund kommen gelegentlich auch ohne Zusammenhang mit dem Räuspern vor. Während der Beobachtung beginnt Pat. zu weinen. Bleibt dabei ruhig sitzen. Während des Klinikaufenthaltes gelang es dem Pat., die Koprolalie an manchen Tagen verschieden lange, schwankend zwischen 5 und 17 Minuten, zu unterdrücken. Am 23. XII. 1911 von den Eltern aus der Klinik genommen.

Zweite Aufnahme: 14. XI. 1913.

Wiederholt andauernd dieselben koprolalen Worte, dazwischen Geräusche des Aufstoßens. Nachdem er die Worte einige Male wiederholt hat, ist er still, um sie nach einer Pause wieder auszustoßen. Starke Unruhe im Gesicht, streckt die Zunge heraus, bewegt den Arm, verzieht den Mund, zieht die Augenbrauen hoch, hustet öfters und stößt eigentümliche, gellende, juchzende Schreie aus. Nach seinen Personalien befragt, gibt er Auskunft, spricht aber zwischendurch immer die erwähnten Worte; nur, wenn er gefragt wird, hält er inne. Erzählt, er sei bis zur zweiten Klasse gekommen, damals habe er immer so sich räuspern müssen. Nach gewissen Pausen, in denen Pat. sich ruhig verhält, nur die Gesichtsmuskeln bewegt, folgt ein Zustand der Erregung, er stößt dann die oben erwähnten Worte aus, danach Zunahme der motorischen Erregung, in der Gesichtsmuskulatur ticartige Bewegungen, streckt die Zunge heraus, gelegentlich Bewegungen des Armes und Knies. Greift ihm vorgesagte Worte sofort auf, auch erwähnte Bewegungen wiederholt er sofort. Wenn er auf Fragen antworten soll, wiederholt er immer die vorgesagten Worte, ehe er darauf antwortet.

Kennt angeblich die obscönen Worte ihrer Bedeutung nach nicht; erzählt, das Sprechen habe er immer machen müssen, hat zuletzt in der Werkstatt gearbeitet; es habe aber dort zugenommen. Wenn er sehr aufgeregt sei, sei es am schlimmsten, wenn er Bücher lese oder Geige spiele, komme es nur manchmal so über ihn. Auf Aufforderung, ganz ruhig zu sein, macht er auch den Versuch dazu, bleibt einige Sekunden ruhig, um dann wieder in seinen vorherigen Zustand zurückzufallen. In der Straßenbahn könne er das Sprechen soweit unterdrücken, daß er dann nur noch gluckse. Nach den Angaben des Vaters hat er gut gelernt, oft Prämien bekommen, „spielt großartig Violine". Wenn er abgelenkt wird, Violine spielt oder liest, spricht er weniger. Im ganzen hat sich der Zustand nicht verändert, aus der Werkstatt, in der er als Mechanikerlehrling tätig war, kam er oft mit neuen Worten heim. Beschäftigt sich zu Hause viel mit Handwerksarbeiten, Zeichnen und Malen. Hat seine Arbeiten immer zu Ende geführt. Ist sehr reizbar, oft weinerlich, etwas eigensinnig. Zog sich immer sehr pedantisch an, war sparsam, habe nie gelogen, war etwas eitel, „stolz auf sich". In der letzten Zeit etwas gleichgültiger geworden, äußerte auch Selbstmordabsichten, machte sich viel Gedanken über seine Krankheit.

Der körperliche Befund ergab, abgesehen von den motorischen Störungen, keine pathologischen Symptome. Der Tonus der Extremitäten war normal, der Gang ungestört. Seine ausreichenden Intelligenzleistungen werden durch den von ihm verfaßten Lebenslauf und die Schilderung seiner Arbeitsstätte bewiesen.

Berlin, 2. Dezember 1913.

Mein Lebenslauf.

Ich wurde am 10. Mai 1898 zu Berlin geboren und in der St. Andreaskirche unter dem Namen Franz Georg Paul getauft. Als ich das erste Jahr erreicht hatte, wurde ich durch Unvorsichtigkeit überfahren. Ich erlitt an beiden Füßen schwere Verletzungen, welche zum Teil schon geheilt sind. Als das sechste Jahr herangekommen war, wurde ich in die 138. Gemeindeschule in der Mühlenstraße 50, eingeschult. Hierselbst lernte ich fleißig bis zum 14. Lebensjahre. In dieser Zeit hatte ich mehrere Krankheiten durchzumachen. Nämlich den Veitstanz, Rippenfellentzündung und Scharlach. Ich mußte deshalb das Krankenhaus am Friedrichshain aufsuchen. Nach einem Aufenthalt von einem Jahr wurde ich als geheilt wieder entlassen. Nachdem reiste ich auch mit einer Ferienkolonie nach dem Riesengebirge. Wo ich auch gesund und munter wieder zurückkehrte. In der darauf folgenden Zeit hatte ich viel mit den Nerven zu tun. Diese hinderten mich aber wenig. Ich beschäftigte mich mit vielen Sachen: Zeichnen, baute Flugzeugmodelle und lernte auch Violine spielen. Trotzdem ich viel in ärztlicher Behandlung war, hatte es nie einen Erfolg. Und so bekam ich im Jahre 1911 abermals eine Nervenkrankheit. Denn ich fing an, Laute auszustoßen. Und ich kam deshalb in die Königliche Charité. Trotz der Behandlung wurde es nicht besser. Und mein Vater nahm mich deshalb wieder heraus. Ich besuchte nun die Schule weiter. Am 11. September 1912 wurde ich konfirmiert. Da ich das Mechanikerhandwerk erlernen wollte, kam ich bei der Firma C. L. in die Lehre. Trotz der Nervenkrankheit gefiel es mir und begriff auch sehr bald jede Arbeit. Als ich ein Jahr hinter mir hatte, wurde es mit der Krankheit doch schlimm, und ich mußte die Lehre für einige Zeit aufgeben. Ich wurde abermals in die Königliche Charité gebracht. Wo ich mich noch zur Zeit befinde. F. G.

Berlin, den 8. Dezember 1913.

Mein Beruf.

Ich bin von Beruf Mechaniker. Meine Lehrstelle ist bei der Firma C. L., große Frankfurterstr. Die Arbeitszeit ist im Winter von 7—5 Uhr, im Sommer von 8 bis 5 Uhr. Die Fabrik beschäftigt über 1000 Arbeiter. Es werden hergestellt Sprechmaschinen, Diktiermaschinen und Motore. Da es nun viele Arbeitssäle sind, hat jeder Saal seine bestimmte Arbeit. In dem einen wird gedreht, gefräßt, gebohrt, in dem anderen wieder montiert, gestanzt usw. Ich bin in dem, wo gedreht, gefräßt und gebohrt. Es stehen an 100 dreh, fräß und bohrmaschinen in dem Saal. Als ich anfing zu lernen, mußte ich erst Feilen. Ich bekam ein Stück Rundeisen, daraus sollte ich einen Würfel feilen; Zuerst war es sehr schwierig, aber ich gewöhnte mich bald daran. Als ich diese Arbeit mehrere Wochen getan hatte, kam ich an die Fräßmaschine. Hier mußte ich Zahnräder fräßen. Diese Arbeit war leichterer. Denn die Maschinen liefen von selbst und ich braucht nur aufzupassen, daß die Zähne gleichmäßig wurden. Auch diese Arbeit mußte ich einige Wochen treiben. Ich kam darauf an die Drehbänke. Ich mußte Zinkschalldosen in Form drehen. Es war bisher die schönste Arbeit. Hierbei lernte ich auch Stähle anzufertigen. Nachdem fing ich an Achsen zu drehen. Welches das schwerste war. Denn Arbeit muß genau nach Taster und Schublehre gearbeitet sein. Hin und wieder durfte ich auch bohren und gewinde schneiden. Jeden Sonnabens mußten wir Lehrlinge Aufräumen und Ausfegen.

F. G.

Patient blieb bis zum 23. II. 1914 in der Klinik. Das Befinden zeigte während des ganzen Aufenthalts ausgesprochene Schwankungen. Zeitweilig war er leidlich ruhig, es traten dann die koprolalen Ausrufe in den Vordergrund. Die Koprolalie blieb aber nicht dauernd auf die gleichen Worte beschränkt, die Ausdrücke wechselten entsprechend den Veränderungen der Situation. So ist z. B. am 10. XII. 1913 bemerkt: Vormittags sehr unruhig, unaufhörliches Zwangssprechen. Auf ärztlichen Vorhalt depressive Reaktion, er könne ja nicht anders, „er sei krank". Beim Essen bekam Pat. einen krampfartigen Wutanfall, der, wie er selbst sagte, durch die Vorhaltungen entstanden sei. Er schlug mit Händen und Füßen um sich, zerschlug, als der Arzt das Zimmer verlassen hatte, den Teller. Rannte dann auf den Flur, rief „Hilfe, Hilfe, Feuer, ich blute". Er hatte sich an Händen und Mund wahrscheinlich durch Tellerscherben verletzt. Beruhigungsversuche anfänglich mit gegenteiligem Erfolg. Bemerkenswert ist, daß während dieses Aufregungsstadiums seine Zwangsworte völlig der Situation entsprachen. So rief er fortwährend: „Morphiumspritze, Arsenspritze, ich sterbe, ich werde verrückt u. a." Ganz in der Art der früheren pornographischen Worte. Schlägt sich dann mit der geballten Faust auf den Mund. Gibt an, er schlage sich, weil er damit verhindern wolle, daß er die Worte sage. Er könne nicht anders, er müsse sich schlagen. Hypnotischer Versuch: Patient kommt in Halbschlaf, kann die Augen nicht mehr öffnen und die Füße nicht mehr bewegen. Während der Anwesenheit des Arztes etwa eine halbe Stunde lang vollständig ruhig. Als der Arzt das Zimmer verläßt, spricht er wieder einige Zwangsworte. Auch den nächsten Tag noch starke Erregung, so daß er auf die unruhige Abteilung verlegt werden mußte. Beißt sich in Lippen und Zunge. Bittet, festgebunden zu werden, damit er sich nicht schlagen könne. An Stelle der koprolalen Worte kommen jetzt Worte, wie „Gehirnerweichung, Gehirnfunktion, Gehirnpunktion, Morphiumspritze". Gereizt depressive Affektlage, spricht davon, daß er sterben möchte, da er doch nicht wieder gesund werden könne. Starkes Bedürfnis, sich auszusprechen. Ist aufmerksam auf die Umgebung, kennt Patienten, Ärzte, Wärter mit Namen.

Ende Dezember ist Patient dann etwas ruhiger geworden.

Im Januar hat sich der Zustand wieder verschlechtert. Pat. ist sehr unglücklich darüber, weint, sobald der Arzt an sein Bett tritt: „Lieber Herr Doktor, helfen Sie mir doch, ich werde ja doch nicht mehr gesund." Ab und zu spuckt er auch nach dem Arzt, hält dann sofort wieder die Hand vor oder steckt ein Tuch in den Mund, zum Zeichen, daß er es nicht tun wollte. Die koprolalen Ausdrücke sind etwas in den Hintergrund getreten, stößt laute Schreie und undefinierbare Gutturallaute aus. Anfang Februar treten die koprolalen Ausdrücke plötzlich wieder stärker auf. Er beißt sich dauernd auf die Lippen, muß ein Tuch in den Mund bekommen, um sich nicht wehe zu tun. Eine versuchsweise angebrachte Prothese, die Ober- und Unterkiefer auseinanderhalten soll, erweist sich als unrationell.

20. II. 1914. Im Befinden ist eine Verschlimmerung eingetreten. Die koprolalen Ausdrücke kommen selten. Dagegen zeigt Pat. eine starke motorische Unruhe. Will nicht im Bett bleiben. Schlägt sich mit den Fäusten ins Gesicht, daß die Nase blutet und die Lippen schwellen. Steckt die Finger sehr weit in den Rachen, so daß er erbrechen muß. Er beißt sich fortwährend auf Zunge und Lippen, soweit es ihm nicht durch ein vorgebundenes Tuch unmöglich gemacht wird. Pat. ist sehr unglück-

lich über seinen Zustand, bittet um Schlafmittel und Festbinden der Hände. Am Tage wie in der Nacht stößt er oft sehr laute, heisere Töne aus. Auf Antrag der Eltern am 23. II. 1914 ungeheilt entlassen.

Bis 1922 blieb er zu Hause. 1914 und 1915 hat er auf dem Lande gearbeitet, Vieh gehütet. Von 1916 bis 1920 war er als Hausdiener in einer Lederwarenfabrik in Berlin beschäftigt. Seit 1922 befindet er sich, weil die sozialen Schwierigkeiten wuchsen, mit kurzen Pausen in Anstalten. Aus den uns freundlicherweise zugängig gemachten Krankengeschichten geht hervor, daß der Zustand keine wesentlichen Veränderungen erfahren hatte. Er ist klar und orientiert geblieben; hatte Krankheitseinsicht und Genesungswunsch. Die Intelligenz hat nicht gelitten. Über seinen Zustand ist z. B. am 7. III. 1922 vermerkt: Pat. führt während der Unterhaltung dauernd schüttelnde, zuckende, ruckartige Bewegungen mit dem Kopf und den oberen Extremitäten aus, wobei er ständig grimassiert und allerhand glucksende, schnalzende Töne zwischen den einzelnen Sätzen hervorbringt. 10. III. 1922: Choreatische Bewegungen halten an, nur während des Schlafes hören sie völlig auf. Pat. ist im übrigen völlig klar und geordnet, sehr betrübt über die ungewollten Bewegungen. Er klagt über Langeweile und bittet um Beschäftigung.

Er wurde mit Gartenarbeit beschäftigt. Zuweilen spielt er Geige. Sobald er den Bogen fest auf den Saiten hat, soll er gut und fehlerfrei spielen.

Die choreatischen Störungen, das Zwangsschreien hielt mit geringen Schwankungen unverändert an. Außerdem wurde der Pat. durch ein zwangshaftes Spucken für seine Umgebung sehr lästig.

Am 26. II. 1927 konnte ich den Pat. in der brandenburgischen Provinzialanstalt Teupitz selbst untersuchen[1]. Der Pat., der vorher von der bevorstehenden Untersuchung in Kenntnis gesetzt worden war und eine wesentliche Veränderung seines Schicksals befürchtete oder erhoffte, befand sich in großer Erregung. Er begrüßte uns mit Angst und Mißtrauen. Der Körper wurde im Stehen und im Sitzen durch wilde choreatische Bewegungen, besonders des rechten Armes und der Rumpfmuskulatur, hin- und hergeschüttelt. Die rechte Seite war im Ganzen etwas mehr von den Bewegungsstörungen befallen. Auch in der Gesichtsmuskulatur, rechts mehr wie links, traten in raschem Wechsel heftige ungeordnete grimassierende Bewegungen auf. Zeitweilig wurde die Zunge blitzartig vorgeschnellt und wieder zurückgezogen. Die Atmung war gleichfalls gestört; unregelmäßig explosiv. Die koprolalen Worte waren oft deutlich hörbar, zuweilen nur verwaschen; sie wurden fast stets in der gleichen Reihenfolge vorgebracht, die Reihe aber nicht immer vollständig gesagt. Wie Pat. später angab, versuchte er selbst, die obscönen Ausdrücke zu verundeutlichen. Die Unterhaltung mit dem Pat. wurde durch das Spucken, bei dem es sich aber ganz offenbar nur um einen motorisch unwillkürlichen Akt, nicht um eine beabsichtigte Äußerung handelte, sehr gestört. Das Spucken beruhte auf einer forcierten raschen, unkoordinierten Exspiration, wobei durch die Heftigkeit der Bewegung ein kleiner Speicheltropfen weit aus dem Mund herausgeschleudert wurde. Intellektuell erwies sich der Pat. völlig intakt. Gedächtnis und Kenntnisse waren erhalten, er berichtete den Verlauf seiner Erkrankung durchaus übereinstimmend mit den Angaben der Krankengeschichten, war zeitlich und örtlich orientiert, beurteilte die Vorgänge in seiner Umgebung richtig, hoffte auf Genesung. Er äußerte dringendes Verlangen nach Beschäftigung und Arbeit, zu der er, weil es infolge seiner Unruhe und seines Schreiens zu Konflikten mit anderen Pat. gekommen war, einige Zeit nicht zugelassen werden konnte. Auch über die letzten Tagesereignisse war er durch

---

[1] Für die freundliche Erlaubnis zu dieser Untersuchung möchte ich dem Herrn Direktor der Landesanstalt auch an dieser Stelle meinen verbindlichsten Dank aussprechen.

Lektüre von Zeitungen und Zeitschriften orientiert. Die Sprache zeigte choreatische Störungen, plötzliche Bremsungen und Unterbrechungen, dann wieder überhastet vorgebrachte Worte, etwas klanglos und gepreßt, im Ganzen aber inhaltlich bald verständlich und fehlerfrei. Im Laufe der Untersuchung, nachdem Pat. sich etwas beruhigt hatte, trat immer deutlicher hervor, daß die heftigsten paroxysmalen, motorischen und sprachlichen Entladungen dann erfolgten, wenn eine neue Aufgabe an ihn gestellt wurde. Blieb man aber im Rahmen der Gesamtaufgabe und verlangte darin nur verschiedene Einzelleistungen, so trat eine deutliche Beruhigung ein. Ebenso ging es beim Gespräch. Jeder Themawechsel hatte starke motorische Entladungen zur Folge, während innerhalb des gleichen Themas die Störungen immer mehr zurücktraten. So gelang es dem Pat., große Abschnitte aus der Zeitung fast fließend zu lesen, nachdem er über die ersten sprachlichen Hindernisse hinweggekommen war. Auch Schreibaufgaben wurden in gleicher Weise gelöst, so daß das Schriftbild fast nichts von der Krankheit des Schreibers verrät. Trotz der heftigen Bewegungen war es dann dem Pat. auch möglich, ein Lied fehlerfrei mit gutem Vortrag und angenehmem Klang zu pfeifen, ohne wesentliche Störung durch inkoordinierte Atembewegungen. Die Lippenöffnung bildete er links seitwärts, ähnlich wie ein Patient mit rechter Fazialislähmung. Demnach erscheint auch die Angabe des Pat., daß es ihm gelinge, ohne Störungen Geige zu spielen, sobald er den Bogen richtig auf der Saite liegen habe (d. h. wohl die Paroxysmen im Beginn abgeklungen sind), durchaus glaubhaft. Da das Instrument beschädigt und zur Zeit unbrauchbar war, konnten wir uns leider nicht von der Richtigkeit dieser Angaben persönlich überzeugen. Sie wurden aber auch durch das Pflegepersonal bestätigt. Der körperliche Befund bot außer den typischen choreatischen Symptomen nichts Auffälliges. Zielbewegungen, z. B. der Finger-Nasenversuch, wurden zu wiederholten Malen prompt ausgeführt. Über seine Koprolalie gab der Pat. an, daß es ihm nicht möglich sei, das Hervorbrechen der Worte zu unterdrücken, nur zuweilen gelinge es ihm, sie weniger deutlich werden zu lassen. Auf die Abteilung zurückgebracht, stieß Pat. laut gellende Schreie aus, die wir während der Untersuchung nicht zu hören bekommen hatten.

Es handelt sich also um einen jetzt 28jährigen Mann aus gesunder Familie, der im sechsten Jahr unter heftigem Fieber an Chorea erkrankt gewesen ist. Die choreatischen Störungen schienen anfangs, nach etwa halbjähriger Dauer ausgeheilt zu sein. Fünf Jahre später begann der Patient unartikulierte Laute, begleitet von fauchender Atmung, hervorzustoßen, die er willkürlich nur kurze Zeit unterdrücken konnte. Zu den unartikulierten Lauten traten bald Worte obszönen Charakters, die zur Diagnose einer Maladie des Tics mit Koprolalie führten. Eine poliklinische und klinische Behandlung blieb ohne Einfluß auf die Erscheinungen. Im 16. Lebensjahr des Patienten wurde wegen der inzwischen eingetretenen Verschlimmerung eine zweite klinische Aufnahme erforderlich. Die Erscheinungen hatten sich ausgedehnt, die Zahl der koprolalen Ausdrücke hatte sich vermehrt, dazu traten deutlichere choreatische Störungen. Zuweilen sind auch echolale Äußerungen beobachtet worden. Die beim Zwangssprechen verwendeten Ausdrücke wechselten, zeigten eine deutliche Anpassung an die Veränderungen der Situation. Pat. litt sehr unter seinem Zustand, den er vergebens sich zu unterdrücken bemühte. In der Klinik war er gereizt, reagierte besonders auf Vorhaltungen vielfach mit Wutausbrüchen. Er zeigte eine zwangshafte Tendenz zur Selbstbeschädigung, biß sich auf Zunge und Lippen, schlug sich mit eignen Fäusten das Gesicht blutig, so daß ihm zeitweilig die Hände festgebunden werden mußten. Im weiteren Verlauf wurde immer deutlicher, daß die Koprolalie nur Teilerscheinung einer chronisch-perennierenden Form der infektiösen Chorea war. Intellektuell hat der Pat. keine Einbuße erlitten. Er hat trotz seiner Erkrankung die Schule mit Erfolg besucht und sogar mehrfach Prämien erhalten. Er vermochte auch das Geigenspiel zu erlernen und noch bis in die jüngste Zeit gelang es ihm ohne wesentliche Störungen, nachdem paroxysmale Entladungen beim Beginn erfolgt waren, das Instrument zu spielen. Vom 18. bis 22. Jahr hat er eine Stelle als Hausdiener innegehabt, ist nur aus äußeren Gründen entlassen worden. Vom 24. Jahr ab wuchsen die sozialen Schwierigkeiten, so daß er seitdem mit kurzen Unterbrechungen in Anstalten untergebracht werden mußte. Bei der Untersuchung im Frühjahr 1927 erwies er sich intellektuell und affektiv intakt, die choreatischen Störungen, die Koprolalie, ein Spucktic bestanden in voller Heftigkeit fort.

Der Verlauf zeigt also das typische Bild der von GILLES DE LA TOURETTE beschriebenen Krankheit: Beginn in kindlichem Alter mit unwillkürlichen, in der Ausbreitung begrenzten Muskelzuckungen, die zunächst hauptsächlich die Gesichtsmuskulatur betreffen. Allmähliche Ausdehnung der Bewegungsstörungen, Beteiligung der Phonations- und Respirationsmuskulatur, durch die es zum Hervorbringen unartikulierter Laute kommt, allmählicher Übergang der unartikulierten Laute in artikuliertes, koprolales Sprechen, Andeutung von Echolalie; Erhaltung der Intelligenz und Persönlichkeit auch nach jahrzehntelangem Bestehen der mit Schwankungen chronisch verlaufenden Krankheit. Unsere Beobachtung unterscheidet sich jedoch darin von der Beschreibung dieser Fälle, wie sie GILLES DE LA TOURETTE gegeben hat, daß eine Ätiologie der Erkrankung nachweisbar ist.

An der Diagnose einer chronisch-perennierenden Form einer infektiösen Chorea minor ist in diesem Falle wohl kaum zu zweifeln. Die Familienanamnese, der Beginn der Erkrankung mit Fieber, das Alter des Pat. bei der ersten Erkrankung, die Erhaltung der Intelligenz und die Integrität der Gesamtpersönlichkeit trotz jahrzehntelanger Dauer der Störung sind hinreichend sichere Kriterien. Daß die sozialen Schwierigkeiten mit den Jahren zugenommen haben, ist noch kein Beweis für ein Fortschreiten des Leidens. Es ist vielmehr durchaus verständlich, daß durch das unveränderte Andauern der Krankheit, durch die immer wieder getäuschte Hoffnung auf Genesung, durch den Verlust der besten Lebensjahre ohne Erfüllung der drin-

gendsten sozialen und erotischen Ansprüche, der Pat. immer reiz-
barer und im Umgang mit Gesunden schwieriger wurde.

Diese Beobachtung darf nicht ohne weiteres verallgemeinert werden. Es ist wohl denkbar, daß andere symptomatisch ähnliche Fälle
vorkommen, die in das große Gebiet der heredodegenerativen Erkrankungen eingereiht werden müssen.

Von den vielen interessanten Momenten, welche der Fall bietet,
sei nur auf drei Punkte: die Koprolalie, die Entstehung der Paroxysmen und die Möglichkeit einer vorübergehenden Ausschaltung durch
bestimmte motorische Umstellungen noch näher eingegangen.

Es ist als sicher anzunehmen, daß die Koprolalie bei unserem Fall
und den ihm entsprechenden im Verlauf einer organischen Erkrankung auftritt. Damit ist aber noch nichts darüber entschieden, ob die
Koprolalie als psychogene Störung solcher Individuen, die in bestimmter Weise organisch geschädigt sind, aufzufassen ist, oder ob sie
selbst in unmittelbarer Beziehung zu der organischen Störung steht.
Aus unserer Beobachtung glaube ich nachweisen zu können, daß die
Koprolalie des G. sicher keinen rein psychogenen Ursprung hat. Das
patho-physiologische Fundament bildet vielmehr eine artikulato-
rische, phonatorische und respiratorische Hyperkinesie. Im Beginn der
Erkrankung finden sich überhaupt nur unartikulierte Laute und
Schreie, und auch später treten neben den koprolalen Ausdrücken
weiterhin unartikulierte, sprachlich nicht geformte Laute auf. Die
Koprolalie verrät ihre dyskinetische Herkunft noch dadurch, daß es
sich stets um ein Sprechen handelt, das von heftigen Störungen der
Artikulation und Atmung begleitet ist, so daß die unartikulierten
Laute wie die artikulierten Worte hervorgestoßen, -gepreßt, -ge-
schrien, -gefaucht, -gegrunzt werden.

Für den unmittelbaren Zusammenhang der Koprolalie mit der
organischen Schädigung spricht ferner ihre Vergesellschaftung mit der
Echolalie und besonders die schablonenmäßige Übereinstimmung der
Fälle. Sie geht so weit, daß trotz Verschiedenheit der gebrauchten
Worte eine motorische Ähnlichkeit der Wortreihen, selbst in verschiedenen Sprachen, nachzuweisen ist. Die Kranken sprechen fast nie
Sätze, sondern bringen nur Reihen kurzer, ein- oder zweisilbiger
Worte, in der Regel Substantive, hervor, die untereinander nicht in
Beziehung gesetzt werden. Diese Worte werden von den Kranken
meist in der gleichen Reihenfolge wiederholt, wobei aber nicht immer
die ganze Reihe zu Ende gebracht wird. Zuweilen finden sich Wortreihen, die Kinderreimen und Reigenliedern in ihrer klanglichen Gestalt ähneln.

Darin stimmt die Koprolalie mit der Palilalie überein, von der
Pick angibt, daß sie vielfach explosiv erfolge, mit einer bis zum

Schreien erhobenen Stimme, und häufig in zunehmend raschem Tempo, so daß es zu einer oft weitgehenden artikulatorischen Verschlechterung des Gesagten komme. Auch bei den postencephalitischen Kranken mit zwangsmäßigem Schreien ist in der Regel eine solche Verbindung des unartikulierten Brüllens oder des Ausstoßens artikulierter Laute und Worte mit Hyperkinesien der Atem-, Kau- und Sprachmuskulatur beobachtet worden. Ebenso litt ein Pat. mit palilalischen Symptomen, über den vor vielen Jahren schon ANTON berichtet hat, gleichzeitig an Störungen des Sprechens und der Atmung. Trotzdem bleibt die Frage für die Koprolalie noch offen, warum überhaupt ein Übergang von dem unartikulierten Laut zu dem artikulierten Wort obszönen Inhalts stattfindet.

Die Erklärung ist hier viel schwieriger als bei dem Versuch, die Echolalie und Palilalie mit den Veränderungen des Substrats in Zusammenhang zu bringen. Denn während es sich dort um einen Kampf zwischen Automatismus und Intention (PICK) handelt, ist die Aufgabe in unserem Fall, begreiflich zu machen, wie der Automatismus die Intention bestimmen kann. Während dort der Sprachapparat inhaltlich bereits eingestellt ist, und nur die Störung seines Ablaufs erklärt zu werden braucht, müssen wir nicht nur das zwangsweise Aussprechen irgendwelcher Worte, sondern die Wortwahl selbst erklären und mit der Hyperkinesie in Beziehung setzen. Die Koprolalie führt also hier auf ein ganz allgemeines psychiatrisches Problem: die Abhängigkeit psychischer Inhalte von Störungen der motorischen Funktion.

Es scheint dabei eine Reihe von Momenten nebeneinander wirksam zu sein. Daß zunächst die gebrauchten Worte eine besondere affektive Bedeutung haben und namentlich bei ihrem ersten Auftreten im Pubertätsalter des Pat. hatten, ist klar. Die Angabe, die der Pat. damals machte, daß ihm der Sinn der koprolalen Worte nicht bekannt sei, ist wenig glaubwürdig. Zum mindesten dürfen wir annehmen, daß er, wenn nicht die Bedeutung im einzelnen, so doch ihren obszönen Charakter überhaupt gekannt hat. Durch die affektive Stärke wird die vorhandene Hyperkinese, die striäre Enthemmung noch gesteigert, noch mehr gelockert, so daß die Bewegung das Wort gleichsam mitreißt. Auch hier wieder läßt sich eine Parallele zu den Erscheinungen der Palilalie ziehen. Denn von der spontanen Palilalie hebt PICK hervor, daß sie hauptsächlich die mit Affekt betonten Einzelworte betreffe. Von seinem sonst ganz schweigsamen Pat. Richter gibt PICK an, daß es nur affektbetonte Gedanken waren, denen der Kranke spontan und dann eben palilalisch Ausdruck gab. Daß die Hyperkinese als solche die entscheidende Rolle spielt und die Worte ihrer affektiven Wertigkeit nach erst an zweiter Stelle für das

Zustandekommen der Koprolalie wichtig sind, geht auch daraus hervor, daß im weiteren Verlauf, mit dem Wechsel der Situation auch die gebrauchten Worte sich verändern. An die Stelle der vorher verwandten koprolalen Worte treten dann auch bei G. andere, der neuen Situation entsprechende, die gar nicht stets obszöner Natur sind, wie: „Gehirnerweichung", „Gehirnpunktion", und an einem anderen Tage: „ich blute", „ich sterbe"; von diesen Worten hebt der Beobachter ausdrücklich hervor, daß sie ganz in der gleichen Weise, wie sonst die koprolalen Ausdrücke, hervorgebracht wurden. Diese Worte haben ihre starke affektive Bedeutung zum Teil überhaupt nur in der einmaligen vorübergehenden Situation. Aber gerade in dieser Bindung an die Situation wird es deutlich, daß die affektive Tönung, nicht aber die gegenständliche Bedeutung für die Wortwahl bestimmend ist.

In der Selbstschilderung eines katatonischen Kranken finden wir diese Scheidung des motorischen Zwanges und der erst sekundär dazutretenden Wortwahl gut beobachtet und anschaulich beschrieben. Handelt es sich hier auch um eine Schizophrenie, so ist es doch nach den Untersuchungen von KLEIST über die Motilitätspsychosen wohl nicht unberechtigt, diese Selbstschilderung[1] bei unserem Thema hier einzufügen.

„Es ist etwas Merkwürdiges, das Auftreten des Brüllwunders, bei welchem meine dem Atmungsvorgang dienenden Muskeln... dergestalt in Bewegung gesetzt werden, daß ich genötigt bin, den Brülllaut auszustoßen, sofern ich nicht ganz besonder Mühe auf seine Unterdrückung verwende... was bei der Plötzlichkeit des gegebenen Impulses nicht immer möglich ist oder doch nur bei unablässig auf diesen Punkt gerichteter Aufmerksamkeit möglich sein würde... Zu Zeiten erfolgt das Brüllen in so rascher und häufiger Wiederholung, daß für mich ein nahezu unerträglicher Zustand sich ergibt... Soweit die Voziferationen in dem Gebrauch artikulierter Worte bestehen, ist mein Wille natürlich nicht unbeteiligt. Nur das unartikulierte Brüllen ist wirklich rein zwangsmäßig und automatisch... meine ganze Muskulatur unterliegt gewissen Einflüssen, die nur einer von außen wirkenden Kraft zugeschrieben werden können... Die Schwierigkeiten, die mir beim Klavierspielen in den Weg gelegt werden, spotten jeder Beschreibung. Lähmung der Finger, Veränderung der Richtung der Augen, Ablenkung der Finger auf unrichtige Tasten, Beschleunigung des Tempos durch verfrühtes Inbewegungsetzen meiner Fingermuskeln..."

Es ist also einerseits eine Steigerung der Hyperkinese von der affektiven Seite her und ein Mitreißen der affektiv betonten Worte

---

[1] Zit. nach K. JASPERS, „Allgemeine Psychopathologie".

für das Zustandekommen der Koprolalie anzunehmen, andererseits bemächtigt sich die artikulatorische Hyperkinese gerade solcher Ausdrücke, die durch ihre affektive Bedeutung dem Spannungscharakter der Hyperkinese im Erlebnis angemessen sind. Dabei dürfte im Beginn die gegenständliche Bedeutung der Worte noch einen gewissen Einfluß auf die Auswahl gehabt haben, während sie im weiteren Verlauf wohl schon zu leeren Worthülsen geworden sind, denen nur noch eine bestimmte affektive Tönung anhaftet. Ebenso pflegt ja bei dem Fluchen des Gesunden auch nur die affektive Tönung oder Tendenz der Worte, nicht aber ihre sprachliche Bedeutung wirksam zu sein, die ja ohnehin durch die Volksetymologie oft entstellt und unverständlich geworden ist. Im Laufe der Jahre ist dann wohl allmählich eine fixe Bindung zwischen koprolalem Wort und Hyperkinese eingetreten, so daß jetzt eine Wahl überhaupt nicht mehr stattfindet.

Die Worte haben bei der Koprolalie also nicht so sehr eine deskriptive als indikative Bedeutung. *Das Sprechen wird zum Bestandteile einer motorischen Gesamtaktion, so daß hier das Sprechen die Sprache, d. h. die Wortwahl bestimmt.* Die Koprolalie ist nicht der einzige Fall in dem die Motorik über das Gesprochene entscheidet. Ansätze dazu finden sich fast in jedem lebhaften Gespräch. Dabei läßt sich dann stets beobachten, daß nur solche Worte gewählt werden, die durch ihre affektive Tönung und ihren motorischen Charakter der Gesamtaktion entsprechen. Die *Kompatibilität zwischen Handlung und Wort* beherrscht die Wortwahl. Dieser Aktionscharakter ist für die Erklärung einer ganzen Reihe psychopathologischer Erscheinungen von Bedeutung.

Für den ganzen Zusammenhang der Koprolalie bleibt zu beachten, daß ja das schweigende Denken eine in den Kinderjahren erst allmählich erworbene soziologische Verhaltensweise ist. Auch bei vielen oder sogar den meisten Erwachsenen ist noch das schweigende Denken und das innere Sprechen stets von Innervationsansätzen der Sprachmuskulatur begleitet. Diese Ansätze nehmen an Intensität um so mehr zu, je schärfer die nicht ausgesprochenen Gedanken sprachlich formuliert werden sollen, während umgekehrt eine gewollte oder aus der Ermüdung hervorgehende Entspannung die Struktur der Denkgebilde immer mehr verwischt und dem Traumhaften annähert. Eine von WILBRAND beobachtete palilalische Kranke mußte nach dem Fortfall der motorischen Hemmungen durch einen Schlaganfall alles, was sie im Stillen dachte, laut vor sich hinsprechen.

Die erworbene soziologische Verhaltensweise des schweigenden Denkens kann nach zwei Richtungen hin durchbrochen werden. Die eine Möglichkeit finden wir bei dem Menschen, der zu lauten Selbstgesprächen neigt, verwirklicht. Er gelangt zu seinem von dem „Normalen" abweichenden Verhalten durch eine vorübergehende oder länger dauernde Ausschaltung der gewöhnlichen soziologischen Bindungen. Innerhalb dieser Beziehungen kann dagegen auch den Normalen ein besonders affektbetontes Erlebnis zu „ungewollten" sprachlichen Ausdrücken des Erstaunens, Entsetzens, Erschreckens hinreißen. Auch hier gibt es vom bloßen Aufschrei über die artikulierte Interjektion zum sinnbelasteten, aber nicht sinnvoll gemeinten Wort alle Stufen des Ausdrucks. Der angstvolle Schrei nach der Mutter zum Beispiel ist in gefährlichen Situationen kein zweckvolles Rufen, sondern hat nur den Charakter der Interjektion. Ebenso dürfte in vielen Fällen das koprolale Wort nur noch den Wert einer Interjektion haben. Wie bei dem Gesunden einerseits das überraschend andrängende affektive Erlebnis die erworbene diplomatische Haltung des Schweigens über den Haufen wirft, so kommt auch beim Gesunden ferner die Situation vor, daß eine durch den Widerstand des Objekts veranlaßte heftige motorische Anstrengung in der Gesamtbewegung auch die Sprachmotorik mit in Gang setzt; in diesem Falle werden dann auch von dem Gesunden Worte des Schimpfens und Fluchens gewählt, die der motorischen Spannung adäquat sind. Gerade bei den Flüchen ist deutlich zu erkennen, wie die Art der motorischen Aktion den rhythmischen und dynamischen Aufbau der Sätze, und unabhängig davon die Wortwahl, beeinflußt. So finden wir bei den durch den Widerstand des Objekts geforderten antreibenden Flüchen eine rhythmisch-dynamische Satzfigur dergestalt, daß nach einem – zuweilen fehlenden – Auftakt eine stark betonte und gedehnte Silbe hervorgebracht wird, die in Notenschrift etwa mit einem punktierten Viertel ausgedrückt werden könnte. Auf sie folgen eine Reihe rascher gesprochener Silben, musikalisch etwa mit Achteln zu bezeichnen, in einem deutlichen Dekreszendo. Diese Figur kann mehrmals hintereinander wiederholt werden, wobei sie in der Regel an Prägnanz mehr und mehr einbüßt. Die gleiche Figur kommt auch in anderen Sprachen vor; dort läßt es sich ebenso wie im Deutschen wahrscheinlich machen, daß die Worte, insbesondere diejenigen, in denen der Fluch ausklingt, so gewählt sind, daß sie der durch die Motorik geforderten Gliederung entsprechen. Die Satzfigur verändert sich, wenn der Fluch eine Handlung, die in feinen Einzelbewegungen auszuführen ist, oder eine Aktion vom Charakter der Bremsung begleitet.

In den bisher gebrachten Beispielen hat die Sprache noch keine semantische Funktion, d. h. sie ist noch ganz Ausdruck, zielt aber nicht auf Mitteilung. Jedoch auch im Gespräch mit anderen bleibt das Sprechen in seinem Tempo, seiner Ordnung, seiner Dynamik von der affektiven Spannung abhängig. In einer lebhaften Diskussion, im

Zorn, in Gefahr, steigert sich das Sprechen zum Schreien, die Worte sprudeln hervor, der Satzbau wird ungeordnet, Worte werden wiederholt und andere ausgelassen. Dabei ist das Schreien nicht notwendigerweise ein tendenziöses Überschreienwollen des anderen, sondern das Piano und Forte des Sprechens ist durch die Veränderungen der Atmung bedingt, die selbst wieder den „Gemütsbewegungen" entsprechen.

Die Koprolalie ist im Ganzen wohl eher als Ausdruck, nicht als Mitteilung zu werten. Daß sie gerade dann besonders heftig auftritt, wenn die Kranken mit anderen Menschen zusammenkommen oder ins Gespräch gezogen werden, ist von der affektiven Erregung in solchen Situationen abhängig. Es kann aber auch, wie die dreigliedrige Beziehung von Affekt – Kinese – Sprechen erwarten läßt, schon die bloße Steigerung der Bewegungsintention in den entsprechenden Muskelgebieten die Koprolalie auslösen. So haben unser Pat. G. und ähnlich ein postenzephalitischer 16jähriger Kranker PICKs übereinstimmend angegeben, daß durch das Essen der koprolale bzw. palilale Zwang zum Reden gesteigert werde. Diese Beobachtung weist schließlich auf die lokalisatorischen Nachbarschaftsbeziehungen des Sprechens, Kauens und Schluckens hin, für die OPPENHEIM und C. VOGT den vorderen Teil des Putamens als regulierendes und hemmendes Organ angenommen haben.

Die Ähnlichkeit der choreatisch bedingten Koprolalie unseres Pat. mit der postenzephalitischen Klazomanie (BENEDEK) und der Palilalie überhaupt läßt die Annahme begründet erscheinen, daß wir auch in der Koprolalie nur ein „Teilstück striärer Motilitätsstörungen" vor uns haben. Bei der Auswahl der obszönen oder lästerlichen Worte werden dann erst sekundär psychische Vorgänge wirksam, die aber in diesen Fällen jedenfalls nicht den Aufbau haben dürften, wie sie für die Zwangserscheinungen überhaupt die Psychoanalyse angenommen und in Anlehnung daran, in etwas erweiterten Rahmen, KRONFELD in jüngster Zeit dargestellt hat. Eine Deutung der Koprolalie als Aggression, von der sowohl das Aussprechen wie die Wortwahl abhängig wäre, scheint mir nicht ausreichend für diese Störung zu sein.

Ich glaube nicht, daß man in den koprolalen Ausdrücken irgendein tendenziöses auf den andern gerichtetes Verhalten sehen darf; es ist ein Sprechen, kein Ansprechen und Mitteilen, wenn auch durch das Dazukommen dritter Personen die Koprolalie gesteigert wird. Darin unterscheidet sich die Koprolalie aber nicht von den übrigen hyperkinetischen Störungen der Patienten.

Ganz analog dem koprolalen Sprechen verhält sich zum Beispiel bei unserem Pat. das zwangshafte Spucken. Auch das ist ein Spucken und kein Anspucken, obwohl es gerade dann besonders heftig auftritt,

wenn der Pat. mit anderen ins Gespräch kommt. Der Pat. hat schon
in den ersten Jahren seiner Krankheit den Ärzten zu verstehen gegeben, daß er gar nicht spucken wolle. Es ist aber im allgemeinen in
der ärztlichen Beurteilung dieses Phänomens doch ebenso wie bei dem
Pflegepersonal, der Familie, den Laien die Auffassung einer psychogenen Handlung mit offenbarer oder versteckter böswilliger Tendenz
herrschend geblieben, der rein organische, hyperkinetische Charakter
des Symptoms dagegen verkannt worden.

Der Pat. hat mit allen Mitteln versucht, der Hyperkinese und
der Koprolalie Herr zu werden. In seinem Selbstbeschädigungsdrang,
in seinem hemmungslosen Wüten gegen den eignen Körper scheinen
mir wiederum rein organische und sekundäre psychische Mechanismen, in einer noch analysierbaren Weise, sich zu mischen. Der Pat.
züchtigt und wehrt dem Organ, das sich aus dem Funktionszusam-
menhang losgelöst hat, er schlägt nicht sich, sondern seine Sprach-
werkzeuge, die seinem Willen nicht mehr gehorchen und sich fremd
und feindlich zu ihm verhalten. Ein jeder Kranke erlebt, wie sich die
Grenze des Ichs verschiebt und der Körper, der in gesunden Tagen
ganz ich-nahe ist, in die Ordnung der ich-fremden Dinge einrückt.
Dieses Erlebnis der Entfremdung des eigenen Körpers ist verständ-
licherweise bei motorischen Störungen, insbesondere bei Hyperkinesien am intensivsten. Der Kranke ist zugleich Subjekt und Objekt
seines Handelns, wie es durch die reflexive Sprachform „er schlägt
sich" treffend ausgedrückt wird. Der ungeordnete hyperkinetische
Drang, der bei jeder Handlung des G. eintritt, erhält erst durch den
gleichzeitig vorhandenen Wunsch, die Hyperkinese zu unterdrücken,
sein Ziel. In der Ausführung wird die Absicht, die sprachliche Hyperkinese zu unterdrücken, durch die allgemeine motorische Übererreg-
barkeit zur äußersten Heftigkeit gesteigert.

Es ist vielleicht erlaubt, diese letzten Überlegungen auch auf die
Entstehung der Koprolalie zu übertragen, und den vorher angeführten Momenten der Pathogenese dieses Symptoms hinzuzufügen. Der
Gesunde wird durch den Widerstand des Objekts zu zornigen Aus-
rufen, zu Flüchen hingerissen. Der Fuhrmann wettert und schimpft,
wenn die Pferde störrisch sind und nicht anziehen, oder wenn sie im
gewünschten Augenblick nicht stillstehen wollen. Der Widerstand, mit
dem unser Kranker zu kämpfen hat, ist die hemmungslose Motorik
seines eignen Körpers. In der bereits ereigneten Koprolalie könnte
also für die Wortzahl eine aus dem gleichzeitigen Widerstreben gegen
die artikulatorischen und respiratorischen Hyperkinesien – dem Fluchen beim Widerstand des fremden Objekts vergleichbar – hervor-
gegangene Tendenz bedeutsam sein. Das würde also heißen, daß an
dem fertigen Symptom zugleich die Hyperkinesie und der Wider-

stand gegen dieselbe teilhaben, der sich in Worten aus dem sexuellen oder religiösen Tabu äußert. In der Folge kurzer Worte, die, voneinander abgesetzt, mit einem kurzen Anhalten der Phonation, hervorgestoßen werden, ist noch im Motorischen die aus Antrieb und Widerstand erwachsenende Bremsung erkenntlich.

Die in den Fällen von Pick, Anton und Löwy wahrscheinlich gemachte striäre Lokalisation der Palilalie stimmt mit dem in unserem Fall für die choreatisch bedingte Koprolalie anzunehmenden anatomischen Veränderungen gut überein. Der Nachweis organischer Veränderungen in solchen Fällen läßt natürlich noch nicht den Schluß zu, daß alle Fälle von Koprolalie in gleicher Weise organisch bedingt seien. Imerhin spricht ja gerade die häufige, wenn nicht regelmäßige Verbindung von koprolalen Störungen mit ausgedehnten Tics, wie sie das Bild der *Gilles de la Tourette*schen Krankheit ausmachen, sehr für die Annahme einer durchgehenden organischen Natur dieses Leidens. Es ist mir zweifelhaft, ob Koprolalie ohne begleitende kinetische Störung überhaupt einwandfrei beobachtet ist. Jene der Exhibition nahestehenden Fälle, in denen die Patienten andere Menschen durch obszöne Redensarten belästigen, gehören nicht hierher. Sie unterscheiden sich schon dadurch von der *Gilles de la Tourette*schen Erkrankung, daß sie als sexuelle Ersatzhandlung an bestimmte Zeiten, Örtlichkeiten, Situationen gebunden sind und nur der Lösung sexueller Spannungen dienen.

Neben der Koprolalie gibt der Fall G. noch die Möglichkeit, auf zwei Erscheinungsgruppen, die paroxysmalen Entladungen und die Ausschaltung der hyperkinetischen Koordinationsstörungen durch Einstellen auf bestimmte Aufgaben näher einzugehen. Es ist in der Krankengeschichte ja davon berichtet worden, daß G. imstande war, Geige zu spielen, daß er dabei nur im Beginn durch unkoordinierte Bewegungsparoxysmen gestört wurde, dann aber frei von den sonstigen Bewegungsentgleisungen sein Stück spielen konnte. Wie in unserem Fall, so dürften wohl überhaupt diese beiden Symptomgruppen in einem sehr nahen inneren Zusammenhang stehen. In der eignen Beobachtung des G. konnten wir uns davon überzeugen, daß die Bewegungsparoxysmen zwar in unregelmäßigen, aber doch nicht zufälligen zeitlichen Abständen auftraten. Vielmehr erwiesen sie sich als abhängig von dem Wechsel der Gesamtsituation. Eine neue motorische Aufgabe, aber auch schon der Übergang von einem Thema zu einem anderen während der Unterhaltung, war regelmäßig von zunehmend heftigen Bewegungen begleitet, während ihre Intensität rasch abnahm und auf einem niedrigen Grad verblieb, solange der Pat. innerhalb der gleichen Aufgabe agierte oder sich über einen thematisch zusammenhängenden Fragenkomplex unterhielt. Die Paroxysmen begleiten also die gröberen Umstellungen, wie sie der Übergang von einem Thema zum anderen, von einer Aufgabe zur anderen, erfordert. Das Spielen eines Musikstücks ist eine in sich zwar mannigfaltig gegliederte, aber doch einheitliche und übersichtliche Gesamtaufgabe. Es handelt sich dabei nicht so sehr um die Wiederholung gleichartiger Bewegungen als um ein durch die Technik des Instrumentes und den Bau der Komposition gefordertes geordnetes Bewegungsgesamt. Entscheidend also für die Auslösung von Paroxysmen wie für das Absinken der Koordinationsstörungen auf ein Minimum ist demnach nicht die Einzelbewegung und ihre Folge, sondern ihre Einordnung in eine ganzheitliche Aufgabe, mit deren Wechsel Umstellungen der Gesamtperson und Gesamtmotorik erfolgen müssen.

Analoge Erscheinungen bei den Gesunden finden sich besonders deutlich bei einem plötzlichen und unvorbereiteten Wechsel der Aufgabe. Die psychotechnischen Prüfungen zum Beispiel haben mancherlei interessantes hierher gehöriges Material ergeben.

Von pathologischen Erscheinungen kann ergänzend noch darauf hingewiesen werden, daß bei aphasischen, aber auch bei palilalischen Störungen das Reihensprechen in der Regel glatt gelingt, daß ferner Iterationen sich oft im Beginne eines Satzes finden, der weitere Teil aber, wenn es sich nicht um zu kompliziert gebaute Sätze handelt, ungestört hervorgebracht wird. Es ließen sich gerade bei palilalischen Kranken mit einer Auswahl geeigneter Sätze leicht Experimente ausführen, durch die die hier angenommene Bedeutung der von kortikalen Impulsen abhängigen Umstellung auf die Ein- und Ausschaltung paroxysmaler, striärer Hyperkinesien noch genauer bewiesen werden könnte.

Die Umstellung gelingt in vielen hierher gehörigen Fällen, nicht nur bei der Reproduktion eingeübter Reihen, sondern auch beim Lesen, Schreiben, musikalischer Betätigung. Wesentlich dürfte dabei nicht nur die Kohäsion der Glieder eingeübter Reihen sein, sondern, wie das Lesen unbekannter Texte, das Schreiben nach Diktat zeigt, der Fortfall einer großen Anzahl von Bewegungsansätzen, die bei dem spontanen Sprechen mit der Formulierung des Gedankens, dem Entwurf des Satzes, der Wahl der einzelnen Ausdrücke vorkommen. Entscheidend für das Gelingen der Umstellung ist also, daß es sich dabei um vorgezeichnete, vom Objekt geführte Bewegungen handelt. Auch bei dem Gesunden finden wir beim spontanen Sprechen, daß sich die Wortwahl in Pausen, die den Redefluß unterbrechen, kundgibt oder, wenn die Ansätze zum Sprechen stärker werden, noch ehe das Wort gefunden ist, sich in Füll-lauten – einem „Üh" u. dgl. – und schließlich sogar in artikulierter aber nicht inhaltlich gemeinten –

einem gedehnten „und", einem „nicht wahr" u. ä. – entlädt. Gerade letztere Erscheinung der Gesunden zeigt eine deutliche Beziehung zur Koprolalie, jedenfalls soweit es das Grundproblem der Bestimmung der Intensität durch Automatismen angeht.

Die Notwendigkeit der Umstellung ist in allen diesen Fällen keineswegs nur durch äußere Anlässe, durch Veränderungen in der Umgebung oder die Anforderungen anderer Personen gegeben. Sie tritt auch bei dem sich selbst überlassenen Kranken mit dem spontanen Wechsel der Denkinhalte oder der Strebungen und Bedürfnisse ein.

* *
*

Das positive Ergebnis der bisherigen Untersuchungen machte es wünschenswert, die bei den Choreatikern gewonnenen Erfahrungen durch entsprechend ausgeführte Katamnesen von Tic-Kranken zu ergänzen und zu bestätigen. Es war zu erwarten, daß auch bei einem Teil dieser Fälle der Zusammenhang der Tics mit einer überstandenen Chorea oder einer dieser verwandten Infektion sich nachweisen oder wenigstens doch wahrscheinlich machen ließe. Eine derartige Ätiologie des Leidens war besonders bei den Kranken zu vermuten, bei denen die Motilitätsstörungen sich schon vor dem 5. und 6. Lebensjahr bemerkbar gemacht hatten.

Da es uns für diese Gruppe nicht erforderlich erschien, den Verlauf in einem so lang gedehnten Zeitraum zu überblicken wie bei der Chorea, haben wir aus den poliklinischen Zugängen der letzten Kriegs- und ersten Nachkriegsjahre eine Anzahl Patienten ohne Auswahl zur Nachuntersuchung aufgefordert. Von ihnen haben sich 17 weibliche Kranke zur Nachuntersuchung eingefunden. Unter ihnen war eine sichere Beziehung zur Chorea bei dreien, eine Beziehung zu gehäuften oder schweren Formen von Angina bei weiteren drei Patientinnen nachzuweisen. In einem Fall ist ein Zusammenhang mit einer Scharlacherkrankung, die wir ja nach den allgemeinen Erfahrungen der Ätiologie der Chorea minor hier auch berücksichtigen müssen, wahrscheinlich. In drei Fällen blieb der Zusammenhang zweifelhaft, in den sieben übrigen verliefen unsere Nachforschungen negativ. Bei den positiven Fällen waren bei dreien Motilitätsstörungen jetzt nicht mehr nachweisbar. Doch wurde in dem Scharlachfall angegeben, daß nach Atropininjektionen, die zur Bekämpfung schwerer asthmatischer Anfälle angewandt worden waren, unwillkürliche Zuckungen im linken Arm eintraten, die etwa eine Woche lang angehalten haben sollen und die die Patientin beim Klavierspiel empfindlich störten. Von den zweifelhaften und negativen Fällen waren sechs frei von ticartigen Bewegungen, während bei den vier anderen die Tics seit der ersten Untersuchung ununterbrochen oder mit kurzen Remissionen andauerten. Die Annahme, daß gerade bei den frühesten Erkrankungen, vor dem 5. Lebensjahr, der Nachweis einer erworbenen Schädigung gelingen werde, hat sich nicht bestätigt. Von fünf Fällen mit einem Beginn vor dem 5. Jahre gehören drei in die negative und nur zwei in die positive Gruppe.

Ich lasse hier die Krankengeschichte der positiven Fälle der oben angegebenen Ordnung entsprechend folgen:

E. B., neunjährige Schülerin. Erste Untersuchung am 1. X. 1919. Zangengeburt, rechtzeitig Sprechen und Laufen gelernt, mit sechs Jahren Rippenresektion. Sehr trotzig, lügt viel. Seit einem halben Jahr Verzerren der Augenlider, Blinzeln. Danach brachte sie eigenartige Töne bei geschlossenem Munde hervor, die sich wie Töne eines „jungen Hundes" anhörten. Starkes „Schnüffeln". Seit drei bis vier Monaten dauernd nickende Bewegungen mit dem Kopf, die manchmal auch im Schlafe vorkommen sollen.

Objektiv: Während der Untersuchung alle paar Sekunden kurze nickende Bewegungen des Kopfes vom Charakter des Tic. Können nicht unterdrückt werden. Die übrigen von der Mutter beschriebenen Tics kommen nicht zur Beobachtung.

Nachuntersuchung am 31. I. 1927. Zuckungen sind nicht mehr sichtbar. Schwere Psychopathie. Nach Angabe der Mutter ist sie zwei Jahre nach der ersten Untersuchung an einer Chorea erkrankt und in einer inneren Klinik behandelt worden.

G. H., neunjähriges Mädchen. Erste Untersuchung am 1. XI. 1919. Mit sechs Jahren an Chorea erkrankt. Bis dahin normal. Seit kurzer Zeit häufig grimassierende Bewegungen, Schnüffeln, Augenzukneifen. Seit acht Tagen klagt Pat. über Kopfschmerzen an beiden Schläfen. Morgens Übelkeit. Kein Erbrechen. Schlaf gut. Pat. gibt an, daß sie die Kopfschmerzen in der Schule bekommen habe, daß sie nur ganz kurz gedauert hätten.

Mit zwölf Jahren kein Grimassieren mehr, bis zum 14. Jahr noch „Augenblinzeln", danach keine motorischen Störungen mehr. Gelegentlich „Zusammenzucken im Schlaf", beim Einschlafen. Seit einem Jahr menstruiert. Schule bis Oberklasse absolviert. Nie sitzen geblieben. Ein halbes Jahr zu Hause. Jetzt Verkäuferin, angeblich tüchtig. Ganz sporadisch und von aller Beeinflussung unabhängige, vereinzelte, unbemerkte, nicht unterdrückbare, rasche, nicht reproduzierbare Zuckungen im rechten Mundwinkel und leichte Oppositionsbewegungen des rechten Daumens.

J. D., 23jährige Putzmacherin. Erste Untersuchung am 4. III. 1921. Seit dem 10. Jahr Zuckungen im Gesicht, besonders Augen, Mund, außerdem Halsmuskulatur. Früher auch mit den Schultern gezuckt, soll nach elektrischer Behandlung verschwunden sein. Seit drei Wochen im Anschluß an einen heftigen Ärger im Beruf Verschlimmerung der Zuckungen. Ein Bruder soll an ähnlichen Zuckungen leiden. Mutter sehr nervös, aufgeregt. 16 Geschwister. Wenn Pat. versucht, die Zuckungen zu unterlassen, kommt ein beängstigendes Gefühl über sie, wodurch die Zuckungen wieder ausgelöst werden.

Objektiv: In unregelmäßigen Abständen treten in den genannten Gebieten, oft sehr schnell hintereinander, dann wieder in Pausen von Minuten bis zu einer Viertelstunde, Zuckungen auf. Teils sind es kurze, grobe Zuckungen des ganzen Kopfes, meist im Sinne der Verneinung, teils schwächere Zuckungen der Augenlider, des Platysma, Heben der Nasenflügel, seitliches Verziehen der Mundwinkel.

Nachuntersuchung am 3. II. 1927. Zur Anamnese gibt Pat. noch an, daß sie das 15. von 17 Kindern ist. Von diesen leben nur noch fünf, die übrigen sind klein gestorben. Als Kind oft Halsentzündung, kein Gelenkrheumatismus. Erst mit zwei Jahren Sprechen und Laufen. In den ersten Jahren Spasmus nutans. Die Zuckungen, wie sie jetzt bestehen, setzten im 10. Jahr ein, anfangs wurde die Diagnose Veitstanz gestellt. Seit jener Zeit sehr reizbar, außerordentlich schreckhaft, ängstlich, während sie als Kind „auf jeden Baum bis zur Spitze kletterte". Graust und ekelt sich leicht. Schlaf ist schlecht, unruhig. Zuckt beim Einschlafen häufig so stark zusammen, daß sie dadurch wieder munter wird. 1922 Diphtherie. Seit 2¹/₂ Jahren verheiratet, keine Kinder, keine Schwangerschaft. Bei Ablenkung, wie Lesen, Handarbeiten, sollen die Zuckungen aufhören. Willkürlich kann sie sie nur für kurze Zeit unterdrücken, dann kommen sie desto heftiger nach. Häufig stundenlang anhaltender Singultus, keine psychische Auslösung. Die Bewegungsstörungen treten auch in der Ruhelage auf, schwinden jedoch im Schlaf. Objektiv: Lebhafte vereinzelte, nicht rhythmische Zuckungen des linken Armes. Gelegentliche Zuckungen im Orbicularis oculi und oris rechts und in der Stirnmuskulatur. Beim Prüfen der rhythmischen Bewegungen rhythmische Zuckungen der Kinnmuskulatur. Der rechte Mundwinkel hängt etwas. Unwillkürliches „Schnüffeln", stößt die Luft durch die Nase laut ruckweise aus, von der Pat. selbst nicht bemerkt. Zuckungen von choreatischem Charakter in der Schultermuskulatur und in den Beinen. In unregelmäßigen Pausen heftige brüske Zuckungen der Bauchmuskulatur rechts, mit Verziehung des Nabels nach rechts und Einziehung der Oberbauchgegend durch Kontraktionen des Zwerchfells. Die Zuckungen gleichen einander im Ablauf durchaus. Starke Mitbewegungen der rechten Hand. Das Herz ohne Befund.

L. M., elfjähriges Mädchen. Erste Untersuchung am 3. XII. 1919. Einziges Kind. Vor einem Vierteljahr begann Pat. mit den Augenlidern zu zucken oder sie plötzlich nach oben zu ziehen. Allmählich verlor sich das Zucken der Lider und ist seit etwa sechs Wochen ganz verschwunden. Vor acht bis neun Wochen begannen ruckhafte Bewegungen des Kopfes von einer Seite zur anderen und Emporzucken der Schultern. Im Schlaf hören die Bewegungen auf. Mutter des Pat. berichtet, Pat. habe im Beginn auch großes Schlafbedürfnis gehabt, sei leicht ermüdet gewesen. Mutter suchte im Anfang vergeblich durch Strenge die „Angewohnheit" wegzubekommen. Pat. sei in der Schule unter den guten Mittelschülern gewesen, nach den großen Ferien 1919 sei ihr das Lernen schwerer geworden, sie sei zerstreut gewesen und dann immer sehr ängstlich, daß die Arbeiten nicht genügten; habe deswegen auch sehr unruhig geschlafen. Pat. sei immer ängstlich gewesen, schon als Kind weggelaufen, wenn viele Kinder zusammenkamen. Mutter mußte sie öfters zur Schule bringen, weil sie aus Angst nicht hingehen wollte; vor der Schule hat Pat. fast nichts gegessen, auch manchmal in der Schule erbrochen. Sonst sehr guten Appetit. Seit vier Wochen öfters Drücken in der Magengegend, besonders wenn Pat. einen Ausgang vorhatte.

Objektiv: Alle paar Sekunden ruckhafte seitliche Negationsbewegung des Kopfes, ebenso eine leichte ruckhafte Kontraktion der schulterhebenden Muskeln, während der Untersuchung öfters bis zu einer halben Minute etwa aussetzend. Kind sagt, es könne das Zucken wohl eine kurze Zeit unterdrücken, aber dann „ginge es wieder los".

Nachuntersuchung: 30. VII. 1926. An Kinderkrankheiten: Scharlach, Masern, Diphtherie, Keuchhusten, Lungenentzündung. Sehr häufig eitrige Mandelentzündungen (fast alle vier Wochen), 1916 Tonsillektomie. Kommt leicht außer Atem. Das Zucken hat fast ganz aufgehört. Bei Aufregungen jetzt Druckgefühl im Magen, Erbrechen. Im ganzen sehr empfindlich, etwas schüchtern, viel Angst, besonders vor den Menschen, errötet leicht, nicht schreckhaft. Besucht die Frauenschule. Ist sehr gewissenhaft; wenn sie eine Aufgabe nicht erledigt hat, schläft sie schlecht, kann nicht recht essen. Spricht viel im Schlaf, kein Aufschreien. Liegt sehr unruhig, ist mehrfach aus dem Bette gefallen. Die Stimmung ist meist sehr schwermütig; hat viel

Angst vor der Zukunft, durch kleine Mißgeschicke ist sie für längere Zeit verstimmt; körperlich hat sie sich in den letzten Jahren, namentlich hinsichtlich des Körpergewichts, nicht sehr günstig entwickelt. Das Unwohlsein ist spärlich und schmerzhaft.

Im Beginn der Untersuchung lebhafte zuckende Bewegungen im Arm rechts und Hals von choreatischem Charakter. Später übermäßige Reaktionen der mimischen Muskulatur. Lebhafte Unruhe, besonders in der Kinn- und Lippenmuskulatur. Von den gröberen Zuckungen im rechten Arm, die auch die Mutter bei Aufregungen beobachtet hat, weiß die Pat. nichts. Ein Hochziehen der Brauen, von dem Pat. berichtet, ist hier nicht zu beobachten gewesen.

E. P., zweijähriges Mädchen. Erste Untersuchung am 24. IX. 1918. Seit acht Tagen bemerkt die Mutter am Kinn Gesichtszuckungen, weiß nichts von vorheriger Krankheit. Einige Wochen vorher sollen die Augen geträn haben und entzündet gewesen sein; sonst keine Krankheitserscheinungen. Hat schon mit neun Monaten angefangen zu laufen. Sprache hat mit acht bis zehn Monaten eingesetzt, sich dann aber langsam entwickelt. Spricht jetzt noch undeutlich. Lebhaftes Kind, agil, betrachtet alles mit Interesse, steckt z. B. Bleistifte auf die Hülse, spricht einzelne Worte und Namen, z. B. „Papa", „Papier", „Tasche", „Buch", „Blei". Man sieht von Zeit zu Zeit ticartige Zuckungen in der beiderseitigen Facialismuskulatur aller Äste kurz und ruckweise.

Nachuntersuchung: 27. X. 1926. Dem Beginn der Zuckungen war ein Keuchhusten einige Zeit vorangegangen; später Masern, Lungenentzündung, Diphtherie, Halsentzündungen häufig wiederholt. Vor zwei Jahren Rachenmandeln exstirpiert. Eine Zeitlang, mit vier Jahren etwa, hat sie abends immer so lange gehustet, bis sie erbrach. Das Zucken besteht fort, betrifft jetzt noch die Augen und den Mund. Es nimmt zu, wenn sie müde ist oder sich aufregt. Ist sehr schreckhaft, ängstlich, schläft unruhig. Spricht im Schlaf, schreit und stöhnt auf, wirft sich viel herum. Beim Essen sehr mäkelig. Sehr empfindlich an der Haut, kann keine wollenen Sachen tragen. Ist leicht traurig. Geht gern zur Schule, lernt gut. Den vier Jahre jüngeren Bruder quält sie viel. In der Schule und für andere macht sie alles gern, „aber nicht für Mutti". Ist unordentlich in ihren Sachen, kleidet sich aber gern schön. Spielt viel lieber mit Knaben.

Adenoide Gesichtsbildung; bekommt nur schwer Luft durch die Nase. Außerordentlich starke Verlegenheitsbewegungen; steckt den Kopf zur Seite hinter den Rücken der Mutter. Ist nur schwer zu Äußerungen zu veranlassen. Intellektuell gut. Sehr starke Mitbewegungen beim Lesen (leise, laut), weniger beim Leisezählen. Beim Händedruck wird die andere Hand, aber auch die Beine werden mitbewegt, der Rücken durchgebogen. Bei Intelligenzprüfungen dauert es lange, bis sie die längst gewußte Lösung ausspricht; dabei Verlegenheitsbewegungen im ganzen Körper, beugt den Kopf auf die Brust, dreht die Finger hin und her, verkrampft die Zehen. Die Ticbewegungen: Augenblinzeln, Schnüffeln treten zunächst spontan nicht auf, dagegen macht sie sie auf Drängen vor. Nach ihren Angaben brennen die Augen stark, ehe sie blinzelt, danach Erleichterung. Abgesehen von den Ticbewegungen, den Mit- und Verlegenheitsbewegungen treten deutliche kurze Einzelzuckungen und ganze Serien solcher in der Kinnmuskulatur, gelegentlich auch im Sternocleidomastoides und Pectoralis auf. Sie sind von der Mutter nicht beobachtet worden. Sie bleiben auch dann bestehen, wenn das Kind ruhig liegt und alle anderen Bewegungen verschwunden sind. Stark zyanotische, kalte Hände und Füße. Sonst somatisch o. B.

E. N., achtjähriges Mädchen. Erste Untersuchung am 29. IV. 1916. Schon zweimal Ticstörungen gehabt. Der Tic heilte vor vier Jahren gut ab; hat damals Brom genommen. Seit drei Wochen ist der Tic ohne jeden ersichtlichen Grund wieder aufgetreten. Er ist nicht immer vorhanden, tritt nur anfallsweise auf, besonders wenn sie aufgeregt ist und man auf sie achtet. Schüttelt dabei den Kopf hin und her oder blinzelt rasch hintereinander mit den Augen. Kann den Tic unterdrücken, aber nur sehr schwer. Sonst ein ganz normales Kind. Sehr fleißig und gehorsam, lernt sehr gut (mit zwölf Jahren in der ersten Klasse). Keine Auffälligkeiten; objektiv am Nervensystem kein Befund. Der Tic wird während der Untersuchung nicht beobachtet.

Nachuntersuchung: 1926. 1916 Mandelentzündung, wahrscheinlich mit Fieber. Im Anschluß daran Zuckungen, Verdrehungen am ganzen Körper; angeblich kein Gesichtszucken, „höchstens" Wackelbewegungen des Kopfes. Dauer etwa ein halbes Jahr. Allmähliche Besserung. Vor drei Jahren habe sie sich „Wucherungen und Mandeln entfernen lassen" (1923). Außer regelmäßigen Halsschmerzen im Winter und Frühjahr gesund. Keine Zuckungen. Leicht bei jeder Kleinigkeit aufgeregt. Arbeitsfähig. Aushilfsverkäuferin in großem Warenhaus. Schwächlich, „nervös", empfindlich. Keine Krämpfe. Mutter leidet an Gallensteinen und hat ein Ohrleiden. Eltern angeblich nicht nervös. Zwei Geschwister (Mädchen) gesund, nicht nervös.

L. F., siebenjähriges Mädchen. Erste Untersuchung am 19. VII. 1918. Einziges Kind. Normale Geburt. Rechtzeitig Sprechen und Laufen gelernt. Immer empfindliches Kind, fürchtet sich, allein zu bleiben. Etwas zapplig. Sommer 1917 Scharlach, danach Zappligkeit zugenommen, schnüffelnde Bewegungen, verzerrt den Mund, zuckt mit den Achseln. Dauernd unruhig. In der Schule gut gelernt.

In Rückenlage bewegt sich Pat. fast gar nicht; sobald man mit ihr spricht, unruhige Bewegungen in Armen, Beinen und Schultern, blinzelt, streckt oft die Zunge heraus, bewegt die Zunge im Munde hin und her. Gegend über der Oberlippe wund vom Lecken. Sehr starke Dermographie. Blasenbildung.

Nachuntersuchung am 14. IV. 1927: Die Zuckungen haben noch sechs bis sieben Jahre angehalten. Vom fünften bis achten Jahre alle vier Wochen fast Fieber; seit 1920 Asthma, oft sehr schwere Anfälle. Nach den verschiedensten Methoden behandelt. Nach Atropininjektion unwillkürliche Bewegungen im linken Arm von fast einer Woche Dauer. Seit dem elften Jahr schon menstruiert. Sieht älter aus, als es ihren Jahren entspricht. Mutter motorisch sehr ungeschickt. In der mütterlichen Familie viele reizbare, jähzornige Menschen.

Schließlich sei noch ein kurze Zeit hindurch klinisch beobachteter, aber nicht nachuntersuchter Fall angeführt, bei dem ein Zusammenhang des Tics mit einer Diphtherie wahrscheinlich ist. Dieser Fall würde eine Parallele bilden zu den nicht häufigen Beobachtungen einer diphtherischen Infektion als Ursache einer Chorea. Einen hierher gehörigen Fall hat 1923 GLOBUS berichtet. Auch an LEWYs Diphtherieexperimente an Mäusen sei noch kurz erinnert.

O. P., 13jähriger Schüler. Vater starker Trinker, vier gesunde Geschwister, keine Nervenkrankheiten in der Familie, keine Krämpfe. Früh Laufen und Sprechen gelernt, vom sechsten Jahre an die Schule besucht, gut gelernt. Im sechsten oder siebenten Jahr Diphtherie. Seitdem Zuckungen um Mund und Auge, eigentlich ständig. Stottert. Schlaf ruhig, die Zuckungen hören im Schlaf auf. Auch bei Aufregungen sollen die Zuckungen nachlassen. Intellektuell gut, keine Erziehungsschwierigkeiten. Objektiv beim Sprechen, auch sonst bei abgelenkter Aufmerksamkeit Unruhe der Gesichtsmuskulatur, grimassierende Bewegungen der Lippen, Stirnrunzeln, Augenzukneifen. Dazwischen seltene einzelne Zuckungen in demselben Gebiet. Stößt beim Sprechen an. Vereinzelte Zuckungen des Sternokleidomastoides. Auf Aufforderung kann Pat. die Zuckungen eine Zeitlang unterdrücken. Keine neuritischen Symptome. Zur Nachuntersuchung nicht erschienen.

Diese Beobachtungen bestätigen die Annahme, daß bei einer großen Zahl von Ticerkrankungen, die nicht in ursächlichem Zusammenhang mit der epidemischen Enzephalitis stehen, den durch Infektionen hervorgerufenen Schädigungen der subkortikalen motorischen Apparate eine wesentliche pathogenetische Bedeutung zukommt. In der Gesamtheit der Fälle dürfte diese Gruppe vermutlich noch zahlreicher sein, als es sich aus einer prozentualen Auswertung unseres Materials ergeben würde. Denn es ist durchaus wahrscheinlich, daß die ersten Symptome der Infektion, soweit es sich um die banalen Erscheinungen einer Angina handelt, nach Jahren in der Anamnese nicht mehr sicher festzulegen sind, oder daß überhaupt die Schädigung der für das Virus besonders empfindlichen Teile des Zentralnervensystems die ersten klinischen Erscheinungen hervorgerufen hat. Keineswegs aber ist es zulässig, diese Auffassung der Genese des Tics auf alle Fälle auszudehnen. Insbesondere die Patienten mit variablen, im Lauf der Jahre häufig wechselnden Bewegungsstörungen, wie MEIGE und FEINDEL einen als Paradefall an den Anfang ihrer Monographie gestellt haben, dürften nicht hierher gehören. Auch in der Form und im Ablauf der Bewegung dürften sich diese Fälle bei weiterer Erfahrung wohl von den übrigen häufig sondern lassen. Die Theorie, die MEIGE und FEINDEL zur Erklärung dieser Krankheitserscheinungen aufgestellt haben, scheint mir aber ebensowenig wie die moderne Deutung einer Automatisierung von Zweck- und Ausdrucksbewegungen geeignet zu sein, die hier vorliegenden Probleme völlig zu klären.

Eine Erörterung dieser Fragen läßt sich jedoch in den Rahmen einer Untersuchung der Beziehungen von Chorea minor und Tic nicht vollständig einfügen und muß daher einer besonderen Arbeit vorbehalten bleiben. Das eine geht ja schon aus unseren Beobachtungen deutlich hervor, daß mit der Aufteilung der Fälle in die beiden Gruppen organischer oder psychogener Störungen noch kein Abschluß der Probleme erreicht ist.

In theoretischer Hinsicht zwingt uns gerade das positive Ergebnis dieser Untersuchungen zu einer Erweiterung des Begriffs des Organischen wie des Psychogenen. In welcher Richtung diese Erweiterung vorzunehmen ist, sei nur noch kurz skizziert.

Die psychogenen Störungen stehen weder in einem absoluten Gegensatz zu den von unversehrten Organen abhängigen Funktionen, noch zu den bei anatomischen Veränderungen auftretenden Funktionsstörungen. Weder für die organischen Symptome noch die normalen Funktionsabläufe ist die Annahme einer psychischen Indifferenz zulässig. Vom Psychischen unabhängige autonome biologische Prozesse, die in ihrer Gesamtheit das Gebiet der „reinen" Physiologie bzw. Pathophysiologie darstellten, gibt es nicht, so sehr sich eine solche Annahme als Arbeitshypothese bewährt. Der Einheit der Person entsprechend stehen die psychischen und sämtliche physischen Variationen der Funktion in einer durchgängigen gesetzmäßigen Zuordnung. Zeitbezogenen Wandlungen in der Gesamtstruktur des Erlebens entsprechen bestimmte Variationen der animalischen und vegetativen Funktionen. Die möglichen Variationen sind von der normalen oder pathologisch veränderten Beschaffenheit der Organe abhängig; ihre Aktualisierung ist in jedem Falle durch die gleichzeitigen Erlebnisse mit bedingt. Die normalen Funktionen, wie die organischen Funktionsstörungen, sind also im gleichen Sinne psychogen, wie die funktionellen Störungen in jenem Sonderfall psychophysischer Koordination, auf den üblicherweise der Begriff des Psychogenen allein Anwendung findet.

Das Neue in diesem Sonderfall liegt also nicht in dem Auftreten eines psychischen Faktors überhaupt, sondern allein in dem Vorkommen extremer psychischer Varianten, an Stelle der „normalen". Die strenge Koordination motorischer und vegetativer Einstellungen mit der Aktualbedeutung der Erlebnisse ermöglicht es, sobald ein Teil dieses koordinierten Gefüges gegeben ist, auf die übrigen Teile und das Ganze zu schließen, d. h. jene als Ausdruck des Ganzen aufzufassen. Dieses Prinzip der psychophysischen Koordination hat nichts mit dem psychophysischen Parallelismus und den in dieser Lehre bearbeiteten Problemen zu tun.

Sollen organneurotische Symptome entstehen, so müssen zwei Bedingungen erfüllt sein: 1. Das betreffende Individuum muß die Eignung zu neurotischer Erlebnisgestaltung besitzen, 2. die Beschaffenheit eines oder mehrerer Organe oder ihrer Regulatoren muß derart sein, daß unter den präformierten möglichen Variationen der Funktion sich solche von Störungscharakter befinden. Sie können unter anderem durch das neurotische Erlebnis aktualisiert werden; sie können aber auch durch physische Agentien hervorgerufen werden. Eben weil es sich nur um die Aktualisierung präformierter möglicher Variationen handelt, ist, wie CURSCHMANN sich ausdrückt, ein polygenetisches Verhalten organneurotischer Reaktionsformen verständlich.

Die beiden Faktoren, die zusammen für die Entstehung der Organneurosen wesentlich sind, sind aber keineswegs zwangsläufig miteinander verbunden. Wir kennen daher Fälle mit neurotischer Erlebnisgestaltung, die keine Organsymptome produzieren, und umgekehrt nicht neurotische Persönlichkeiten, die an Asthma, Migräne oder ähnlichen in anderen Fällen häufig psychogenen Störungen leiden. Nur wo beide Bedingungen erfüllt sind, bilden sich organneurotische Symptome; hier von Organwahl zu sprechen, ist irreführend; denn unsere aus dem Prinzip der Koordination abgeleiteten Anschauungen geben ja eine theoretische Begründung für die empirisch gewonnene Auffassung von BING, LEYSER, SCHILDER, daß die Neurose bestimmte präformierte Mechanismen benutze.

Diese Mechanismen können in der Anlage gegeben oder durch erworbene Schädigungen entstanden sein. Der Nachweis organischer Schädigungen, wie in unserer Untersuchung, bezieht sich ja zunächst immer nur auf den zweiten der oben genannten Faktoren. Das Resultat unserer Untersuchung führt uns aber gerade dahin, daß neben den durch die organische Schädigung gesetzten obligaten Symptomen, die mit keiner Variation des Erlebens verschwinden, auch solche Erscheinungen auftreten, die ganz spezifisch an konfliktreiche Erlebnissituationen geknüpft sind und also zu den neurotischen gerechnet werden dürfen. Durch die organische Schädigung ist in solchen Fällen die Möglichkeit neurotischer Ausdrucksbewegungen erst entwickelt worden.

Unter der Gesamtheit postchoreatischer Patienten befinden sich aber nicht wenige, die durch ihr Verhalten die Vermutung nahe legen, daß sie zu neurotischer Erlebnisgestaltung besonders disponiert sind. Es taucht daher die Frage auf, ob diese Disposition an dieselben Anomalien oder erworbenen Schädigungen und in gleicher Weise geknüpft seien, wie die motorischen Symptome. Diese Frage ist in ihrem ersten Teil zu bejahen, im zweiten zu verneinen. Denn während die motorischen Symptome Momentreaktionen darstellen, d. h. die Möglichkeit ihrer Aktualisierung bei einer bestimmten angeborenen oder erworbenen Beschaffenheit des betreffenden Organsystems unmittelbar gegeben ist, entwickelt sich das neurotische Erlebnis erst in der Geschichte des individuellen Lebens. Die Grenzen des Erlebens, des Handelns, Erledigens, Konfliktbewältigens, sind zwar auch an ein bestimmtes physisches Substrat geknüpft, die Konfliktsituation des Neurotikers ist aber gleichwohl nicht unmittelbar damit gegeben, sondern erwächst erst aus der durch ihren Sinn verknüpften Folge der Erlebnisse. Man könnte hier also von historischer Reaktion gegenüber der Momentreaktion sprechen. Ob solche historischen Reaktionen bei einem normalen Menschen oder einem solchen mit konstitutionellen Anomalien oder schließlich bei einem mit erworbenen organischen Schädigungen gefunden werden, ändert nichts an ihrem Charakter, d. h. an ihrer mittelbaren Bindung an das physische Substrat. Als Mittelbare können sie allerdings eine pathologische Anatomie im Sinne der Paralyse, wie HOCHE meinte, nicht haben. Gleichwohl aber wäre es denkbar, daß im Sinne von C. und O. VOGT mit bestimmten angeborenen pathologisch-anatomisch faßbaren Besonderheiten erst die Reaktionsbasis gegeben wäre, aus denen sie mittelbar sich historisch entwickelten. Es steht also dem nichts entgegen, bei dem vegetativ oder motorisch Stigmatisierten die Fähigkeit zu körperlichen Reaktionen und zu neurotischer Erlebnisgestaltung auf das gleiche Substrat zu beziehen, mit dem Unterschied, daß es sich dort um unmittelbare, hier um mittelbare Beziehungen handelt. Eine genaue Lokalisation ist allerdings, wie BONHOEFFER hervorgehoben hat, auch durch die bei der Enzephalitis gewonnenen Erfahrungen noch nicht möglich.

Zusammenfassung:

1. 25 Chorea-minor-Kranke, bei denen der Krankheitsbeginn in die Kinderjahre fiel, wurden nach einer Zeitspanne von durchschnittlich 15 Jahren nachuntersucht. Die Katamnesen ergaben in zehn Fällen, daß als Folgeerscheinung der Chorea, abgesehen von den schon lange bekannten chronisch rezidivierenden oder perennierenden Formen, leichtere dyskinetische Störungen von choreiformem, myoklonischem, ticartigem Charakter vorkommen können. Sie fanden sich bei Kranken mit gehäuften Rezidiven wie auch bei solchen, die von akuten Rückfällen der Chorea verschont geblieben sind. Die genannten verschiedenartigen Formen der Bewegungsstörungen traten auch bei den gleichen Patienten nebeneinander auf. Die ticartigen Hyperkinesien betrafen sowohl die Extremitätenmuskulatur als auch die Gesichts- und Atemmuskulatur. In einem Falle wurden anamnestische Angaben gemacht, die an die postencephalitischen Blickkrämpfe denken ließen. Die Intensität der Tics unterlag erheblichen, oft psychisch bedingten Schwankungen. In einem der schwersten Fälle mit mannigfaltigen dauernden Motilitätsstörungen trat eine Form des Tics, ein Singultus, nur in ganz spezifischen Situationen auf. In einigen Fällen wurde die Annahme einer somatotopischen Gliederung des Striatums durch die Übereinstimmung der postchoreatischen Hyperkinesien mit den auf ein kleineres Gebiet begrenzten Bewegungsstörungen während des akuten Stadiums nahegelegt. Nur vier Fälle waren in psychischer und somatischer Beziehung unauffällig. Bei den übrigen elf konnten die postchoreatischen Motilitätsstörungen nicht mit Sicherheit nachgewiesen werden. Die positive Gruppe zeigte sonst hinsichtlich der familiär-hereditären Zusammenhänge, der Vorgeschichte der Erkrankung und der konstitutionellen Artung keine wesentlichen Abweichungen von dem Gesamtdurchschnitt.

2. In einem Fall mit koprolalen Störungen, der im Beginn der Erkrankung als Tic impulsif aufgefaßt worden war, konnte nach-

gewiesen werden, daß die Koprolalie nur Teilerscheinung einer chronisch perennierenden Form einer Chorea minor war. Das pathophysiologische Fundament der Kroprolalie bildeten artikulatorische und respiratorische Hyperkinesien, die erst durch sekundäre psychische Vorgänge ausgestaltet worden waren.

3. Die paroxysmalen Entladungen zeigten sich in diesem Fall deutlich abhängig von der mit dem Wechsel einer motorischen oder gedanklichen Aufgabe verknüpften Umstellung.

4. Kontrolluntersuchungen an 17 Tic-Kranken machten in drei Fällen einen ätiologischen Zusammenhang mit der Chorea minor, in drei weiteren mit schweren Fällen von Angina, in einem mit einem Scharlach und außerdem in einem klinisch beobachteten, aber nicht nachuntersuchten Fall mit einer Diphtherieinfektion wahrscheinlich.

5. Frühere statistische Untersuchungen über den Verlauf der infektiösen Chorea selbst konnten in mehrfacher Beziehung bestätigt und ergänzt werden.

Literaturübersicht.

ANTON, Über die Beteiligung der großen Gehirnganglien bei Bewegungsstörungen und insbesondere bei Chorea. Jahrb. f. Psych. u. Neur. *14.* 1896. – BING, Über lokale Muskelspasmen und Tics, nebst Bemerkungen zur Revision des Begriffs der „Psychogenie". Schweiz. med. Wschr. Jg. 55, 1925, Nr. 44. – BONHOEFFER, K., Welche Lehre kann die Psychiatrie aus dem Studium der Encephalitis lethargica ziehen? D. med. Wschr. 1923, Nr. 44. – Derselbe, Die Entwicklung der Anschauungen von der Großhirnfunktion in den letzten 50 Jahren. D. med. Wschr. 1924, Nr. 49. – BRIZÉ, Les chorées persistantes. Thèse de Montpellier 1911. – BUMKE, Die Revision der Neurosenfrage. Ztschr. f. Nervenh. *88.* 1926. – CASSIRER, Halsmuskelkrämpfe und Torsionsspasmus. Klin. Wschr. Jg. 1, 1922, Nr. 2. – FALKIEWICZ und ROTHFELD, Über Zwangsbewegungen und Zwangsschauen bei epidemischer Enzephalitis. Ztschr. f. Nervenh. *85.* 1925. – FOERSTER, O., Fall von sogenannter Torsionsneurose (Demonstr.). Berl. Klin. Wschr. 1913, Nr. 11. – Derselbe, Zur Analyse und Pathophysiologie der striären Bewegungsstörungen. Ztschr. f. d. ges. Neur. u. Psych. *73.* 1921. – FORSSNER, Eine Nachuntersuchung nach 15–20 Jahren in 28 Fällen von Chorea minor. Jahrb. f. Kinderh. *71.* 1910. – GAUPP, Neurosen und Kriegsverletzungen. Ztschr. f. Nervenh. *56.* 1916. – GERSTMANN und SCHILDER, Über organisch bedingte Tics. Med. Klin. 1923, S. 896. – GILLES DE LA TOURETTE, La maladie des Tics convulsifs. Semaine médicale. 1899. S. 153. – GLOBUS, Über symptomatische Chorea bei Diphtherie. Ztschr. f. d. ges. Neur. u. Psych. *85.* 1924. – GOLDFLAM, Die große Encephalitisepidemie des Jahres 1920. Ztschr. f. Nervenh. *73.* 1922. – GUTTMANN, E., Beobachtungen bei Chorea minor. Ztschr. f. d. ges. Neur. u. Psych. *107.* 1927. – HOMBURGER, Psychopathologie des Kindesalters. Berlin. J. Springer 1926. – Derselbe, Zur Gestaltung der menschlichen Motorik und ihrer Beurteilung. Ztschr. f. d. ges. Neur. u. Psych. *85.* 1923. – Derselbe, Über die Entwicklung der menschlichen Motorik und ihre Beziehungen zu den Bewegungsstörungen der Schizophrenen. Ztschr. f. d. ges. Neur. u. Psych. *78.* 1922. – JAKOB, A., Die extrapyramidalen Erkrankungen. Monogr. aus dem Gesamtgebiet der Neur. u. Psych. 37. J. Springer, Berlin 1926. – KELTERBORN, Über paroxysmale Hyperkinesien (lokale Spasmen, Tics) im Gefolge von Encephalitis epidemica. In.-Diss. Basel 1926. – KLEIST, K., Die psychomotorischen Störungen und ihr Verhältnis zu den Motilitätsstörungen bei Erkrankungen der Stammganglien. Mtschr. f. Psych. u. Neur. *52*. 1923. – Kleist, Zur Auffassung der subkortikalen Bewegungsstörungen (Chorea, Athetose, Bewegungsausfall, Starre, Zittern). Arch. f. Psych. u. Nervenkrankh. *59*. 1918. – Lewandowsky, Psychische Störungen. Lewandowsky-Handbuch der Neurologie. Allgem. Teil S. 1237. Berlin 1910, J. Springer. – Lewy, F. H., Die histologischen Grundlagen experimenteller Hyperkinesen bei diphtherieinfizierten Mäusen. Virch. Arch. f. path. Anat. u. Physiol. *238*. 1922. – Derselbe, Vom Wesen des Tonus und der Bewegungshandlung. Kraus-Brugsch, Handbuch der speziellen Pathologie und Therapie innerer Krankheiten. Bd. 10. Teil 1. Berlin 1924. Urban & Schwarzenberg. – Derselbe, Die infektiös-toxische Chorea. (Chorea minor und gravidarum.) Ebenda. Ed. 10, Teil 3. – Liepmann, H., Zur Fragestellung in dem Streit über die traumatische Neurose. Neurol. Ztrlbl. 1916. S. 233. – Lotmar, Die Stammganglien und die extrapyramidalmotorischen Syndrome. Monogr. a. d. Gesamtgebiet der Neurologie und Psych. Verlag J. Springer, Berlin 1926. – Löwy, Symmetrische Erweichungsherde beider Hemisphären im Kopf des Nucleus caudatus. Dt. Med. Ztg. 1903. – Lwoff, Cornil, Targowla, Spasme de torsion d'origine infectieuse. Rev. neurol. 1922. – Lyon, Erna, Die psychopathische Grundlage zum Tic bei Kindern. Ztschr. f. Kinderforschung. *28*. 1923. – Meige und Feindel, Der Tic. Sein Wesen und seine Behandlung. Übersetzt von O. Giese. Verlag Deuticke, Leipzig und Wien 1903. – Mingazzini, Das Linsenkernsyndrom, klinische und anatomisch-pathologische Beobachtungen. Ztschr. f. d. ges. Neur. u. Psych. *8*. 1912. – Derselbe, Über einen parkinsonähnlichen Symptomenkomplex. Klinisches und pathologisch anatomisches Studium. Arch. f. Psych. u. Nervenkrankh. *55*. 1915. – Minkowski, M., Zum gegenwärtigen Stand der Lehre von den Reflexen. Zürich 1925. Verlag Orell Füssli. – Oppenheim, H., Über eine eigenartige Krampfkrankheit des kindlichen und jugendlichen Alters (Dysbasia lordotica progressiva, Dystonia musculorum deformans). Neurol. Ztrlbl. 1911. S. 1890. – Derselbe, Lehrbuch der Nervenkrankheiten. 6. Aufl. Berlin 1913, Verlag S. Karger. – Oppenheim und C. Vogt, Wesen und Lokalisation der kongenitalen und infantilen Pseudobulbärparalyse. Journ. f. Psych. u. Neur. *18*. Erg.-Heft 1, 1912. – Osler, On Chorea and choreiform affections. Lewis. London. 189. – Pick, Die Palilalie, ein Teilstück striärer Motilitätsstörungen. Beiheft zur Mtschr. f. Psych. u. Neur. Heft 13, S. 148. S. Karger, Berlin 1921. – Pötzl, Über einige Wechselwirkungen cerebraler und psychischer Störungsmechanismen. Jahrb. f. Neurol. u. Psych. *37*, 1917. – Redlich, Die Revision der Neurosenfrage. Ztschr. f. Nervenh. *88*. 1926. – Rehm, Das manisch-melancholische Irresein. Berlin 1919. – Richter, H.: Beiträge zur Klinik und pathologischen Anatomie der extrapyramidalen Bewegungsstörungen. Arch. f. Psych. u. Nervenh. *67*. 1923. – Schwalbe, W., Eine eigentümliche tonische Krampfform mit hysterischen Symptomen. In.-Dissert. Berlin 1908. – Steck, Contribution à l'étude des séquelles psychiques de l'encéphalite léthargique. Schweiz. Arch. f. Neur. u. Psych. *14* u. *15*, 1924. – Thomalla, Ein Fall von Torsionsspasmus mit Sektionsbefund. Ztschr. f. d. ges. Neur. u. Psych. *41*. 1918. – Vogt, C. u. O., Zur Lehre der Erkrankungen des striären Systems. Journ. f. Psych. u. Neur. 25. Erg.-Heft Nr. 3, 1920. – Derselbe, Erkrankungen der Großhirnrinde im Lichte der Topistik, Pathoklise und Pathoarchitektonik. Ebenda *28*, 1922. – Weizsäcker, v. V., Der neurotische Aufbau bei den Magen- und Darmerkrankungen. Dt. med. Wschr. Jg. 52. Nr. 50/51. 1926. – Derselbe, Über neurotischen Aufbau bei inneren Krankheiten. Ztschr. f. Nervenh. *88*. 1926. – Wilckens, Zur patholog. Anatomie der Mesencephalitis chronica mit psychischen Störungen. Ztschr. f. d. ges. Neur. u. Psych. *99*. 1925. – Wilson, Progressive lentikuläre Degeneration. Lewandowskysches Handb. d. Neur. V. 1914. – Ziehen, Ein Fall von ionischer Torsionsneurose. Neurol. Ztrlbl. 1911, S. 109.

Das Zeiterlebnis
in der endogenen Depression und in der psychopathischen Verstimmung[1]

An guten Tagen und Wochen, an denen wir produktiv sind, Einfälle haben, unsere Arbeit fördern können, oder an denen für uns bedeutsame Ereignisse stattfinden, oder wir eine Fülle neuer Eindrücke – auf einer Reise z. B. – aufzunehmen haben, bemerken wir im Erlebnis kaum etwas von dem Fließen der Zeit, plötzlich werden wir gewahr, daß es schon Mittag oder Nacht geworden ist, und trotzdem sind Abend und Morgen, Wochenende und Wochenbeginn weit auseinandergerückt, der durchmessene Zeitraum erscheint lang gestreckt. Umgekehrt bemerken wir in schlechten Tagen, an denen die Produktion stockt, an denen wir der Eintönigkeit und Wiederholung der Alltagsarbeit ganz ausgeliefert sind, das träge Fließen der Zeit. Jeder kann sich aus öden Schulstunden, langen Bahnfahrten, daran erinnern, daß er in Abständen, die ihm im Durchleben lang erschienen, wieder und wieder auf die Uhr sah, um mit Enttäuschung festzustellen, daß der Zeiger noch kaum von der Stelle gerückt war. Gleichwohl sind an solchen schlechten Tagen für den Rückschauenden Abend und Morgen, Ende und Beginn der Wochen dicht zusammengedrängt, der durchmessene Zeitraum scheint kurz zu sein.

In diesem Gegensatz der Schätzung zwischen erlebter und erinnerter Zeit, für den sich Beispiele in beliebiger Zahl und Variation anführen lassen, kündigt sich ein sachlicher Gegensatz an: der zwischen erlebnisimmanenter und erlebnistranseunter Zeit (HÖNIGSWALD), zwischen Ich-Zeit und Welt-Zeit. Mit der Uhr gemessen sind gute und schlechte Tage, gute und schlechte Wochen und Jahre gleich lang. Die physikalische, objektive Zeit ist ex definitione homogen, gleichmäßig fließend, sie hat keine ausgezeichneten Punkte, kein Früh und Spät, kein Heute, Morgen und Gestern, keinen raschen und langsamen Verlauf. Alle für die erlebte Zeit charakteristischen Eigenschaften des Erfüllt- oder Unerfülltseins, des Gestalteten oder Ungestalteten, des raschen oder trägen Fließens, des Dauerns oder Ent-

---

[1] Mschr. Psychiat. Neurol., Bd. 68, 1928.

eilens sind der objektiven Zeit fremd. Darum ist die physikalische Zeit auch nicht geeignet, oder jedenfalls nicht allein ausreichend, um das Zeitmoment der Erlebnisse zu beschreiben. Durch den Bezug auf die Uhrzeit werden die Erlebnisse nur als äußere Vorgänge registriert, aber nicht in ihrer wesentlichen Eigenart von innen dargestellt. Nur die Behavior-Psychologie hätte nach ihren Grundsätzen das Recht, sich mit der objektiven Zeit zu begnügen.

Es besteht kein Zweifel, daß die homogene objektive Zeit eine pure methodische Konstruktion ist, der Messung und mathematischen Bearbeitung der Naturvorgänge zuliebe ersonnen[1].

Die Entwicklung der gesamten Wissenschaften ist aber so lange von der Physik und den ihr allein dienenden erkenntnistheoretischen Einstellungen beherrscht worden, daß erst in der jüngsten Vergangenheit die Eigenart der historischen, der biologischen und der erlebnisimmanenten Zeit wieder die genügende Beachtung gefunden hat. Und auch jetzt ist diese Erkenntnis noch in der Hauptsache auf die theoretischen Disziplinen, die Philosophie, Geschichtsphilosophie, Denkpsychologie und theoretische Physik beschränkt geblieben. Auf die empirische Psychologie, Pathopsychologie und die Biologie hat sie noch kaum eingewirkt, obwohl die Mannigfaltigkeit der Erscheinungen, das bloße Nebeneinander der Symptome im pathologischen Fall z. B., gerade durch die Zeitstruktur sich erst zu einer auch begrifflich faßbaren Einheit zusammenschließt.

Eine eigentümliche Verbindung ist es, die im Zeiterlebnis formale Beziehungen und inhaltliche Strukturen miteinander eingehen. Dies macht das Zeiterlebnis zur Lösung all der Probleme, bei denen es sich um die Abhängigkeit der Erlebnisinhalte von formalen Prozessen und Funktionen handelt, Probleme, die in theoretischer und praktischer Hinsicht für die Psychiatrie gleich wichtig sind, besonders geeignet. Im folgenden soll ein erster Versuch gemacht werden, aus dem Zeiterlebnis in der endogenen Depression den Zusammenhang mancher akzessorischer psychotischer Symptome mit dem biologischen Kardinalsymptom der Krankheit begreiflich zu machen, und weiter aus dem Zeiterlebnis ein in gewissen Grenzen brauchbares neues differentialdiagnostisches Kriterium zur Unterscheidung endogener und

---

[1] Auf das Zeitproblem, die Beziehung der physikalischen zur historischen und biologischen Zeit, den Zusammenhang mit den biologischen Potenzen bin ich in meiner Abhandlung über „Das Problem der Individualität", im Handbuch der Person von BRUGSCH-LEWY, Berlin 1926, näher eingegangen, so daß auf das dort Gesagte und die dort angeführte Literatur verwiesen werden kann. Von neueren Arbeiten ist in methodischer Hinsicht noch HÖNIGSWALD, Denkpsychologie, 2. Auflage, 1925, in phänomenologischer und ontologischer Hinsicht besonders SCHELERs Aufsatz über Idealismus und Realismus, Philosoph. Anzeiger, 2. Jahrgang zu erwähnen.

psychopathischer Verstimmungen zu gewinnen. Zuvor aber müssen wir die oben begonnenen allgemeinen Bemerkungen über das Zeiterlebnis noch etwas erweitern.

Es braucht kaum hervorgehoben zu werden, daß wir unter der erlebnistranseunten noch nicht die objektive Zeit der Physik verstehen dürfen. Denn auch diese dem Erlebnis zugängliche transeunte Zeit hat noch ausgezeichnete Punkte, ein Jetzt, Heute, Gestern usw. Die erlebte transeunte Zeit ist es, die wir mit anderen Menschen, aber auch den Gegenständen der Außenwelt gemeinsam haben. Sie ermöglicht zwar raumzeitliche Zählung und Messung und ist damit zur objektiven Zeit leicht in Beziehung zu setzen. Identisch ist sie aber nicht mit ihr.

Die erlebnisimmanente, mit der Entfaltung der inneren Lebensgeschichte wachsende Ich-Zeit ist nicht in gleicher Weise meß- und zählbar wie die Welt-Zeit. Die Besonderheit ihres Erlebtwerdens wird in der weiteren Darstellung noch eingehender geschildert werden.

Die objektive homogene Zeit kann überhaupt nicht, geradesowenig wie die kategoriale Zeit, die Zeit a priori, Gegenstand des Erlebens werden.

Auf die Frage, ob es Organe des Zeitsinns gibt, ob diese Organe für die Perzeption und Schätzung der transeunten und immanenten Zeit verschieden sind, kann hier nicht eingegangen werden.

Wenn wir nun zu unserem eingangs erwähnten Beispiele über das Zeiterlebnis zurückkehren, so könnte es so scheinen, als ob der dort nachgewiesene Gegensatz zwischen gegenwärtigem und rückblickendem Zeiterlebnis erst in der Reflexion zugänglich würde, im unmittelbaren Erleben selbst aber fehle. Dem ist aber nicht so, vielmehr wird in dem unmittelbaren Erleben selbst schon eine solche Beziehung zwischen Ich-Zeit und Welt-Zeit erfaßt. In dem rascheren oder langsameren Verlauf zweier Zeitabschnitte bezieht sich das „rascher" oder „langsamer" nicht auf den Vergleich der beiden Zeitabschnitte untereinander oder mit einem dritten, sondern auf den Kontrast, die Harmonie, das Vorauseilen oder Zurückbleiben der erlebnisimmanenten gegenüber der transeunten Zeit. Diese Beziehung scheint mir ein wesentliches Moment des Erlebens überhaupt zu sein, das die Psychologie der Zeit mitfundiert.

Nicht in allen Zuständen tritt der erwähnte Gegensatz, der uns für das Zeiterlebnis in der Depression wichtig ist, gleich deutlich hervor. Aber es gibt zahlreiche Erlebnisformen, in denen er auch dem Gesunden unmittelbar zugänglich wird. Von ihnen wollen wir hier als prägnantestes Beispiel die Langeweile wählen. In der Festschrift für v. KRIES[1] hat HOCHE die Langeweile als ein Phänomen beschrieben, das nicht von der Länge der Zeitspanne (sc. der Uhrzeit) abhängt. Es genüge zu ihrer Entstehung nicht, daß das Ende einer bestimmten Frist herbeigewünscht werde, es genüge ebensowenig, daß sich die Aufmerksamkeit dem Verlaufe der Zeit als solchem zuwende.

---

[1] Psychol. Forschung 3, 1923.

Die Langeweile entstehe vielmehr bei einem Erleben, das, an den persönlichen Ansprüchen und im Verhältnis zur Zeit gemessen, dürftig sei. Die Langeweile entstehe aus der Behinderung der Möglichkeit, der Zeit nach eigener Wahl Inhalt zu geben. Dadurch komme es zu einer erhöhten Aufmerksamkeit auf den Ablauf der Zeit und einer peinlich empfundenen Verlangsamung des Zeitganges.

HOCHE spricht zwar nur von der Zeit schlechthin, womit im allgemeinen die intersubjektive, der Verständigung dienende Welt- und zuletzt auch Uhrzeit gemeint ist. Aber die von uns gemachte Unterscheidung der erlebnisimmanenten und transeunten Zeit ist in seinen Ausführungen, wenn auch nicht wörtlich ausgesprochen, doch deutlich enthalten. Denn die von HOCHE beschriebene Verlangsamung des Zeitganges kann nur als Relation, und zwar als Relation von Ich- und Welt-Zeit in dem von uns bezeichneten Sinne, überhaupt zum Erlebnis werden.

Als psychophysische Personen gehören wir beiden Zeiten an, aber während die transeunte Zeit nach der Dauer oder der Veränderung der umgebenden Dinge gemessen wird, ist das Maß der erlebnis-immanenten Zeit die Entfaltung der Persönlichkeit; vorwärtsschauend das Erlebnis des antezipierten Wirkens, rückwärtsschauend die in der transeunten Zeit durchschrittenen Stufen der inneren persönlichen Entwicklung. Die transeunte Zeit *vergeht*, während die Ich-Zeit vor-wärts schreitet, mit der Geschichte der Person *wächst*. Das Maß der Ich-Zeit ist also nicht eine zahlenmäßig feststellbare Menge äußerer Reizeinwirkungen. Die Zahl der Reize, innerer wie äußerer, kann an guten und schlechten Tagen gleich sein oder die Menge der Reize der guten Tage von der der schlechten übertroffen werden, dadurch ist das innere Zeiterlebnis nicht bestimmt. Die äußeren Vorgänge und Geschehnisse werden erst durch ihre Einordnung in die individuelle Lebensgeschichte zu bedeutungsvollen Ereignissen[1]. Wenn auch die innere Lebensgeschichte an solchen Ereignissen sich weiterentwickelt, so ist es doch in ihrem eigenen Verlauf in der bis zu einem bestimm-ten objektiven Zeitpunkt eingeschlagenen Entwicklung begründet, was überhaupt zum Ereignis werden kann. Durch diese Einordnung in die Lebensgeschichte kommt ein Wertmoment zu den wertindiffe-renten äußeren Begebenheiten hinzu. Die Ich-Zeit ist also eine histo-risch gerichtete, während die transeunte Zeit einer solchen Kenn-zeichnung entbehrt.

Die historische individuelle Entwicklung ist durchaus abhängig von den biologischen Potenzen und der biologischen Geschichte des Individuums, von dem Übergang des potentiell Möglichen zur

---

[1] Man betrachte den Wortsinn des Ereignisses.

Aktualisierung. In dem Zeiterlebnis findet diese Verknüpfung ihren unmittelbaren Ausdruck, insofern als die Zukunft als ein Wirkenkönnen erlebt wird. Dieses Wirkenkönnen, das in den biologischen Potenzen gründet, ist im Erlebnis auf die Lebensgeschichte hingewandt. In dem Wirkenkönnen wird die in der Zukunft durch Aktualisierung biologischer Potenzen mögliche Entfaltung der Persönlichkeit antezipiert[1]. Die von dem biologischen Geschehen abhängige Struktur des individuellen Zeiterlebnisses bedingt und begrenzt ihrerseits wieder die Struktur der möglichen Erlebnisinhalte und verknüpft so biologisches und psychisches Geschehen.

In dem Beispiel der Langeweile wäre es also richtiger, statt von einer Behinderung der Möglichkeit zu sprechen, der Zeit nach eigener Wahl Inhalt zu geben, die Sachlage vielmehr so zu beschreiben, daß der Gegensatz zwischen Ich-Zeit und Welt-Zeit deutlicher hervortritt. Denn die Langeweile stellt sich nur ein, wenn die Unmöglichkeit, der transeunten Zeit Inhalt zu geben, zugleich mit dem eigenen Wirkenkönnen, mit dem Drang nach Entfaltung (vgl. den Begriff des Wachtriebes bei PIKLER) erlebt wird. Fehlt dieses Bedürfnis in der Ermüdung, in der Depression, dann treten bei gleichen äußeren Bedingungen ganz andersartige Erlebnisse auf. So kann in der Stimmung des Feierabends das innere Verweilen bei einem gleichmäßigen Fortschreiten der transeunten Zeit genossen werden. Das Behagen kann dabei sogar noch vermehrt werden, wenn der Kontrast der inneren Ruhe zu dem äußeren Geschehen gesteigert wird. Man braucht nur an das jedem geläufige Bild des Bauern oder Handwerkers zu erinnern, der seinen Feierabend hält. Im Zusehen des äußeren Geschehens genießt er erst die eigene Ruhe richtig. Solches Stehenbleiben wird aber ganz deutlich nur als eine Pause zwischen Getanhaben und Tunwerden erlebt, entbehrt also nicht der Beziehung auf die Zukunft. Jedes Fest, jede Feier hat diesen Charakter der Pause und bleibt nur ein erfreuliches Erlebnis, solange es diesen Charakter wahren kann.

Der hier zur Verfügung stehende Raum erlaubt es nicht, die mannigfachen Beziehungen, die das Zeiterlebnis für die Ausgestaltung des einzelnen Lebens und ganzer historischer Epochen hat, weiter zu verfolgen und an Beispielen, die sich in fast unbegrenzter Zahl anbieten, zu erläutern. Es sei nur noch darauf hingewiesen, daß auch die durch Rauschgifte bewirkten Zustände eine enge Beziehung zu dem Zeiterlebnis haben und wohl erst durch die Analyse der Verände-

---

[1] Das Erlebnis des Wirkenkönnens ist nicht an die Unversehrtheit der motorischen Apparate geknüpft, weder der Pyramidenbahn noch des extrapyramidalen motorischen Systems.

rung, die der Kontrast von Ich- und Welt-Zeit in ihnen erleidet, vollständig verstanden werden könnten[1].

Mit der Harmonie und dem Kontrast zwischen Ich- und Welt-Zeit, dem Voraneilen oder Zurückbleiben der Ich-Zeit hinter der Welt-Zeit sind bestimmte euphorische und depressive Gemütslagen aufs engste verknüpft. Zeiterlebnis und diese vitalen Stimmungen wurzeln beide in dem gleichen biologischen Geschehen[2]. Einzig für diese Gruppe von Affekten besteht die James-Langesche Theorie der Gefühle zu Recht. Erst durch das Zeiterlebnis und dessen Verknüpfung mit der individuellen persönlichen Geschichte werden andere Erlebnisinhalte und Funktionen mittelbar von dem biologischen Geschehen abhängig. Wir werden zu zeigen versuchen, wie in der endogenen Depression die Wahnbildungen, das Zwangsdenken, die Hemmungen bestimmter Affekte durch das Zeiterlebnis von der vitalen Grundstörung bestimmt werden.

Vorher muß aber noch einmal darauf hingewiesen werden, daß, wie schon aus den oben angeführten Beispielen hervorgegangen ist, das gesunde Erleben auf die Zukunft gerichtet ist. Das darf natürlich nicht dahin verstanden werden, als ob das bewußte Denken normalerweise dauernd auf die Zukunft sich erstrecke. Es handelt sich hier ja um die Zeitentfaltung, nicht um das Erlebnis der Zeitgliederung, der Ordnung von Zeitstellen, deren Störungen bei der organischen Demenz eine Rolle spielen. Solange die biologische Entwicklung ungestört ist und damit die Möglichkeit der persönlichen Entwicklung gegeben ist, ist auch die Zukunft als antezipiertes Wirken mitgegeben. Dieser Sachverhalt läßt sich in beliebig vielen empirischen Fällen aufweisen; einen allgemeinen Ausdruck findet er darin, daß der Gedanke der persönlichen Unsterblichkeit die Menschen fast ausschließlich als Frage nach der individuellen Zukunft bewegt, während die theoretisch gleichberechtigte Frage nach der individuellen Vergangenheit daneben fast unberücksichtigt bleibt. Euphorische Stimmungen treten nur im Zusammenhang mit der Richtung auf die Zukunft auf[3]. Jede Veränderung, die das Zukunftserlebnis von außen oder innen erleidet, wirkt sogleich auf das gegenwärtige Erleben und sogar umgestaltend auf die Vergangenheit ein, die in

---

[1] Vgl. hierzu den Bericht über das Erlebnis des Zeitstillstandes im Meskalinrausch. MAYER-GROSS und STEIN, Ztschr. f. d. ges. Neur. u. Psych. 101, 1926.

[2] Vgl. hierzu die Arbeit K. SCHNEIDERs, „Die Schichtung des emotionalen Lebens und der Aufbau der Depressionszustände". Ztschr. f. d. ges. Neur. u. Psych., Bd. 59, 1920.

[3] Das ekstatische Glücksgefühl, das nicht mit den vitalen euphorischen Affekten verwechselt werden darf, wird als Herauslösen aus dem zeitlichen Geschehen erlebt. Die hier aufgewiesene zeitliche Struktur der Affekte ist bisher noch wenig beachtet worden, obwohl sie ein wesentliches Prinzip ihrer sachlichen Gliederung bildet.

keinem Fall als erstarrtes Gebilde hinter uns liegt. Auch vergangene Erlebnisse empfangen ihr Licht erst von dem zukünftigen Geschehen. Die Vergangenheit trägt und stützt uns nur, wenn der Weg in die Zukunft offen steht. Die Vergangenheit kann nicht trösten oder doch nur trösten, wo die Zukunft nicht ganz abgeschnitten ist.

Auch die vitale Hemmung der endogenen Depression beeinflußt vermittelst der Veränderung des Wirkenkönnens zunächst nur das Zukunftserlebnis. Aber mit dem Verlangsamen, Stocken, schließlich Stillstehen der wachsenden inneren Zeit verändert sich auch die Struktur des Vergangenen. Sobald die innere Lebensgeschichte einen Stillstand erleidet, verändert sich auch Sinn und aktuelle Bedeutung der Ereignisse auf der bisher durchlaufenen Lebensstrecke. Diese Veränderung ist nicht nur eine inhaltliche, durch eine neue affektive Tönung der vergangenen Ereignisse, sondern auch eine formale, insofern das Erlebnis des Bestimmtseins durch das Vergangene und das des Erledigens des Vergangenen eine tiefgreifende Wandlung erfährt, die sich auf alles Vergangene bezieht, Erinnerungstäuschungen und -Fälschungen fundiert. Von diesen Veränderungen steht die des Bestimmtseins durch das Vergangene in Beziehung zur depressiven Wahnbildung, die des Erledigenkönnens zu den Zwangssymptomen. Durch den Einfluß auf das Zeiterlebnis wirkt so die vitale Hemmung, das Kardinalsymptom der endogenen Depression, entscheidend mit am Aufbau der psychotischen Symptome, wobei der wechselnden Intensität der Hemmung eine gradweise Abstufung der Einschränkung des Zukunftserlebens zugeordnet ist, und diesen Stufen in der Abwandlung des Zeiterlebens wieder das Auftreten bestimmter Symptome entspricht.

Ist die Intensität der Hemmung gering, kommt die Ich-Zeit nicht zum völligen Stillstand, sondern gerät sie nur ins Stocken, so leidet zunächst das Erledigenkönnen in charakteristischer Weise. Der Zusammenhang unkomplizierter Zwangssymptome, wie des Kontrollzwanges, des Grübelzwanges, der Folie du doute, mit dieser Störung des Zeiterlebnisses soll zunächst einsichtig gemacht werden.

Wir wenden uns ja normalerweise nicht erst dem Neuen zu, wenn die früheren Erlebnisse in ihren sachlichen Forderungen und ihren systematischen Zusammenhängen restlos erledigt sind, sondern wir erledigen das Vergangene, wir machen die transeunte Vergangenheit zur immanenten Vergangenheit, indem wir uns der Zukunft zuwenden. Diese normale Form der Erledigung läßt sich im Einzelleben, aber ebenso in der Folge historischer Epochen nachweisen. Auch in der Geschichte der Wissenschaft werden die Probleme höchst selten endgültig und systematisch zum Abschluß gebracht, sondern die Probleme veralten, werden zu Fragen der älteren Generation und werden durch das Aufgreifen und Beachten neuer Fragen verabschiedet. Daher kommt es, daß alte Probleme plötzlich wieder lebendig werden können. Ebenso wird in dem Leben des Einzelnen durch eine solche Form der Erledigung das Vergangene nie vollständig zum Abschluß gebracht und kann daher in die Zukunft weiterwirken. Nur dadurch kann die Kontinuität der Lebensgeschichte aufrecht erhalten werden. Die Erlebnisse der Reue, der Umkehr sind hier fundiert. Auch für den Willensentschluß ist dieser Gegensatz zwischen sachlicher und lebensgeschichtlicher Erledigung charakteristisch. Es wird dabei immer ein Rest an sachlich Unerledigtem in die Zukunft mit hinübergenommen und vorgetragen. Das völlig Erledigte verliert seinen Zusammenhang mit dem Zukünftigen, fällt als nicht mehr Fortwirkendes aus der Lebensgeschichte heraus[1], gehört nur noch zum Gehäuse, nicht mehr zum Leib der Lebensgeschichte.

Diese Form des Erledigens durch Weiterschreiten in die Zukunft hat nun die weitere Folge, daß wir uns im gesunden Erleben durch die Vergangenheit nicht vollständig, nicht unbedingt determiniert erleben. Das vollständige Determiniertsein durch die Vergangenheit wird uns nachher bei der Erörterung der depressiven Wahnbildung noch beschäftigen. Es muß hier nur noch betont werden, daß es sich um das *Erlebnis* der Determination handelt, nicht aber um die Frage oder das Problem der objektiven Determination. Die Art und Weise, wie wir uns durch die Vergangenheit determiniert erleben, muß primär und unabhängig von irgendwelchen theoretischen Voraussetzungen über die objektive Determination, die psychische Kausalität und das Problem der Willensfreiheit erörtert werden.

Mit dem Stocken der inneren Zeit in der Depression schwindet die Möglichkeit des Erledigens der Erlebnisse in der eben beschriebenen Form durch Weiterschreiten in die Zukunft. Das innere Erleben ist an einen toten Punkt gelangt, und es ist dem Depressiven nicht möglich, das transeunt Vergangene zu einem immanent Vergangenen zu machen. Die von den Dingen ausgehenden Forderungen nach einem Abschluß können in dem zukunftslosen Erleben des Depressiven nicht erfüllt werden.

Bei einem entscheidend wichtigen Brief ist das Verhalten des Gesunden von dem des Zwangskranken, der immer wieder nachprüfen muß, ob er einen Brief richtig frankiert, adressiert, verschlossen hat, nicht so sehr verschieden. In solchem Falle macht auch der Gesunde Entwürfe, verbessert, verändert, überprüft sie, schiebt die Entscheidung hinaus, entschließt sich zuletzt und wird oft auch nach gefal-

---

[1] Auf die Bedeutung dieses Zusammenhangs mit dem Gedächtnis, mit Erinnern und Vergessen kann hier nicht eingegangen werden.

lener Entscheidung mit seinen Bedenken nicht zur Ruhe kommen, bis er endlich der Zukunft das weitere überläßt. Entscheidend wichtig nennen wir aber einen Brief dann, wenn durch ihn viele zukünftige Möglichkeiten vorweggenommen, eine bestimmte Richtung in der Zukunft endgültig festgelegt wird. Diese Einschränkung zukünftiger Freiheit hemmt die Entscheidung. Das Anwachsen der determinierenden Gewalt des Vergangenen über das Zukünftige geht in diesen Fällen von bestimmten Inhalten aus. Der depressive Zwangskranke dagegen wird durch die formale Veränderung des Zeiterlebens, die nicht an einen bestimmten Inhalt gebundene Versperrung der Zukunft bei allem Handeln immer wieder auf den Ausgangspunkt zurückgeworfen. Zu wichtigen Entschlüssen kann er sich überhaupt nicht aufraffen; in kleinen Dingen kommt es zwar noch zu einem Ansatz der Handlung, zu einem fruchtlosen Versuch des Erledigens, der aber immer wieder auf den Anfang zurückführt. Bezeichnend ist dabei, daß sich der Zweifel der Kranken gegen die Art ihres Erledigens richtet und nicht auf die verschiedenen sachlichen Möglichkeiten, zwischen denen der Gesunde beim Entschlusse schwankt. Der Kontrollzwang zeigt sich so als Symptom der depressiven Grundstörung, er ist nur ein vom Ganzen der Persönlichkeitsveränderung abhängiger Teil. In dem für das depressive Erleben spezifischen Kontrast von Ich-Zeit und Welt-Zeit sind diese hier genannten unkomplizierten Zwangsvorgänge fundiert. Noch deutlicher als aus dem Kontrollzwang geht aus dem Grübelzwang hervor, daß nicht das Denken als *Funktion* zunächst gehemmt ist, sondern in seinem Charakter als *Handlung*. Auch in dem Grübelzwang kann das Vergangene nicht zum Abschluß, nicht zur Ruhe kommen, es muß immer wieder das gleiche, oft irgendwelche banalen Dinge, in anderen Fällen dem zeitlichen Geschehen entrückte metaphysische Fragen, gedacht werden, weil das Weiterdenken, das Denken als Handeln und Gestaltung der Zukunft verhindert ist [1].

---

[1] Daß alles Denken Handlung des Denkenden ist, wird zu wenig beachtet. Wenn es aber beachtet wird, pflegt es mit dem Irrtum verknüpft zu werden, daß darum auch das Gedachte *nur* pragmatisch gedeutet werden könne. Weil das Denken ein Handeln ist, gibt es so etwas wie willkürliche Aufmerksamkeitszuwendung auf bestimmte Gegenstände. Daß die Denkstörungen des M.-d.-I. sich nicht allein aus den formalen Veränderungen des Denkens ableiten lassen, ist ja seit langem, insbesondere seit LIEPMANNs Arbeit über Ideenflucht bekannt. Aber auch Oberorvostellungen und determinierende Tendenzen führen kein Sonderdasein. Ihre Dynamis leitet sich nicht aus ihrer logischen Struktur ab, sondern aus der psychologischen Bedeutung, aus der Stelle, die sie im Gefüge der denkenden Person einnehmen. Die gleichen formalen Eigentümlichkeiten des Denkens können daher, je nachdem mit welchen Veränderungen der Gesamtstruktur der Persönlichkeit sie zusammentreffen, ganz verschiedene Ergebnisse zeitigen. In dem einen Fall z. B. ein ideenflüchtiges Fortschreiten von einem Gegenstand zum andern, in dem andern ein ruheloses Grü-

Wir unterscheiden zwar der Beschreibung zuliebe zweckmäßig zwischen Zwangsvorstellungen, Zwangsimpulsen und Zwangshandlungen. Indessen zeigt sich schon hier und wird aus dem Weiteren noch deutlicher hervorgehoben, daß alle Zwangssymptome Zwangshandlungen sind, die den Charakter von Aktionen haben, auch wenn sie eben durch die in jedem Zwangserlebnis enthaltene Störung nicht zur *äußeren* Auswirkung gelangen. Ein Kranker, der sich durch gotteslästerliche Zwangsvorstellungen gequält fühlt, leidet ja nicht unter dem bloßen Vorstellen, sondern darunter, daß er sich diese Vorstellungen zu eigen machen, also in einer inneren Handlung Gott lästern muß. Durch diesen Aktionscharakter stehen Zwang und Zeit in einem notwendigen inneren Zusammenhang, der für die eine Gruppe von Zwangshandlungen, wie wir sie eben betrachten, auch genetisch bedeutungsvoll, ja entscheidend ist.

Freilich lassen sich keineswegs alle Zwangssymptome der Depression, wie etwa das Zwangserlebnis einer Mutter, ihre Kinder ermorden zu müssen[1], aus der Zeitstruktur des depressiven Erlebens ableiten. Doch scheint mir noch eine weitere Gruppe von Zwangssymptomen, die wir bei den schweren Hemmungen antreffen, in naher Beziehung zu dem Zeiterlebnis zu stehen: der Zählzwang, der Zwang, die Aufmerksamkeit gleichgültigen äußeren oder inneren rhythmischen Vorgängen zuzuwenden. Die ontologische Beziehung von Zahl und Zeit wird hier zu einem Erlebnis. Bei diesen jetzt besprochenen Zwangssymptomen[2] handelt es sich teils um einen Versuch, die stockende Zeit vorwärts zu treiben (so gibt eine Patientin an, daß die Zeit überhaupt nur vorwärts schreite, wenn sie ihre Häkelarbeit ausführe), teils darum, die leer vergehende äußere Zeit inhaltlich zu erfüllen. Darüber hinaus kann, ähnlich wie in der Langeweile, der Kontrast zwischen stockender innerer und entschwindender äußerer Zeit die Aufmerksamkeit auf den Zeitablauf überhaupt richten. Der ohnmächtige Versuch, die Ich-Zeit anzutreiben, kann sich dann wohl in dem Zwang äußern, den unaufhaltsamen Ablauf der äußeren Zeit dauernd beachten zu müssen und an allen nur möglichen Erscheinungen, die das sinnlose Vorbeistreichen der Zeit

---

beln, das nicht von der Stelle kommt. Auf die Schwierigkeiten, die unserer Auffassung durch die manisch-depressiven Mischzustände entgegenstehen, kann ich hier nicht weiter eingehen. Die Deutung KRAEPELINs, ihre Ableitung aus unabhängigen Variationen elementarer Funktionen, ist mit unserer heutigen Auffassung des Persönlichkeitsaufbaus nicht mehr vereinbar.

[1] Derartige Zwangssymptome sind wohl eher in der Depersonalisation fundiert.

[2] Auf die Verknüpfung der Zeitempfindung mit rhythmisierten Empfindungen, wie sie durch den Gang, die Atmung, den Puls dargestellt werden, hat schon WUNDT hingewiesen. Die Förderung monotoner körperlicher Arbeit durch Rhythmisierung hat BÜCHER untersucht.

deutlich machen, zu konstatieren. Dabei ist die Zeit als Zwangsinhalt abhängig von der formalen Veränderung des Zeiterlebens.

Auch die von BONHOEFFER[1] demonstrierte Patientin, bei der er zuerst auf die Beziehung der Zwangsvorstellung zum Manisch-Depressiven hingewiesen hat, zeigte solche Zwangssymptome. Sie mußte immerfort denken, was sinnlos, was zwecklos und nicht zu ergrübeln war. Bald waren es an sich völlig gleichgültige Dinge der Außenwelt, die sie beunruhigten, bald hängten sich die Vorstellungen an körperliche Vorgänge, an den Hörakt, den Schluckakt. BONHOEFFER hat damals schon darauf hingewiesen, daß die Eigenart der Zwangsvorstellung, alle Höreindrücke und die Schluckbewegungen zu registrieren, möglicherweise mit der Wahrnehmung der gesteigerten Ablenkbarkeit zusammenhängen könnte. Dabei dürfte die Ablenkung in solchen Fällen häufig psychologisch-reaktiv bedingt sein und keine primäre Störung darstellen.

Es könnte vielleicht manchem scheinen, daß Hemmung und Nichterledigenkönnen sinnverwandte Worte seien, daß also für den gleichen Begriff hier nur zwei verschiedene Ausdrücke verwandt worden seien. Das ist aber nicht der Fall. Vielmehr wird der sachliche Zusammenhang zwischen der biologischen Hemmung und der psychischen Erledigung erst durch das Zeiterlebnis überhaupt hergestellt. In dem Zeiterlebnis erst treten innere Lebensgeschichte und biologische Funktion in Beziehung. Der Begriff der Erledigung hat überhaupt nur in der inneren Lebensgeschichte seine Stelle und kann nur in dem Fortschreiten der Geschichte eine anschauliche Erfüllung finden. Er kann dagegen nicht in der Biologie sinnvoll verwendet werden.

Wir sind in der Psychiatrie gewohnt, mit Ausnahme der Krankheitsgruppe der Neurosen, psychische Gegebenheiten zur Diagnose und Kennzeichnung biologischer Funktionsstörungen zu verwenden. Dabei wird die Eigenart biologischer Begriffsbildung zuweilen verwischt, und den psychiatrisch-biologischen Begriffen werden Merkmale beigelegt, die sie nur als psychologische Begriffe haben könnten. Auch die Hemmung gehört zu diesen oft halb biologisch, halb psychologisch gebrauchten Begriffen. Mit der teleologischen Betrachtungsweise dringen negative, wertende Begriffe in die Biologie ein. Wie die Geschichte der biologischen Theorien lehrt, ist damit die Gefahr einer Grenzüberschreitung, d. h. einer Psychisierung biologischer Prozesse sehr nahegerückt. Aber nur in einem Erleben, in dem die an einen Zeitpunkt datierbaren Geschehnisse einem übergreifenden Zusammenhang der immanenten Zeit eingeordnet werden, nur in einem

---

[1] Monatsschr. f. Psych. u. Neurol., Bd., 33, 1913.

solchen Erleben hat das Nicht-Geschehen die Gestalt der Lücke, des Ausfalls, der Hemmung, kann Tun und Nicht-Tun den Sinn des Erledigens und Nicht-Erledigens annehmen. Es zeigt sich hier, daß das Leib-Seele-Problem, soweit es lösbar, d. h. soweit es überhaupt Problem ist, nur im Hinblick auf das Zeiterlebnis seine Lösung finden kann.

Je mehr sich die Hemmung verstärkt, das Tempo der inneren Zeit verlangsamt, um so deutlicher wird die determinierende Gewalt der Vergangenheit erlebt. Je fester dem Depressiven die Zukunft verschlossen ist, desto stärker fühlt er sich durch das Vergangene überwältigt und gebunden. Das Üble, das er erlebt, ist durch die Vergangenheit entschieden, und zwar unwiderruflich und unabänderlich bestimmt. – Für den depressiven Kleinheitswahn, die Versündigungsideen, die Verarmungsideen ist es ja charakteristisch, daß das, was den Patienten, seine Angehörigen, die ganze Menschheit durch sein Verschulden trifft oder treffen wird, bereits endgültig durch das Vergangene bedingt ist. Wohl kann der Eintritt erst in einem späteren Zeitpunkte, der als solcher der transeunten Zeit angehört, erwartet werden, aber der Eintritt selbst ist durch Taten, die nicht wieder gut gemacht werden können, unbedingt festgelegt. Was geschieht oder geschehen wird, ist durch die Vergangenheit determiniert. Das gilt auch für den hypochondrischen Wahn. Der Ausbruch scheußlicher Krankheiten oder der Eintritt ihrer vernichtenden Folgen kann noch bevorstehen, aber der Ausbruch wiederum ist bereits durch das Vergangene unvermeidlich geworden. Der Depressive fürchtet nicht mehr den Eintritt von Krankheiten wie der psychopathische Hypochonder. (Die Furcht bezieht sich ja immer auf zukünftiges Geschehen, auf nicht endgültig Bestimmtes, die Angst auf gegenwärtiges Sein. Die Furcht rechnet mit der Realisierung einer ungünstigen Möglichkeit; daneben bleiben aber günstige Möglichkeiten noch offen. Um sie zu verwirklichen, sucht der sich Fürchtende Hilfe zu erlangen.) Der psychopathische Hypochonder erbittet Zuspruch und Unterstützung des Arztes, die der Depressive ablehnt, da sein Schicksal bereits entschieden ist. Die Unkorrigierbarkeit und Unerschütterlichkeit des Wahnes bei dem Depressiven findet ihre sachliche Entsprechung in dem Wissen durch das Vergangene endgültig bestimmt, der Vernichtung preisgegeben zu sein.

Den depressiven Wahnideen liegt also nicht das gleiche Erlebnismaterial wie beim Gesunden zugrunde, das bei jenem nur unter der Wirkung besonderer Affekte eine wahnhafte Deutung erführe, sondern das zur Verarbeitung gelangende Material ist bereits unter dem Einfluß des veränderten Zeiterlebnisses selbst abgewandelt. In ihm sind bereits die Linien, denen die depressive Wahnbildung folgt, gleichsam vorgezeichnet[1].

Im depressiven Stupor scheint schließlich auch die transeunte Zeit zum Stillstand zu kommen, soweit wir von äußeren Eindrücken her schließen können. In diesem tiefsten Grad der Hemmung dürfte im Erlebnis die zeitliche Erstreckung überhaupt fehlen und damit auch die Auffassung der Ereignisse in der Umgebung der Kranken und der zeitlichen Ordnung dieser Vorgänge, wie sich in den unbeeinflußten Katamnesen zeigt. Bei dem aus der schizophrenen Sperrung hervorgehenden Stupor handelt es sich nicht um die gleichen Störungen des Zeiterlebens.

Es bleibt uns jetzt noch die Erörterung des Zusammenhangs zwischen dem Ausfall bestimmter affektiver Erlebnisse und dem Zeiterlebnis übrig. Ich habe schon im Beginn darauf hingewiesen, daß das Zeitmoment sachlich für die Unterscheidung und Einteilung der Affekte von großer Bedeutung ist. Die bekannte Erscheinung, daß ein Depressiver über einen Verlust, der ihn betroffen hat, ebensowenig zu trauern vermag, wie er über irgendeinen glücklichen Umstand Freude empfindet, hat die Erklärung nahegelegt, daß neben anderen Funktionen auch die affektive Empfänglichkeit gehemmt sei. Immerhin bleibt es erstaunlich, daß sich diese Behinderung sowohl auf traurige wie auf freudige Affekte erstreckt. K. SCHNEIDER hat versucht, diese auffällige Erscheinung mit Hilfe der Schelerschen Lehre der Schichtung des emotionalen Lebens verständlich zu machen. Die depressive und euphorische Verstimmung gehörten einer tieferen Schicht an als Freude und Trauer; es sei möglich, daß die vitalen Gefühlsstörungen so intensiv würden, daß seelische Gefühle wirklich nicht in Erscheinung treten könnten, ähnlich wie starke Schmerzen einen Menschen ganz beherrschen könnten.

Über die dieser Deutung des Gefühls der Gefühllosigkeit noch anhaftenden Schwierigkeiten kann die Überlegung hinweghelfen, daß Freude und Trauer nur mit einem bestimmten Zeiterlebnis vereinbar sind. Denn alle Trauer über einen Verlust hat die im Augenblick des Verlierens beginnende, sich in die Zukunft erstreckende innere Verarmung zum Gegenstand, entsprechend wie Freude die im Augenblick des Gewinnes einsetzende, auf die Zukunft bezogene Bereicherung

---

[1] Die Abweichungen der paranoischen und manischen Wahnbildungen lassen erkennen, daß es sich hier um Eigenarten des depressiven Wahns, nicht aber des Wahns überhaupt, handelt. Die manischen Wahnbildungen sind im Gegensatz zu den depressiven wandelbarer und weniger ernsthaft, sie beziehen sich auf eine gegenwärtige oder zukünftige Erhöhung der eigenen Person, oder auf eine noch bevorstehende Leistung oder einen Glücksfall, dessen Eintritt nicht im Vergangenen fundiert zu sein braucht.

zum Gegenstand hat. Freude hat also die Bereicherungsfähigkeit, Trauer die Verarmungsmöglichkeit der zukünftigen Umweltsbeziehungen zur Voraussetzung. Wo aber von der vitalen Hemmung her das Zukunftserlebnis überhaupt ausgelöscht und gleichsam ein zeitliches Vakuum entstanden ist, fehlt der Freude und Trauer jede Möglichkeit ihrer Realisierung.

Wir brauchen also nicht eine spezielle Hemmung dieser affektiven Funktionen neben der vitalen Hemmung anzunehmen, sondern können den hier besprochenen Ausfall von Affekten durch das Zeiterlebnis von der einen Grundstörung ableiten.

Bei den psychogenen Verstimmungen fehlt die für die endogene Depression charakteristische Veränderung des Zeiterlebens. Der psychopathisch Verstimmte ist nicht von der Zukunft abgeschnitten, sondern in der Zukunft bedroht. Seine Verstimmung gehört also einer ganz anderen Dimension, der Beziehung Ich-Schicksal an, und dementsprechend unterscheiden sich auch die Symptome im einzelnen von der der echten Depression. Die durch irgendeinen Anlaß gesteigerte Spannung zwischen Ich und Schicksal beherrscht die psychogene Depression. Sie bleibt der Inhalt des Erlebens und bestimmt alle weiteren Reaktionen und den Verlauf. Das Bild gestaltet sich verschieden, je nachdem, ob der Konflikt gelöst wird oder andauert, ob der Kranke sich in seinem Gefühl der Ohnmacht gegenüber den äußeren Gewalten in Apathie und Resignation fügt und bescheidet, oder ob er auf dem Umweg weiterer psychogener Reaktionen Beistand und Abhilfe zu erlangen sucht. In allen Erscheinungen, die wir in solchen Fällen beobachten können, ist zu erkennen, daß keine von der vitalen Hemmung abhängige Veränderung des Zeiterlebens vorliegt[1].

Die Zukunft ist verdüstert und bedrohlich, aber die Zukunft ist gegeben; der Fluß der Zeit gerät nicht ins Stocken. Nur die Gestalt, in der sich das Zukünftige darbietet, wird abgelehnt, gemieden oder mittelbar bekämpft. In den Befürchtungen, Klagen, den offenen oder versteckten Anklagen gegen die anderen, dem nicht selten bis zum Genuß gesteigerten Ärger, den Selbstmordversuchen, der Niedergeschlagenheit bleibt das Verhalten Reaktion auf zukünftiges Geschehen, das sich ändert, sobald eine günstige Wendung die eingetretene Spannung aufhebt.

Die psychogene Verstimmung ist also nicht nur an andere psychophysische Schichten gebunden, sondern sie ist auch anders daran gebunden. Durch die ihr zugrunde liegende psychopathische Konstitu-

---

[1] Daß selbst in den ausgesprochensten Fällen psychogener Depression nicht von einer Hemmung gesprochen werden kann, hat auch J. LANGE hervorgehoben. Ztschr. f. d. ges. Neur. u. Psych. *101*, 1926; vgl. ferner BONHOEFFER, Allg. Ztschr. f. Psychiatrie, Bd. 68.

tion sind zwar die Grenzen der Umweltsbeziehungen und die möglichen Reaktionsformen des Individuums vorgezeichnet, aber die psychogene Verstimmung geht nicht aus einer pathologischen Variation der psychophysischen Funktionen hervor, sondern ist Reaktion auf eine Variation der Umwelt.

Die Angaben, die uns die endogen-depressiven Patienten spontan oder auf Befragen über ihr Zeiterleben machen, sind zahlreich. Die Kranken berichten davon, daß die Zeit leer laufe, in der Angst stehen zu bleiben scheine. Dann wieder, daß der Zeitablauf sich überhaupt verlangsamt habe, oder daß die Zeit nur noch bei einer gleichmäßigen, mechanischen Beschäftigung vorzurücken scheine. Diese Angaben widersprechen zwar unseren Ausführungen nicht, aber sie allein wären nicht genügend, um sie induktiv daraus abzuleiten. Es ist aber auch gar nicht zu erwarten, daß die Kranken über einen solch allgemeinen Bestandteil der Erlebnisse, wie die Zeit, wesentliche Aussagen machen könnten. Das begrifflich wissende Erleben ist in der Regel ja auf das ganz Besondere des einzelnen Momentes gerichtet. Nicht die Grundformen, sondern nur ihre auffälligen Veränderungen gelangen zur Auffassung. Auch die Sprache kommt dieser pragmatischen Tendenz entgegen und hemmt eher die Bemühungen, der allgemeinen Erlebnisbestandteile bewußt habhaft zu werden, als daß sie sie fördert. Wichtig ist es daher, daß die aus der psychologischen Analyse der Symptome abgeleitete Beziehung zwischen der Intensität der Hemmung und dem Auftreten bestimmter psychotischer Erscheinungen sich klinisch nachprüfen läßt und damit evtl. auch die Fruchtbarkeit der hier angewandten Methode zu erweisen wäre[1].

---

[1] (Anmerkung bei der Korrektur.) Erst nach Abschluß dieser Arbeit bin ich auf zwei Aufsätze von E. MINKOWSKI, Paris, aufmerksam geworden, in denen gleichfalls die Bedeutung des Zeiterlebnisses für psychotische Phänomene behandelt wird. Besonders mit der im Journal de Psychologie 1923 veröffentlichten „Etude psychologique et analyse phénoménologique" bestehen Übereinstimmungen, weniger mit der in der Ztschr. f. d. ges. Neur. u. Psych. 82, 1923 erschienenen Arbeit über „Bleulers Schizoidie und Syntonie und das Zeiterlebnis".

Die Formen des Räumlichen
Ihre Bedeutung für die Motorik und die Wahrnehmung[1]

I. Teil: Zielbewegung und präsentische Bewegung

In früheren Arbeiten habe ich zu zeigen versucht, daß sich Wandlungen des Zeiterlebens nachweisen lassen, durch welche – da ja das Zeiterleben ein Medium des Erlebens überhaupt ist – andere Erlebnisse, Gedanken, Handlungen, Affekte, nach Form und Inhalt als von jenen abhängige bestimmt werden. Bei der Bedeutung, die sowohl dem Raum wie der Zeit im Aufbau der Erscheinungswelt zukommt, hätte es an sich nahe gelegen, mit einer entsprechenden Fragestellung an das Problemgebiet der Raumstrukturen heranzutreten. Die Beobachtungen und Überlegungen, die ich im folgenden mitteilen will, sind aber nicht aus einer solchen Übertragung der Frage von einem Gebiet auf ein benachbartes erwachsen. Den ersten Anlaß bildete vielmehr eine schon länger zurückliegende, wenn man so will, zufällige Erfahrung.

In den Jahren nach dem Kriege sind mancherlei Versuche gemacht worden, neue Formen des künstlerischen Tanzes zu finden. Es wurde das Schlagwort vom *„absoluten Tanz"* geprägt. Der Tanz sollte nicht länger in den Fesseln der musikalischen Erfindung schmachten, er sollte von der Tyrannei der Musik befreit werden. Allein, gerade bei der Betrachtung solcher trockenen, musiklosen Tänze wurde man gewahr, daß die Verbindung von Musik und Tanz keine zufällige, empirische war. Als absoluter hatte der Tanz zwar nicht den Boden unter den Füßen, aber den Raum verloren, der ihm gemäß ist. Offenbar muß ein Wesenszusammenhang die tänzerische Bewegung an die Musik und an die durch sie geschaffene Struktur des Raumes binden, eine Verknüpfung, die sich nicht willkürlich beseitigen läßt.

Die Untersuchungen über das Zeiterleben drängten nun dazu, diese an einem speziellen Falle gewonnene Problemstellung zu erweitern und die Frage nach dem Zusammenhang von Raumqualität, Bewegung und Wahrnehmung ganz allgemein zu stellen. Trotz ihres

---

[1] Nervenarzt, 3. Jahrgang, Heft 11. — Berlin 1930, Verlag von Julius Springer.

besonderen Ursprungs stimmen die folgenden Darlegungen über die Raumstrukturen also in ihrer Grundtendenz mit meinen Untersuchungen über das Zeiterleben überein. Dabei ist zu hoffen, daß sich in diesem Zusammenhang die prinzipielle Berechtigung der Fragestellung leichter erweisen läßt als auf dem Gebiete der Zeit.

Wollen wir das primäre Raum*erleben* darstellen, so müssen wir uns von dem Raumbegriff der Physik und der Mathematik unabhängig machen. Wir müssen darauf bedacht sein, uns keine Vorurteile, keine vorwegnehmenden Entscheidungen, auch wenn sie der gesicherten Erfahrung anderer Wissenschaften entstammen, aufdrängen zu lassen. Denn diese sind logisch-systematisch die späteren, obgleich sie geschichtlich früher zur Entwicklung gelangt sind als die Analysen der primären Erlebnisformen. Wir brauchen also auf die Fragen der physikalischen Grundlagen und der physiologischen Bedingungen der Raumwahrnehmung nicht einzugehen, ebensowenig auf die ihrer psychologischen Genese oder des Vorrangs einzelner Sinnesgebiete, etwa des Optischen oder des Taktilen, vor den übrigen. Wir können unser Thema demnach jetzt dahin präzisieren: Bietet sich das Räumliche auf verschiedenen Sinnesgebieten, z. B. dem Optischen und dem Akustischen, in verschiedenen Modis dar, und entsprechen ihnen verschiedenartige Formen der Motorik und der Wahrnehmung?

1. Die Daseinsweise von Farbe und Klang

Mit dieser Formulierung verstoßen wie bereits gegen eine in der Psychologie verbreitete Lehre, die allein dem Optischen, Taktilen und Kinästhetischen ein ursprüngliches Raummoment zuerkennen will, für die anderen Sinne aber nur Komplikationen der Empfindungen mit Raumcharakteren annimmt. Prüfen wir die Gründe, die zur Aufstellung dieser Lehre geführt haben, dann finden wir zwei in sich recht verschiedenartige Gruppen von Motiven, die aber das eine gemeinsam haben, daß sie nicht an dem phänomenal Gegebenen orientiert sind. Einmal sind es völlig ungeprüfte und für selbstverständlich erachtete Annahmen über die Struktur des Erlebnisraumes; dazu kommen dann Überlegungen, die, von der Betrachtung des anatomischen Baues und der Funktion des Gehörorganes ausgehend, die Möglichkeit ursprünglicher Raumcharactere des Schalles verneinen. Man braucht nun die Richtigkeit der Experimente, welche z. B. die Bedeutung der Zeit- und Intensitätsdifferenzen für die Schall-Lokalisation bei binauralem Hören erwiesen haben, nicht zu bezweifeln. Aber beweisen sie irgend etwas für die Stichhaltigkeit der empiristischen Theorie der Raumwahrnehmung? Wir nehmen ja nicht Reize unseres Gehörs wahr, sondern wir hören auf Grund der Reize bestimmte Klänge und Geräusche. Dabei funktionieren beide Ohren zusammen einschließlich der zentralen Projektion als ein einheitliches System; ich sehe nicht, daß hinsichtlich der räumlichen Gliederung gegenüber dem Optischen, der Netzhaut, Calcarina und der Verschiedenheit ihrer Ortswerte ein prinzipieller Unterschied bestände. Die Kinderpsychologie hat zudem gezeigt, daß es gerade akustische Reize sind, die den Säugling zu den ersten willkürlichen Blickeinstellungen veranlassen; und das schon im Laufe des 3. Lebensmonates. Hier Komplikationen mit anderen Vorstellungen, unbewußte Schlüsse oder Urteile anzunehmen, ist doch wohl kaum angängig. Die Zeitdifferenzen verleihen also nicht Klängen und Geräuschen einen Raumcharakter, den sie ursprünglich nicht besitzen; nicht der Raumcharakter überhaupt, sondern nur die *bestimmte Richtung* im Raum ist von ihnen abhängig. Soll aber ein Schall in eine bestimmte Richtung verlegt werden, so muß er sich schon ursprünglich als räumlicher darbieten. Die empiristische Theorie würde wohl kaum entgegen den der Erfahrung zu entnehmenden Argumenten eine so allgemeine Anerkennung gefunden und sich solange behauptet haben, wenn sie nicht durch die zweite Gruppe von Motiven gestützt würde. Nativisten und Empiristen, beide Parteien, machen nämlich die gleiche Voraussetzung, daß der Raum, um dessen Gegebenheitsweise in der Wahrnehmung der Streit geführt wird, nur der metrische Raum und zuletzt das konstruktive Schema des leeren, homogenen, dreidimensionalen Raumes sein könne. Stellt man allerdings die Untersuchung allein darauf ab, dann kommt dem Gesicht und Getast sicher ein Vorrang vor den anderen Sinnen zu. Die Bedeutung dieser Raumform für unser praktisches Handeln und unser naturwissenschaftliches Erkennen ist freilich nicht zu bestreiten. Indessen erschöpft sich unser Erleben nicht in diesen Funktionen. Wichtige Erscheinungen des seelischen Lebens müssen dem Verständnis der Psychologie verschlossen bleiben, wenn sie im Hinblick auf das zweckmäßig-berechnende Handeln und das naturwissenschaftliche Erkennen die Grenzen ihres Forschungsgebietes zu eng zieht, wenn sie daher die verschiedenen Modi, in denen das Räumliche sich uns darbietet, nicht beachtet, den optischen Anschauungsraum oder gar den leeren Raum, als den Raum schlechthin nimmt. Gehen wir aber ohne solche Vorurteile von dem aus, was wir an den Phänomenen selbst vorfinden, dann scheint es wohl berechtigt zu sein, bei jedem Schall, der unser Ohr trifft, die Frage nach seinem Woher zu stellen. Solche Frage entspringt nicht erst einer Reflexion über den Schall, die Schallquelle und das Dasein der Dinge im Raum.

Hier ist es nun wichtig, behutsam vorzurücken, um die notwendigen Unterscheidungen nicht außer acht zu lassen. Zunächst einmal müssen wir die Lokalisation des Schalles und die Lokalisation
der Schallquelle voneinander sondern. Wenn wir mit unseren Patienten den Weberschen Versuch anstellen, dann fragen wir sie nicht nach
dem wahren Ort der Schallquelle – der ist ihnen ja durch das Auf-
setzen der Stimmgabel auf die Stirn bekannt –, sondern wir fragen
danach, *wo* sie den Schall hören. Ob bei dem Weberschen Versuch
der Schall lateralisiert wird oder nicht, hängt von dem physiologischen Zustand des schalleitenden und -perzipierenden Apparates ab.
Uns interessieren hier aber nicht die physiologischen Bedingungen der
Lateralisation, sondern die gerade bei dieser Untersuchungsmethode
besonders deutlich hervortretende phänomenale Gegebenheitsweise
des Schalles überhaupt. Denn in diesem, wie in allen Fällen, in denen
wir aus dem Schall die Richtung oder den Ort der Schallquelle zu
bestimmen suchen, muß uns zunächst der Schall selbst mit einem
räumlichen Charakter gegeben sein.

Die Eigenart des Raumcharakters des Schalles läßt sich durch
einen Vergleich des Optischen und des Akustischen am raschesten
aufzeigen. Genau genommen handelt es sich um zwei verschiedene,
aber eng zusammengehörige Aufgaben: um den Vergleich der räumlichen Daseinsweise des Schalles und der räumlichen Daseinsweise der
Farbe einerseits und um den Vergleich der Bestimmung des wahren
Ortes der Schallquelle und der des beleuchteten und farbigen Gegenstandes andrerseits. Irrig wäre es, Schallquelle und Lichtquelle miteinander zu vergleichen; der Vergleich darf sich, wie gesagt, nur auf
die Verschiedenheit und Übereinstimmung in der Erscheinung des
klingenden und des farbigen Gegenstandes erstrecken. Manche Un-
klarheiten sind erst dadurch entstanden, daß die hier erforderliche
Trennung der Aufgaben nicht streng durchgeführt, daß nicht jeweils
Schallquelle und farbiger Gegenstand sowie Schall und Farbe miteinander in Parallele gesetzt worden sind. Was aber hinsichtlich des
Räumlichen von der Schallquelle gilt, gilt durchaus nicht von dem
Schall selbst.

Die Richtung, in der eine Schallquelle zu suchen ist, und damit ihr
wahrer Ort im Raum, ist oft schwer zu bestimmen. Bei dem farbigen
Gegenstand ist zwar die Richtung durch die Sehrichtung eindeutig
festgelegt, aber der wahre Ort, seine Entfernung und Lage, ist in
vielen Fällen nicht weniger unbestimmt. Die Sterne sehen wir in
einem Abstand, der ihrer wirklichen Entfernung in keiner Weise entspricht. Auch im Gelände ist die Schätzung von Entfernungen, sowie
die Bestimmung der Lage eines Gegenstandes im Verhältnis zu
anderen Geländepunkten oft äußerst schwierig und unsicher. Die Be-

stimmungen des wahren Ortes der Schallquelle und des farbigen Gegenstandes sind also nur gradweise verschieden; dagegen besteht zwischen der phänomenalen räumlichen Daseinsweise von Farbe und reinem Klang ein durchgreifender qualitativer Unterschied.

Um die phänomenalen Unterschiede in möglichster Reinheit und Schärfe darzustellen, beschränken wir uns zunächst auf den Vergleich der Erscheinungsweise von Oberflächenfarben und von Klängen. Wie die Physik nur durch eine experimentelle Begrenzung der Fülle wirksamer Faktoren, durch gedankliche Abstraktion und Reinigung der Phänomene zur Darstellung der elementaren Vorgänge gelangt, deren Gesetzmäßigkeit sie dann mathematisch formulieren kann, so dürfen wir auch hier nicht von irgendeiner beliebigen Erfahrung ausgehen. Auch bei der phänomenalen Analyse müssen wir den reinen Fall aufsuchen, wo er sich natürlicherweise darbietet oder durch bestimmte Versuchsanordnungen zu gewinnen ist. In unserer natürlichen Umwelt durchdringen und vereinigen sich optische und akustische Daten mit denen anderer Sinnesgebiete, sie verbinden sich mit unanschaulichen Gegebenheiten[1]. Erst wenn wir an einem reinen Fall das Wesen der Erscheinungen erfaßt haben, können wir daran gehen, die Komplikationen und Trübungen, die wir in der natürlichen Umwelt in der Regel vorfinden, in den Kreis der Betrachtung zu ziehen. Die räumliche Daseinsweise des Schalles kommt erst in den Tönen der Musik zur reinen Ausprägung. Wir müssen daher bei unserem Vergleich von dem Ton ausgehen und weiterhin zeigen, wie bei den Geräuschen, die noch die Gegenwart oder Nähe eines Dinges anzeigen, der reine räumliche Charakter des Klanges durch die Funktion des „Hinweisens auf etwas" verändert wird.

Bleibt auch der wahre Ort eines farbigen Gegenstandes unbestimmt, die Richtung, in der wir die Farben selbst sehen, ist genau bestimmt; wir sehen sie in einem gewissen Abstand uns dort gegenüber. Durch die Lehre der physikalischen und physiologischen Optik, durch unser Wissen, daß von dem Gegenstand Lichtstrahlen ausgehen, die unsere Netzhaut treffen und affizieren, wird das Farbenphänomen nicht im geringsten verändert. Immer sehen wir die Farben dort, d. h. in einer Richtung und Entfernung, an einer Stelle uns gegenüber, begrenzt und begrenzend; sie schließen den Raum ab, gliedern ihn in Teilräume, in ein Neben- und Hintereinander.

Das ist bei dem Klang alles ganz anders. Von der Schallquelle kann wohl oft mit Recht gesagt werden, daß schon die Richtung, in der sie zu lokalisieren ist, sich nicht sicher bestimmen läßt. Auf den

---

[1] Vgl. hierzu die Diskussionsbemerkungen von E. MINKOWSKI zu F. FISCHER° und meinem Vortrag in Allg. Z. Psychiatr. 93.

Schall selbst ist diese Charakteristik nicht zu übertragen, sie trifft für ihn nicht zu. Indem wir die Richtung der Schallquelle als unbestimmt bezeichnen, erklären wir sie doch für bestimmbar, d. h. wir behaupten, es müsse entweder die eine oder die andere oder eine dritte Richtung sein. Der Ton selbst aber erstreckt sich nicht in einer Richtung, sondern er kommt auf uns zu, durchdringt und erfüllt, homogenisiert[1] den Raum. Der Ton ist also nicht auf eine einzige Raumstelle zu lokalisieren. Dieser Mangel *örtlicher* Bestimmtheit hat wohl dazu Veranlassung gegeben, dem Akustischen eine ursprüngliche *räumliche* Daseinsweise überhaupt abzusprechen, was aber durchaus nicht berechtigt ist. In einer ersten Gegenüberstellung können wir nunmehr zusammenfassend sagen: die Farbe erscheint uns gegenüber, dort, auf eine Stelle beschränkt, den Raum in Teilräume begrenzend und gliedernd, entfaltet sich in ein Neben- und Hintereinander. Der Ton dagegen kommt auf uns zu, erreicht und erfaßt uns, schwebt vorbei, er erfüllt den Raum, gestaltet sich in einem zeitlichen Nacheinander.

Um die eigentümliche Beziehung des Tones zur Zeit ganz zu verstehen, müssen wir die Beziehung von Farbe zu farbigem Gegenstand, von Ton zu klingendem Gegenstand, d. h. zur Schallquelle, noch einmal eingehender betrachten. Schon der sprachliche Ausdruck der Schallquelle weist darauf hin, daß der Ton wie das Wasser einer Quelle von dem klingenden Körper sich ablöst. Die Farbe haftet (phänomenal) an dem Gegenstand, der Ton wird hervorgebracht und trennt sich von ihm. Die Farbe ist Eigenschaft eines Dinges, der Klang Wirkung einer Tätigkeit. Von einem Hahn z. B. sagen wir, daß er weiß oder bunt ist; seinen Schrei dagegen bezeichnen wir nicht als seine Eigenschaft, sondern als eine Tätigkeit, wir sagen, daß er kräht, d. h. krähen tut. Wir meinen nun nicht, die Farbe werde darum zur Eigenschaft des Tieres gerechnet, weil der Hahn uns immer bunt oder weiß erscheint, während wir beobachten, daß er nur zuweilen kräht, zu anderen Zeiten aber schweigt. Denn ein Bach rauscht dauernd, Tag und Nacht, bleibt sogar dann noch vernehmbar, wenn Wasser und Ufer ins Dunkel entrückt und unsichtbar geworden sind. Obwohl also das Rauschen des Baches, das Hörbare an ihm, dauernder ist als alles Sichtbare, halten wir doch daran fest, das Rauschen als sein Tun zu fassen. Gerade hier erweist sich die Bedeutung der phänomenalen Gegebenheitsweisen von Farbe und Klang. Denn die Interpretation nach Eigenschaft und Tätigkeit schließt sich durchaus den Phänomenen an. Sie beruht nicht auf irgendwelchen Erfahrungen

---

[1] Wie sich diese Homogenisierung von der Homogenität des leeren euklidischen Raumes unterscheidet, kann erst später dargestellt werden.

über Dinge und Eigenschaften, die eher zu ihrer Korrektur aufforderten. Der Klang wird darum als Wirkung eines Tuns erlebt, weil es zum Wesen des Klanges gehört, daß er sich von der Schallquelle ablöst. Während Farbe und Form, die optischen Gegebenheiten im weitesten Sinne, den Gegenstand aufbauen, weist der Klang, der Ton wie das Geräusch nur auf den Gegenstand hin, zeigt ihn nur an. Der Schall, der sich von der Schallquelle löst, kann zu einem reinen Eigendasein gelangen; aber erst in den Tönen der Musik wird diese Möglichkeit voll verwirklicht, das Geräusch behält den Charakter des Anzeigens und Hinweisens[1].

Hier ist erst der Platz, den Unterschied zwischen Ton und Geräusch genauer zu erwägen. Befinden wir uns in einer Umwelt, deren räumliche Gliederung und dingliche Besetzung uns genau bekannt ist, und haben wir es mit einem spezifischen Geräusch zu tun, etwa dem Rattern eines Motors, so gilt das von dem Ton Gesagte nicht mehr in vollem Umfang. Wir hören ein solches Geräusch draußen, an einer bestimmten Stelle, dort, wo wir die Schallquelle lokalisieren. In diesem Erlebnis jedoch vermengt sich Optisches mit Akustischem und mit unanschaulich Gewußtem. Befinden wir uns dagegen nicht in vertrauter Umgebung, sondern etwa in dem Trubel und Lärm einer nach Sprache, Sitte und Gewohnheit fremden Stadt, dann verlieren bereits die Geräusche diese spezifische Wirkung und nähern sich in ihrer Daseinsweise dem Ton, wie ihn vollkommen nur die Musik zu erzeugen vermag. Auch das Geräusch durchdringt und erfüllt unter solchen Umständen den Raum, es erschwert, den Raum homogenisierend, die Orientierung und steigert dadurch die Verwirrung und Fremdheit. Schon ein Stimmengewirr hat ein anderes räumliches Dasein als Worte, Sätze, die wir auf einer belebten Straße im Vorbeigehen auffangen, verstehen und auf einzelne Sprecher verteilen können. In dem Maße, als Geräusche verworren werden, als sie ihre auf bestimmte Gegenstände hinweisende Funktion einbüßen, in dem gleichen Maße nähern sie sich der phänomenalen Gegebenheitsweise der Töne der Musik.

Es gibt keine der Musik analoge bildende Kunst, und es kann sie nicht geben, weil die Farbe sich nicht so vom Gegenstand löst wie der Ton. In der Musik erst gelangt der Ton zu seinem reinen Eigendasein. Die Musik nützt die in dem Wesen des Akustischen begründeten Möglichkeiten vollkommen aus. Wir erfinden spezifische Geräusche als Signal. Bei dem reinen musikalischen Klang wollen wir aber von einem solchen Hinweisen nichts mehr vernehmen. Wir

---

[1] Die Bedeutung, welche dieser Doppelnatur des Schalles für die Entwicklung der Lautsprache in ihrer zwiefachen Funktion als Kundgabe und Mitteilung zukommt, kann hier nicht erörtert werden.

ziehen darum das Streichquartett dem Klavierquartett vor, weil wir
bei diesem noch das Klavier als Instrument, als Schallquelle heraus-
hören, während in jenem die ideale Möglichkeit eines reinen Zu-
sammenklingens gegeben ist.

Wir führen hier und an späteren Stellen die Gebilde und Formen
der Kunst nicht bloß als Illustrationen an; wir beabsichtigen auch
nicht sie zu erklären. Wir betrachten sie vielmehr als Facta und
fragen nach den „Bedingungen ihrer Möglichkeit". Dabei werden wir
gerade auf die Unterscheidungen in der Daseinsweise von Farbe und
Klang verwiesen, die wir hier getroffen haben.

Die Kadenz im Orchesterkonzert ist ein ästhetisches Gebilde, das
einem Kompromiß zweier Strebungen, dem Bedürfnis des Virtuosen,
seine technische Bravour zu entfalten, und der Forderung des Kunst-
werks nach Einordnung der Solostimme in das Ganze, sein Dasein
verdankt. In der Kadenz gibt der Komponist dem Virtuosen die
Freiheit, nach eigenem Einfall, Geschmack und Können zu brillieren.
Nach einem großen Aufschwung schweigt das Orchester. Mit Arpeg-
gien, Läufen, Doppelgriffen beginnt die Kadenz, in großen Sprüngen
jagt sie durch den ganzen Tonbereich des Instruments, immer rascher
wird das Tempo, immer größer die Tonmengen, die auf den Hörer
eindringen, bis zuletzt in einem ansteigenden Triller die erregten Ton-
fluten zusammenströmen, sich beruhigen und hinüberfließen in das
Thema des Satzes, der von dem Orchester in einem raschen Schluß
zu Ende geführt wird. Während dies alles geschieht, kann man nicht
versunken den Klängen der Musik lauschen; da muß man hören und
sehen, dem Spieler zusehen. Nicht mehr darum handelt es sich, die
Töne in sich aufzunehmen; die Töne selbst fordern von uns, daß wir
den Vorgang ihrer Erzeugung beobachten und ihren Erzeuger bewundern.

Auch der Natursänger will *sich* hören und *sich* hören lassen. Der
Gesang ist ihm ein Mittel der erotischen Werbung oder auch nur ein
Mittel, um sich selbst zur Darstellung zu bringen. Der Natursänger
tut deshalb alles, um das Leibhafte des Gesanges zu verstärken, während im Kunstgesang gerade das Gegenteil erstrebt wird. Dem entspricht ja auch die instrumentale Führung der Singstimme bei vielen
großen Meistern. Die Stilformen des Spätbarock begünstigen die Entwicklung der absoluten Musik und führten in einer Zeit des allmäh-
lichen Niederganges der bildenden Künste das musikalische Schaffen
auf einen Höhepunkt. Dagegen räumte die Komposition dem Lieder-
text im Laufe des 19. Jahrhunderts ein immer größeres Recht ein,
gleichzeitig hörte mit der Erfindung der Programm-Musik, des Leit-
motives, der Wagnerschen Konzeption des Gesamtkunstwerks die
Musik mehr und mehr auf zu klingen und begann statt dessen zu

reden, etwas zu sagen oder zu bedeuten. Beide Richtungen lassen sich durch die ganze Musikgeschichte verfolgen. Beide knüpfen an die phänomenale Natur des Tones an, daran nämlich, daß der Klang einmal auf Gegenständliches hinweisen, es anzeigen kann, dann aber, daß er zu einem reinen Eigendasein gelangen kann. Erst wo dies erreicht wird, können wir die räumliche Daseinsweise des Tones, das Erfüllen und Homogenisieren des Raumes, von dem wir schon gesprochen haben, und die zeitliche Daseinsform, von der wir sprechen wollen, vollständig erfassen.

Indem der Ton zu einem reinen Eigendasein gelangt, hören wir ihn selbst einsetzen und verklingen; wir bemerken sein Entstehen, Werden und Vergehen. Etwas Entsprechendes gibt es bei der Farbe nicht. Durchwandert eine Farbe unser Gesichtsfeld, so sehen wir die *Bewegung* eines Gegenstandes. Treten an einer Stelle nacheinander verschiedene Farben auf, so sehen wir die *Veränderung* eines Gegenstandes. Wir sehen das Verglühen des Lichts, d. h. der leuchtende Gegenstand durchläuft nacheinander eine Reihe von Farbtönen. Selbst bei einem Sonnenuntergang ist es der Himmel, das Meer, die Berge, an denen sich der Wechsel der Farbe vollzieht. Das Nacheinander der Farbe fordert daher geradezu eine Dauer des Gegenstandes. Bei der Musik dagegen läßt die Folge der Töne ihr zeitliches Dasein hervortreten; ihre zeitliche Gliederung gliedert daher auch die Zeit selbst. Das Eigendasein des Tones und seine Bezogenheit auf die Zeit ist es, die dem klanglich dargebotenen Rhythmus seine Prägnanz verleiht. Sie läßt sich mit optischem Material nicht erzeugen. Irgendwelche Lichter oder Farben, die in den durch einen musikalischen Rhythmus vorgeschriebenen zeitlichen Intervallen auftauchen und verschwinden, rufen bei dem Betrachter keineswegs jenes klare Erlebnis des Rhythmus hervor wie das Anhören einer rhythmisch gegliederten Tonfolge. Diese Verschiedenheit im Hervortreten des Rhythmus bei optischer und akustischer Darbietung beruht nicht auf irgendwelchen Unterschieden von Schallreizen und Lichtreizen, ist überhaupt nicht physiologisch zu erklären, sondern nur aus den Phänomenen abzuleiten. Wollte man hier auf physiologische Erklärungen zurückgreifen, dann würde man sich den Blick für andere, höchst bedeutsame Unterschiede versperren.

Die Verschiedenheit im Erlebnis von optisch und akustisch dargebotenem Rhythmus ist ja nicht auf das Rezeptive beschränkt. Denn wir hören einen Rhythmus nicht nur besser, als wir ihn zu sehen vermögen, die rhythmische Tonfolge drängt uns, wie jedermann weiß, zu Bewegungen, die sich in spezifischer Weise von dem alltäglichen Gehen, Laufen, Springen sondern. Ist diese Induktion von Bewegungen nur eine mittelbare Wirkung der Prägnanz des gehörten Rhythmus oder besteht zwischen dem Hören und der Bewegung eine unmittelbare Verbindung? Das ist die für alles Weitere entscheidende Fragestellung. Wer von dieser Alternative die erste Möglichkeit für die zutreffende hält, der muß annehmen, daß es sich um zwei durchaus getrennte seelische Vorgänge handelt, um das Hören des Rhythmus und das spontane Hervorbringen von Bewegungen, das zwar auf das Gehörte bezogen, aber doch unabhängig von ihm wäre. Die Verknüpfung könnten wir uns etwa durch eine geheime Freude an der Nachahmung hergestellt denken. Wir wären nur darum geneigt, eher eine rhythmische Tonfolge als eine rhythmische Bildfolge in Bewegung nachzuahmen, weil der musikalische Rhythmus uns ein besseres Vorbild für unsere Nachbildung darbietet [1]. Indessen zeigt die Erfahrung, daß eine solche Auswahl nicht stattfindet, daß wir ohne unser Zutun von dem musikalischen Rhythmus ergriffen und mitgerissen werden. Die Verbindung zwischen dem „Reiz", dem gehörten Rhythmus, und der Reaktion, der rhythmischen Bewegung, ist eine ganz unmittelbare.

2. Das gnostische und das pathische Moment in der Wahrnehmung.

Ein Verständnis dieser Zusammenhänge läßt sich nur dann gewinnen, wenn wir die übliche Betrachtungsweise und Darstellung der Empfindungen prinzipiell erweitern und fortbilden. In der Psychologie ist bisher fast stets nur von den Empfindungen, nirgends aber von dem Empfinden die Rede gewesen. Es ist an dem Gesamterlebnis immer das *gnostische*, nie aber das *pathische* Moment bemerkt und beachtet worden. Ist der unmittelbare Zusammenhang zwischen dem Hören eines Rhythmus und der rhythmischen Bewegung ein Faktum – die weitere Darstellung wird dafür noch genug Belege bringen –, dann können wir nicht mehr umhin, dem pathischen Moment an der Empfindung unsere besondere Aufmerksamkeit zuzuwenden. Gesicht, Gehör und die übrigen Sinne vermitteln uns nicht nur sinnliche Eindrücke, sie lassen nicht nur Farbe und Schall vor uns erscheinen, sondern, indem wir die Wahrnehmung von Gegenständen haben, empfinden wir auch Farben und Töne, d. h. sie ergreifen uns, muten uns in einer bestimmten gesetzmäßigen Weise an.

---

[1] Etwas derartiges ist bei gymnastischen Massenübungen der Fall, wo der einzelne Teilnehmer die von dem Vorturner gezeigte Bewegung oder Stellung möglichst genau nachzuahmen sucht. Dabei sind die beiden Vorgänge, Aufnahme des Vorbildes und Nachbildung, schon zeitlich getrennt. Der volle Gegensatz zwischen der Nachbildung eines optischen Schemas und dem Ergriffenwerden durch eine Tanz- oder Marschmusik tritt gerade hier ganz deutlich hervor.

Hier ist es erforderlich, von vornherein einigen gefährlichen Mißdeutungen zu begegnen. Zunächst: unter dem pathischen Moment verstehen wir die unmittelbare Kommunikation, die wir mit den Dingen auf Grund ihrer wechselnden sinnlichen Gegebenheitsweise haben. Wir beziehen also das pathische Moment, das sei ausdrücklich hervorgehoben, nicht auf die Gegenstände mit ihren festen oder verschiedenen Eigenschaften, also nicht auf die Gegenstände, die uns wegen dieser Eigenschaften etwa locken, schrecken oder bedrücken könnten. Würden wir das pathische Moment an die Gegenstände knüpfen, dann hätten wir es ja wieder dem Bereich des Begrifflichen eingeordnet und die Unterscheidung von gnostisch und pathisch bereits wieder rückgängig gemacht. Das Pathische gehört aber gerade zu dem Bestand des ursprünglichsten Erlebnis; es ist darum der begrifflichen Erkenntnis so schwer zugänglich, weil es selbst die unmittelbar-gegenwärtige, sinnlich-anschauliche, noch vorbegriffliche Kommunikation ist, die wir mit den Erscheinungen haben.

Eine weitere Mißdeutung könnte sich leicht an die im vorangehenden gewählten Ausdrücke, Empfindung und Empfinden knüpfen. Denn diese Trennung des Empfindens von der Empfindung erinnert an Unterscheidungen, die uns von der Phänomenologie her geläufig sind; insbesondere an den von HUSSERL so oft mit Nachdruck wiederholten Satz, daß jede Wahrnehmung Wahrnehmung *von etwas* sei. Es könnte also die Meinung aufkommen, die Unterscheidung von Empfindung und Empfinden sei eine bloße Wiederholung der phänomenologischen Sonderung von Akt und intentionalem Objekt. Das trifft aber nicht zu. Die Unterscheidung von Empfindung und Empfinden bleibt noch ganz innerhalb der Sphäre des Erlebnisgehaltes. Das gnostische Moment hebt nur das *Was* des gegenständlich Gegebenen, das pathische das *Wie* des Gegebenseins hervor. Ich halte es darum sachlich und terminologisch für richtiger, die schon früher von mir gebrauchten Ausdrücke des pathischen und gnostischen Moments zu verwenden [1].

Dazu kommen noch eine Reihe anderer Gründe, deren Darstellung am zweckmäßigsten mit einer Diskussion der wenigen Arbeiten verbunden wird, in welchen in allerletzter Zeit ähnliche Gedankengänge verfolgt worden sind. Wie ich dem vor kurzem erschienenen Versammlungsbericht entnehme, hat H. WERNER schon auf dem Psychologenkongreß 1929 einen Vortrag über „das Empfinden und seine experimentelle Prüfung" gehalten. In der Erörterung dieses Vortrages hat ferner METZGER auf Übereinstimmungen mit eigenen Arbeiten und denen v. HORNBOSTELS hingewiesen. WERNER selbst hat

---

[1] Vgl. STRAUS, „Geschehnis und Erlebnis", Kap. 3, besonders S. 48 ff.

in Experimenten festgestellt, daß einem objektiven Ton 4 Stufen des Tonerlebnisses entsprechen können. „1. Die Stufe des hochprägnanten Gegenstandtones (analog der Oberflächenfarbe); 2. die Stufe des raumhaften Tones (analog der Flächenfarbe); die 3. Tonstufe entsteht durch Hineinnahme des Tones in den Körper, der zum Gefäß wird, das erklingt. Im 4. Stadium tritt Subjekt und Objekt noch näher zusammen; es verbleibt das Erlebnis einer körperlichen Zuständlichkeit. Die 1. und 2. Stufe können wir als Wahrnehmungsstufen, die 3. und 4. als Empfindungsstufen bezeichnen, die ebenso bei den Tönen wie bei den Farben nachgewiesen werden können. Bei dem Rückgang von gegenständlich sicher präzisierten Wahrnehmungen zu subjektivierten Erlebnissen treten die Phänomene des Empfindens auf, welche sich als körperliche Zustände spezifischer Art darstellen." Im Gegensatz zu unserer Auffassung faßt WERNER also das Pathische nicht als ein jedem Wahrnehmungserlebnis grundsätzlich zugehöriges Moment, sondern er beschränkt es auf bestimmte zeitliche Phasen des Wahrnehmungsvorganges und deutet es als das Erlebnis einer körperlichen Zuständlichkeit. Offenbar ist WERNER hier einer Täuschung verfallen. Er ist zu seinen Unterscheidungen ja nicht auf Grund einer phänomenologischen Analyse der Erlebnisse gekommen, sondern durch experimentelle Untersuchungen. Er hat irrtümlich Besonderheiten, die sich nur aus der Struktur und der Anordnung des Experimentes ergeben, für Eigenheiten gehalten, die dem Wesen der Erscheinung selbst angehören. Das Ineinander des Was und Wie des Gegebenen muß bei jedem psychologischen Versuch in irgendeiner Weise auseinandergelegt und zeitlich gesondert werden, wenn es überhaupt der Versuchsperson faßbar werden soll. Schon das kurze Kongreßreferat, aus dem wir zitiert haben, läßt erkennen, daß WERNER seine Versuche nicht richtig gedeutet hat. Denn auf der 3. und auch noch auf der 4. Stufe hat die Wahrnehmung nicht aufgehört und die Empfindung als besondere Zuständlichkeit begonnen; der Ton ist ja als Wahrnehmungsgegenstand oder als Was des Erlebnisses noch immer vorhanden, und nur das Wie tritt als Ergriffensein jetzt deutlicher und leibhafter hervor. Es ist deswegen durchaus nicht berechtigt, das pathische Moment auf bestimmte Phasen der Erlebnisse zu beschränken und als körperlichen Zustand zu deuten.

Den gleichen Fehler, die Universalität des Pathischen auf bestimmte Fälle einzuschränken, begehen auch v. HORNBOSTEL und METZGER. v. HORNBOSTEL[1] nennt „das Dasein und Sosein von Dingen ‚außer uns' die objektive gegenständliche Art des Gegebenseins" Wahrnehmung, „daß uns soundso zumute ist" die subjektive un-

---

[1] Psychologie der Gehörserscheinungen, BETHES Handbuch der Physiologie *11* (1926).

gegenständliche Art des Gegebenseins Empfindung. METZGER[1] hat dagegen mit Recht eingewandt, daß bei der Empfindung kein bloßes Zumutesein, nicht nur ein Zustand von mir gegeben sei, sondern daß noch ein Etwas bestehe, und zwischen beiden, zwischen mir und ihm, eine Beziehung vorhanden sei. Aber merkwürdigerweise schränkt METZGER diese Beziehungen auf bestimmte Fälle ein. „Von einem Gegenstand", sagt er, „den ich vorfinde, dem ich gegenüberstehe, gilt auch umgekehrt: er steht draußen außer mir, und ich bin von ihm ‚ausgeschlossen'; er ist einfach da, und tut mir nichts." Von einer Empfindung in dem neuen spezifischen Sinne will er dann sprechen, „wenn eine Außenerscheinung nicht mehr einfach da ist, sondern in Beziehung zu mir tritt, auf mich einwirkt ohne irgendwelche gedanklichen Umwege, bewirkt, daß mir soundso zumute ist". Der Fehler, die Phänomene auf jene ausgezeichneten Fälle zu beschränken, in denen sie besonders leicht hervortreten, das Indifferente aber dem Nichts gleichzusetzen und damit die prinzipielle Tragweite der Beobachtungen im einzelnen Falle zu übersehen, scheint in der Psychologie unausrottbar zu sein. METZGER entgeht es, daß das Gegenüberstehen, das Einfach-da-sein, das Ausgeschlossensein, ebenfalls eine Form der Beziehung zwischen mir und der Erscheinung ist; er übersieht, daß diese Beziehungen nicht erst in einem bestimmten Zeitpunkt, nämlich dann, wenn der Gegenstand auf mich merkbar einwirkt, einsetzt; er verkennt, daß es sich nur um einen Wechsel der universellen Beziehungen, um einen Wechsel der Kommunikationen mit dem Gegenstand, um eine Variation des pathischen Moments überhaupt handelt. Das ist also, als wollte ein Physiker Ruhe und Bewegung als zwei prinzipiell verschiedene Erscheinungen betrachten. Das pathische Moment gehört aber nicht nur einzelnen Fällen oder einzelnen Phasen der Wahrnehmung an, sondern es gehört ihr ganz allgemein und in jedem Falle zu; schließlich ist es auch nicht gleichbedeutend mit einer spezifischen körperlichen Zuständlichkeit[2].

Zu dem letzten Punkte noch einige Worte. Die Auffassung, daß es sich bei dem Empfinden nur um einen körperlichen Zustand handle, scheint in der Psychologie des Ekels eine Stütze zu finden. Es gibt Gegenstände genug, deren Anblick wir zwar ertragen können, vor deren Berührung und Einverleibung wir uns aber heftig sträuben. Hier scheint es in der Tat so, als ob mit dem Herandrängen an und mit dem Hineindringen über die Grenze des Leibes ein völlig neues

---

[1] Optische Untersuchungen am Ganzfeld. Psychol. Forschg. *13* (1929).

[2] HERDER hat, soweit ich feststellen konnte, als erster diese Unterscheidung in weitem Umfang durchgeführt. Doch ist seine Schrift „Vom Erkennen und Empfinden", die von der Preußischen Akademie nicht preisgekrönt wurde, ohne Einfluß auf die Entwicklung der modernen Psychologie geblieben.

Erlebnis einsetzte. Aber scheint es nicht nur so? Kennen wir nicht auch genau das entgegengesetzte Verhalten? Ist es nicht der normale Fall, daß der Mann, den es im erotischen Zusammensein leidenschaftlich drängt, den Leib der Frau auch in seinen geheimsten Teilen zu betasten und zu liebkosen, davor zurückschreckt, diese sich ansichtig zu machen? Dabei bleibt es doch immer derselbe Gegenstand, dessen Berührung so heftig erstrebt wird und dessen Anblick so scheu vermieden wird. Dieser Wechsel des Verhaltens beruht nicht auf der gegenständlichen Verschiedenheit von optischen und taktilen Daten, sondern auf der Verschiedenheit der Kommunikation, d. h. auf der Verschiedenheit der pathischen Momente. So wenig aber das pathische Moment im Erlebnis des Ekels erst mit der Berührung des Leibes beginnt, so wenig hört es im anderen Falle mit seiner Berührung auf. Nur innerhalb des Bereiches der Kommunikation findet eine Veränderung statt. Bei dem Übergang vom Betasten zum Beschauen tritt ein Wechsel in der Dominanz von pathischem und gnostischem Moment im Erlebnis ein; beim Betasten dominiert das Pathische, beim Beschauen das Gnostische. Die Betrachtung rückt jeden Gegenstand in den Bereich des Objektiven und Allgemeinen. Diesen Prozeß der Entpersönlichung und Entseelung sucht die verhüllende Gebärde des Schämens abzuwehren.

Wir haben mit den letzten Erörterungen die Schwelle der Psychologie des Ekels und der Scham betreten, für welche die Unterscheidung von pathischem und gnostischem Moment von fundamentaler Bedeutung ist. Wir wollen diese Schwelle hier jedoch nicht überschreiten, sondern die Eigenart des pathischen Moments nur soweit darstellen, wie es für unsere spezielle Aufgabe erforderlich ist.

Das ist im Augenblick der Nachweis, daß erst die Vereinigung und wechselseitige Durchdringung des pathischen und gnostischen Momentes dem durch die Musik dargebotenen Rhythmus seine induzierende Kraft für bestimmte Formen der Bewegung verleiht. Um uns die Aufgabe zu erleichtern, werden wir wieder Optisches und Akustisches gegeneinander kontrastieren.

Der farbige Gegenstand, sagten wir, erscheint uns dort, gegenüber, in einer bestimmten Richtung und Entfernung, begrenzt und begrenzend; während der Ton zu uns herandringt, bleibt die Farbe auf ihren Platz gebannt, sie fordert von dem Erlebenden, daß er sich ihr zuwende, daß er hinsehe, daß er sich aktiv ihrer bemächtige. Die im Altertum entwickelte Auffassung des Sehens, als von einem in dem Auge ruhenden Licht, das sich auf den Gegenstand richtet, war an dem phänomenalen Bestand der optischen Erscheinung gebildet. Die Lehre verliert ihre Berechtigung, sobald sie über den Bereich des Phänomenalen hinaus zur physiologischen Erklärung der Erscheinungen, in ihrem Verhältnis von Ursache und Wirkung, gebraucht wird. Es ist das die genaue Umkehrung des Fehlers, dem wir heute zumeist begegnen, der Tendenz nämlich, die kausalen Beziehungen auch auf das ursprüngliche Erleben und seine Gesetze auszudehnen, oder diese durch jene zu ersetzen. Die Lehre von dem im Auge ruhenden Licht behält trotz aller seit dem Altertum gewonnenen physikalischen und physiologischen Kenntnisse, die ihre Annahme als physiologische Theorie unmöglich machen, im Bereiche des Phänomenalen einen guten Sinn. Denn ob ein Gegenstand lockt, also uns zu sich hinziehen will, oder droht, also sich uns zu nähern anschickt, immer bleibt noch die Spannung des Gegenüber. In der Annäherung wie in der Abwendung, im Angriff wie in der Flucht, verhalten wir uns beim Sehen aktiv.

JOSSMANN[1] ist einmal den Beziehungen zwischen der Struktur und Benennung von Wahrnehmungserlebnissen nachgegangen. Er hat darauf hingewiesen, daß die zahlreichen Ausdrücke, mit denen die optischen Wahrnehmungserlebnisse, das Sehen, Blicken, Spähen, Schauen, Gewahren, Betrachten, bezeichnet werden, etymologisch mit den Worten für besondere Bewegungen verwandt oder identisch sind. Das deutsche „sehen" stimmt mit dem lateinischen „sequi" in der Wurzel überein, das Verbum „blicken" ist synonym mit „strahlen", das eine Verwandtschaft mit dem althochdeutschen Strahla, d. h. Pfeil, aufweist. Dem wäre hinzuzufügen, daß in diesen Worten und in solchen Metaphern, wie z. B. „einen Blick, oder ein Auge auf jemand werfen", neben dem Bewegungssinn die Aktivität des Sehens betont ist. Die Sprache drückt also nicht nur aus, wie JOSSMANN hervorhebt, daß im Sehen der Raum durch Bewegungen gegliedert wird, sondern alle diese Bezeichnungen weisen auch auf die Spontaneität der optischen Wahrnehmung hin. Es bedarf, von diesen Betrachtungen angeregt, keiner weitgreifenden Bemühungen, um zu bemerken, daß auch die phänomenale Eigenart der Klangerlebnisse in der Sprache ihren Niederschlag gefunden hat. Schon die sinnfällige Verwandtschaft der Worte: hören, horchen, gehorchen erweist das. Der Ton hat eine eigene Aktivität, er dringt auf uns ein, erfaßt, ergreift, packt uns. Die Abwehr kann hier erst in einer späteren Phase eintreten, sie kann erst beginnen, wenn man schon ergriffen ist, während auf optischem Gebiet die Flucht vor dem Ergriffenwerden beginnt. Das Akustische verfolgt uns, wir können ihm nicht entrinnen, wir sind ihm ausgeliefert. Ein Wort, das einmal gesprochen ist, ist da, es dringt in uns ein, ergreift Besitz von uns, läßt sich weder durch Abwehr noch durch Entschuldigung wieder völlig ungeschehen machen.

---

[1] Allg. Z. Psychiatr. *90* (1928).

Alles Hören ist präsentisch. Darum gibt es im Akustischen Wiederholung, im Optischen nur Vervielfältigung. Im Klange haben wir
Geschehen präsentisch, in der Farbe erfassen wir distantes Sein. Daß
der Abstand das Gesehene auch in zeitliche Ferne rückt, ist bei den
Gegenständen der unmittelbaren Umgebung weniger deutlich als bei
irgendeinem fernen Punkt im Raum, der etwa das Ziel einer Wanderung bildet. Sehen wir jene Bergspitze oder jene Ortschaft auch jetzt
mit diesem Augenaufschlag, sie erscheint uns doch als ein noch-nicht
oder nicht-mehr Gegenwärtiges. Das Gesehene liegt in einem Abstand
vor uns oder in einem Abstand hinter uns. Der Raum, der sich vor
uns weitet, ist darum ein Gleichnis der Zukunft, die auf uns zukommt, der Raum, der hinter uns liegt, ein Gleichnis der Vergangenheit, die sich von uns entfernt hat[1]. Vernehmen wir etwas, so haben
wir es schon vernommen, sind ihm schon unterworfen.

Hören und Gehören, hören und hörig fügt die Sprache eng zusammen. Die Verbindung der Begriffe wird offenbar wie bei dem
Sehen durch das pathische Merkmal hergestellt oder, richtiger gesagt,
die Gemeinschaft besteht ursprünglich in einer Übereinstimmung des
pathischen Moments des Sinnesausdrucks und der Besitzverhältnisse.
Wir sind heute nur allzusehr geneigt, unsere Aufmerksamkeit ganz
dem Gnostischen zuzuwenden; es ist daher wichtig zu bemerken, daß
die sprachliche Verwandtschaft von Worten nicht auf einer Übereinstimmung ihres begrifflich-gegenständlichen Gehalts zu beruhen
braucht, sondern zuweilen auf eine Gemeinsamkeit des Pathischen
zurückgeführt werden kann.

Mit der Darstellung des Gegensatzes: *Ergreifen – Ergriffenwerden* ist nun freilich die Eigenart des pathischen Moments in der
Erscheinungsweise des optischen und des akustischen Raumes noch
lange nicht vollständig beschrieben. Die Farbe steht uns ja nicht nur
dort gegenüber, sondern sie ist begrenzt und begrenzt selber, gliedert
den Raum in ein Neben- und Hintereinander. Die Dinge lösen sich
im optischen Raum mit scharfen Grenzen voneinander ab; die
Kontur beherrscht die Gliederung des optischen Raums. Wie die
Melodie als natürlicher Repräsentant der Einheit der Gestalt fungiert, so tritt das Anschauungsbild als Repräsentant des Begriffs auf.
Die Kontur, die scharfe Begrenzung, das Nebeneinander der Dinge
ist der wichtigste Anlaß für den in der Geschichte der Philosophie
und der Psychologie so oft wiederholten Versuch gewesen, den Begriff durch die Vorstellung, d. h. durch das optische Vorstellungsbild,
zu ersetzen. Dagegen ist es in manchen Epochen geradezu das entscheidende Moment der bildenden Kunst gewesen, das Neben- und

---

[1] Wie die Erfahrungen bei den Blickkrämpfen der Encephalitiker lehren, mehr
als ein Gleichnis.

Auseinander, in dem sich die Welt der Dinge im optischen Raum gliedert, zu überwinden. Das künstlerische Gestalten ist bis in die Einzelheiten der Technik hinunter abhängig von dem pathischen Moment der optischen Erscheinung, und zwar reaktiv abhängig. Die Darstellung in der Fläche überhaupt, die Dichtigkeit des Farbenflusses auf der Bildtafel, die Verteilung des Lichts, die Dimensionen, der Rahmen, das Modellieren aus einem Schwarz-Weiß in der Radierung, die indirekte Darstellung der Kontur, alles wird dem Bestreben, das bloße Nebeneinander der Dinge aufzuheben, die Kontur zum Verschwinden zu bringen, dienstbar gemacht. Man braucht hier nur an die Rembrandtschen Bilder und an seine Graphik, insbesondere die berühmten Landschaften, zu erinnern[1].

Doch nicht nur die Kunst vermag, indem sie, den harmonischen Zusammenklang der Erscheinungen verkündend, eine zweite Welt erschafft, das Auseinander und die Ferne zu überwinden. Die Dämmerung wird traulich genannt, weil hier die Natur selbst die Grenzen, welche die Dinge voneinander trennen, den Abstand, der uns von ihnen entfernt, verschleiert. Ja, noch mehr, die Dämmerung erfüllt den Raum, wie auch die Nacht es tut, und übt so dem Klange verwandte Wirkungen aus, der, den Raum erfüllend und homogenisierend, das Auseinanderstrebende eint und bindet.

Ich möchte es nicht unterlassen, hier einige Strophen aus einem Goetheschen Gedichte[2], in dem der Gegensatz von Licht und Klang in einer schlechthin vollkommenen Weise dargestellt ist, anzuführen.

Als die Welt im tiefsten Grunde
Lag an Gottes ewger Brust,
Ordnet' er die erste Stunde
Mit erhabner Schöpfungslust,
Und er sprach das Wort: Es werde!

---

[1] Vgl. WÖLFFLIN, Grundbegriffe der Kunstgeschichte. WÖLFFLIN faßt den Gegensatz der Renaissance und des Barocks als einen Übergang von der handgreiflichen, plastischen Auffassung zu einer rein optisch-malerischen. Er sieht in diesem Übergang einen rationellen, psychologischen Prozeß, eine Wandlung des optischen Schemas, das der künstlerischen Darstellung zugrunde liegt, die selbst einem grundsätzlich verschiedenen Interesse an der Welt entspricht. „Dort (in der Renaissance) ist es die feste Gestalt, hier (im Barock) die wechselnde Erscheinung, dort ist es die bleibende Form, meßbar, begrenzt, hier die Bewegung, die Form in Funktion; dort die Dinge für sich, hier die Dinge in ihrem Zusammenhang." (S. 31). „Dort liegt der Akzent auf den Grenzen der Dinge, hier spielt die Erscheinung ins Unbegrenzte hinüber. Das plastische und konturierende Sehen isoliert die Dinge, für das malerisch sehende Auge schließen sie sich zusammen." (S. 15). Ich habe diese Stellen, die sich um zahlreiche andere vermehren ließen, darum in extenso angeführt, weil es mir wichtig war, mich in diesem Gebiet auf die Autorität WÖLFFLINs stützen zu können.

[2] Aus dem Gedicht „Wiederfinden" im Westöstlichen Divan.

Da erklang ein schmerzlich Ach!
Als das All mit Machtgebärde
In die Wirklichkeiten brach.

Auf tat sich das Licht: so trennte
Scheu sich Finsternis von ihm,
Und sogleich die Elemente
Scheidend auseinander fliehn.
Rasch, in wilden, wüsten Träumen
Jedes nach der Weite rang,
Starr, in ungemeßnen Räumen,
Ohne Sehnsucht, ohne Klang.

Stumm war alles, still und öde,
Einsam Gott zum erstenmal!
Da erschuf er Morgenröte,
Die erbarmte sich der Qual;
Sie entwickelte dem Trüben
Ein erklingend Farbenspiel,
Und nun konnte wieder lieben,
Was erst auseinanderfiel.

Die letzten Verse schließen sich gedanklich eng an GOETHES Farbenlehre an. Für uns ist der Ausdruck des erklingenden Farbenspiels besonders wichtig. Während der Zerfall der Einheit durch das Auseinandertreten der Elemente und durch das Fehlen des Klanges dargestellt wird, sollte die Wiedervereinigung nach GOETHES ursprünglicher Absicht allein durch die Farbe geschehen; denn wie BURDACH[1] mitteilt, hat in der ersten Fassung des Gedichts der drittletzte hier zitierte Vers „stets erneutes Farbenspiel" gelautet und ist erst nachträglich von GOETHE in „ein erklingend Farbenspiel" verändert worden. Wie in den Eingangsworten des Prologs im Himmel, ist es wiederum Ton und Klang, nicht Licht und Farbe, die den Raum erfüllen, durchdringen und einen.

Vielleicht wird es manchem bedenklich erscheinen, zur Unterstützung wissenschaftlicher Darstellung Verse anzuführen. Indessen verdanken diese Strophen ihre Existenz nicht einem freien poetischen Einfall, nicht einer, in keine Grenzen eingeschränkten dichterischen Phantasie; die Größe ihrer Wirkung beruht, wie auch der Zusammenhang mit der wenige Jahre vorher erschienenen Farbenlehre bezeugt, auf dem, was GOETHE selbst als exakte sinnliche Phantasie bezeichnet hat. Wäre eine Diskussion möglich, so würde sich vielleicht zeigen, daß die gleichen Personen, die uns die Anführung dichterischer Erzeugnisse verargen, bereit wären, die Aussagen von Versuchspersonen in psychologischen Experimenten als ein Urmaterial

---

[1] COTTA, Jubiläumsausgabe, Bd. 5, Anmerkungen.

der Psychologie gelten zu lassen. Es wäre aber eine grobe Täuschung, wenn man glauben wollte, daß das, was uns die Versuchspersonen berichten, das Ganze der Erlebnisse wiedergeben könnte. Die Versuchspersonen, geschulte und ungeschulte, begabte und unbegabte, vermögen von ihren Erlebnissen begrifflich nur das zu formulieren und auszusprechen, was ihnen durch die Sprache allgemein oder ihre wissenschaftlichen Kenntnisse im besonderen bereits vorgeformt ist. Ihre Aussagen werden sich immer nur auf Besonderungen oder Kombinationen von schon Bekanntem beziehen. Wie man in die Schar der Versuchspersonen hineinruft, so schallt es zurück. Das Allgemeine muß in der Fragestellung in der Versuchsanordnung, in der theoretischen Durchdringung des Stoffes durch den Versuchsleiter gegeben sein. Hier, wo wir nicht zu den Besonderheiten hinab-, sondern zu den Grundformen der Wahrnehmung hinaufsteigen wollen, können wir nicht erhoffen, den Protokollen der Aussage von Versuchspersonen das Entscheidende entnehmen zu dürfen.

Tatsächlich beherrschen die Modi des Räumlichen als Grundformen alle Wahrnehmungserlebnisse. Wir reagieren ganz gesetzmäßig auf die Verschiedenheiten des Pathischen, wenn wir uns davon auch nur schwer Rechenschaft zu geben vermögen. Der Versuch dazu stößt deswegen auf nicht geringe Widerstände, weil wir praktisch viel eher zu einer Analyse der einzelnen Empfindungen, als zu einer Analyse des Empfindens überhaupt bereit sind. Wir werden viel leichter die Unterschiede von Erlebnissen gewahr, als die Grundstrukturen, die sich in allen Erlebnissen gleich erhalten. Es entspricht vielmehr der natürlichen Einstellung, einzelne Rhythmen untereinander zu vergleichen und ihre Unterschiede zu bemerken, als das Phänomen des Rhythmus selbst einer Betrachtung zu unterwerfen und zu begreifen. Die mikroskopische Betrachtung, die Vertiefung in die Menge der Einzelheiten, läßt sich viel planmäßiger durchführen als die makroskopische, die Betrachtung der Grundformen. Die Wissenschaft, die Erkenntnis durch den Begriff erstrebt, verwendet mit Vorliebe ein Material, das schon im alltäglichen Leben begrifflich vorgeformt ist; sie ist dagegen mißtrauisch gegen einen Stoff, bei dem das nicht zutrifft. Es gibt zwar eine Kunstwissenschaft und eine Psychologie des künstlerischen Schaffens; darin werden aber sonstwo und sonstwie gewonnene psychologische Erkenntnisse zur Erklärung des Schaffensprozesses verwandt. Das Umgekehrte jedoch, künstlerische Schöpfungen als berechtigtes und vollgültiges Zeugnis psychologischer Lehren anzuführen, ist ungewohnt und wird manchem als ein methodisch zweifelhaftes Verfahren erscheinen. Trotz meiner früher gegebenen Begründung dieses Vorgehens darf ich doch kaum hoffen, daß mein Hinweis auf GOETHE oder die bildende Kunst als genügendes Argument zur Begründung meiner Darlegungen anerkannt werden wird.

Da trifft es sich nun günstig, daß jeder durch die Alltagserfahrung in den Stand gesetzt wird, die Bedeutung der Raumqualitäten und insbesondere des pathischen Moments für die Gestaltung der Erlebnisse an sich selbst zu beobachten. Jeder Besuch eines Kinos kann ihm zur Probe dienen. Wird dort ein Film dem Beschauer ohne Musik dargeboten, dann erscheinen die Bilder in einer veränderten Distanz, in einer ungewöhnlichen Ferne, sie sind marionettenhaft, leblos. Es fehlt der Kontakt mit dem Dargestellten, das nüchtern, trocken, öde vor unseren Augen abläuft. Wir sind Beschauer, doch nicht Zuschauer der Handlung. Sobald die Musik einsetzt, ist der Kontakt hergestellt. Dabei ist es noch gar nicht einmal erforderlich, daß die Musik der Szene irgendwie angepaßt ist. Es genügt, daß sich der Raum mit Klang erfüllt und schon ist eine Verbindung zwischen dem Zuschauer und dem Bilde vorhanden. Noch deutlicher wird der Unterschied bei der wechselnden optischen und akustischen Darbietung eines Rhythmus. Während der Anblick einer Truppe, die ohne Musikbegleitung auf der Filmleinwand vorübermarschiert, bei uns keine Mitbewegungen hervorruft, werden wir von der Marschmusik sofort gepackt und motorisch induziert. Die Musik induziert aber nicht irgendwelche beliebigen Bewegungen, sondern Bewegungen eigener Art. Solche Formen der Bewegung, wie Marsch, Tanz, sind überhaupt nur zur Musik möglich, d. h. die Musik formt erst die Struktur des Räumlichen, in der die Tanzbewegung geschehen kann. Der optische Raum ist der Raum der gerichteten und gemessenen Zweckbewegung, der akustische Raum der Raum des Tanzes. Zweckbewegung und Tanz sind nicht als verschiedenartige Kombinationen der gleichen Bewegungselemente zu begreifen; sie unterscheiden sich als zwei Grundformen der Bewegung überhaupt, die auf zwei verschiedene Modi des Räumlichen bezogen sind.

Indem wir es unternehmen, diesen Beziehungen weiter nachzuforschen, sind wir an dem Punkt angelangt, wo wir den Nutzen aus der bisherigen Analyse ziehen und sie zugleich auf die Probe stellen können. Dabei sind wir in der glücklichen Lage, uns auf alltägliche Beobachtungen berufen zu können. Wir brauchen keine neuen Experimente; wir dürfen uns damit begnügen, in der Wissenschaft wenig beachtete, aber jedem täglich zugängliche Erfahrungen ins Gedächtnis zurückzurufen und Zusammengehöriges zusammenzuordnen. Unsere Aufgabe beschränkt sich darauf, einen faktischen Zusammenhang als einen wesensmäßig einsichtigen zu erhellen.

Die Physiologie hat der Tanzbewegung wenig Aufmerksamkeit gegönnt. Auch in der neuesten zusammenfassenden Darstellung der

Korrelationen[1] ist von Bewegung und Gleichgewicht, Haltung und Körperstellung, von den Ruhelagen, dem aufrechten Stehen, dem Gehen, Laufen und Springen, nicht aber vom Tanz die Rede. In der Tat kann ja die Physiologie, sofern sie sich darauf beschränkt eine Mechanik des bewegten Körpers zu geben, die Tanzbewegung als eine Kombination der von ihr analysierten Bewegungselemente darstellen. Der Tanz ist ein ausgesprochen psychologisches Problem; trotz seiner empirischen und, gerade für die Psychopathologie, auch hohen theoretischen Bedeutsamkeit, ist er von der Psychologie kaum ernsthaft bearbeitet worden. Sehen wir genauer zu, so finden wir, daß hier ja überhaupt eine Lücke besteht. Wir haben eine Psychologie der Handlung und eine Physiologie der Bewegung. Wir besitzen aber eigentlich keine Psychologie der Bewegung. Das ist ohne weiteres aus den üblichen Einteilungsversuchen der Bewegungen bei HÖFLER, v. MONAKOW u. a. zu ersehen. Noch deutlicher geht dies aus LIEPMANNs bekannter Bewegungsformel hervor. Der Übergang der kleinen z (Teilzielvorstellungen) in die zugehörigen I (Innervationen), die Stelle also, an der in seiner Formel die motorische Apraxie einzuordnen ist, bedeutet zugleich den Übergang von der Psychologie der Handlung, des Handlungsentwurfs, zur Physiologie der Bewegung. Die Zielvorstellungen und Teilzielvorstellungen, optische und kinästhetische, enthalten nichts von der Bewegung, sie sind ein Entwurf des Weges. Sie enthalten durch die Gegenstände bestimmte Richtungen und Orte im Raum, in der Vorstellung antizipierte und in der Ausführung wahrgenommene Lagen der Glieder. Darum läßt sich in LIEPMANNs Formel, wie er selbst hervorhebt, jeder Teilakt einer Handlung noch in beliebig viele kleinere Akte zerlegen. Analysieren wir nämlich nicht die Bewegung, sondern den Weg, so finden wir keine Grenze der Teilung. Die Eigenart der Tanzbewegung ist aber nach ihrer Erscheinungsform, Erlebnisweise und ihrer Zuordnung zum akustischen Modus des Raumes aus der Bewegungsformel nicht zu erfassen. Die Psychologie der Bewegung bleibt noch als eine besondere Aufgabe, die weder mit der Psychologie der Handlung, in der Analyse des Weges, noch mit der Physiologie der Bewegung, in einer Analyse der Innervationen, zusammenfällt. In Entwurf und Wahrnehmung des Weges erschöpft sich das Erlebnis der Bewegung nicht. In der Liepmannschen Bewegungsformel wird der Weg in eine Reihe von Stationen, die hintereinander in der objektiven Zeit durchlaufen werden, aufgeteilt. Die Formel entwirft eine rein räumliche Ordnung, in der das Nacheinander der Bewegungsakte durch das Hintereinander der Raumstellen ersetzt wird; die Formel gibt ein

[1] Vgl. BETHEs Handbuch der Physiologie 15 (1930).

konstruktives Schema der bereits objektivierten Bewegung, das Erlebnis des Sich-Bewegens wird in LIEPMANNs Darstellung nicht berücksichtigt. Diese Kritik will nicht die Richtigkeit der Liepmannschen Formel an sich bestreiten, aber sie soll zeigen, daß neben einer solchen Analyse der Handlung noch eine Psychologie der Bewegung möglich und erforderlich ist, die gar nicht nach Zielvorstellungen und Innervationen, sondern nach den Erscheinungsformen und Erlebnisweisen der Bewegung und ihrem Zusammenhang mit den Modi des Räumlichen fragt. Damit wollen wir jetzt beginnen.

3. Zur Psychologie der Bewegung.

Fordern wir beliebige Personen auf, nach den Klängen und Rhythmen eines Marsches zu gehen, oder besser noch, versuchen wir, eine von einem langen Weg ermüdete Kolonne durch einen Marsch zu ermuntern, so sehen wir, wie die müden Schritte sich beleben, der Gang flotter und straffer wird, die Körper sich wieder energischer aufrichten, der Blick sich von der Nähe, von dem Boden löst und die Ferne sucht. Aus der gemessenen und gerichteten Bewegung von dem Ort A nach dem weit entfernten Orte B wird eine Bewegtheit, der kein bestimmtes örtliches Ziel mehr vorgegeben ist. Das Gehen dient nicht mehr der Fortbewegung von A nach B, der Überwindung einer räumlichen Distanz; im Marschieren nach der Musik erleben wir uns, unseren Leib in seiner in den Raum ausgreifenden Aktion. Wir erleben nicht die Handlung sondern das vitale Tun. Mußte im Gehen der Weg Stück für Stück, Schritt um Schritt zurückgelegt werden, so dringt der Marschierende in den Raum vor. Richtung und Entfernung im Raum werden durch die symbolischen Raumqualitäten, die Länge, die sich vor uns hindehnt, wird durch die Weite, die sich vor uns öffnet, ersetzt. Aus der Veränderung der Gegebenheitsweise des Leibes, aus dem Indifferentwerden der Distanz, aus dem Sichöffnen der Weite, erwächst dem Marschierenden der Antrieb, der sich in dem „belebten" Schritt kundgibt. Sind auch so das Marschieren und das gewöhnliche Gehen schon charakteristisch verschieden, die wesentlichen Unterschiede der dem optischen und dem akustischen Raum zugehörigen Bewegungsformen können doch erst an der Tanzbewegung prägnant dargestellt werden. Wir wollen nun zunächst ihre Erscheinungsform beschreiben, sodann ihre Erlebnisweise analysieren und zuletzt ihre Beziehung auf den akustischen Modus des Räumlichen untersuchen.

Lassen wir irgend jemand zuerst seinen gewöhnlichen Gang gehen, dann nach einer Marschmusik marschieren, und zuletzt etwa sich nach den Klängen eines Menuetts bewegen, so können wir die völlige Wandlung der Bewegungsform gut beobachten. Aus dem Gehen wird ein Schreiten, d. h. der Fuß wird nun nicht mehr wie beim Gehen, und auch noch beim Marschieren, mit der Ferse aufgesetzt, sondern von der Spitze her abgewickelt. Wir greifen, indem wir diesen Unterschied hervorheben, nur eine besonders leicht zu bemerkende Einzelheit aus der Veränderung des Bewegungsgesamts heraus. Sie besagt, daß der Anteil, den der Rumpf und die Gliedmaßen an der ganzen Bewegung haben, ein anderer geworden ist, daß die Rumpfbewegungen vermehrt worden sind. Diese Steigerung der *Rumpfmotorik* ist eines der entscheidenden Merkmale; wir treffen sie bei allen Tänzen, den modernen wie den älteren und alten, den sakralen wie den profanen, denen primitiver, wie denen kultivierter Völker. Wenn uns ein Bild erlaubt ist, so können wir sagen: beim Gehen wird der Rumpf bewegt wie der König im Schachspiel, also mit einem Minimum an Eigenbewegung und möglichster Verhütung jeder Gefahr. Für den Rumpf wirken und sorgen Sinnesorgane und Gliedmaßen wie die Bauern und Offiziere für den Schachkönig. Wie an den Schachkönig – trotz der Enge des eigenen Aktionsradius – ist an das Dasein und die Unversehrtheit des Rumpfes die Existenz des Ganzen gebunden. Augen und Ohren sichern ihn in die Ferne, die Hände schützen in der Nähe; der Blinde tastet seinen Weg mit Armen und Stock, die Sehenden strecken im Dunkeln die Hände zur Orientierung und zur Abwehr aus. Beim Tanz hingegen finden wir ein ganz anderes Schema der Bewegung. Hier ist der Rumpf nicht mehr ein passiv mitgeführter Teil des Leibes, die Eigenbewegung des Rumpfes beherrscht vielmehr das Bewegungsganze. Schon zum Schreiten im Menuett muß die Bewegung vom Rumpf her anders ausbalanciert werden als im gewöhnlichen Gehen. Geschieht dies nicht, so schwindet der Fluß der Bewegung und aus dem melodischen Schreiten wird ein schwer*fälliges* Stolpern. In den Schreittänzen beschränken sich die Rumpfbewegungen noch auf ein Neigen und Wiederaufrichten in der Sagittalebene. In anderen Tänzen werden die Bewegungen weiter bereichert durch ein Beugen, Drehen, Verlagern des Rumpfes im Ganzen, oder durch eine Verstärkung der lordotischen oder kyphotischen Haltung, also einer mannigfaltigeren Gliederung der Rumpfhaltung im einzelnen. Wie sehr Haltung und Bewegung des Rumpfes die Bewegung der Glieder bestimmt, das sieht man leicht an weniger begabten Tänzern oder Tänzerinnen, die „nicht wissen, was sie mit ihren Armen und Händen anfangen sollen". Mit all den genannten Wendungen bewegt sich der Rumpf aus der Vertikalen heraus, wird er in den Raum hinein verlagert und verschoben.

Aus einer rein physiologischen Einstellung könnte man vielleicht einwenden, daß diese Bewegungen doch nur zum geringsten Teil von der Muskulatur des Stammes ausgeführt werden, daß der wesentlichere Anteil den Bein- und Beckenmuskeln zukomme. Auf einen solchen Einwand wäre aber zu erwidern, daß wir nicht die Innervationen unserer Muskeln, sondern die Bewegungen unseres Leibes und unserer Glieder an uns selbst erleben und an den anderen sehen. Betrachten wir dagegen — was durchaus berechtigt ist — die Bewegung rein unter technischen Gesichtspunkten, fragen wir nach ihrem lokomotorischen Effekt und Nutzen, so müssen wir zunächst einmal negativ feststellen, daß die sämtlichen Rumpfbewegungen, das Drehen und Beugen, Senken und Heben, Neigen und Wiegen, dem Fortkommen in einer bestimmten Geraden nicht dienlich ist. Diese Bewegungen tragen nicht dazu bei, den Körper in einer Richtung zu halten, im Gegenteil sie drängen ihn aus der Geraden heraus. Das charakterisiert aber nicht nur die Rumpfbewegungen; es gilt gleichermaßen für alle Schritte des Tanzes, wie schließlich für die Tanzbewegung im ganzen. Der Tanz ist nicht auf eine Richtung bezogen; wir tanzen nicht, um von einem Punkt des Raumes an einen anderen zu gelangen, gibt es doch namentlich bei den Primitiven viele Tänze, bei denen überhaupt keine Platzveränderung stattfindet. Da dem Tanz die Richtung fehlt, muß ihm auch notwendig der Bezug auf die Entfernung fehlen. Beim Gehen bewegen wir uns *durch* den Raum, von einem Ort zum anderen, beim Tanzen bewegen wir uns *im* Raum. Beim Gehen legen wir eine bestimmte Entfernung zurück, gehend durchmessen wir den Raum. Der Tanz dagegen ist eine *nichtgerichtete* und *nicht-begrenzte* Bewegung, es fehlt ihr, wie der Bezug auf Richtung und Entfernung, ebenso der Bezug auf räumliches Maß und auf räumliche und zeitliche Grenze. Die Tanzfläche kann eine beliebige Gestalt haben. Sie engt den Tänzer, nicht eigentlich den Tanz ein. Gerade ihre nach Größe und Form beliebige Gestaltung läßt erkennen, daß die Tanzbewegung an den Enden der Tanzfläche ihre Schranke, nicht ihre notwendige Grenze findet, während das Gehen durch Ausgangspunkt und Ziel in sich begrenzt ist. Daß die Tanzbewegung keine zeitliche Grenze kennt, daß sie erst durch die Erschöpfung oder Ekstase beendet wird, das ist überall zu beobachten, wo der Tanz noch nicht zum Gesellschafts- oder Kunsttanz geworden ist. Übrigens läßt auch der moderne Gesellschaftstanz noch erkennen, daß der Tanz eine zeitlich nicht begrenzte Bewegung ist. Wie das Ende der Tanzfläche nicht die Grenze des Tanzes in seiner räumlichen Erstreckung bestimmt, so bestimmt der Abschluß, den der Komponist der Tanzmusik aus formalen Gründen geben muß, nicht die zeitliche Grenze des Tanzes. Der Tanz kann über diesen Ab-

schluß hinaus mit Wiederholung der Musik beliebig verlängert werden. Das Gehen ist gemessen, gerichtet und gezählt. Maß und Zahl
sind der nicht auf Richtung bezogenen und nicht begrenzten Tanzbewegung ursprünglich fremd; erst wenn der Tanz stilisiert wird,
wenn die naive oder künstlerische Formung sich seiner bemächtigt
oder wenn die Tanzbewegung für die pantomimische Darstellung
ausgenützt wird, dringen Maß und Zahl in sie ein.

Ist der Tanz nicht auf Richtung und Abstand, oder pragmatisch
gesprochen, nicht auf Weg und Entfernung bezogen, was bleibt dann
aber überhaupt als Bezugssystem der Tanzbewegung? Denn ein Bezugssystem fordert diese, wie jede Bewegung. Hier, wo wir den Tanz
noch nicht in seinem Erlebnissinn, sondern durchaus nur in seiner Erscheinungsform betrachten, hat ja die Charakterisierung der Bewegung als eine nichtgerichtete und nichtbegrenzte in der Tat nur eine
negative Bedeutung. Indessen, als wir von den Rumpfbewegungen
sprachen, haben wir ja schon hervorgehoben, daß sie den Rumpf aus
der Vertikalen heraus, in den umgebenden Raum hineinführen.
Dieses Motiv der Erweiterung des Leib-Raumes in den Um-Raum,
das wir an den Rumpfbewegungen zunächst feststellen konnten,
wiederholt sich nun in dem Vor- und Zurückgehen, in dem Seitwärts-
schreiten und dem Drehen, und schließlich finden wir das gleiche
Motiv nicht nur in den Rumpfbewegungen und den einzelnen Schritten, sondern auch in der Gesamtbewegung. Die Tanzbewegungen erfüllen allseitig den Raum. Das Bezugssystem der Tanzbewegung
bilden die symbolischen Raumqualitäten.

Wir müssen uns an dieser Stelle damit bgnügen, diesen Begriff
noch in solch allgemeiner und daher wenig besagender Fassung ein-
zuführen. Erst die weiteren Durchführungen können ihn mit reiche-
rem Inhalt erfüllen. Die verschiedenen Momente, die wir nacheinander als Eigentümlichkeiten der Tanzbewegung dargestellt haben,
die Steigerung der Rumpfmotorik, die Aufhebung von Richtung und
Distanz, die Raumerfüllung, der Bezug auf die symbolischen Raumqualitäten, die Abhängigkeit von Klang und Rhythmus, alle diese
Momente sind ja keine beliebigen, zufällig zusammengeratenen Merkmale, sondern sie stehen untereinander und mit der Erlebnisweise
und den Formen des Räumlichen in einem durchgängigen notwendigen Zusammenhang und wechselseitigem Bezug. Die Trennung der
Erscheinungsformen, der Erlebnisweisen und der Raumformen der
Bewegung läßt sich daher auch in der Darstellung nicht streng durchführen. Insbesondere die Erlebnisweisen und die Modi des Räumlichen sind nicht einfach neben- und nacheinander zu beschreiben, sondern können nur an- und miteinander entwickelt werden. Manche
Einzelheiten können daher erst bei einer Rückschau über das Ganze

verständlich werden. Auch wenn wir soeben von einer Erfüllung *des* Raumes gesprochen haben, wollen wir dieses Wort doch wesentlich bestimmter, als es üblicherweise in der Psychologie verwandt wird, verstanden wissen. Wir denken dabei schon an den besonderen Modus des Räumlichen, der erst in den folgenden Abschnitten genauer charakterisiert werden kann.

Tänze sind – so scheint es – zu allen Zeiten und bei allen Völkern autochthon entstanden, fort- und umgebildet worden. Der Tanz gehört zu den ursprünglichen Schöpfungen des Menschen wie Sprache, Kleidung, Schmuck, Gebrauch von Werkzeugen. Er muß also einem tiefen und allgemeinen Bedürfnis entspringen. Trotz der Verschiedenheiten des Ursprungs und der Entwicklungszeiten tritt uns überall die gleiche Struktur der Bewegung entgegen, jedenfalls soweit es reine Tanzbewegungen und nicht pantomimische Darstellungen sind. Was treibt aber den Menschen dazu, Bewegungen auszuführen, die ihm höchst zuwider wären, wenn er sie als Technik seiner Fortbewegung benützen müßte? Beim Versuch, durch eine Analyse der Erlebnisweise auf diese Frage eine Antwort zu finden, stoßen wir auf eine formale, kaum überwindliche Schwierigkeit. Denn es scheint fast unmöglich, solche Erlebnisse zu beschreiben, ohne sich einer Sprache zu bedienen, die, allzu bildreich, der Strenge des Begriffs, dem nüchternen Ernst wissenschaftlicher Darstellung nicht gemäß ist. Das ist wohl überhaupt mit ein Grund, warum die Wissenschaft so wenig Interesse für ein Phänomen wie die Tanzbewegung bekundet hat, das doch durch seine Ursprünglichkeit und allgemeine Verbreitung bedeutsam genug erscheint. Wir beobachten daher immer wieder, daß der Forscher zögert, solche Erscheinungen in den Kreis seiner Betrachtung zu ziehen, die als Erlebnis dem Erlebnis wissenschaftlichen Denkens fern sind, oder in einem Gegensatz zu ihm stehen.

Unternehmen wir aber eine Analyse von Erlebnissen, wie sie hier gefordert wird, und bemühen uns dabei, eine metaphorische Ausdrucksweise zu vermeiden, dann droht uns sogleich der andere Vorwurf, wir hätten versucht, das Irrationale zu rationalisieren. Indessen, wenn wir uns im Folgenden begreiflich machen, daß dem Tanz ein Erleben zugrunde liegt, das sich von dem theoretischen Erkennen, dem praktischen Begreifen, dem zweckmäßig planenden und berechnenden Handeln, dem technischen Beherrschen der Dinge polar entfernt, dann behaupten wir doch nicht, daß der Begriff dieses Wechsels der Gegenstand jenes Erlebens sei. Wenn wir sagen, daß sich in dem Erlebnis des Tanzes die Aufhebung der zwischen Subjekt und Objekt, Ich und Welt bestehenden Spannung vollzieht, dann denken wir diese Leistung keineswegs an eine Reflexion geknüpft, die doch diesen Gegensatz – auch wenn sie ihn theoretisch zu lösen vermöchte – faktisch bestehen lassen müßte. Der Vorwurf der Rationalisierung des Irrationalen träfe uns also durchaus zu unrecht. Suchen wir demnach das Erlebnis des Tanzens dem Zugriff der Ratio zu unterwerfen, so vergessen wir doch keinen Augenblick, daß es nicht selbst begrifflicher Natur ist, daß der Tanz die Subjekt-Objektspaltung nicht im Begriff überwindet, sondern durch Verleiblichung ihres Sinnes viel ursprünglicher eine Einswerdung des Getrennten verwirklicht.

Schon die Steigerung der Rumpfmotorik läßt die dem Erkennen und praktischen Handeln dienenden Funktionen, hinter jenen, die uns den Eindruck unseres vitalen Seins vermitteln, zurücktreten. Mit der Steigerung der Rumpfmotorik tritt eine typische Wandlung im Erleben des eigenen Leibes ein. Dem Dominieren der Rumpfmotorik im Tanz entspricht eine Verlagerung des Ichs in Beziehung auf das Körperschema. Ist das Ich bei dem wachen, tätigen Menschen in der Gegend der Nasenwurzel, zwischen den Augen zu lokalisieren, so sinkt es bei dem Tanz in den Rumpf hinab[1]. Den Ausdruck einer Lokalisation des Ichs in bezug auf das Körperschema darf man nicht mißdeuten. Er besagt nichts anderes, als daß der Leib einheitlich zentriert erlebt wird. Das Prinzip dieser einheitlichen Gliederung ist die relative Ich-Nähe der einzelnen Teile des Organismus. Unsere Füße z. B. sind uns in der Regel ich-ferner als die Augen, sie sind ein abhängiger Teil, sind mehr Besitz, Organ, Werkzeug. Richten wir an jemand die Aufforderung: „sehen Sie mich an!" dann erwarten wir, daß der so Angesprochene uns ins Auge blicken werde. Wir wären es nicht zufrieden, wenn jener uns auf die Füße oder den Hals schauen wollte. Die Blickscheu mancher Menschen beruht gerade darauf, daß bei dem Ins-Auge-Schauen eine unmittelbare Kommunikation zwischen dem fremden und dem eigenen Ich stattfindet. In der Einstellung des tätig Handelnden ist das Ich leiblich in den Augen repräsentiert. Mit der Verlagerung des Ichs von der Augengegend in den Rumpf tritt im Erleben das Gnostische zurück und das Pathische hervor. Wir sind nicht mehr auffassend, beobachtend, wollend, handelnd, einzelnen Gegenständen der Außenwelt zugewandt, sondern wir erleben unser Dasein, unser Lebendigsein, unsere Empfindsamkeit.

Eine Reihe wichtiger Gefühlsbezeichnungen, wie niedergedrückt oder gehoben, beengt oder beklommen oder befreit, Neigung oder Abneigung, aufrecht und gebeugt usw., nehmen auf Haltung oder Empfindungsweise des Leibes und seiner Organe Bezug. In Erweiterung der schon von KLAGES gegebenen Hinweise muß aber hervor-

---

[1] Vgl. BALZAC, La théorie de la démarche.

gehoben werden, daß bei allen diesen Bezeichnungen ausschließlich an den Rumpf, nicht an den Kopf oder die Gliedmaßen gedacht wird. Diese Einschränkung des Begriffs der Leib auf einen Teil des Gesamtleibes, tritt auch in Worten, die nicht ein Gefühl bezeichnen, sondern einen gegenständlichen Sinn haben, in zusammengesetzten Ausdrücken, wie Leibschmerz, Leibschnitt, Leibriemen, prägnant hervor. Dieser spezifische Gebrauch des Wortes Leib schließt sich durchaus der Gliederung an, in der uns der Leib im Erleben gegeben ist, der Gliederung in vorwiegend pathische und in vorwiegend gnostisch-praktische Teile.

Daß die Steigerung der Rumpfmotorik im Erlebnis des eigenen Leibes den Akzent vom Gnostischen auf das Pathische verschiebt, heißt nicht, daß uns durch die Rumpfbewegungen andere, zahlreichere oder intensivere Organempfindungen vermittelt würden. Sprechen wir von Organempfindungen, dann betrachten wir den Leib als ein isoliertes System, sprechen wir aber vom gnostischen und pathischen Moment, dann fassen wir das Erlebnis des Leibes in seiner Beziehung zu seiner Umwelt oder zur Welt überhaupt. Nur davon ist hier und im Folgenden die Rede.

Die Erweiterung des Leibraums in den Umraum, ein Ausdruck, den wir zur Charakterisierung der Erscheinungsform der Tanzbewegung verwandt haben, können wir demnach auch zur Beschreibung des Erlebens gebrauchen. Schon bei dem gewöhnlichen Gehen wird der Leibraum durch das Pendeln der Arme, bei dem Stehen durch ihre Haltung – der Leib in dem gerade erörterten prägnanten Sinn verstanden – in die Umgebung hinein erweitert. Wir übersehen natürlich nicht, daß die Pendelbewegung der Arme physiologisch bedingt ist. Aber die Art, wie sie geschieht, ihr Ausmaß, das Verhältnis des Ausschlags in der Richtung nach vorwärts und rückwärts, der Abstand der Schwingungsebene vom Rumpf, das Ausschwingen und Bremsen der Armbewegungen durch Handbewegungen, der Übergang des Vorschwingens in das Rückschwingen und umgekehrt, alles dies gibt dem Pendeln ein entscheidendes Gepräge. Es ist dadurch eines der Momente, das den Gang der Menschen charakterisiert, so daß wir aus ihm auf Verhaltensweisen, Gesinnungen und Stimmungen des Gehenden schließen können. Das Pendeln wird zur Ausdrucksbewegung, in der kundgegeben wird, wie der einzelne sich zu dem Raum, d. h. zur Welt verhält. Auch die von GOLDSTEIN als „ausgezeichnetes biologisches Verhalten" gedeutete Haltung der Arme im Stehen ist sicher durch das Ausdrucksmoment mitbestimmt. Wir finden sie auch keineswegs konstant, sie wechselt mit den Stimmungen und Situationen. Der Ängstliche zieht die Arme an den Rumpf, dem Traurigen sinken sie an den Leib, der umgebende Raum dringt dann auf ihn ein, bedrückt und überwältigt ihn. Wer sich gegen seine Umgebung verteidigen, behaupten, abschließen muß, verschränkt die Arme vor der Brust, nicht um die Arme an den Rumpf zu ziehen, im Gegenteil, die Arme werden gleichsam zur Umwandlung des Leibes, sie schließen die eigene Sphäre gegen die fremde ab. Durch eine geringfügige Veränderung kann diese Haltung in ihrem Ausdrucksinn jedoch ganz verändert werden. Heben wir die Unterarme ein wenig und kreuzen sie vor der Brust, so verwandelt sich die Gebärde entschiedener Abwehr in eine des demütigen Gehorsams. In beiden Fällen werden die Unterarme und Hände über die Mittellinie hinübergeführt und damit aus ihrem Wirkungsbereich entfernt. Jedoch nicht die Behinderung des Tuns oder Tun-könnens, nicht irgendein Bezug auf die Handlung begründet den Ausdruckssinn dieser Gebärden, sondern allein die Raumsymbolik. Wie könnte sonst das Verschränken der Arme und das Überkreuzen der Arme vor der Brust so Verschiedenes bedeuten? Bei der demütigen Haltung sehen wir, wie der Leibraum verengt wird, wie der umgebende Raum der Bewegung der Arme folgend, auf den Leib eindringt, ihn umschließt; und darin wieder verspüren wir das Geschehenlassen, das Nicht-Widerstreben, die Unterwerfung. Ein Vergleich vollends der Haltung des griechischen Beters mit der des christlichen muß auch den letzten Zweifel an der Gültigkeit des Ausdruckssinnes dieser Gebärden und der sie bestimmenden Raumsymbolik nehmen.

Die Beispiele sollen daher nicht um weitere vermehrt werden. Sie dürften ohnehin genügen, um zu erweisen, daß wir durchaus im Bereich der Beobachtung und Empirie verbleiben, wenn wir die Bewegungen analysieren, in denen die Tendenz zur Erweiterung des Leibraumes gegen den umgebenden Raum sich ausdrückt und symbolisch verwirklicht. Ohne uns theoretisch darüber Rechenschaft zu geben, reagieren wir doch ganz gesetzmäßig auf den Ausdruckssinn solcher Bewegungen, die wir bei anderen wahrnehmen, vermögen bei uns selbst nicht den vom Ausdruckscharakter beherrschten Ablauf der Bewegungen willkürlich zu verändern.

Die Erweiterung des Leibraumes wird am vollständigsten, wenn, wie bei dem Tanz, der Rumpf selbst in die Bewegung einbezogen wird.

Jede Erweiterung kann als Bereicherung oder als Gefährdung erlebt werden. Dem entsprechend sind es die gleichen Bewegungen, die von den einen leidenschaftlich gesucht, von den anderen scheu vermieden werden. Das wird besonders bei sportlichen Aufgaben deutlich. Die Notwendigkeit, den Rumpf gleichsam in den Raum hinauszuwerfen, wie etwa bei dem Längssprung über das Pferd, zieht den Leistungen Vieler eine Grenze. Manche, die selbst aus größerer Höhe gerade herunter in das Wasser zu springen wagen, getrauen sich nicht einen Sprung, bei dem der Leib aus der Vertikalen heraus, in den Raum hinein bewegt werden muß. Die objektive Gefahr ist in beiden Fällen nicht sehr verschieden, ja im ersten Falle eher größer als im zweiten. Es ist eben nicht das objektive Maß der Gefahr, durch das der Leistung eine Schranke gezogen wird, sondern das Erlebnis der Gefährdung, das mit dem Aufgeben der gewöhnlichen Einstellung von Anfang an verknüpft ist.

Manche können darum sich schon nicht der Tanzbewegung überlassen und versuchen – allerdings vergeblich – sie aus einzelnen der Zweckbewegung entnommenen Elementen, Schritten und Sprüngen aufzubauen. Die Ausdrucksbewegung kann nicht losgelöst von dem Erlebnis, zu dem sie gehört, hervorgebracht werden. Das Erlebnis und die Bewegung, in dem es seinen Sinn verwirklicht, sind gleichzeitig; weder ist die Bewegung Ursache des Erlebnisses, noch das Erlebnis Zweck der Bewegung. Schon aus der Übereinstimmung der Rumpfbewegungen mit denen der Beine und der Bewegung im ganzen können wir folgern, daß nicht einer einzelnen dieser Bewegungen eine bestimmte Lusttönung anhaftet, so daß wir sie des Lustgewinnes wegen ausführten und dabei gleichsam unversehens in die eigenartige Tanzbewegung hineingerieten; der Bezug auf die symbolischen Raumqualitäten, das Nicht-Gerichtete und Nicht-Begrenzte gibt dem Erlebnis erst seinen Gehalt. Nicht die einzelne Bewegung ist lustvoll; sie wird es vielmehr erst im ganzen der Tanzbewegung. Die Beobachtung, daß Tänze in einer Ekstase gipfeln und zuweilen enden, könnte allerdings die falsche Auffassung nahe legen, daß der ganze Tanz, alle der Ekstase vorangehenden Bewegungen nur dem Zweck dienten, jene Entrückung herbeizuführen.

Es gibt eine ganze Anzahl von Bewegungsformen, die bis zum Schwindel, zur Ohnmacht, zur Ekstase getrieben werden können. Von ihnen ist das Drehen eine der häufigsten und verbreitetsten. Wir finden es schon im Ringelreihen der Kinder und begegnen ihm allenthalben als einem Bewegungselement der Tänze. Wir sind das so gewohnt, daß wir uns gar nicht mehr darüber verwundern. Und doch ist es eigentlich erstaunlich und des Nachdenkens wert, daß wir im Tanz eine Bewegung angenehm finden, die uns unter anderen Umständen durchaus lästig und unerfreulich ist. Die einfachste Auskunft wäre die, daß auch im Tanz das Drehen nur hingenommen wird, weil es schließlich die Ekstase herbeizuführen vermag. So bequem diese Erklärung wäre, die Erfahrung zeigt, daß sie nicht richtig sein kann. Es gibt ja Tänze genug, die nicht in einer Ekstase enden; aber auch ihnen fehlt die Drehbewegung keineswegs. Wie wir an uns selbst bemerken, an anderen leicht beobachten können, kommt dabei der einzelnen Bewegungsphase ein eigener unmittelbarer Wert zu. Die einzelne Bewegungsphase ist an sich erfreulich; sie wird es nicht erst durch die Beziehung auf ein Ziel, auf einen ihr selbst mangelnden fremden Zustand, den die Bewegung herbeiführen sollte. Beim Sport ist das ganz anders. Dem Bergsteiger *vermittelt* seine Bewegung das Erlebnis des Sieges, der Höhe, der Überwindung des Raumes. Aber die Anstrengung bleibt Anstrengung. Während wir von dem Läufer den vollen Einsatz aller Kräfte verlangen, seinen Sieg bewundern, der auch ein Sieg über den eigenen Körper ist, wollen wir am Tänzer nichts von Anstrengung bemerken. Man braucht nur einmal den Gesichtsausdruck eines Tänzers mit dem eines Läufers, der sich ins Ziel kämpft, zu vergleichen, um gewahr zu werden, wie ganz anders die Bewegung hier und dort dem Gesamterleben eingeordnet ist.

So wird auch die einzelne Drehbewegung im optisch strukturierten Raum zweckvollen Handelns an sich anders erlebt als im Tanzraum. Dort ist das Drehen unangenehm, weil es Schwindel hervorruft, und weil es einen Verlust der Orientierung bewirkt. Der Verlust der Orientierung ist das entscheidende Moment. Der optische Raum hat ein festes System von Richtungen, nach denen wir uns ausrichten. Das wird im Drehen oder beim Gedrehtwerden unmöglich; dadurch erst wird uns diese Bewegung peinlich. Das Schwindelgefühl verstärkt dann noch den unbehaglichen Eindruck. Aber der Schwindel kann doch ganz verschieden erlebt werden. Er wird zu einem prickelnden Reiz, sobald wir uns etwa auf einem schnellfahrenden Karussell, zu dessen Fahrt übrigens auch die Musikbegleitung gehört, der Kreisbewegung nicht widersetzen, sondern die Bewegung mitmachen und uns ihr ganz überlassen.

Die Organempfindungen bleiben in beiden Fällen die gleichen, aber sie werden in ein verändertes Gesamterleben einbezogen. Der Raum, in dem wir uns bei der Karussellfahrt oder dem Tanz – von dem wir ja hier sprechen wollen – bewegen, hat seine feste Richtung verloren. Gewiß ist es noch ein Raum mit Ausdehnung und Richtungen, aber diese Richtungen sind nicht mehr um eine feste Achse spezifisch geordnet, sondern sie sind beweglich und drehen sich gleichsam mit uns mit. Die Aufhebung der spezifischen Richtungsverschiedenheit und damit der Ortsvalenzen homogenisiert den Raum. In einem solchen Raum kann man nicht mehr handeln, sondern nur noch miterleben. Wir leben ja nicht im Raum, sondern in Räumen, in irgendwie begrenzten und durch ein festes Achsensystem stabilisierten Räumen. Man denke sich nur einmal ein Zimmer aus, genau quadratisch, ohne Fenster, indirekt beleuchtet. In der Mitte jeder Wand eine Tür; auch im übrigen Möbel und Bilder streng symmetrisch angeordnet, so daß jede Wand wie ein Spiegelbild der gegenüberliegenden erschiene.

Würde man einige Zeit in diesem Zimmer verweilen, und nach mehr-
maligem Hin- und Hergehen die Eingangstür nicht mehr sicher bezeichnen können, sodaß auch die Beziehung zu den anstoßenden und
umgebenden Räumen verloren gegangen wäre, man wäre ratlos wie
in ein Zauberkabinett gebannt. Es genügt, sich in der Phantasie in
einen solchen Raum zu versetzen, um zu begreifen, warum wir unseren Zimmern einen rechteckigen Grundriß geben, warum wir die
Asymmetrie, eine deutliche und klar übersehbare Verschiedenheit von
Länge und Breite, etwa Proportionen im Verhältnis des goldenen
Schnittes, bevorzugen. Die Handlung hat eben ein System spezifisch
verschiedener Richtungen und von ihm abhängiger Orte, die durch
ihre Beziehung auf das Richtungssystem verschiedene Valenzen haben, zur Voraussetzung. Mit der Veränderung der Raumstruktur,
wie wir sie im Tanz beobachten, wandelt sich zugleich das Erlebnis
des Gegenüberseins, die Subjekt-Objektspannung, die in der Ekstase
zur vollkommenen Aufhebung gelangt. Wenn wir uns im Tanz
drehen, bewegen wir uns von Anfang an in einem gegenüber dem
Zweckraum bereits völlig veränderten Raum, aber die Veränderung
der Raumstruktur vollzieht sich nur in einem pathischen Miterleben,
nicht in einem gnostischen Akt des Denkens, Anschauens, Vorstellens;
d. h. wohlverstanden: das präsentische Erleben verwirklicht sich *in*
der Bewegung, es wird nicht *durch* die Bewegung bewirkt. Erstreckt
sich ein Tanz über eine längere Dauer in der objektiven Zeit, so ist
doch die ganze Bewegung eine einheitlich-präsentische. Sie führt an
sich keine Veränderungen des Erlebens, keine Wandlungen in der
äußeren Situation herbei, wie die Handlung, die stets den Ausgangspunkt verlassen muß, um zu ihrem Zielpunkte zu gelangen. Bei jeder
Handlung wird ein Zustand oder eine Lage aufgegeben, um einen
anderen Zustand, eine andere Lage zu erreichen. Dadurch ist der
Handlung Richtung und Grenze vorgeschrieben. Ist der neue Zustand erreicht, dann gehört der alte der Vergangenheit an; die Handlung ist ein historischer Prozeß. Die präsentische, nicht gerichtete und
nicht begrenzte Bewegung dagegen kennt nur ein An- und Abschwel-
len, eine Steigerung und ein Verebben [1]. Sie führt keine Veränderung

---

[1] Diese Bewegung ist in der Zigeunermusik besonders ausgeprägt. Überhaupt
ist in der Musik der Naturvölker, also überall dort, wo das Musizieren noch nicht
zur Schöpfung selbständiger Kunstwerke fortentwickelt ist, die Eigenart der präsentischen Bewegung prägnanter enthalten als in den Kunstformen der abendländischen Musik; also überall dort, wo die Musik noch zur Landschaft, nicht zu Architektur, Kirche, Saal, Kammer gehört. Ich erinnere nur an die nicht begrenzte mono-
tone Wiederholung gleicher Rhythmen und kurzer, melodischer Phrasen in der primitiven Musik. Welche Bedeutung dabei der Metrik, insbesondere der Bevorzugung
asymmetrischer Takte, für die Auflösung der Symmetrie der Gehbewegung zukommt, das kann hier im einzelnen nicht mehr erörtert werden.

herbei, ist kein historischer Prozeß. Darum nennen wir sie eben präsentisch; mit Recht, trotz ihrer Dauer in der objektiven Zeit[1]. Die Aufhebung der Subjekt-Objektspannung, die sich in der Ekstase vollendet, ist also nicht das Ziel des Tanzes, sie fundiert vielmehr das Erlebnis des Tanzes von Anfang an.

Es ist hier immer nur ganz allgemein vom Tanz die Rede. Man braucht aber nur ein Menuett und einen Walzer zu vergleichen, um zu sehen, wie verschieden Tänze und Tänze sein können. Der Tänzer des Menuettes schreitet über dem Grundrhythmus hin. Die Raumerfüllung wird durch die Aufstellung der Paare, die Visiten usw. nur noch allegorisch dargestellt. Der Tänzer des Menuettes spürt die homogenisierende Kraft der Musik, ohne sich ihr ganz zu überlassen, er bleibt individuelle Figur. Souveräne können nicht tanzen. Die Verschiedenheit im Lebensstil einzelner Stände, die Wandlungen der Grundgesinnung verschiedener Zeitalter lassen sich an den Tanzformen unmittelbar ablesen. Die Reihe: Menuett-Walzer-Jazz ist darum so charakteristisch für den Stilwandel der Jahrhunderte überhaupt, weil das Maß des Aufgebens der Sonderexistenz, des Untertauchens in die allgemeine Bewegung, darin so sinnfällig deutlich wird. Alle diese Unterschiede sind hier nicht übersehen, sie sind – weil sie an der prinzipiellen Feststellung nichts ändern – nur der Kürze halber übergangen worden.

Die durch den ganzen Tanz, bis zur Ekstase hin, sich vollziehende Aufhebung der Subjekt-Objektspannung ist nicht das Erlebnis einer Auflösung des Subjektes, sondern einer Einswerdung. Darum braucht der Tänzer einen Partner, einen Einzelnen oder eine Gruppe, darum braucht er vor allem die Musik, die dem ganzen Raum erst eine eigene Bewegung gibt, an der der Tänzer teilhaben kann. Der Tänzer wird in die Bewegung mit hineingezogen, er wird Teil einer Gesamtbewegung, die harmonisch den Raum, den Anderen, und ihn selbst erfaßt.

In der Sage des Orpheus folgen Menschen und Tiere, Bäume, Wälder, ja selbst die Felsen, Berge und Wasser dem Klang seiner Leier. Die Sage hat so einen einfachen, großen Ausdruck für die induzierende Kraft der Musik gefunden, der die ganze Natur, belebte und unbelebte, unterliegt. Denken wir in diesem Zusammenhang an das Schema des leeren Raumes, dann sind wir geneigt, über den Bericht der Sage als über eine naive Vermenschlichung aller Dinge zu lächeln, dann muß ein Ausdruck, wie wir ihn eben gebrauchten, nämlich, daß der Tänzer mit in die Bewegung des Raums hineingezogen

---

[1] Die Unterscheidung von Handlung und präsentischer Bewegung kann nur in einer historiologischen, nicht in einer biologisch-funktionalen Betrachtung des Erlebens erfolgen. Vgl. dazu „Geschehnis und Erlebnis" bes. Kap. II, V, VII.

werde, als eine böse Entgleisung erscheinen. Aber dieser Ausdruck ist uns nicht durch einen Lapsus calami entschlüpft, sondern er ist mit vollem Bedacht hierhergesetzt worden. Der Raum, in dem wir leben, ist ja von dem Schema des leeren Raums so verschieden, wie die Welt der Farbe, in der wir leben, von den Begriffen der physikalischen Optik. Wer bei dem Versuch, das Erleben zu beschreiben und seine Gesetze zu erkennen, sich von dem Begriffssystem der Physik oder der Physiologie leiten läßt, der muß notwendig sein Ziel verfehlen. An diese Systeme dürfen wir uns also nicht binden; denn für uns handelt es sich gerade darum, das Raumerleben und die Struktur des Erlebnisraumes erst wieder ansichtig zu machen. Und da hat es einen guten Sinn, von der Bewegung des Raumes zu sprechen. Denn dieser erlebte Raum ist immer ein erfüllter und gegliederter, ist Natur oder Welt.

Wir sind damit an den Ausgangspunkt unserer Erörterungen zurückgekehrt. Dem, was in den ersten Abschnitten über die rhythmische Prägnanz und die induzierende Kraft der Musik gesagt wurde, brauchen wir hier nichts mehr hinzuzufügen. Wohl aber müssen wir noch einmal das Thema der Homogenisierung des Raumes aufnehmen. Denn erst an diesem Phänomen läßt sich abschließend zeigen, daß sich uns das Räumliche selbst in verschiedenen Modi darbietet, und daß wir es nicht nur mit einer verschiedenen räumlichen Daseinsweise von Farbe und Klang zu tun haben.

Schon bei der Diskussion der Drehbewegung haben wir gesehen, daß das Drehen im Tanz eine eigenartige Struktur des Raumes zur Voraussetzung hat. Diese Erörterung wollen wir jetzt an einem anderen Beispiel fortführen und versuchen, über beide Modi des Räumlichen, den optischen Raum der gerichteten Bewegung und den akustischen der Tanzbewegung, noch weiteren Aufschluß zu gewinnen. Wieder soll ein schlichtes Faktum den Ausgangspunkt bilden.

Ähnlich wie mit der Drehbewegung verhält es sich mit der Rückwärtsbewegung. Wie das Drehen als gerichtete Bewegung, ist uns das Rückwärtsgehen im optischen Raum unangenehm, wir suchen es zu vermeiden. Die anscheinend gleiche Bewegungsart wird aber im Tanz zu etwas ganz Selbstverständlichem, wir bemerken gar nichts von all den Schwierigkeiten und Widerständen, die wir verspüren, sobald wir zum Rückwärtsgehen genötigt werden. Das Rückwärtsgehen erleben wir als einen Zwang, das Rückwärtstanzen als ein spontanes Tun. Man könnte nun versuchen, die Verschiedenheit der Erlebnisweise daraus zu erklären, daß wir beim Tanz auf einer glatten Fläche keine Hindernisse zu befürchten brauchen, die wir stets dort gewärtigen müßten, wo uns die Umstände zum Rückwärtsgehen zwingen. Aber wir können die äußeren Bedingungen der Bewegung in beiden

Fällen genau ins Gegenteil verkehren, ohne daß sich an der Erlebnisweise irgend etwas ändert. Auch in einem ganz ausgeräumten Zimmer oder Saal ist das Rückwärtsgehen immer noch peinlich; selbst wenn wir auf die Versicherung, daß uns nichts im Wege stehe, das Umwenden des Kopfes zur Orientierung unterlassen, spüren wir doch noch den Ansatz zu solchen orientierenden Bewegungen. Beim Tanz auf einer Fläche, auf der sich mehrere Paare bewegen, objektiv also Hindernisse vorhanden sind, kann es jedoch leicht geschehen, daß bei der Rückwärtsbewegung die nötige Orientierung unterbleibt und Zusammenstöße erfolgen. Alle Erklärungen dieser Verschiedenheit der Erlebnisweisen, welche die Annahme machen, daß das Bedürfnis nach Orientierung und Sicherung in dem einen Falle besser befriedigt sei als im anderen, sind darum irrig, weil bei der Rückwärtsbewegung im Tanz gar nicht mehr das gleiche Bedürfnis nach Sicherung vorliegt wie im Gehen. Es fehlt, weil sich die Tanzbewegung in einem anders strukturierten Raume abspielt als die Zweckbewegung.

Noch deutlicher als bei der Analyse des Drehens muß es in diesem Zusammenhange werden, daß die erlebte Bewegung nie auf den leeren Raum bezogen wird, sondern stets auf einen Raum von einer ihm eigentümlichen Struktur und Gliederung. Diese Gliederung ist nicht durch das vom Leibe her zentrierte System der Richtungen Rechts-Links, Oben-Unten, Vorn-Hinten bestimmt, sie besteht unabhängig von ihm. Die Rückwärtsbewegung bleibt ja Rückwärtsbewegung im Tanz wie im Gehen. Wenn sie trotzdem in beiden Fällen so verschieden erlebt wird, so können die Hauptrichtungen allein nicht entscheidend sein. Die Hauptrichtungen sind veränderlich. Sie machen jeden Lagewechsel des Körpers mit. Nach einer Kehrtwendung liegt vorn, was zuvor hinten lag, liegt rechts, was zuvor links lag und umgekehrt. Aber *vorwärts*gehend *kehren* wir *zurück*. Der Hinweg und Rückweg wird nicht durch die Hauptrichtungen bestimmt. Wenn wir ein Fahrzeug benutzen, um vom Hause zur Arbeitsstätte zu gelangen, so bleibt der Charaker des Hinwegs erhalten, auch wenn wir mit dem Rücken gegen die Fahrtrichtung sitzen. Was hinter uns liegt, hat doch den Charakter des Vorwärts. Im entsprechend gewendeten Fall behält das, was vor uns liegt, den Charakter des Zurück. Mit andern Worten: Der Raum, in dem wir leben, ist ein historischer Raum. Ebenso wie wir die Zeit von einem bestimmten Jetzt, von unserer Epoche, unseren Jahren, unserer Gegenwart aus erleben, so ist uns der Raum auf einen Mittelpunkt, ein festes unverrückbares „Hier" hin geordnet. Wo wir uns auch befinden, richten wir uns nach diesem festen „Hier" hin aus. Wir sind z. B. „fort", sind „unterwegs", „entfernen uns", „kehren zurück". Wir haben also ein festes und ein bewegliches Hier, oder anschaulicher gesprochen:

Heimat und Aufenthalt. Der Raum, die begrenzten Räume, in denen
wir leben, werden jeweils miteinander verknüpft, in sich und im ganzen als Teilräume gegliedert durch die Beziehung des Aufenthaltes
zur Heimat. Darum hat für nomadisierende Völker die Stelle des
Sonnenaufgangs eine so elementare Bedeutung. Sie ist gleichsam ihre
Heimat. Das Wort *Orientierung* bringt ja noch zum Ausdruck, daß
der Aufenthalt auf die Stelle des Sonnenaufganges bezogen und damit erst bestimmt wird. Besitzt ein begrenztes Raumstück, ein Zimmer, eine Straße, in sich schon ein System statischer Achsen, so werden durch die Beziehung auf das feste Hier die Räume zum historischen Raum zusammengefügt, und ihre Richtungen erhalten ein dyna-
misches Moment [1]. In der Normalstellung fällt die Gliederung des
Raumes nach den Hauptrichtungen Vorn und Hinten mit der historischen Gliederung in einen Kampf- und Fluchtraum zusammen. In
dem historischen Raum ist die Rückwärtsbewegung darum gegen den
eigentlich vom Raum ausgelösten Impuls gerichtet. Beim Tanz spüren
wir offenbar nichts von der Dynamik des historischen Raumes.
Das ist nach allem nicht sehr schwer zu verstehen. Wir bewegen uns
tanzend nicht mehr in einem auf ein festes „Hier" gerichteten begrenzten Ausschnitt des Raumes, sondern in einem homogenen, von
Richtungsdifferenzen und Ortsvalenzen freien Raum. Die Rückwärtsbewegung läuft im Tanz nicht den dynamischen Impulsen entgegen,
die der Raum bedingt; darum fehlt ihr alles Beschwerliche, was dem
Rückwärtsgehen im optischen Raum anhaftet.

Die Analyse der Rückwärtsbewegung hat uns zur Auffindung
eines letzten für die Bewegungspsychologie wesentlichen Merkmals
genötigt und verholfen: der Unterscheidung von historischem und
präsentischem Raum. Das Präsentische charakterisiert mithin sowohl
den Modus des akustischen Raumes wie die ihm zugeordnete Erlebnisweise. Im Tanz schreitet das historische Geschehen nicht fort, der
Tänzer ist aus dem Fluß des historischen Werdens herausgehoben.
Sein Erleben ist ein Gegenwärtigsein, das auf keinen Abschluß in der
Zukunft hinweist, und darum räumlich und zeitlich nicht begrenzt ist.
Seine Bewegung ist eine nichtgerichtete Bewegtheit, mitschwingend
mit der Eigenbewegung des Raumes, von der sie pathisch induziert
ist. Der vom Klang erfüllte und mit der einen gleichen Bewegung
homogenisierte Raum – darin unterscheidet sich die Homogenität des
akustischen Modus des Räumlichen von der des leeren metrischen
Raumes – hat selbst präsentischen Charakter. Der Tanzraum ist nicht
ein Stück des gerichteten historischen Raumes, sondern symbolischer
Teil der Welt. Er ist nicht durch Entfernung, Richtung und Größe

---

[1] Vgl. E. MINKOWSKI, l. c.

bestimmt, sondern durch Weite, Höhe, Tiefe und Eigenbewegung des Raumes. Während eine Entfernung sich von hier bis dort erstreckt, also bestimmte Lagen und Stellen im Raume hat, ist der Weite nicht in gleicher Weise Ort und Lage zugeordnet. Die Weite ist weder hier noch ist sie am Horizont, sie ist auch nicht auf einer Linie, die das Hier mit irgendwelchen anderen Punkten des Raumes oder solche untereinander verbindet, sie ist überhaupt nicht quantitativ bestimmbar, sondern eine Qualität des Raumes. Wir können also mit Recht sagen, daß die Tanzbewegung den symbolischen Qualitäten des Raumes zugeordnet ist.

Wir sehen also, wie sich auf der Natur des Klanges, seinem Eigendasein, seiner zeitlichen Entfaltung, den Momenten des Homogenisierens, Induzierens, des Präsentischen, ein eigentümlicher Modus des Räumlichen aufbaut. Wir haben weiter gesehen, wie dieser Modus des Räumlichen das Erlebnis des Einswerdens fordert und ermöglicht, das sich in den von der rhythmischen Prägnanz geführten, nichtgerichteten und nichtbegrenzten, den Leib in den Raum erweiternden Bewegungen verwirklicht. Diese völlige Entsprechung, die wir zwischen der Natur des Klanges, dem Modus des Räumlichen, der Erlebnisweise und der Erscheinungsform der Bewegung aufweisen konnten, dürfen wir wohl als eine wichtige Bestätigung unserer Aufstellungen ansehen.

Wie nun jemand sich zu diesen Ausführungen im ganzen stellen mag, eines muß er doch als unbestreitbar anerkennen, daß man keine vollständige Analyse und Theorie der Bewegung schaffen kann, ohne sich über die Struktur des Raumes, in dem die Bewegung erfolgt, Rechenschaft zu geben. Überblickt man aber die Literatur der Bewegungs- und Willenshandlungen, so findet man, daß eigentlich nirgends, weder in den Beiträgen der Kliniker noch in denen der Psychologen das Raumproblem berücksichtigt worden ist. Das ist eine Unterlassung, die bei der Darstellung der Zielbewegung praktisch noch am wenigsten schadet. Bei der Analyse der primitiveren Bewegungsformen, der psychomotorischen Störungen der präsentischen Bewegungen und der Ausdrucksbewegungen, kann man sich mit ihr aber in keiner Weise abfinden. Charakteristisch für die ganze Problemlage bleibt es, daß auch KLAGES die Ausdrucksbewegung ein Gleichnis der Handlung nennt. Mit seiner Definition: „jede ausdrückende Körperbewegung verwirklicht das Antriebserlebnis des in ihr ausgedrückten Gefühls" bezieht auch er offenbar die Ausdrucksbewegung auf einen abstrakten, in seiner Modalität nicht näher bestimmten Raum. Eine andere Möglichkeit des Bezugs wird von ihm gar nicht erwogen. Die Deutung der Ausdrucksbewegungen als Handlung kann jedoch nur einem Teil von ihnen gerecht werden. Die Deutung versagt bei allen jenen Ausdrucksbewegungen, die nicht *einen* Antrieb verwirklichen, sondern präsentisches Verhalten sind, die nicht auf den historischen Raum und seine Richtungen, sondern auf den präsentischen Raum und die symbolischen Raumqualitäten bezogen werden.

Ich will diesen Gegensatz hier nicht mehr eingehender erörtern. Es wird ja ohnehin manchem scheinen, als ob wir uns allzulange und allzuweit von den klinischen Fragen entfernt hätten. Indessen, wenn hier der Tanz in seiner Erscheinungsform und Erlebnisweise so ausführlich dargestellt wurde, so geschah es doch vornehmlich darum, weil wir an dem Gegensatz von Tanzbewegung und gerichteter Bewegung die Modi des Räumlichen und die präsentischen Bewegungen in ihren allgemeinen Bestimmungen am leichtesten faßbar machen können. Erst nachdem wir einmal die allgemeinen Bedeutungen erkannt haben, können wir dem einzelnen Fall, insbesondere dem pathologischen Falle, gerecht werden. Die Entfernung von der Klinik ist tatsächlich gar nicht so groß. Die Beziehung der Phobien zu den symbolischen Raumqualitäten, der Perversionen und Psychopathien zu der Unterscheidung von Gnostischem und Pathischem, der Katatonie zu der präsentischen Bewegung ist ja leicht zu ersehen. Erinnern wir uns vollends daran, daß wir unter den Encephalitikern zuweilen solchen Kranken begegnet sind, die zwar nur mühsam vorwärts gehen konnten, dagegen unvergleichlich viel leichter sich rückwärts zu bewegen oder gar zu tanzen vermochten, dann sehen wir, wie eng der Zusammenhang tatsächlich ist. Damit taucht nun weiter die Frage nach der Gliederung des Sensomotoriums, nach der Zuordnung von Raumstruktur und Bewegung auf. Wenn wir es z. B. als Regel finden, daß die Klänge eines Menuetts das Gehen in ein Schreiten verwandeln, werden wir doch nicht annehmen, daß hier ein „Reiz" unmittelbar auf den Triceps surae oder auf die zentrale Repräsentation der Fußstreckung im Großhirn gewirkt habe. Wir stehen hier vor Problemen, ähnlich denen, wie sie von KLEIST, ISSERLIN, STEINER, BOSTROEM u. a. in der Diskussion über das Verhältnis der katatonen zu den striären Bewegungsstörungen erörtert worden sind. Aber weder die physiologische Theorie KLEISTs, noch die willenspsychologische ISSERLINs und BOSTROEMs, kann uns ganz befriedigen. Die Scheidung von Zielbewegung und präsentischer Bewegung hat den Problembereich im ganzen erweitert; zugleich allerdings hat sie auch den Ansatz zu einer neuen Lösung gegeben, die vielleicht über das Gebiet der Psychomotorik hinaus fruchtbar sein könnte. Ehe wir aber an diese Aufgaben herangehen können, müssen wir unsere Basis noch durch eine Analyse der Beziehungen der Raumformen zur Wahrnehmung zu verbreitern suchen. Das soll im nächsten Teil geschehen.

Die Scham als historiologisches Problem[1]

Der Ausdruck „historiologisch" hat bis jetzt noch kein Bürgerrecht in der Psychologie erlangt. Ich habe ihn gleichwohl zur Bezeichnung meines Themas verwandt, einmal weil ich keinen besseren Ausdruck wußte, und dann, weil ich nach den vorangegangenen Hauptreferaten hoffen durfte, daß das damit Gemeinte sich in dem Wort selbst ausspreche. Weist es doch darauf hin, daß das Erlebnis der Scham nur mit Hilfe von historisch-psychologischen Kategorien begriffen werden kann. Der Grund dafür ist, daß der Erlebende sich selbst historiologisch, d. h. als einen Werdenden versteht. Dieses Selbstverstehen ist freilich noch kein begriffliches Erkennen, sondern eine ursprünglichere Weise der Selbstauslegung.

Es könnte nun wohl scheinen, daß, um die Bedeutung historischer Kategorien in der Psychologie aufzuweisen, der Gegenstand schlecht gewählt sei. Denn soweit sich die Psychologie überhaupt mit dem Problem der Scham befaßt, hat sie es statisch zu deuten versucht. Die Definition von LIPPS, von HAEBERLIN, sind anschauliche Beispiele für eine solche, dem Historischen noch fremde Betrachtungsweise in der Psychologie. Gelingt es also grade hier, die Notwendigkeit der historiologischen Methode zu erweisen, dann ist damit ein Doppeltes gewonnen: Ein vertieftes Verständnis des Phänomens selbst und zugleich eine Klärung der Methodenfrage in der Psychologie. Konnte die normale Psychologie, insbesondere die experimentelle, bei der allgemeinen Lebensfremdheit ihrer Fragestellungen es sich leisten, das Problem der Scham en bagatelle zu behandeln, so verlangt die Pathopsychologie, insbesondere die Neurosenlehre dringend eine Bearbeitung des Themas, schon um die psychoanalytischen Irrtümer abzuwehren. Es ergibt sich demnach für uns eine Einstellung nach zwei Fronten:

1. gegen die statische Deutung der Scham durch die normale Psychologie und 2. gegen ihre genetische Deutung in der psychoanalytischen Trieblehre. Mit der Abgrenzung gegen die Freudsche Lehre soll hier begonnen werden.

---
[1] Schweiz. Arch. Neurol. Psychiat., Bd. XXXI, Heft 2. — Zürich 1933, Art. Institut Orell Füssli.

Bei FREUD ist häufig von den Scham- und Ekelschranken und von ihrer Errichtung durch die Maßnahmen der mit der Erziehung des heranwachsenden Kindes betrauten Personen die Rede. Diese genetische Deutung der Scham und des Ekels hat eine Reihe wichtiger Voraussetzungen und Folgen.
1. Scham und Ekel hemmen nur die *Verwirklichung* ursprünglicher Triebe und Ansprüche. Jene Handlungen, die durch die Scham und den Ekel unterbunden werden, entspringen ursprünglichen Triebregungen. 2. Scham und Ekel dagegen sind erworbene Verhaltensweisen. Sie kommen nicht aus der gleichen ursprünglichen Tiefe wie die Triebe, deren Verwirklichung sie hindern. Die Schamlosigkeit, das Nicht-Schämen ist nach FREUD das Primäre, die Scham ist sekundär. 3. Scham und Ekel sind ihrem Wesen nach Verbote. Sie fordern die Unterlassung bestimmter *einzelner* Handlungen. 4. Aus solchen *einzelnen* Unterlassungen entwickeln sich allmählich mit Hilfe des Systems Unterbewußtsein, gefühlsmäßige Einstellungen und Dauerhaltungen. 5. Scham und Ekel sind ein peripheres Tun. Sie sind im Grunde eine abgenötigte und aufgezwungene Unterlassung, die aber an dem Fortbestand und der Echtheit der ursprünglichen Einstellung so wenig zu ändern vermag, wie irgendein erzwungener Widerruf oder ein erzwungenes Bekenntnis die wahre Gesinnung zu wandeln vermag. Glücklich wäre der Mensch erst, wenn er ohne Scham und Ekel leben könnte. 6. Es sind bestimmte Partialtriebe, deren Verwirklichung durch die Scham- und Ekelschranken behindert werden. In den Perversionen leben die Partialtriebe unverändert fort, und kommen dort zu einem unverhüllten Ausdruck. Bei der Scham ist es der Schautrieb, der sich eine schmerzliche Einschränkung gefallen lassen muß. Von der Perversion des Voyeurs aus müßte also die Scham genetisch am besten erklärt werden können. Das ist zu prüfen.

Nach FREUDs Meinung sind die Perversionen kein Verfall, keine Entstellung des menschlichen Daseins, im Gegenteil, in ihnen kommen die ursprünglichen Triebregungen erst unverhüllt zum Vorschein. Die psychoanalytische Lehre der Perversionen und die mit ihr aufs engste zusammenhängende Lehre von den Partialtrieben muß dazu die Voraussetzung machen, das letzte Ziel aller libidinösen Triebe sei der Lustgewinn. In diesem Ziel kommen die einzelnen Partialtriebe miteinander überein; darum können sie vikariierend für einander eintreten, darum gibt es einen quantitativen Ausgleich zwischen ihnen. Die Welt ist in jedem Fall nur Objekt, d. h. Mittel zum Zweck der Triebbefriedigung; es gibt also keine eigentliche echte Beziehung des Menschen zur Welt, die Welt ist für den Menschen Störung, von der er sich abkehrt, um sich auf sich selbst zurückzuwenden. Die Psychoanalyse verwendet also nicht nur aus historischer, ihr selbst zufälliger

Gebundenheit eine mechanistische Terminologie, sondern sie ist in ihrem Grundansatz eine mechanistische Psychologie. Ihr Gegenstand ist das isolierte Individuum. Alle Erlebnisse sind letzten Endes als Vorgänge am isolierten Organismus zu begreifen. Die Psychoanalyse ist eine solipsistische Lehre, keine solipsistische Erkenntnistheorie. Aber – und das greift viel weiter – ein anthropologischer Solipsismus.

Die Perversionen sind jedoch durchgehends Abwandlungen, Störungen in der Kommunikation mit der Welt. Dem Begriff der *Kommunikationsweise* kommt für die anthropologische Psychologie eine fundamentale Bedeutung zu. – Der Voyeur wird ja nicht durch eine exogene oder endogene Steigerung des „Schautriebs" zum Voyeur. Wer in der Betrachtung der anderen sein geschlechtliches Vergnügen findet, der lebt in der Distanz und bleibt in der Distanz. Ist das normale Verlangen nach Näherung und Vereinigung gerichtet, so gehört zum Voyeur das Allein-sein, das Ohne-Partner-sein, das Draußen-sein, gehört ferner das Verstohlene und Heimliche seines Tuns. Das Verharren in der Distanz, wo Näherung wesensgesetzlich geboten ist, macht eine der Paradoxien seiner Perversion aus. Das Schauen des Voyeurs ist ja nun auch ein Zuschauen, als solches von den Blicken, in denen Liebende sich begegnen, so verschieden wie das zarte liebkosende Streicheln von dem ärztlichen Palpieren. Im Beobachten findet ein Übergang von der unmittelbaren Ich-Du-Begegnung, von dem wechselseitigen Erfassen zu einer einseitigen Intention statt, ein Übergang von der Ich-Du-Beziehung zu der Subjekt-Objekt-Beziehung im eigentlichen Sinn. Jedes Beobachten und jedes Beobachtet-werden ist ein Herausfallen aus der ursprünglichen Kommunikation. Das bestätigt schon der normale Alltag, in dem wir auf jedes Beobachtet-werden gereizt und ärgerlich reagieren. Auch dem psychotischen Erlebnis des Beobachtetwerdens liegt ein Wechsel der Kommunikationsweise zugrunde. Das Beobachten objektiviert. Die Objektivation ist das zweite wesentlich perverse Moment des Voyeurs neben der Distanzhaltung. Beide gehören aufs engste zusammen. Objektivierung ist nur bei gleichzeitiger Distanzierung möglich und umgekehrt ist nur in der Distanzierung die Objektivation möglich. Die eigentümliche Daseinsweise des Voyeurs richtet seine Neugier auf das sexuelle Organ, die sexuelle Funktion, das sexuelle Wort und bleibt immer ein Verlangen nach Deutlichkeit, Nähe, wo die Liebenden das Verhüllen, das Dämmern, das Schweigen suchen. Der Voyeur nimmt also nicht an der Realität ursprünglich teil, sondern er hat sie nur durch Objektivation, d. h. als reflektiertes Wissen. Er macht den anderen zum Objekt an sich und für sich. Die Objektivierung erlaubt ein beliebiges Wiederholen in der Phantasie. Das Verhalten des Voyeurs ist kein sich explizierendes, ursprüngliches Werden wie das der Liebenden. In der Perversion des Voyeurs zeigt sich also wie in allen Perversionen ein grundsätzlich anderes Verhalten zur Welt, zu sich selbst und zum Partner. Der Voyeur, eingestellt auf die Objektivierung, und das verstohlene Eindringen in das unmittelbare Erleben der anderen macht den Gegensatz der zwei Seinsweisen, des öffentlichen Seins, und des unmittelbaren Seins deutlich.

Diese beiden Weisen des Seins, das öffentliche und das unmittelbare, trennt die Scham und schützt zugleich das unmittelbare Erleben vor dem Einbruch der Öffentlichkeit. Wegen dieser Funktion des Schutzes, nennen wir diese Form der Scham, mit der wir uns hier hauptsächlich beschäftigen, die behütende Scham. Wir können also unser Thema ganz weit als den Gegensatz des öffentlichen und des unmittelbaren Erlebens fassen. Unsere Aufgabe wäre es demnach, diesen Gegensatz ausreichend zu charakterisieren, und die Bedrohung des unmittelbaren Seins durch das öffentliche Sein aus dieser Charakteristik verständlich zu machen.

Öffentlichkeit gibt es nur im menschlichen Dasein. Weder im Pflanzenreich noch im Tierreich kann von Öffentlichkeit die Rede sein. Die Öffentlichkeit entsteht erst mit der Sprache, mit der Symbol-Schaffung. Sie ist, funktionspsychologisch betrachtet, an Wahrnehmen, Denken, Gedachtes, geknüpft. (Das private Leben ist eine eingeschränkte Öffentlichkeit, es bildet nicht den polaren Gegensatz zu Öffentlichkeit, den wir mit der Bezeichnung des unmittelbaren Seins meinen.)

Der Öffentlichkeit gehören wir so an, wie uns Name, Titel, Amt, Rang, Beruf usw. bezeichnen. In der Öffentlichkeit ist jedem eine bestimmte Rolle zugeteilt. Die Rolle wird nicht gespielt. Die dem Einzelnen zugefallene Rolle zu übernehmen und durchführen zu können, ist an eine bestimmte Weise des menschlichen Seins geknüpft[1]. Begegnet uns in der Öffentlichkeit ein Unbekannter, so erkundigen wir uns durch zwei Fragen nach ihm. Wir fragen: „Wer ist das?" und „was ist er?" Durch den Namen wird jemand identifizierbar im sozialen Raum der Familie, der Heimat der Zeitgeschichte. Auf die Frage nach dem „Was" seines Seins antworten wir durch Angabe seines Berufes, Amtes usw. Diese Charakteristik weist auf ein Allgemeines und ein Wiederholbares. („Le roi est mort, vive le roi.") Es sind allgemeine und wiederholbare Funktionen, die der einzelne in der Öffentlichkeit übernimmt. Die intime Person ist daher immer zunächst durch die öffentliche Gestalt verdeckt. An der öffentlichen Gestalt ist eine beliebige einseitige, allgemeine Teilnahme möglich, die intime Persönlichkeit enthüllt und expliziert sich nur in wechselseitiger, unmittelbarer Teilnahme.

Die Öffentlichkeit konstituiert sich also erst durch Objektivierung, konstituiert sich erst vermittels der Reflexion. Die logischen Momente der Identität, der Allgemeinheit, der Wiederholung gewinnen eine anthropologische Bedeutung. Aus dem Bestimmten im logischen Sinn wird das Gewordene im anthropologischen. (Begriffliche Bestimmtheit, Rationalität und Vergangenheit, Fertigsein, Abgeschlossensein stehen in einer engen wechselseitigen Beziehung.) In dem Maße nun als ein Mensch mit seinem Amt verwächst oder seine öffentliche Gestalt schafft und verwirklicht, in dem Maße also, als er das ist, was er geworden ist – und dies Schicksal bleibt keinem ganz erspart –, verschließt sich ihm die Möglichkeit unmittelbaren Werdens. Der alternde Mensch lebt mehr und mehr in der Wiederholung, der Vergangenheit zugewandt.

Das öffentliche Sein ist demnach charakterisiert durch die Objektivierung (Reflexion) – Allgemeinheit – Wiederholung – das Gewordene – die beliebige einseitige Partizipation; das unmittelbare Sein dagegen ist nicht objektiviert, ist einzig, einmalig, werdend, fördert wechselseitige Teilnahme.

Die Scham scheidet das unmittelbar Werdende von dem Gewordenen und behütet das Werdende vor dem Einbruch des Gewordenen. Mit dem Gegensatz des unmittelbaren Werdens und des Gewordenen ist das zeitlich-historische Moment bezeichnet, das in keinem anthropologischen Aspekt fehlen darf. Dieser Gegensatz der „natura naturans" und der „natura naturata" macht es verständlich, warum wir die Scham als ein historiologisches Problem bezeichnet haben. – Die Scham ist eine dauernd wirksame Grundhaltung des menschlichen Daseins, sie setzt sich nicht aus einer Mehrzahl einzelner, durch zeitlichen Abstand getrennter Vorgänge des Schämens zusammen. Die Scham tritt nicht nur zuweilen unter bestimmten Umständen in Funktion; wenn sich jemand schämt, so ist das ein Zeichen dafür, daß die dauernde Sicherung der Scham durchschlagen worden ist, daß das unmittelbare Erleben von dem öffentlichen Dasein bedroht und gefährdet wird. – Der Gegensatz der beiden Seinsweisen erklärt noch nicht die Schutzbedürftigkeit des unmittelbaren Werdens. Ein Wechsel zwischen beiden Formen des Seins wäre denkbar. Die Erfahrung aber zeigt, daß überall das unmittelbare Werden, das erotische, religiöse, geistige Erleben sich vor der Profanation zu schützen sucht, die Gegenwart des unbeteiligten Fremden abwehrt. – Der Fremde ist notwendig Beobachter, er steht der in wechselseitiger Teilnahme verbundenen Gruppe gegenüber und bringt allein durch seine Gegenwart jedes unmittelbare Verhältnis zur Objektivation.

An dem Phänomen des Komischen läßt sich die eigentümliche Verwandtschaft des Fremden mit der Objektivierung, der einseitigen

Partizipation, der Wiederholung, der Zerstörung des unmittelbaren Werdens, in wenigen Thesen verdeutlichen:
1. Das Fremde ist komisch (z. B. das Altmodische, die Sitten anderer Länder und Völker). 2. N u r das Fremde ist komisch (die traditionellen Figuren des Lustspiels, des Stotterers, des Tölpes, des Hahnrei usw. sind nur solange komisch, als man ihnen die Teilnahme versagt; wir leiden mit dem Helden und lachen ü b e r den Hanswurst). 3. Fremd ist nicht das unvergleichbare Andere, sondern nur das uns Ähnliche (die Pflanze ist nicht komisch, der Wurm ist nicht komisch, aber der Affe ist komisch). 4. Die Wiederholung, das Parodistische ist ein Wesensmoment des Komischen (die Wiederholung, die beliebige Wiederholbarkeit hebt den Ernst eines Wortes, einer Tat, eines Menschen überhaupt auf; daher die komische Wirkung des Nachahmens, des Nachäffens, mit dem sich schon das Kind gegen den Erwachsenen wehrt; die komische Wirkung der Zwillinge, die grausige des Doppelgängers; die Wiederkehr der komischen Figur im Gegensatz zur Einmaligkeit des tragischen Helden; ein Witz ist wiederholbar, ein ernstes Wort hat seine Stunde). Es gehören also zusammen einerseits: Wiederholung – Entweihung (Profanation) – das Komische – das Fremde – die einseitige Partizipation – das Gewordene, und andererseits: das Einmalige – Ernste – die Entscheidung – die wechselseitige Teilnahme – das unmittelbare Werden. Dem Fremden erscheint unser Tun als M a c h e n (kühle Objektivität historischer Betrachtung). Vor dem Blick des kalten Beobachters geraten wir in die Gefahr, das eigene Tun als Mache zu erleben. Eben darum müssen wir die Fremden fernhalten.

Das Werdende muß sich dem Gewordenen erst allmählich entringen. Das Gewordene beherrscht uns in der Tradition, der Familie, der Sprache, dem Wissen, es begleitet uns überall hin. Um zur eigenen Unmittelbarkeit zu gelangen, müssen wir uns von dem Gewordenen lösen (Krise, Revolution, Einsamkeit, Wanderjahre). Die Reifezeit, jeder Aufbruch zu sich fordert einen Bruch mit dem Hergebrachten. Nur in der Berührung mit dem Anderen kommen wir zu uns selbst. Die Inzestverbote, die es dem einzelnen nicht erlauben, im Bereich des Gewordenen zu verweilen, sprechen Wesensgesetze des Werdens als positive Satzungen aus. Die Scham, welche das unmittelbare Erleben vor dem Gewordenen behütet, schränkt also nicht die Erotik ein, wie die Psychoanalyse annimmt, sie macht sie allererst möglich. – Die Scham wehrt die Öffentlichkeit in allen ihren Manifestationen ab. Der Fremde ist zwar die vollkommenste, aber nicht die einzige Form, in der die Öffentlichkeit in das unmittelbare Erleben einzudringen droht. Auch das Wort (die Zote), die bildliche Darstellung (Pornographie), die Selbstbetrachtung (Spiegel) hat den objektivierenden Charakter der Selbstdarstellung. Die Zote, die Pornographie, der Spiegel werden von den Liebenden abgelehnt. Alle drei gehören zu dem verfallenden Dasein des von der unmittelbaren Ergriffenheit Ausgeschlossenen. Aus der Abwehr der a l l g e m e i n e n Sprache entsteht in den Koseworten autochthon eine oft eifersüchtig geschützte Privatsprache, die eher benennt als bezeichnet. Das Geheimnis, das die Scham behütet, ist aber nicht wie die Prüderie fälschlich meinte, ein Vorhandensein, dessen Kunde Unberufenen verwehrt bleiben sollte. Die Werdenden sind sich auch selbst verborgen. Ihre Existenz expliziert sich erst in der wechselseitigen Teilnahme des unmittelbaren Werdens. Die Jugend hat noch ihr Geheimnis, das Alter ist wissend geworden. Darum drängt es die Jugend zur Jugend. Die Inzestverbote erweisen sich erneut als Wesensgesetze des Werdens.

Als eine der wichtigen Formen der Scham ist neben der behütenden, die verbergende Scham zu nennen. Die meisten Äußerungen der Autoren sind an Beispielen der verbergenden Scham orientiert, wollen aber das ganze Gebiet umfassen. Die verbergende Scham mißt die Wirklichkeit des einzelnen an einem Gruppenideal; sie sucht die Mängel und Abweichungen von dem Gruppenideal zunächst vor dem Blick des Dritten zu verbergen. Die Macht der verbergenden Scham sinkt mit dem Abstand von der Gruppe. Während die behütende Scham das unmittelbare Werden schützt, wirkt die verbergende Scham im Dienst der sozialen Geltung. Sie wendet sich also geradezu an den Beobachter und bezieht sich auf die objektivierte öffentliche Gestalt. So haben auch die Ehren und Schanden einen dinglichen Charakter (Ehrenzeichen, Schandmale), sind übertragbar und verderblich wie ein Besitz. – Das Gruppenideal wandelt sich im Lauf der Zeiten, ist stets ein anderes bei verschiedenen Ländern, Völkern, Ständen, Altersklassen. Mit ihm wandeln sich die Erscheinungsformen der verbergenden Scham. In der Mannigfaltigkeit der Erscheinungsweisen der Scham kommt aber das Wesen der Scham, der verbergenden und der behütenden, zum Ausdruck, nicht anders, als die Idee des Rechts in den positiven Rechtsnormen ihre jeweils partikuläre Verwirklichung findet. Zur Scheidung der behütenden und der verbergenden Scham bietet die Sprache keine verschiedenen Ausdrücke. Anders ist es bei den Mangelformen der Scham. Die Schamlosigkeit ist die Negation der behütenden, die Unverschämtheit die der verbergenden Scham.

Die Psychologie hat sich zu lange darauf beschränkt, den gegenständlichen Gehalt der Erlebnisse zu analysieren. Darüber ist ihr der Mensch zu einem gegenständlichen, bloß konstatierenden Subjekt geworden. Aber nur einer Betrachtung, welche den Menschen als werdend, in der Auseinandersetzung mit seiner Welt, nimmt, welche

ferner die fundamentale Bedeutung der Zeitlichkeit und der Ge-
schichtlichkeit des Erlebens gebührend berücksichtigt, kann sich ein
Phänomen wie die Scham, ganz erschließen. Denn erst von einer
solchen dem Thema gemäßen, historiologischen Psychologie kann der
Gegensatz von Einmaligkeit und Wiederholung, von unmittelbarem
Werden und Gewordenen, von Zeitcharakteren und Stelle auf der
Zeitlinie überhaupt erfaßt und für das Verständnis nutzbar gemacht
werden. Sie erweist schließlich, daß die Scham zur ursprünglichen
Existenz des Menschen gehört, daß die Scham primär, die Scham-
losigkeit ein erworbenes Verhalten ist.

Ein Beitrag zur Pathologie
der Zwangserscheinungen[1]

Junge und alte Menschen lernen nicht auf gleiche Weise. Bei allem Eifer und mit allem systematischen Bemühen wird dem Erwachsenen eine fremde Sprache nie so zu eigen wie die Muttersprache, die er spielend gelernt hat. Wir alle beherrschen *die* Sprache am sichersten, deren Regeln wir nicht kennen; genauer gesagt, deren Regeln wir folgen, ohne sie ausdrücklich als Regeln zu kennen. Aber ist nicht alles fast, was zum Gegenstand der Psychologie werden kann, uns zugleich verborgen und vertraut? Daher wohl jene gegensätzliche Bewertung der Naturwissenschaften und der Psychologie! Während wir uns der Wirklichkeit der belebten und der unbelebten Natur durch die wissenschaftliche Erkenntnis stetig zu nähern glauben, scheint es, als ob uns wissenschaftliche Erkenntnis von der seelischen Wirklichkeit nur immer mehr entferne.

Die Sätze und Formeln, in denen die moderne Physik ihre Erkenntnisse ausdrückt, sind zwar nur noch wenigen völlig verständlich; aber daran nimmt man keinen Anstoß. Das Gefüge der Natur scheint so mannigfaltig verschränkt zu sein, daß ihm solche Formeln angemessen sind. Auf dem Wege zur psychologischen Erkenntnis jedoch müssen wir immer mit dem Einwand rechnen, wir selbst hätten einfache Dinge und Verhältnisse erst kompliziert, wir selbst hätten das Selbstverständliche in Problematisches verwandelt, wir quälten uns nur mit Schwierigkeiten, die wir selbst erst geschaffen hätten.

Als Psychiater sind wir zwar solchen Mißdeutungen gegenüber zunächst in einer glücklichen Lage. Praktische Bedürfnisse drängen zur Beschäftigung mit theoretischen Problemen. Aber alsbald bekommen wir es zu spüren, daß die Leichtigkeit, mit der wir uns untereinander verständigen, das Verständnis unseres seelischen Lebens selbst eher hemmt als fördert. Nichts von dem, was wir erleben, wird unmittelbar erkannt. Sobald wir nur vom seelischen Leben sprechen, stehen wir schon in der Tradition der Sprache – und zwar

---

[1] Mschr. Psychiat. Neurol., Bd. 98. — Basel/Leipzig 1938, Verlag S. Karger.

der Sprache eines bestimmten Volkes –, stehen wir im Banne der wissenschaftlichen Begriffsbildung – und zwar der einer bestimmten geschichtlichen Epoche. Beide Umstände sind aber der psychologischen Wissenschaft nicht günstig.

Denn die Sprache dient der Verständigung *und* dem Verstehen. Mittel der Verständigung ist sie für alle; Mittel des Verstehens ist sie nur für wenige. Sie ist daher mehr jener Aufgabe angepaßt als dieser. Die Weisheit der Sprache, auch sie, ist eine verborgene Weisheit, die immer neu entdeckt werden muß.

Die wissenschaftliche Begriffsbildung wiederum ist seit dem Beginn der Neuzeit von den Naturwissenschaften entscheidend bestimmt worden; seit Descartes sind die psychologischen Kategorien den physikalischen angeglichen und nachgebildet worden. Im Laufe der Entwicklung ist diese Begriffsbildung in einer entsprechenden Umformung, Anpassung und Entstellung Allgemeingut geworden; sie beeinflußt heute auch das Reden und Denken des Mannes von der Straße, so daß schon die einfache psychologische Beschreibung voll ist von theoretischen Vorurteilen.

Solange wir nun, dem gleichen Lebenskreis angehörig, uns untereinander zu verständigen streben, scheint alles in Ordnung zu sein. Das wird jedoch in dem Augenblick anders, in dem wir von der Verständigung zum Verstehen fortschreiten wollen. Schon bei dem Versuch einer genauen Übersetzung aus einer lebenden Sprache in eine andere stoßen wir auf Hindernisse. Die Schwierigkeiten wachsen, sobald wir Schriften aus einem anderen Kulturkreis oder einer vergangenen Zeit in unsere Sprache zu übertragen versuchen; sie werden zuletzt fast unüberwindlich, wenn wir die Sprache des Kranken in die Sprache des Gesunden zu übersetzen genötigt sind.

Deswegen können wir die Untersuchung eines speziellen psychopathologischen Problems, wie z. B. das des Zwanges, gar nicht auf der ihm gemäßen Stufe begrifflicher Besonderung beginnen. Wir müssen uns vielmehr von den speziellen, pathologischen zu den allgemeinen Problemen des normalen seelischen Lebens weit zurückwenden. Die pathologischen Phänomene leisten dabei den Dienst, uns auf ungelöste allgemeine Fragen überhaupt erst einmal aufmerksam zu machen. Erst dann, wenn wir durch die Lösung dieser Probleme neue Möglichkeiten des Begreifens gewonnen haben, können wir die besonderen Fragen wieder in Angriff nehmen. Ich brauche in diesem Zusammenhang nur an die Geschichte der Psychoanalyse zu erinnern, die, von der Untersuchung hysterischer Reaktionen ausgehend, über ihr anfängliches Ziel immer weiter hinausgedrängt wurde und sich zuletzt genötigt sah, eine universale Deutung des menschlichen Seelenlebens zu versuchen.

Es steht uns also nicht frei, geradewegs auf unser Ziel loszugehen; wie ein Bergsteiger müssen wir oft im Zickzack marschieren; ja, wir müssen uns zu weiten Umwegen entschließen, um den für einen Anstieg geeigneten Punkt überhaupt erst zu erreichen. Auch bei dem Versuch, zu einem tieferen Verständnis der Zwangserscheinungen zu gelangen, dürfen wir Umwege nicht scheuen, selbst wenn es zeitweilig so scheinen könnte, als kehrten wir unserem Ziel den Rücken, entfernten uns von ihm oder hätten es ganz aus dem Auge verloren. Auf die Frage der klinischen Zugehörigkeit des Zwangs[1] will ich hier nicht eingehen. An welche Fälle und an welche Erscheinungen ich denke, hoffe ich vielmehr am raschesten durch die Wiedergabe eines kurzen Berichtes, in dem eine Zwangskranke ihren Leidensweg schildert, klarzumachen.

Die Patientin, die 40jährige Frau eines kaufmännischen Angestellten, schreibt[2]:

„Im November 1918 wurde bei einer Geburtstagsfeier ein Blumenstrauß auf das Bett gelegt. Meine Kusine, welche einen herzigen dreijährigen Bub besaß, nahm den Strauß vom Bett, mit den Worten: Blumen soll man nicht auf das Bett legen. – Drei Wochen später war das Kind   . Von der Zeit an habe ich sehr darauf geachtet, daß Blumen nicht mehr auf das Bett gelegt wurden. Ich liebe schöne Blumen sehr, kann sie aber nicht mehr anfassen und in der Wohnung stehen haben. Das kam aber erst, nachdem ich selber ein Kind hatte und dasselbe bereits über 1½ Jahr war. Immer hatte ich um das Kind Angst, daß es mir genommen werden könnte.

Im Januar 1931   ein sehr lieber, guter und alter Bekannter, der schon zur Familie gehörte. Die Frau desselben, welche hier weiter keinen Anhang hatte, kam jeden Sonntag zu uns, nachdem sie vorher auf dem   gewesen war. Das störte mich im Anfang nicht. Nach ungefähr 4–6 Monaten beunruhigten mich die Handschuhe derselben, noch später der Mantel, die Schuhe usw. Ich paßte auf, daß diese Sachen nicht zu dicht an unsere herankamen. Das ging so lange, bis die Dame das merkte, und nicht mehr zu uns kam, weil sie dachte, ich ekle mich vor ihr. Da wir in der Nähe vom   wohnen, beunruhigen mich alle Leute, die dorthin gehen, und das sind nicht wenige, wenn der Sommer sehr trocken ist. Es ist eine richtige Völkerwanderung. Käme mir einer von den Leuten an, müßte ich das betreffende Kleidungsstück waschen mit Persil oder Benzin. Oder es würde jemand in unsere Wohnung kommen, der dort war, dann kann ich mich nicht richtig bewegen. Ich habe das Gefühl, als ob die Räume ganz eng werden und ich mit meinem Kleid überall anstoße. Seitlich muß ich durch die Tür gehen. Um die Ruhe zu finden, wasche ich alles mit Persilwasser ab und je nachdem muß ich auch das Kleid waschen, welches ich gerade anhatte. Dann wird alles wieder groß und weit und ich habe Platz. Gehe ich einkaufen und es ist jemand im Laden, kann ich nicht hineingehen, weil mich die oder der Betreffende anstoßen könnte, oder ich das Geld von denen bekommen kann. So bin ich den ganzen Tag in Unruhe und diese jagt mich hin und her. Bald muß ich hier etwas abwischen, bald dort, oder waschen. So wie ich mich eine Weile hinsetze,

---

[1] Ich verweise dazu auf die vor kurzem erschienene Monographie von H. BINDER, Zur Psychologie der Zwangsvorgänge. Berlin 1936.
[2] Die Lücken im Text entsprechen den Lücken im Original. Ihre Ausfüllung bereitet keine Schwierigkeiten.

werde ich müde und ich schlafe im Sitzen oder auch im Stehen ein. Nirgends finde ich Ruhe. Fahre ich mit der Bahn, immer bin ich in der Sorge, daß jemand in zusteigen könnte. Wäre das der Fall und die Dame oder Herr würde in meiner Nähe sitzen, würde ich aussteigen. Auch Bilder in Zeitungen und Zeitschriften, wo solche Sachen abgebildet sind, stören mich. Komme ich mit der Hand darauf, wird wieder mit Persil gewaschen. Ich kann gar nicht alles aufschreiben, was mich in Unruhe versetzt. Mein Inneres ist dauernd in Aufruhr und für mich paßt der schöne Spruch: ‚Wo du nicht bist, da ist die Ruh'.“   Margarethe Sch., Spandau.

Bei aller Kürze enthält diese Selbstschilderung sehr viel Charakteristisches. In den Auslassungen ist das Thema genannt, das in vielen, vielleicht in allen schweren Fällen der sogenannten originären Zwangsneurose wiederkehrt: der Tod, der Tote, das Verwesende. Zugleich berichtet die Kranke von ihrer endlosen, angstgeladenen Abwehr. Das, was sie fürchtet und wovor sie sich schützen will, ist allgegenwärtig; es ist überall da, und jederzeit. Wohin sie sich auch wendet, drängt es auf sie zu; an keiner Stelle ist sie davor sicher.

Charakteristisch ist auch das, was die Kranke von der Schrumpfung des Raumes sagt. Sie ist eine einfache, wenig gebildete Frau. Wenn sie schreibt, daß die Zimmer eng werden, die Türen so schmal, daß sie kaum hindurchgehen kann, dann gibt sie nichts Angelesenes oder Anempfundenes wieder. Ihrem Bericht ist vielmehr zu entnehmen, daß der Raum, in dem wir leben, in einer von den mathematischen Formen des Raumes ganz verschiedenen Weise erfaßt wird. Dieser erlebte Raum hat eine ihm eigene Aktivität, er fesselt oder er gibt frei, je nach der vitalen Reichweite des Kranken oder des Gesunden.

Wir wissen, daß viele Zwangskranke schließlich ihr Lebeı: in einem einzigen Zimmer, ja in der Ecke eines Zimmers verbringen müssen. An unserem Fall sehen wir, daß diese Einengung schon im Beginn der Krankheit vorgezeichnet ist. Die Kranke hat weder einen Ort noch eine Stunde, in der sie Ruhe findet; sie hat kein Bleiben mehr, sie ist aus dem gelebten Raum und der gelebten Zeit ·ausgeschieden. Ohne Unterlaß tätig, kommt sie doch nicht von der Stelle. Eine Stunde gleicht der anderen, und ein Tag gleicht dem anderen. Ob es Sommer ist oder Winter, ob Werktag oder Feiertag, das ändert nichts an diesem Lebensgang. Das Dasein der Kranken hat nicht mehr den Rhythmus des Beginnens und Vollendens, es hat die geschichtliche Gliederung verloren, das Historische ist darin völlig nivelliert[1].

---

[1] Diesen Sturz aus dem geschichtlichen Dasein erleidet der Zwangskranke, nicht aber der Phobische. Das ist ein wesentlicher Unterschied, der allein es schon verbietet, den Zwang und die Phobie als verwandte oder zusammengehörige Störungen anzusehen.

Wichtig und charakteristisch an der Selbstschilderung ist schließlich noch, daß die Worte, auf die es am meisten ankommt, in denen das Thema genannt wird, ausgelassen sind. Die Kranke berichtet, daß sie schon sehr gequält sei, wenn sie derartige Worte nur in der Zeitung lese; wenn sie aber zufällig ein solches gedrucktes Wort mit der Hand berühre, dann setze dieser Kontakt den ganzen Mechanismus der Abwehr und der Reinigung in Gang.

Der Bericht erschöpft nicht die Symptomatologie der Zwangskrankheit. Aber was darin erzählt wird: das Thema, die Abwehr in ihrer Endlosigkeit, die magische Kommunikation, die Schrumpfung des Raumes, die Nivellierung des Historischen, in diesen Symptomen gleichen sich viele schwere Fälle ganz auffällig. Ich hätte andere Krankengeschichten als Muster wählen können und hätte doch das Gleiche zu berichten gehabt. Die Kranken aber, deren Geschichten solch überraschende Übereinstimmung aufweisen, gehören nach Herkunft und Erziehung, nach Beruf und Vermögen den verschiedensten sozialen Schichten an. Schon dieser Umstand erweckt Mißtrauen gegen die Annahme, die Zwangskrankheit sei eine Neurose; die Zweifel, einmal wachgerufen, werden durch die Ergebnisse der Erblichkeitsforschung, durch die Beobachtung des Krankheitsverlaufs, durch die geringen Erfolge der Psychotherapie weiter genährt.

Wir folgen wohl nur einem alten Brauch, wenn wir die Zwangskrankheit als Zwangsneurose bezeichnen, so wie vor nicht langer Zeit die Paralysis agitans und die Chorea minor noch unter den motorischen Neurosen aufgeführt wurden, obwohl die organische Natur dieser Störungen schon gesichert oder zum mindesten doch wahrscheinlich war. Ich meine also, daß die Zwangserscheinungen ihren Ursprung nicht in den Umständen der Lebensgeschichte der Kranken haben[1]; gleichwohl glaube ich, daß gerade bei dieser Krankheit eine psychologische Analyse uns tiefer in ihre Pathologie eindringen läßt.

Der Fall, von dem hier berichtet wurde, soll der weiteren Untersuchung als Paradigma dienen. Ist ein solches Vorgehen berechtigt?

Paradigmatisch nennen wir einen Fall dann, wenn die Symptome, die wir sonst in kasuistischer Verstreuung antreffen, in diesem einen Fall möglichst vollständig vorhanden und möglichst vollkommen ausgeprägt sind. In einer psychologischen Analyse kann aber ein Fall noch in einem anderen Sinn paradigmatisch sein, dann nämlich, wenn er es durch seine besondere Gestaltung ermöglicht, einen Zugang von den manifesten Symptomen zu dem verborgenen tragen-

---

[1] Vgl. BONHOEFFER, „Über die Beziehungen der Zwangsvorstellungen zum manisch-depressiven Irresein." Monatsschrift für Psychiatrie 33, 1913.

den Grund der Erscheinungen zu finden, wenn er es erlaubt, von dem Eigentümlichen zu dem Eigentlichen fortzuschreiten. Ob ein Fall in diesem Sinn als paradigmatischer genommen werden darf, darüber entscheidet allein der Erfolg der Untersuchung.

Gegen den Anspruch, der Fall M. Sch. könne als ein Paradigma für die Zwangskrankheit angesehen werden, ist zunächst der Einwand zu erwarten, daß ja kein Wort über seine Genese gesagt sei. Ich möchte darum ausdrücklich betonen, daß ich darin keinen Mangel sehe. Die genaue Aufklärung der Lebensgeschichte kann uns unter Umständen verständlich machen, warum gerade dieser Mensch in solcher Weise erkrankte.

Die Meinung hingegen, die lebensgeschichtliche Analyse könne darüber hinaus nicht nur die Tatsache der Erkrankung, sondern auch den eigentlichen Gehalt der Störungen erklären, ist ganz unbegründet. Sie wäre nur dann berechtigt, wenn die Erscheinungen selbst bereits in gewisser Weise verstanden wären, und zwar als uneigentliche und unechte; in diesem Fall könnte ihr versteckter Sinn mit Hilfe eines psychoanalytischen oder eines anderen Schlüssels ermittelt werden. Wir fragen hier aber nach der anthropologischen Möglichkeit solcher Störungen, d. h. wir betrachten die Symptome als Ausdruck, nicht als Maske menschlichen Seins.

Wer erspähen will, was hinter einer Maske verborgen ist, der wählt seinen Standort am besten so, daß er von der Seite, von oben oder unten einen überraschenden Blick tun kann. Das Anvisieren der Erscheinungen von der Seite her ist längst zu einer Gewohnheitshaltung der „entlarvenden" Psychologie geworden. Wer dagegen ihre anthropologische Möglichkeit ergründen will, der muß die Erscheinungen „en face" betrachten, um sie zu durchdringen. Weil dabei nicht ein Symptom auf ein anderes „zurückgeführt" werden soll, vermissen wir auch die lebensgeschichtlichen Daten nicht, die wir ja ohne Schwierigkeit beifügen könnten.

Die weitere Betrachtung schränke ich zunächst auf das ein, was ich vorhin das Thema des Zwangs genannt habe und auf die damit eng verbundene endlose Abwehr. Ich greife also aus der ganzen Symptomatologie der Zwangskrankheit einen Teil heraus, aber keinen beliebigen, sondern einen höchst charakteristischen und unentbehrlichen. Wir können ja ein komplexes Problem stets nur von einer Seite her angehen, sowie man auch einen Berg nur von einer Seite her ersteigen kann. Hat man aber die richtige Spur gefunden, so daß man bis zum Gipfel gelangt, dann muß sich dort auch ein Überblick über die abgelegenen Teile auftun, eine Übersicht über das Ganze eröffnen. Wir werden also im Verlauf der Betrachtungen noch Gelegenheit finden, gleichsam die Probe auf das Exempel zu machen.

Die Abwehr der Zwangskranken hat verschiedene Tönungen: die des Grauens, des Schauders, des Abscheus, des Ekels. Aus all diesen Schattierungen der Abwehr greife ich wiederum eine, und zwar die des Ekels heraus. Diese Beschränkung kann aber keine ganz strenge bleiben, da der Ekel im einzelnen Fall mit Schauder, Grauen, Abscheu gemischt ist.

Wir wenden uns also nunmehr der Psychologie des Ekels zu. Damit sind wir an jenem Punkt angelangt, über den ich zu Anfang gesprochen habe; wir sind an der Stelle, wo wir uns von dem eigentlichen Ziel eine Zeitlang abwenden, um ihm auf einem weiten Umweg näherzukommen.

* *

*

Der *Ekel* und sein Gegenspiel, das Gelüsten, sind seelische Phänomene, die unsere Beziehungen zur Natur, zum Tier und zu den Menschen weithin bestimmen, die unsere Sitten, Gebräuche und Moden, das Essen, Trinken, die Kleidung, den Bau unserer Häuser und Städte beeinflussen. Die Wirkung des Ekels reicht von den niedersten bis in die sublimsten Sphären des menschlichen Daseins. Gibt man sich von dem Umfang und der Bedeutung der Wirkung des Ekels Rechenschaft, so sollte man erwarten, daß die Psychologie diesem Phänomen die gebührende Beachtung geschenkt habe. Aber man wird in einem Lehrbuch der Psychologie viel mehr über die Bedingungen der Farbenwahrnehmung im peripheren Gesichtsfeld bei einäugigem Sehen finden als über den Ekel. Die Psychoanalyse erwähnt zwar oft die Ekel- und Schamschranken; FREUD mißt ihrer Errichtung eine große Bedeutung für den Ablauf der Lebensgeschichte zu; er nimmt also wohl Notiz von dem Phänomen, aber er hat es als solches nicht genauer analysiert.

So bleibt denn, von einigen wenigen Arbeiten abgesehen, nur eine weite, hier und dort verstreute Kasuistik. Um induktiv vorzugehen, könnte man zunächst eine Sammlung des ganzen kasuistischen Materials versuchen und dann zusehen, ob und wie diese Mannigfaltigkeit zu ordnen ist. Aber das wäre eine verlorene Liebesmüh. Denn mit den Zeiten, mit den Völkern, mit den sozialen Schichten, mit dem Geschlecht, mit dem Alter verändern sich die Gegenstände des Ekels. Ja, wir brauchen gar nicht zu anderen Völkern zu reisen, wir brauchen nicht irgendwelche historischen Wandlungen abzuwarten, bei einem und demselben Menschen verändert sich der Gegenstand des Ekels von einer Stunde zur anderen. Der Hunger legt die Schranken des Ekels nieder, und schon erhebt die Sättigung sie von neuem.

Bei der Durchmusterung der Kasuistik kommen wir also zu keinem Ergebnis. Wir können keinen Gegenstand bestimmen, der obligatorisch Ekel hervorriefe. Aber bei diesem negativen Resultat dürfen wir nicht stehen bleiben. Denn es wird ja dadurch an der Tatsache nichts geändert, daß, mögen die Gegenstände des Ekels noch so verschieden sein, die Reaktion des Ekels bei all jener Verschiedenheit die eine, gleiche ist. Es muß also in all jenen verschiedenen Gegenständen doch etwas Gemeinsames verborgen sein. Vielleicht haben wir nur falsch gesucht; wir dachten, an den mannigfaltigen Gegenständen des Ekels irgendwelche konstanten Merkmale zu finden. Wir dachten an ein Ding X mit den Eigenschaften YZ.

Und das ist wieder einmal ein Punkt, wo uns die Alltagssprache verwirrt. Wir sprechen von den Eigenschaften, Merkmalen, Kennzeichen der Dinge und gebrauchen diese Ausdrücke ganz unbefangen so, als seien sie beliebig vertauschbar. Auch in der wissenschaftlichen Betrachtung geben wir uns kaum Rechenschaft davon, daß wir auf diese Weise Unterschiedliches nicht scharf genug sondern. Ich will das an Beispielen klar zu machen suchen: Bücher werden im allgemeinen in Auflagen gedruckt, von denen ein Exemplar dem anderen genau gleicht. Bisweilen aber besteht ein Anlaß, die einzelnen Exemplare so zu unterscheiden, daß sie als bestimmte Individuen stets wiedererkannt werden können. Zu diesem Zwecke werden sie numeriert. Die Nummer ist das jeweilige Kennzeichen des einzelnen Exemplars. Wir sagen, das Buch *hat* die und die Nummer. Zwischen einem solchen Zeichen und dem Bezeichneten besteht keinerlei innerer Zusammenhang.

Nun der 2. Fall: Es seien überhaupt nur einige Exemplare in einer besonderen Ausstattung hergestellt worden. Um sie zu unterscheiden, werden sie in verschiedenen Farben, blau, rot, grün eingebunden. Nun sagen wir im Gewöhnlichen nicht mehr, das Buch *hat* eine rote Farbe, sondern es *ist* rot, grün, blau, ebenso wie wir von einem Wagen oder von einem Zaun sagen, er *ist* rot, grün, blau usw. Was eben noch Kennzeichen war, scheint nun zur Eigenschaft geworden zu sein. Ein solcher Übergang vom Kennzeichen zur Eigenschaft ist aber doch nur darum möglich, weil beide Merkmale, die Nummer wie der Anstrich, Eigenschaften einer bestimmten Gattung sind, nämlich solche, die man nach altem Brauch akzidentelle nennt, eine Übersetzung des Aristotelischen συμβεβηκος.

Es gibt aber Eigenschaften, die von diesen „zufälligen" wohl zu unterscheiden sind. Tennisbälle, mit denen wir einige Zeit gespielt haben, legen wir beiseite, weil sie alt geworden sind. Trifft aber das Alter das eigentliche Sein des Gegenstandes nicht viel unmittelbarer als der Anstrich? Dem frischen Anstrich ziehen wir doch die Patina des Alters und der Verwitterung auch darum vor, weil hier erst das eigene Sein der Dinge zum Vorschein kommt, das der frische Anstrich nur verhüllt. In der Sprache machen wir zwar keinen Unterschied, wir gebrauchen dieselbe Partikel „ist" in beiden Fällen; wir sagen der Gegenstand *ist* rot, ebenso wie wir sagen, der Gegenstand *ist* alt[1]. Und doch ist der Anstrich eine beiläufige, akzidentelle Eigenschaft, das Alter aber eine wesentliche[2].

Die beiläufigen Eigenschaften sind meist manifeste, die wesentlichen hingegen sind verborgene Eigenschaften. Das Alter ist eine verborgene Eigenschaft, und zwar notwendig eine verborgene Eigenschaft. Sie, diese bestimmte Weise des Seins eines Gegenstandes, äußert sich in gewissen Kennzeichen, physiognomischen Charakteren; der Ausdruck verborgener wesentlicher Eigenschaften kann so prägnant sein, daß wir in diesen Zügen das Alter selbst wahrzunehmen glauben. Aber das ist eine Täuschung. Wenn z. B. ein Sammler von Bronzen die Oberfläche der kleinen Plastiken prüfend betastet, dann soll ihm die Glätte der Bronzehaut ein Kennzeichen des Alters und der Echtheit sein; sie ist nicht das Alter selbst. Ich erinnere auch an den Fall DOSSENA. DOSSENA hatte eine große Geschicklichkeit, selbstgefertigten Kunstwerken die Physiognomie und die Kennzeichen von Antiquitäten zu verleihen. Darum glaubten viele, seine Schöpfungen seien „wirklich" alte Werke. Sie wurden also über das wahre Sein getäuscht und eine solche Täuschung bleibt stets möglich, weil das Alter eine verborgene Eigenschaft ist, wie sie sich auch immer ausdrücken mag.

Mit den bisherigen Unterscheidungen: zufällig-wesentlich, manifest-verborgen sind wir aber noch nicht ans Ende des Unterscheidens gelangt. Wir können leicht feststellen, daß die manifesten und die verborgenen Eigenschaften recht verschiedenartige Beziehungen zum Raum haben. Als die psychotechnischen Eignungsprüfungen aufkamen, war das Verfahren darauf eingestellt, an den Prüflingen Ge-

---

[1] Im Spanischen und im Portugiesischen gibt es zwei verschiedene Wörter für „sein". Die logische Unterscheidung der Eigenschaften hat dort die Sprachbildung dauernd beeinflußt. Für die notwendigen Eigenschaften gebraucht der Spanier das Verbum „ser", für die zufälligen das Verbum „estar".

[2] Der Gegensatz „zufällig – notwendig" deckt sich nicht mit dem Gegensatz „beiläufig – wesentlich", sofern unter den notwendigen Eigenschaften nur die dauernden, unabtrennbaren, allgemeinen Eigenschaften verstanden werden, unter den wesentlichen aber – wie ich es hier meine – auch Momente des individuellen Daseins und Werdens. Ob eine solche Abweichung von der Tradition erlaubt und notwendig ist, kann im Rahmen dieser Untersuchung nicht erörtert werden. Ich muß mich vor dem Leser und vor mir selbst auf Andeutungen beschränken; aber auch diese sollten schon genügen, die Bedeutung des Problems – nicht der Lösungs-Versuche – in das rechte Licht zu rücken.

schicklichkeiten für ganz spezielle und ganz isolierte Aufgaben zu erproben. Nun mag es ja in einzelnen Fällen wirklich richtig sein, unter mehreren Bewerbern dem den Vorzug zu geben, der es am besten versteht, zwei bewegliche Scheiben auf das gleiche Niveau einzustellen. Die Wahl eines Vertrauten aber wird niemand dem psychotechnischen Laboratorium überlassen[1]. Denn was uns immer dahin bringen mag, einem anderen unser Vertrauen zu schenken, ob wir ihn gütig oder ernsthaft oder zuverlässig finden, alle diese Eigenschaften zeigen ihn doch im Ganzen; jede einzelne der verborgenen Eigenschaften kommt dem Gegenstand im ganzen zu, aber keine ausschließlich; sie kennzeichnen ihn im ganzen, nicht als ganzen. Die verborgenen Eigenschaften haben keine örtliche Bestimmtheit und keine räumliche Begrenztheit, in ihrer Mannigfaltigkeit bilden sie kein Aggregat. Darum sind sie auch nicht im Laboratorium und nicht im Experiment festzustellen. Manifeste Eigenschaften bilden dagegen ein Aggregat, dessen einzelne Stücke vertauschbar sind und bestimmte räumliche Begrenzungen und Beziehungen haben.

Es gibt nun eigentümliche Entsprechungen manifester und verborgener Eigenschaften; Sauberkeit und Reinheit sind ein solches Paar von Eigenschaften, die in ihrer Zusammengehörigkeit jenen Gegensatz deutlicher erkennen lassen. Sauberkeit ist eine manifeste, Reinheit eine verborgene Eigenschaft. Die Sauberkeit hat ihren Ort und ihre Grenzen, die Reinheit nicht. Jemand mag saubere Hände haben, vielleicht käme er aber in Verlegenheit, wenn er seine Füße zeigen sollte. In der Sauberkeit kann sich die Reinheit manifestieren, sie muß es nicht tun. Ja, es scheint fast, als melde sich zuweilen ein übermäßiges Bedürfnis nach Sauberkeit, gleichsam als Ersatz für die verloren gegangene Reinheit. Vom Blut der Ermordeten konnte die Lady Macbeth ihre Hände säubern, von der Tat selbst konnte sie sich nicht reinigen. Die bildhafte Sprache des Traumes aber verkörpert das Verlangen, vom Morde rein zu werden, in dem ohnmächtigen Versuch, die Hände vom Blut zu säubern. „All the perfumes of Arabia will not sweeten this little hand" klagt die Lady Macbeth in der Pein des Gewissens.

---

[1] Es sind zwar auch für solche Zwecke Verfahren angegeben worden, die eine gewisse Ähnlichkeit mit naturwissenschaftlichen Experimenten haben. Dadurch sollte sich aber niemand zu der Annahme verleiten lassen, daß jene Verfahren so zuverlässig und so genau seien wie die physiologisch-diagnostischen Methoden. Denn das, was die Brauchbarkeit dieser Methoden bestimmt, daß durch sie nämlich aus einem komplexen Geschehen einzelne Vorgänge isoliert erfaßt werden können, eben das stellt den Wert der Charakter-Tests in Frage. Durch sie können gerade keine Einzelleistungen gemessen werden, sondern der Prüfling soll im ganzen auf die Probe gestellt werden. Dazu aber ist das Laboratorium nur selten die geeignete Stätte.

Zu diesem Gegensatz und dieser Entsprechung manifester und verborgener Eigenschaften, in dem auch die Magie sich gestaltet, möchte ich noch ein Beispiel anführen. Menschliche Schönheit kann eine rein äußerliche Schönheit, der Larve sozusagen, sein. Aber die Schönheit kann auch Ausdruck verborgener, wesentlicher Eigenschaften sein, dann erst schlägt sie uns in ihren Bann. In der klassischen Walpurgisnacht belehrt Chiron den Faust auf seine Frage nach der schönsten Frau:

„Was!... Frauenschönheit will nichts heißen,
ist gar zu oft ein starres Bild;
nur solch ein Wesen kann ich preisen,
das froh und lebenslustig quillt.
Die Schöne bleibt sich selber selig;
die Anmut macht unwiderstehlich,
wie Helena, da ich sie trug."

Verborgene Eigenschaften können sich auf mannigfache Weise äußern. Ihre Äußerungen können laut und deutlich oder leise und kaum vernehmbar sein. Wie sie im einzelnen Fall aufgefaßt werden, das hängt von dem ab, der sich äußert und dem, der auf ihn hört. König Lear hatte kein Ohr für die gütige Liebe der Cordelia; er traute der glatten, täuschenden Beredsamkeit Gonerils und Regans. Der Ausdruck ist prinzipiell unexakt. Manifeste beiläufige Eigenschaften kann ich exakt feststellen und exakt wahrnehmen; ich kann sie messen; die verborgenen, wesentlichen, entziehen sich einer solchen Feststellung und Messung. Darum verwendet man jene zur Kennzeichnung eines Menschen in einem Steckbrief; doch der Steckbrief gibt nicht das Wesentliche an einem Menschen. Die Angaben des Steckbriefes sind exakt, aber tot; Dichter verfassen keine Steckbriefe. Die dichterischen Gestalten leben, weil die Dichtung das Verborgene offenbar macht; sie schafft Sinnbilder des Wesens der Dinge, keine Abbilder der Wirklichkeit des Alltags.

In der naturwissenschaftlichen Betrachtung verschwindet der Gegensatz der manifesten und der verborgenen Eigenschaften. Mathematische Naturwissenschaft will alles in manifesten oder exakt manifestierbaren Relationen fassen. Ich könnte auch sagen, die mathematische Naturwissenschaft strebt dahin, einen universellen Steckbrief der Welt abzufassen. Auf diesem Weg kann das psychologische Verstehen der Naturwissenschaft nicht folgen. Der Gegenstand der Psychologie widersteht dem; denn die Beziehungen, die wir zur Natur und zu den Menschen haben, sind nicht die des Steckbriefs. Als Lebende und Erlebende gehören wir der physiognomischen Welt an.

Freilich ist doch eine Einschränkung nötig; wir gehören nicht allein der physiognomischen, landschaftlichen Welt an, sondern auch der physikalischen, wenn auch in einer anderen Weise der Kommunikation. Daß wir beiden Welten angehören und darum zu keiner von beiden ganz gehören, wird sich gerade noch für das Verständnis des Zwangs als wichtig erweisen.

* *
*

Was hilft uns nun aber dieser ganze Exkurs über Kennzeichen und Eigenschaften zum Verständnis des Ekels? Solange wir in der mannigfaltigen Kasuistik des Ekels nach Dingen mit manifesten und konstanten Kennzeichen suchten, hatten wir einen glatten Mißerfolg. Wie aber, wenn wir nach verborgenen Eigenschaften und den physiognomischen Charakteren suchen, in denen sie sich ausdrücken?

Um kurz zu sein, stelle ich die Behauptung auf: Der Ekel ist die Abwehr einer Einung mit dem Verwesenden. Es muß aber aufs genaueste beachtet und behalten werden, daß in dieser Definition das Verwesende als eine verborgene Eigenschaft gemeint ist, die sich auf vielfältige Weise ausdrücken kann.

KAFKA hat in einer vor einigen Jahren erschienenen Studie über den Ekel erklärt, der Ekel richte sich gegen alle Provenienzen des Organischen[1]. Diese Deutung des Phänomens ist – so nahe sie der Wahrheit kommt – in doppelter Weise irrig. Zunächst einmal müssen wir sie rein tatsächlich berichtigen. Wir ekeln uns ja gar nicht vor dem Geweih, dem Elfenbein, der Koralle, der Perle, dem Schneckenhaus – lauter Provenienzen des Organischen –; vielleicht auch nicht vor der Mumie, dem getrockneten Seepferdchen, dem Skelett. Der getrocknete Seestern ist wie das Hirschgeweih dem *Prozeß* der Verwesung entrückt; beide haben eine starre feste Form. Sie sind Petrefakte, sind tot, nicht verwesend. Die Deutung KAFKAs ist aber auch in einem tieferen Sinne falsch. Denn KAFKA sucht nach manifesten Eigenschaften, an Stelle der verborgenen, mit ihrem vielfältigen, wechselnden Ausdruck.

Die Provenienzen des Organischen haben allerdings oft den Charakter des Verwesenden, sie haben ihn aber keineswegs notwendig. Eine rein physiognomische Auflösung der organischen Form genügt zuweilen, um uns das Lebendige selbst, nicht erst seine Provenienzen, zu verekeln. Schon ein „Gewimmel", in dem die organische Form verdeckt ist oder unterzugehen scheint, kann ein Gefühl des Ekels erwecken, von dem wir beim Anblick eines einzelnen Individuums der gleichen Spezies verschont bleiben. Die, im strengen wissenschaftlichen Sinn, unbelebte Natur kann dagegen die physio-

---

[1] Zeitschrift für angewandte Psychologie *34*, 1929.

gnomischen Charaktere des Wesenden und Verwesenden tragen. Zum Bade ladet der „lächelnde See", das weite Meer, der muntere Bach, nicht aber das finstere stehende Wasser eines Grabens, selbst dann nicht, wenn wir ihm bei objektiver Prüfung das Prädikat „sauber" zubilligen müßten. Dort partizipieren wir im Untertauchen an der Munterkeit, der Heiterkeit, der Weite, dem Spiel der Wellen, hier widert uns das Finstere, Tote an. Mit anderen Worten, das Verlangen der Begierde und die Abwehr des Ekels gehören zwar beide durchaus dem sinnlichen Bereich an, aber die Ausdruckscharaktere, die Verlangen und Abwehr leiten, sind nichts Festes noch einfach Naturgegebenes. Die Gestaltung der Ausdruckscharaktere ist vom Geistigen mitbedingt, im Entzücken und Verlangen nicht anders als im Ekel und in der Abwehr. Es gibt Jahrhunderte, welche die Völle lieben, und andere, die das Schlanke suchen, es gibt Zeiten, die dem Reifen den Vorzug geben, und andere, in denen das Kindliche den Preis davonträgt. In seinen scheinbar individuellsten Regungen folgt der Einzelne doch immer noch der Mode, dem Stil, dem Geschmack seiner Zeit. Verbote, die in ganz anderen Regionen ihren Ursprung haben, können daher den verbotenen Gegenstand in der sinnlichen Sphäre zu einem ekelhaften machen. Man denke an all die Speiseverbote und ihre Wirkung. Vor der Berührung mit einem Mörder graut uns, auch wenn er noch so sauber gewaschen ist. Die Sinnenwelt des Menschen empfängt ihre Prägung mit von seiner geistigen Existenz; aber auch das Umgekehrte trifft zu – und das ist für den Zwang wichtig. Unser *Verhalten* dort wird von unserem *Befinden* hier mitbedingt[1].

Ich bin nun weit entfernt davon zu behaupten, daß das Verwesende, vor dem wir uns ekeln, als Verwesendes begriffen oder gedacht sei. Im Gegenteil! Im sinnlichen Bereich bewegen wir uns nicht als Beobachtende oder Begreifende, sondern als Begehrende oder Fliehende. Der Mensch, nur der Mensch, hat zwei fundamental verschiedene Formen der Kommunikation mit seiner Welt. Die des Denkens, Beobachtens, Wissens, und die der sinnlichen Erregung, des Be-

---

[1] Es gibt daher einen dem Ekel nahestehenden Widerwillen vor einer erneuten Begegnung mit dem, was man in Analogie zu KAFKAs „Provenienzen des Organischen", „Provenienzen des Geistigen" nennen könnte: eigene Briefe, Tagebücher, Aufzeichnungen aus vergangenen Tagen. „Wie ekeln mich meine Beschreibungen an, wenn ich sie wieder lese, nur dein Rat, dein Befehl, dein Geheiß können mich dazu vermögen!" so beginnen die „Briefe aus der Schweiz", die nach einer Fiktion Goethes unter Werthers Papieren gefunden worden sein sollen. Ist die Stimmung verflogen, in der solche Aufzeichnungen entstanden sind, dann haftet ihnen etwas eigentümlich Modriges an. Auch strengere Arbeiten können wir oft dann erst unbefangen wieder lesen, wenn der Prozeß der Ablösung beendet ist, so daß unsere eigenen Erzeugnisse uns selbst gegenüber ein eigenes festes Dasein gewonnen haben.

gehrens oder Verabscheuens. Unsere Wahrnehmungen geschehen zwar auch mit Hilfe unserer Sinne; als Beobachter sind wir aber doch in einer anderen Kommunikation mit der Welt als im sinnlichen Empfinden. Wie verschieden sind die Kommunikationsweisen im zärtlichen Streicheln eines menschlichen Leibes und im ärztlichen Palpieren eines menschlichen Körpers! Die Verschiedenheit der Kommunikationsweisen macht es möglich, daß wir als Beobachter, als Ärzte etwa oder als Anatomen, noch mit Dingen in Kontakt treten können, die wir in unmittelbarer sinnlicher Kommunikation fliehen würden. Der Übergang gelingt nicht immer sofort, die Sinnenwelt läßt uns nicht leicht los. Ist er aber einmal vollzogen, dann ist auch die Rückkehr in die Sinnenwelt oft erschwert. Ein Gedanke, ein Wort, das aus jener Welt der Gedanken hereindrängt, kann unsere lyrischen Stunden schmerzlich stören [1].

Alle sinnliche Kommunikation ist so zwar von der geistigen Kommunikation grundsätzlich verschieden. Aber unter den Sinnen hat wiederum jeder einzelne seinen eigenen ihm zugehörigen Modus. Die einzelnen Sinne liefern der geistigen Formung nicht Materialien, die nach ihrer Modalität verschieden, sonst aber gleichartig wären. Nein, durch das Auge sind wir in einem andersartigen Kontakt mit unserer Welt als durch das Ohr oder den Tastsinn. Wir können Dinge, die zu berühren uns ekeln würde, noch unbehindert sehen, weil alles Gesehene stets in einer anderen Distanz erfahren wird als das Getastete. Aber auch das Gesehene kann Ekel erregen. Das beweist zweierlei:

Einmal, daß die Einung nicht erst mit der Aufnahme in unseren Leib beginnt, daß wir vielmehr in sinnlicher Kommunikation stets als uns Einigende oder uns Trennende leben [2]. Es beweist aber auch, daß alle Vorgänge, von denen wir hier sprechen, nicht als Reflexvorgänge begriffen werden können, sondern nur als ein Verhalten zur Welt. Reflexe sind hyletische Vorgänge *in* einem Organismus, die durch einen konstanten, physikalisch definierbaren Reiz in Gang gesetzt

---

[1] Ich glaube, daß man Ekel, Abscheu, Schauder, Grauen in folgender Stufenleiter ordnen kann: Abscheu haben wir als Wertende vor dem Verwerflichen, Ekel als Lebende vor dem Verwesenden, Schauder als Sterbliche vor dem Übermächtigen, Grauen als Seiende vor dem Nichts. Diese Scheidungen können nur in gedanklicher Abstraktion streng durchgeführt werden. Da wir als Lebende nicht aufhören, Wertende zu sein, und Seiende und Sterbliche, werden auch die Regungen des Abscheus, des Ekels, des Schauders, des Grauens selten „rein" angetroffen. Aber gilt nicht Entsprechendes von dem Gesetz des freien Falls und dem frei fallenden Körper?

[2] In der sinnlichen Kommunikation sind uns die Dinge fern oder nah. Das Bezugssystem von Nähe und Ferne ist jedoch nicht der metrische Raum. Nähe und Ferne gliedern sich als Stufen der Reichweite eines Wesens, für dessen Sein die Möglichkeit des „Sich-bewegen-Könnens" konstitutiv ist.

werden. Bei dem Ekel und allen sinnlichen Reaktionen überhaupt reagieren wir jedoch auf eine Mannigfaltigkeit verschiedener und recht wenig konstanter Ausdruckscharaktere.

ARISTOTELES lehrte in seiner Psychologie (De Anima II 424 a 17 ff.), daß wir in der Sinnesempfindung das Eidos ohne die Hyle aufnehmen. In der modernen Psychologie, die mit DESCARTES beginnt, wird genau das Gegenteil behauptet[1]. Die Sinnesempfindung soll ein hyelitischer Vorgang sein. Durch stoffliche Vorgänge werden der Seele Eindrücke vermittelt, und zwar stets durch die gleichen Vorgänge gleiche Eindrücke.

Wir könnten jedoch nicht in gleicher Weise auf eine solche wechselnde Mannigfaltigkeit von Reizen, noch dazu auf Reize verschiedener Sinne reagieren, wenn diese Reaktionen Reflexe wären. Noch weniger aber wäre es dann zu verstehen, daß wir auf die gleichen Eindrücke verschieden reagieren.

Die Ausdruckscharaktere sind mannigfaltig; überdies wechseln die Dinge selbst ihren Ausdruckscharakter von einer Situation zur anderen. Was hier den Charakter des Ekelhaften hat, hat ihn dort vielleicht schon nicht mehr. Der im sportlichen Wettkampf vergossene Schweiß kann als Ausdruck der vitalen Kraft und Betätigung erfaßt werden. Dann weckt er in uns ein ganz anderes Gefühl als die Schweißausbrüche eines Kranken oder der Geruch verschwitzter Menschen. Ein Haar bleibt, als Ding verstanden, ein Haar, sowohl auf dem lockigen Kopf eines Menschen, wie auf dem Kragen eines Kleidungsstückes, wie in der Suppe, wie auch das zu „Material" verarbeitete Roßhaar. Daß das gleiche Ding Haar aber mit dem Wechsel all dieser Situationen seinen Ausdruckscharakter vollständig verändert, brauche ich nicht erst umständlich zu erläutern. Ausgekämmtes Haar ekelt uns; mit abgeschnittenen Locken aber ist zu manchen Zeiten ein wahrer Kult getrieben worden. Provenienzen des Organischen sind die abgeschnittenen Haare nicht weniger als die ausgekämmten Haare oder das Roßhaar. Und noch ein letztes Beispiel: Faust fordert von Mephisto, er solle ihm als Unterpfand seiner Liebe ein Tuch von Gretchens Brust bringen. Vor gebrauchter Wäsche, der eigenen wie der fremden, ekelt uns, aber jenes Tuch ist für Faust kein getragenes Wäschestück; für ihn ist es ein Teil der Geliebten, erfüllt von ihrem Duft und Wesen. Ein Tuch Gretchens, ihrer Wäschetruhe frisch entnommen, hätte ihm nicht den gleichen Dienst getan. Der Gegensatz sauber – gebraucht, deckt sich nicht mit dem von rein – unrein. Welchen Ausdruckscharakter etwas annimmt, das hängt also nicht nur von der sachlichen Beschaffenheit und nicht nur von der je-

---

[1] Vgl. Passions I, 23 und Dioptriques, 4. Discours.

weiligen Situation ab; es kommt ebenso sehr darauf an, mit welchen
Augen es gesehen wird.

Hier muß ich nun noch auf einen für das Verständnis des Ganzen
wichtigen Umstand hinweisen.

Man könnte fragen, ob das Verwesende denn etwas anderes sei
als die Leiche oder die Exkremente? Wenn dem so wäre, dann wäre
ja das Verwesende doch auf bestimmte Dinge mit bestimmten manifesten Eigenschaften beschränkt; wir könnten uns durch Begraben und
durch Verbrennen endgültig davon befreien, wir könnten den Ort des
Verwesenden von dem übrigen Lebensraum völlig trennen. Aber in
Wahrheit ist das Verwesende mitten im Leben und mit ihm untrenn-
bar verbunden. Wir können ihm nicht entrinnen, es ist überall gegenwärtig, wo Lebendiges ist. Schon für diese niederen Regionen gelten
in übertragenem Sinn die Goetheschen Verse:

> „Uns bleibt ein Erdenrest
> zu tragen peinlich,
> und wär' er von Asbest,
> er ist nicht reinlich."

Die Haut, indem sie sich verjüngt und erneut, bringt auch zugleich ihren Abfall hervor. Und so ist es mit allen übrigen Organen.
Darum wohnen das Entzücken und der Ekel so nahe beieinander.
Denn was eben noch Ausdruck der lebendigen Fülle war, wird nun
zum Ausgeschiedenen und Abgeschiedenen. Weil der Organismus nur
lebt, solange er sich erneuert, solange er seine Schlacken erzeugt und
seine Häute wieder abwirft, ist an dem lebendigen Leib selbst alles
doppeldeutig; es kann etwas noch als Ausdruck des Wesenden, des
Lebendigen erfaßt oder es kann in ihm schon das Verwesende gespürt werden. Wie es aber erscheint, das hängt von der vitalen Fülle
oder der Dürftigkeit dessen ab, der sich ihm nähert.

Die flämischen Maler RUBENS und JORDAENS u. a. haben die Welt
mit anderen Augen gesehen als spätere, die Nazarener etwa oder die
Praeraffaeliten. RUBENS wird es nicht müde, das Lebendige in seiner
Fülle und Üppigkeit zu schildern. Wenn auf seinen trunkenen Fest-
zügen einer Frau die Milch aus der Brust schießt, oder ein lockiger
Junge seinem inneren Drang freien Lauf läßt [1], dann dient dies alles

---

[1] Für das Kind und an dem Kind ist vieles noch frei von Ekel, was bei dem
erwachsenen und besonders bei dem greisen Menschen in hohem Maße davon ergriffen ist. Dem Kinde bleibt der Ekel fern, solange ihm der Tod und das Verwesende noch verborgen ist. An dem Kinde können wir manches, was später dem
Ekel verfällt, noch ertragen, weil es in das junge Leben als Wesendes einbezogen ist.
Das „Männecken Piss" in Brüssel hat manche Jahrzehnte unangefochten überstanden.
Dabei wirkt freilich noch ein anderer Umstand mit. Sein Anblick kränkt nicht die

dem Maler nur zur Darstellung der quellenden und überquellenden Fülle des Lebens.

Das Lebensgefühl hat sich von jenen Zeiten an, die den Niederländischen Malern das Stichwort zum Auftreten gab, tief gewandelt. Die Welt wird nicht mehr in ihrer Weite, Üppigkeit und Fülle erlebt, sondern in ihrer Enge, ihrer Dürftigkeit, ihrem Mangel. Man vergleiche nur die Stilleben SNYDERs und anderer niederländischer Maler mit den melancholischen Äpfeln Cézannes. Dieser Wandel von der Fülle zur Dürftigkeit, von der Weite zur Enge wirkt sich in allen Bereichen des Lebens bestimmend aus. Am deutlichsten vielleicht in der Kleidung, Mode, Haartracht. Man mag aber ebensogut beliebige andere Erscheinungen wählen, überall wird man den gleichen Stilwandel antreffen: an der Zahl der Kinder, dem Essen und Trinken nicht anders als an der Forschung, der Sprache, der Architektur. Keine Absicht, kein Zwang noch Kommando, vermag etwas gegen solche stilbildenden Mächte auszurichten.

Um die Jahrhundertwende sind die Menschen empfindlicher geworden gegen Krankheit und Tod. Wo das Leben in der Fülle steht, ist auch der Tod leichter zu tragen. In unserer Zeit gehören die Krankenhäuser zu den großartigsten Profanbauten. In ihrer inneren Einrichtung ist alles dazu angetan, den Gedanken an Krankheit und Tod zu verscheuchen. In diesen Hallen, Gängen und Zimmern könnte man glauben, man sei in heiteren, festlichen Räumen. Das „memento mori" ist überall nach Kräften ausgemerzt.

Die Rubensschen Bilder der Faune und Nymphen sind auch im Einzelnen ein rechtes Beispiel dafür, wie sehr jeweils die Physiognomie der Welt von dem Betrachter abhängt, wie rasch der Charakter des Verlockenden in den des Ekelhaften umschlagen kann, ohne daß sich an den Dingen selber etwas ändert. Es gibt ja doch gar nicht wenige, die durch ein Rubenssches Bild eher geärgert als erfreut werden. Sie sehen in dem Üppigen nur das Feiste, in der Fülle nur die Masse, in dem Schwellenden nur das Geschwollene. Das Lebendige verwandelt sich für sie in Verwesendes.

Der Fülle muß man gewachsen sein. Die reich besetzte Tafel lockt nur den Gesunden und schreckt den Kranken. Hunger ist der beste Koch; aber diesen, die Grenzen des Appetitlichen erweiternden Hunger, hat eben nur der Gesunde. Dem Depressiven versagt der Schlaf, der Appetit wie das geschlechtliche Verlangen. Zeugen und Schmausen geschehen aus der vitalen Fülle; der Appetit wird durch die Fülle ge-

---

Würde des Menschlichen. Weil das Kind noch keine Würde besitzt, ist das Natürliche an ihm nicht schändlich. Die Entrüstung wirkt nicht als Schrittmacher des Ekels. Die Unbefangenheit der Betrachtung erlaubt es uns, auch in den Verrichtungen jenes Brüsseler „Männeckens" noch die Fülle des Lebendigen zu gewahren.

lockt, er partizipiert an ihr. Darum tut man gut, einem Kranken den
Teller nicht zu voll zu reichen, um seinen schwachen Appetit nicht zu
verscheuchen. Kinder überladen oft ihren Teller. Ihre Augen sind, wie
man sagt, größer als ihr Magen; d. h. sie haben es noch nicht gelernt,
die Fülle und die Menge aufeinander abzustimmen.

Die Norm ist in diesem Bereich nicht exakt festzustellen; und
doch sind die Grenzüberschreitungen nach beiden Richtungen hin
deutlich. Wer behauptet, daß RUBENS des Guten zuviel tue, daß er
durch ein Übermaß sündige, der ist nicht leicht zu widerlegen. Aber
gewiß gibt es auch ein Zurückbleiben hinter der Norm. Ich denke zunächst an die Decadence, an Erscheinungen wie BAUDELAIRE etwa, an
die Verlockung durch das Matte, Müde, Welke, Brüchige, Morbide,
an das Gefallen am hautgoût. Auf dieser Stufe ist die Verlockung
noch ein Entzücken an der Schönheit, wenn auch an der Schönheit des
Vergehenden, des Herbstlichen. Eine Stufe weiter abwärts aber begegnen wir der Freude am Gemeinen als Gemeinem, dem Häßlichen
als Häßlichem. Wie verbreitet der Typ des Thersites ist, das lehrt ein
Blick in die Zeitungen aller Welt. Das Bedürfnis nach Gräßlichem
scheint fast unersättlich zu sein. Wie die Fülle für die Fülle, so sen-
sibilisiert das Dürftige für den Mangel. Freilich ist es noch der Mangel am Anderen, dem hier das Interesse gilt. Der Andere ist gemein,
der Andere ist feige, der Andere betrügt. Das eigene Sein ist noch verschleiert.

Ich will aber nun nicht diese ganze Stufenleiter abwärts steigen.
Die Andeutungen genügen ohnehin, um zu zeigen, daß es eine Patho-
logie der sympathetischen Beziehungen gibt. Dorthin gehören auch die
Zwangserscheinungen.

Aus diesen Ausführungen könnte man schließen, daß ich alle Decadence aus einer Degeneration, allen geistigen Niedergang aus einem
biologischen Verfall herleiten wollte. Das ist aber durchaus nicht
meine Meinung. Zum mindesten treten in Epochen, die wir mit mehr
oder weniger Recht als decadente bewerten, auch solche Menschen als
Wortführer auf, die in ihrem privaten Dasein und in ihrem Lebensgang keinerlei Zeichen des biologisch Krankhaften erkennen lassen.
Wie nach der Meinung des ARISTOTELES [1] die Empfindung das Mitt-
lere zwischen den Extremen des Empfindbaren (des Weißen und des
Schwarzen z. B.) ist, aktuell keines von beiden sein darf, potentiell
aber beide in sich tragen muß, so ist auch der Gesunde potentiell
zwischen beiden Wertextremen; er kann sich hierhin und dorthin
wenden. Der Kranke aber ist nach dem einen Pol hin verrückt. Seine
Mitte ist so verlagert, daß er rings von dem Verwesenden umgeben

---

[1] De Anima II, 424 a, 2–10.

ist. Darum kann er auch nicht mehr unterscheiden, ist er ohne Einsicht.

Für den Zwangskranken ist die ganze Welt erfüllt vom Verwesenden. Wohin er sieht, er sieht nur das Verwesende, wohin er geht, begegnet ihm nur das Verwesende. Sein ganzes Tun erschöpft sich in der Abwehr dieses von allen Seiten und zu jeder Zeit andrängenden Verweslichen, das vor dem Kranken selbst nicht Halt macht. Es ergreift von ihm Besitz; darum kommen die Kranken ja auch mit dem Säubern und Waschen an ihrem eigenen Leib nicht zu Ende.

Zur Erläuterung mag noch folgende Krankengeschichte dienen:

Eine 25jährige Frau F. L., die seit einigen Jahren an Zwangserscheinungen litt, berichtete, ihre Krankheit habe ganz plötzlich im 21. Jahr während der ersten Schwangerschaft eingesetzt. Sie erinnere sich noch genau an den Tag und die besonderen Umstände. Ihre Mutter habe sie aufgefordert, mit auf den Friedhof zum Grab des Vaters zu gehen. Sie habe geweint, habe nicht mitgehen wollen (während sie sonst viel auf den Friedhof gegangen sei); sie habe Angst gehabt, es rieche dort so, es dünste das aus, woran die Begrabenen gestorben sind. Sie habe den Grund für ihre Weigerung nicht angeben wollen; schließlich habe sie sich überwunden und sei mitgegangen. Unterwegs aber sei es furchtbar gewesen; sie hätte keinen Menschen sehen wollen; auf dem Kirchhof habe sie immerzu „aufmucken" müssen, sie habe gar nicht richtig zu atmen gewagt, um die Ausdünstungen nicht einzuatmen.

Die Exploration war dadurch erschwert, daß die Kranke fast die ganze Zeit hindurch heftige Abwehrbewegungen machte, sich selbst ins Gesicht schlug, sich die Wangen und den Nacken abwischte, laut schrie, schnalzende, gurgelnde Laute hervorstieß, sich im Bett hin und her warf, bald die Bettjacke, bald die Decke über den Kopf zog. Sie wurde nur dann etwas ruhiger, wenn die Unterhaltung auf ganz fern liegende Dinge gelenkt wurde. Sobald aber das Zwangs-Thema wieder berührt wurde, kam es zu neuen Ausbrüchen. Die Kranke nannte diese wilden Bewegungen ein „Angeben", fügte aber hinzu, daß sie nicht mehr imstande sei, sie zu unterdrücken. Rücken und Schultern waren im Laufe der Zeit durch dieses „Angeben" schon ganz wund gescheuert worden. Nach der ersten Aussprache mußte die Kranke erbrechen, weil „alles so geradezu beim Namen genannt worden war".

Seit jenem ersten Tage, berichtete die Kranke weiter, sei eines gegangen, das andere gekommen. Anfänglich habe sie nichts von *Toten* oder *Särgen* hören noch sagen können. Vor allem Alten, Greisenhaften habe sie Ekel. Früher hätte sie keinen Bettler von der Tür geschickt, jetzt könne sie nicht einmal eine Greisenhand sehen. Sie müsse dann laut aufschreien und davonlaufen. Warum sie wegrennen und schreien müsse, wisse sie nicht. Sie habe Angst, aber da sei noch etwas dabei, das sitze so in ihr drin, das könne sie nicht schildern. Sie habe sich früher zwingen wollen, aber je mehr sie sich zusammennehme, desto mehr unterliege sie. So, wie wenn eine fremde Gewalt sie in der Hand habe, wie eine Hypnose. Sie habe keinen Halt, das sei der Ursprung der Krankheit. Der einzige, der sie verstehe, sei ihr Mann. Wenn sie keinen Halt habe, wisse sie nicht, wo sie bleiben solle. Es packe sie eben einfach. Es sei, als ob sie nicht leben dürfe, als ob jemand sie zusammendrücke. Sie habe seit drei Jahren auch viel schlechte Träume. Nach dem Erwachen erzähle sie diese dem Ehemann, wobei sie wieder sehr viel „angebe". Der Mann müsse dann tief atmen, so daß sie sich davon überzeugen könne, daß ein anderer solche Gedanken ertrage, das gäbe ihr selbst Kraft. Sie lebe wie ein *Schmarotzer* von der Kraft anderer. Sie verlangt von ihrem Mann, daß er mit ihr in einem Bett schlafe, damit sie Schutz habe und sich an ihn anklammern könne[1].

Seit drei Jahren drehe sich alles um den Staub. Ihr Kind lebe bei ihrer Mutter in der anderen Stube, habe also „fremden Staub". Deshalb müsse sie es von sich stoßen. Die eigene Mutter und das Kind dürfen ihre Stube nicht betreten. Darunter leide sie sehr, sie habe ihr Kind lieb, wolle es gerne abküssen, aber sie trage dann seine Bazillen in ihr Zimmer.

Die Pat. kann ihren Haushalt nicht mehr selbst führen. Sie hält sich fast stets nur in dem einen Zimmer der zweizimmrigen Wohnung auf, unaufhörlich im Kampf gegen den Staub. Ausgänge seien fast unmöglich. Denn in einer Straße sei ein Sarggeschäft, in einer anderen habe sich jemand umgebracht, in einer dritten sei ihr einmal ein Krüppel begegnet, die vierte grenze an einen Friedhof, und so geht es weiter.

Die Zwangsgedanken kämen wie Ameisen; es sei wie ein immer schneller rasendes Auto, das sie nicht aufhalten könne; dann müsse sie „angeben", sie müsse die Gedanken abwehren, wisse nicht mehr, wo sie bleiben solle. Sie schreie nach Halt, gehe in eine Ecke, krieche in den Schrank oder ins Bett oder unter das Jackett des Mannes oder stelle sich etwas Schönes vor, dann habe sie Halt.

Als sie während ihres Aufenthaltes in einem Sanatorium dort vor dem Haus einmal einen Sarg stehen sah, habe sie davonlaufen müssen und sei den sehr weiten Weg aus einem Vorort bis nach Hause zu ihrem Mann gerannt, weil sie den Halt verloren hatte. Als der sie behandelnde Arzt sich später an die Stelle setzte, an der der Sarg gestanden hatte, und tief atmete und damit zeigte, daß er den Gedanken an den Sarg gut ertrage, habe sie es auch gekonnt.

Die Krankheit, deren Symptomenreichtum ich hier nur skizziert habe, verlief mit mehreren Schwankungen, im ganzen jedoch progressiv.

Ungewöhnlich ist an diesem Fall die Prägnanz, in der die Kranke die Störung der sympathischen Beziehungen erlebt. Bemerkenswert das Nebeneinander der Abwehrmaßnahmen; die elementaren Abwehrbewegungen, die magische Partizipation an der Lebenskraft des Mannes und des Arztes, die Technik der Säuberung.

In der Psychopathologie des Zwangs hat man Zwangsgedanken, Zwangsbefürchtungen, Zwangsantriebe usw. unterschieden; auch diese Kranke bedient sich selbst solcher Wendungen. Gleichwohl trifft eine derartige Unterscheidung nichts Wesentliches. Die Kranke leidet nicht an einzelnen Gedanken, Vorstellungen, Eindrücken, Antrieben. Ihr Leiden ist, daß sie in einer von bösen Dämonen erfüllten Welt leben muß. An dem Staub, den die Kranke unaufhörlich bekämpft, ist das Dämonische noch spürbar. Der Staub ist ja wie ein Dämon allgegenwärtig und unfaßbar zugleich. Der Kampf gegen den Staub ist ein Versuch, dem Dämonischen eine dingliche, rationale Gestalt zu geben,

---

[1] Dieses krankhafte Anklammern unterscheidet sich deutlich von dem Halt, den ein Angstkranker an der Gegenwart eines anderen gewinnt. Zugespitzt könnte man sagen: Der phobische Mensch kann nicht in der Welt allein auf sich gestellt existieren, der Zwangskranke lebt in der Isolierung.

ein Versuch, das Dämonische greifbar, der Technik der Abwehr zugänglich zu machen; aber ein vergeblicher Versuch. Man hat ferner – in der Hoffnung, dadurch dem Verständnis des Zwangs näher zu kommen – nach Erlebnissen des Gesunden gefahndet, die den Zwangssymptomen zu vergleichen wären. Daß z. B. jemand sich eine Zeitlang eine Melodie nicht aus dem Kopf schlagen kann, ist ein in diesem Zusammenhang oft genanntes Beispiel. Aber in Wirklichkeit besteht, wie auch die letzte Krankengeschichte zeigt, gar keine Analogie zwischen solchen Störungen und den Zwangserscheinungen.

Man hat sich schließlich darüber gestritten, ob das Zwangserleben eine Störung des Denkens oder des Fühlens sei. Aber der Zwangskranke erlebt nicht die Störung einer psychischen Funktion, sondern auf Grund einer solchen Störung lebt er in einer Welt, die eine andere Struktur als die normale hat. Seine Welt und sein In-der-Welt-sein ist von Grund aus verändert. Nur aus der Kenntnis dieses veränderten Lebensstils können die Zwangssymptome insgesamt begreiflich gemacht werden. Eine solche radikale Störung der sympathetischen Beziehungen verändert die gesamte Physiognomie der Welt, schon in der puren Rezeption. Es ist das ein Umstand, der von der Psychoanalyse zu wenig gewürdigt wird. Die Freudsche Lehre konstruiert auch die Zwangserscheinungen als Fehlgriffe in einer Konfliktsituation. Es scheint immer so, als sei der Kranke ein Handelnder, der sich auch anders entscheiden, der auch anders greifen könne; die psychoanalytische Therapie will den Kranken ja gerade dahin bringen, sich anders zu verhalten. So bleibt der Mensch in Freuds Konzeption im Grunde immer Herr seiner selbst, er ist Schöpfer, nicht Kreatur. Die Psychoanalyse gibt ihm Macht auch über das „Es". In Wahrheit aber verwandelt die Psychose den Menschen in seinem kreatürlichen Sein; die Psychose läßt ihm keine Möglichkeit, sich anders zu verhalten, noch sich anders zu entscheiden.

* *
*

Durch die Analyse des Ekels habe ich versucht, einen Einblick in die Struktur der Welt des Zwangskranken zu gewinnen. Ich bin von einem einzelnen Symptom ausgegangen, das uns häufig bei der Zwangskrankheit begegnet. Es wäre nun die Probe zu machen, ob dieser Versuch geglückt ist. Ist das der Fall, dann müßte es nunmehr möglich sein, andere, in der bisherigen Untersuchung noch nicht bemerkte Symptome, wie z. B. den Zweifel, die Pedanterie, das magische Verhalten, den Geiz, besser zu verstehen [1].

---

[1] Vgl. zu dem folgenden: L. BINSWANGER, Über Ideenflucht. Zürich 1933.

Alle diese Symptome begegnen uns gelegentlich auch bei dem Gesunden, sie scheinen also von dem normalen Verhalten nur gradweise verschieden zu sein. Es ist aber doch behauptet worden, daß die Seinsweise des Zwangskranken sich wesentlich von der des Gesunden unterscheide. Da nun jene Symptome keine beiläufigen Begleiterscheinungen des Zwangs sind, muß auch an ihnen die bestehende Wesensverschiedenheit aufgezeigt werden können. Dazu wieder ist es erforderlich, noch allgemeiner die Welt des Normalen mit der des Zwangskranken zu kontrastieren. Bei einer solchen Gegenüberstellung dürfen wir hoffen, das Normale durch das Pathologische und das Pathologische durch das Normale wechselseitig zu erhellen.

Der Norm, als einer, stehen viele Formen des Pathologischen gegenüber. Es genügt daher nicht, den Gegensatz zur Norm allgemein auszusprechen, das spezifische Moment ist anzugeben. Das eigentliche Charakteristikum der Norm in ihrem spezifischen Gegensatz zum Zwang scheint mir die *Gelassenheit* zu sein. Dem Zwangskranken steht der Gesunde in seiner Gelassenheit gegenüber.

Auch andere Ausdrücke, wie lässig, nachlässig, zuverlässig, sich verlassen auf, sind hier zu erwähnen. Sie alle deuten auf den Zusammenhang des normalen Verhaltens mit dem Lassen, im Sinne von Loslassen oder Zurücklassen hin. Die Gelassenheit steht in der Mitte; nach der schlechten Seite geht sie in die Lässigkeit, Nachlässigkeit, Unzuverlässigkeit, nach der guten in die Zuverlässigkeit über. Hier dürfen wir uns einmal durchaus der Sprache überlassen, weil sie selbst ganz der Sache folgt.

Wir wissen: auch gegen das gründlichste Werk werden sich noch die Stimmen der Kritik erheben. Unvorhergesehene Ereignisse werfen die schönsten Pläne eines Politikers oder Geschäftsmannes über den Haufen; die Unglücksfälle, von denen die Zeitungen täglich berichten, zeigen, daß alle Vorsichtsmaßnahmen nicht genügen. Demnach hätten die Zwangskranken, die mit ihrem Zweifeln, ihrem Kontrollieren, ihrem Begründen, zu keinem Ende kommen, doch eigentlich recht. Sie haben in der Tat recht, insofern alle Vorsichtsmaßregeln durch weitere vermehrt, alle Gründe durch bessere ergänzt werden könnten. Und doch nennen wir den Zwang krankhaft, betrachten ihn als eine Störung des Lebens. Und das mit besserem Recht! Müßten wir nämlich auf eine absolute Vollständigkeit der Begründung, auf eine absolute Sicherheit unseres Handelns warten, dann käme alles zum Stillstand. Wir leben in der *Vorläufigkeit* und wissen – mit mehr oder weniger Deutlichkeit –, daß wir im Vorläufigen leben. Wir machen bei allen Ansprüchen an Gründlichkeit doch einmal Schluß mit unseren Erwägungen; wir kommen zu einem Abschluß, indem wir es mit dem Getanen genug sein lassen; wir lassen bei jedem Handeln das Gesicherte hinter uns, indem wir dem Zukünftigen vertrauen, indem wir uns auf uns selbst, die Dinge und die anderen verlassen. Aller Abschluß im Alltäglichen ist ein pragmatischer.

Wir können aber in solcher Gelassenheit leben, weil wir uns in sympathetischer Bindung als Teil mit den anderen Teilen der Welt vereint und von ihnen getragen fühlen.

Wer jedoch – wie der Zwangskranke – nicht im Vorläufigen, nicht in sympathetischer Bindung als ein Teil mit anderen Teilen leben kann, dem steht die Welt als Ganze *gegenüber*. Damit aber verändern sich alle Methoden und Aufgaben des Lebens insgesamt [1].

Das zeigt sich ja schon unter normalen Verhältnissen. Wer nach dem Ganzen strebt, von dem wird in der Sache mehr gefordert; zugleich ist er in der sozialen Ordnung mehr exponiert, als derjenige, der sich mit der Wiederholung alltäglicher, gelernter und gesicherter Verrichtungen begnügt. Darum messen wir jenen mit einem anderen Maßstab. Wir verlangen eine bessere Begründung seiner Entschlüsse, eine weitere Umsicht seiner Pläne. Von dem Staatsmann erwarten wir eine andere Sprache als von dem Mann von der Straße. Und doch käme auch jener nicht zum Abschluß, wenn er nicht zuletzt etwas wagte. Wagen aber heißt wiederum nichts anderes, als sich selbst, seinen Mitmenschen, den Dingen vertrauen, sich auf sein Glück verlassen.

In der Gestalt Cäsars hat die Geschichte das großartige Beispiel eines Menschen überliefert, der auf das Ganze gerichtet, in immer neuen, genialen Improvisationen dem Augenblick vertrauend alle Schwierigkeiten überwindet. Mit den Elementen selbst scheint er im Bunde zu sein. Die Geschichtsschreiber rühmen seine clementia. Seine Milde, seine heitere Gelassenheit zeichnet ihn vor allen seinen Gegnern aus. Sie bringen ihn auch zu Fall. Wäre also nicht ein wenig mehr Vorsicht nützlicher gewesen? Hätte Cäsar nicht besser getan, auf die Warnungen und die Wahrsager zu hören? Gewiß: doch die clementia, die Cäsar zu Fall gebracht hat, hat ihn auch erst zu seiner Größe und seinem Ruhm emporgehoben. Ohne sie wäre er nicht gestürzt, weil er ohne sie gar nicht so hoch gestiegen wäre. Sein Geschick lehrt die schmerzliche Wahrheit, daß wir nur aus dem Vorläufigen nach dem Ganzen streben können, und daß wir, dem Ganzen nahe, gleichwohl in der Vorläufigkeit verbleiben müssen.

Wer jedoch sein Tun ausschließlich von der Ordnung des Ganzen her bestimmen will, der wird nie zum *Handeln* kommen. Denn alles Handeln ist gerichtet, und schon als solches notwendig einseitig und

---

[1] Aus der Unfähigkeit der Melancholischen, das Vergehende vergangen zu machen, ergibt sich die Beziehung des Zwangs zum Manisch-Depressiven, aus der Störung der sympathischen Relationen die Beziehung zur Schizophrenie.

partikulär. Da der Zwangskranke nicht im Vorläufigen und nicht im Partikulären leben kann, kann er auch nicht handeln.

Wir wissen, wie die Zwangskranken der Notwendigkeit persönlicher Verantwortung auszuweichen suchen, wie sie – die geschworenen Feinde der Improvisation – selbst die alltäglichen Dinge nach einem vorbestimmten Plan regeln möchten.

Eine meiner Kranken kam selten vor dem Morgengrauen zum Schlaf, weil sie Nacht für Nacht damit zubrachte, Programme aufzustellen, in denen sie alles, was sie als Hausfrau am kommenden Tage zu tun hatte, bis in die letzten Einzelheiten festzulegen suchte. Alle Reisen waren ihr ein Greuel. Die Veränderung der alltäglichen Ordnung, das Unvorhergesehene, der dürftige Rest von Abenteuerlichem, den sogar die moderne Reisetechnik nicht ganz auszutilgen vermocht hat, hinderte ihr Plänemachen und verdarben ihr von Anfang an jedes Vergnügen an der Fahrt. Mit der Bestimmung des Ziels fing der Ärger schon an. Dabei kamen ja Willkür, Neugier, Mode mit ins Spiel; lauter Motive eines Entschlusses, die keiner allgemeinen Regel zu unterwerfen sind.

Weil alles Handeln gerichtet ist und d. h. notwendig einseitig gerichtet ist, kommt in den Kranken der Wunsch auf, Geschehenes rückgängig zu machen. Wären es nur böse Gedanken, die rückgängig gemacht werden sollten, man könnte diese Regung für eine Art von Reue halten. Aber das Rückgängigmachen ist wörtlich zu verstehen. Es ist ein Bestreben vorhanden, die persönliche Geschichte umzuwenden, an den Ausgangspunkt zurückzukehren, einen Weg buchstäblich zurück zu gehen. Die Zeit soll ihren Charakter als geschichtliche Zeit verlieren. Oft genug kehrt auch ein Gesunder durch die gleichen Straßen heim, durch die er zu seiner Arbeitsstätte oder zu einem anderen Ziel fortgegangen ist. Aber hier soll der Rückweg den Hinweg in keiner Weise annullieren. Gerade diesen Sinn hat jedoch der Drang des Zwangskranken, einen jetzt oder früher gegangenen Weg nochmals in umgekehrter Richtung zurückzulegen.

Dieser Zwang des Rückgängigmachens war in folgendem Fall besonders ausgeprägt:

Ein Akademiker, Dr. B., bekam von seiner Heimatuniversität ein Stipendium für einen mehrjährigen Studienaufenthalt im Ausland. Er ging zunächst nach Berlin. Hier setzten nach einiger Zeit ziemlich unvermittelt die Zwangsstörungen ein. Zuerst kamen ihm während der Arbeit am Mikroskop „Bilder", die er nur mühsam abwehren konnte. Welcher Art diese Bilder waren, hat er nie genau angegeben. Mit größter Anstrengung konnte er eine Zeitlang seine Untersuchungen noch fortsetzen. Er wurde aber zunehmend behindert, nicht nur durch die Abwehr der Bilder, sondern auch durch den Zwang, alle Präparate immer von neuem durchzuzählen und durchzuzählen. Da er von einer Veränderung der Umgebung eine Besserung erhoffte, brach er seine Studien in Deutschland ab und ging nach England. Doch schon nach wenigen Monaten hielt er es auch dort nicht mehr aus, weil die Professoren Worte gebrauchten, die ihm zu hören unerträglich waren. Er brachte es auch später nicht über sich, diese Worte selbst zu wiederholen. Nur unmittelbar war seinem Bericht zu entnehmen, daß es sich um Worte wie Tod, Sterben, Leichnam gehandelt haben muß.

Sein nächstes Ziel war Frankreich. Dort aber schreckten ihn die vielen schwarz gekleideten Männer. Es wurde ihm zwar rasch klar, daß diese Kleidung gar keine Trauer bedeuten sollte; aber der Anblick des Schwarz ließ ihm keine Ruhe, er kehrte nach Deutschland zurück.

Bei der Ankunft in Berlin schien es ihm, als ob der Gepäckträger, der seinen Koffer trug, ein Hautleiden habe; er ließ darum den Koffer ins Depot bringen. Während der nächsten zehn Monate konnte er sich nicht entschließen, den Koffer abzuholen, obwohl er neben dem Hauptteil seiner Kleider und Wäsche seine wissenschaftlichen Aufzeichnungen und wichtige amtliche Dokumente enthielt. Eine Fortsetzung der Studien war während seines zweiten Berliner Aufenthaltes nicht möglich. Kam ihm beim Erwachen ein „schlechter Gedanke", so war der ganze Tag schon verloren. Viele seiner Bücher konnte er nicht benutzen, weil sie an Orten gedruckt waren, die für ihn tabu waren. Die Bibliothek und das Laboratorium konnte er nicht mehr aufsuchen, weil bestimmte Eindrücke ihm den Weg versperrten. Genau wie in dem früher beschriebenen Fall waren es Menschen in Trauerkleidern, Leute mit Blinden-Abzeichen, Sarggeschäfte, die ihn behinderten. War ihm einmal in einer Straßenbahn ein Blinder gegenüber gesessen, dann konnte er zuerst nicht mehr die Wagen dieser Linie, bald darauf aber die Straßenbahn überhaupt nicht mehr benutzen. Unerfreuliche Eindrücke färbten auf alles ab, was damit nur im entferntesten in Zusammenhang stand.

Entschloß sich Dr. B. aber wirklich einmal nach langem Kampf zu einem Ausgang, dann faßte ihn der Zwang des Rückgängigmachens. An Brücken und Übergängen der Bahn wurde der Zwang besonders stark. Zuweilen gelang es ihm, nach einer einmaligen Rückkehr über eine Brücke dann in ursprünglicher Richtung weiterzugehen. Dieser Zwang des Rückgängigmachens war keine Maske der Angst vor verpönten Eindrücken; Dr. B. suchte vielmehr ganz bestimmte Ziele auf, um einen Weg, den er vor längerer Zeit schon gegangen war, zurückzugehen. Insbesondere plagte ihn der Gedanke an eine Strecke, die er vor mehr als drei Jahren einmal gegangen war. Mehrere Versuche des Rückgängigmachens waren mißlungen, weil infolge baulicher Veränderungen eine in allen Einzelheiten genaue Umkehrung nicht möglich war. Nun sprang das Bedürfnis des Rückgängigmachens auf den unvollkommenen Rückweg selbst über. Mehr als alles andere hielt ihn dieses Verlangen in Deutschland zurück. Als sein Geld schon zur Neige ging und seine Aufenthaltserlaubnis ablief, konnte er sich noch immer nicht entschließen, abzureisen. Ebensowenig war es ihm aber möglich, die zu einer Verlängerung eines Aufenthaltes notwendigen Wege zu gehen. Er geriet in eine ganz verzweifelte Lage. An dem Tage, an dem ich mich entschlossen hatte, das zuständige Konsulat für seinen Fall zu interessieren, war er plötzlich verschwunden. Er hatte dafür Sorge getragen, daß alle seine Verpflichtungen pünktlich erfüllt werden konnten. Ich habe nicht in Erfahrung bringen können, was aus ihm geworden ist.

Die Tendenz des Rückgängigmachens gibt diesem Fall sein besonderes Gepräge; das Thema, die Abwehr, die Angst vor dem gesprochenen Wort, die Einschränkung des Lebensraumes sind die gleichen wie in den früheren Fällen. Deutlich ist auch die Macht, die der Zwang über den Kranken hat.

Manchen Psychotherapeuten scheint die Zwangskrankheit allerdings nicht so zu imponieren. Von seiner Behandlungsweise berichtet

z. B. STEKEL[1]: „Ich trachte dem Kranken seine Einstellung begreiflich zu machen, erkläre ihm die zentrale Idee seiner Krankheit, seine Leitmotive, seine Leitlinien und Lebensziele, lehre ihn, wie man seiner Tagträume habhaft wird, und fordere ihn auf, sein System von einem Tag zum anderen aufzugeben."

Dem Owen Glendower, der seine Wissenschaft und Künste preisend sich rühmt:

„Ich rufe Geister aus der wüsten Tiefe",

antwortet Percy:

„Ei ja, das kann ich auch, das kann ein jeder.
Doch kommen sie, wenn Ihr nach ihnen ruft?"[2]

So mag man auch die Zwangskranken auffordern, ihr System von einem Tag zum anderen aufzugeben. Ich fürchte nur, sie werden es nicht tun. Denn nicht einmal die Todesgefahr kann manche von der Befolgung ihres Zeremoniells abbringen. Eine Kranke, die ich lange Zeit beobachtete, hat sich buchstäblich zu Tode gewaschen. Während ihrer Zwangskrankheit flammte eine Tuberkulose auf, die von der Lunge auf den Kehlkopf übergriff. Allen ärztlichen Warnungen zum Trotz setzte sie Tag für Tag ihre stundenlangen Waschungen fort. Aus einer Tuberkuloseheilstätte mußte sie darum schließlich entlassen werden. Mit vollem Bewußtsein dessen, was ihr drohte, hat sie, solange sie überhaupt noch die Kraft hatte, sich zu regen, ihr Reinigungszeremoniell durchgeführt.

Was kann in solchen Fällen dem Kranken der Nachweis helfen, „daß er mit der Realität spielt"? Was kann ihm „die Zertrümmerung seines Systems" nützen, was die Einsicht, daß „er seine Logik mißbraucht"? Das wissen die meisten Kranken ohnehin schon vor dem Beginn jeder Behandlung. Die Zwangssymptome entstehen ja gerade aus dem Unvermögen, nach der Zerstörung der sympathetischen Beziehungen in jener logisch nicht begründbaren Vorläufigkeit und Partikularität zu existieren, in der allein der Mensch handeln kann.

Bei jeder Handlung müssen wir den Dingen von uns aus eine Ordnung auferlegen. Notwendig muß daher wieder eine Spannung zwischen der individuellen, privaten und der allgemeinen Ordnung entstehen. Deutlich wird dieser Gegensatz dann, wenn die Rechte und Pflichten, die Macht des Handelnden weit reichen. In den engen Verhältnissen des bürgerlichen Alltags bleibt jene Spannung oft ver-

---

[1] STEKEL, Die Psychologie der Zwangskrankheiten. V. Kongreßbericht für Psychotherapie 1930.
[2] Heinrich IV, I. Teil.

borgen, obwohl sie auch dort nie ganz fehlt. Der Zwangskranke würde in allem gerne nach einer bestehenden allgemeinen Ordnung, er würde gerne nach dem kategorischen Imperativ handeln. Aber der kategorische Imperativ ist eine allgemeine Formel. Beim Versuch ihrer Anwendung im konkreten Fall finden wir uns doch wieder auf uns selbst angewiesen.

Der *Pedant* verzichtet auf eine ihm dienende Ordnung auch in seinen persönlichen Angelegenheiten, er gelangt dahin, sich vollständig und sklavisch einer unpersönlichen und allgemeinen Ordnung zu unterwerfen, die zum Selbstzweck geworden ist.

Ein Philologe kommt mit seinem Studium nicht zu Ende, weil er jedes Buch immer wieder Wort für Wort lesen muß. Es ist ihm unmöglich, ein Werk zu überfliegen, in der Lektüre hin und her zu springen, Stellen zu vergleichen und nach eigenen Gesichtspunkten zu ordnen, er muß vielmehr die Zeilen förmlich entlang kriechen, so daß alles Gelesene in dem unübersehbaren Nebeneinander einer endlosen Reihe stehen bleibt.

Ein anderer Kranker hatte in seinem Wäscheschrank die einzelnen Stücke nach Rang und Alter genau geschieden und etikettiert; zwei Dutzend neue Hemden lagen da fein säuberlich aufgestapelt. Er trug aber nur alte, längst schadhafte Hemden, denn hätte er eines der neuen getragen, dann wären ja die zwei Dutzend nicht mehr komplett gewesen.

Wer Anfang und Ende alltäglicher Verrichtungen nicht mehr nach Gutdünken, Bedürfnis, Erfolg, Willkür, Laune zu bestimmen vermag, dem scheint die Zahl einen Halt zu bieten. Die Zahlen sind ja wohlbestimmte und genau faßbare Individuen, manche unter ihnen durch ihre besondere Stellung in der Zahlenreihe oder durch den bevorzugten Gebrauch geradezu Individualitäten. Aber auch dieser Halt hält nicht lange Stand. Denn die Sicherheit, welche die Prägnanz der einzelnen Zahl zunächst gewährt, wird alsbald durch die Menge der Zahlen wieder in Frage gestellt. Wenn ich mich entschlossen habe, meine Wohnung nicht eher zu verlassen, als bis ich meinen Rock 20mal von oben nach unten und 20mal von unten nach oben gebürstet habe, – warum eigentlich sollen es nur 20mal sein, warum nicht 30-, nicht 50mal, warum nicht zwei- oder dreimal zwanzigmal? – Und waren es denn genau 20mal? Habe ich mich nicht verzählt? Muß ich nicht noch einmal von vorne anfangen? Auch die Sicherung durch die Zahl versagt; die Forderungen müssen immer weiter gesteigert werden.

Die Ordnungsprinzipien, denen sich die Zwangskranken unterwerfen, werden daher immer bizarrer und befremdlicher. Ich vermute, daß dabei noch folgender Umstand mitwirkt: Gesucht wird zur Erledigung besonderer, persönlicher Aufgaben ein allgemeines und unpersönliches Schema. Es bietet sich aber keines dar; denn es wird ja in einem Bezirk, den die bloße Meinung ($\delta o\xi a$) beherrscht,

Gewißheit (επιστημη) gefordert. An die Stelle des eigentlich gemeinten überpersönlichen Prinzips tritt nun das, was von allem Vertrauten, Gewohnten, Persönlichen möglichst weit abliegt; das Befremdliche bietet sich als Ersatz für das Unpersönliche, das Fremde. Im Ergebnis erscheint dann zuletzt das, was von aller Willkür wegführen sollte, als das am meisten Willkürliche und Nicht-Begründbare.

Auch in dem Geiz der Zwangskranken zeigt sich oft das Bestreben, an der Ordnung des einmal Vorhandenen starr festzuhalten. Dieser Geiz richtet sich gegen jede Form des Verbrauchens, er ist nicht spezifisch an das Geld geknüpft. Weil ihnen die Fülle gebricht, werden die Kranken nur das Verbrauchen und Vergehen gewahr, sind aber blind für das Werden, die Erneuerung und das Wachsen. In einem Fall, von dem STÖRRING[1] berichtet, nahm der Geiz zugleich mit einem bizarren Verlangen nach einer festgelegten Ordnung ganz extreme Formen an. Der Kranke wütete, wenn während der schweren Kriegs- und Nachkriegszeiten von den angehäuften Vorräten irgend etwas verbraucht wurde. Zeitweilig steigerte sich seine Angst vor jedem Verbrauch derart, daß er sein eigenes Sperma wieder verschluckte. Solche Handlungen lassen an eine schizophrene Erkrankung denken. Die Entscheidung der klinischen Einordnung ist aber für uns hier im Augenblick ohne Belang.

Wie wir uns auch anstellen mögen, wir können nur handeln, wenn wir der Welt vertrauen und uns auf uns selbst verlassen. Der Zwangskranke aber mißtraut sich selbst nicht weniger als der Welt. Als Gesunde leben wir in einem sympathetischen Kontakt mit unserer Umwelt, ebenso aber auch mit unserer eigenen Vergangenheit und mit unserer eigenen Zukunft. Die Zwangsbefürchtungen und die Zwangsantriebe lassen erkennen, daß auch diese sympathetischen Bindungen bei dem Zwangskranken gestört sind. Ob er den Brief wohl richtig frankiert hat? Ob er den Gashahn tatsächlich geschlossen hat? Ob er nicht doch ein kompromittierendes Wort in die Akten geschrieben hat? ob er dem Kinde nicht Gift in die Milch gießen wird? – Weil die sympathetischen Bindungen an das eigene Selbst der Vergangenheit und der Zukunft gestört sind, weil er mit dem Täter, dessen Taten doch der Vergangenheit oder der Zukunft angehören, nicht eins ist, kommen solche Gedanken zu keinem Abschluß[2].

---

[1] G. E. STÖRRING, Ztschr. f. d. ges. Neur. u. Psych. *139*, 1932.

[2] Während der Drucklegung des Werkes ist ein Patient in meine Behandlung getreten, der seine Beschwerden in einer Weise schildert, wie ich sie mir an dieser Stelle nicht passender wünschen konnte. Der 42jährige Mann leidet seit neun Jahren – wie er sagt – an kriminellen Zwangsbefürchtungen. Therapeutische Versuche aller Art haben ihm nichts von der Besorgnis nehmen können, daß er sich an

Hier ist nun noch ein Wort zu dem *Zweifel* zu sagen, soweit er als theoretischer Zweifel in der Zwangskrankheit vorkommt. Alle Fragen führen zu den letzten Fragen. Antworten auf alle beliebigen Fragen können infolgedessen nur dann endgültige sein, wenn sie in den Antworten auf die letzten Fragen, auf die Prinzipien, gegründet sind. In den Prinzipien suchen wir als Gesunde des Ganzen habhaft zu werden. Aber auch die Prinzipien schwanken. Der Gesunde findet seine Ruhe in einer religiösen Bindung an das Ganze, oder in der Einordnung in eine Tradition, in der das Historische, das Wandelbare, endgültig und unwandelbar erscheint, oder er begnügt sich mit vorläufigen Antworten, lebt bald vergnügt, bald resigniert in den Tag hinein. Alle diese Wege sind dem Zwangskranken versperrt. Seine Zweifel lassen ihn nicht los und wenden sich in ein ohnmächtiges Fragen nach dem letzten Sinn aller Dinge. Es besteht also in der Tat eine Beziehung zwischen Religion und Zwangsneurose; aber genau entgegengesetzt dem von FREUD angenommenen Zusammenhang.

Die Geistesgeschichte zeugt von dem unablässigen Bemühen des Menschen, sich des Ganzen zu bemächtigen, die Partikularität, die Vorläufigkeit zu überwinden. Dieselbe Geschichte aber lehrt, daß wir in der Norm des gesunden Lebens doch beiden unentrinnbar verhaftet bleiben.

Kindern vergehe, daß er morden oder stehlen könne. Gegen diese Gefahren hat der Patient eine Reihe von Sicherungen erfunden. Bei einem Teil seines Zeremoniells bleibt es aber ganz im Ungewissen, ob die von ihm getroffenen Vorkehrungen eine zukünftige Handlung verhindern sollen oder ob sie eine Gewähr dafür bieten sollen, daß der Kranke nicht bereits eines der genannten Verbrechen begangen hat. Charakteristisch ist z. B. folgendes: Der Patient hat ein selten gebrauchtes Fahrrad in einem Schuppen untergestellt, die Fahrrad-Lampe aber in seiner Wohnung verwahrt. Beim Anblick eines fremden Fahrrades, das irgendwo unbewacht am Straßenrand steht, faßt den Kranken nun die Angst, die Lampe, die er zu Hause bereits hat, könne die sein, die er hier stehlen wird. Um sich zu schützen, geht der Patient schon lange, bevor er das Rad erreicht, auf die andere Seite der Straße hinüber; will es aber der Zufall, daß an beiden Straßenrändern Fahrräder stehen, dann bleibt ihm nichts übrig, als die gefährliche Straße auf der Mitte des Fahrdamms zu passieren. „Ich werde dabei sicher noch einmal überfahren", sagt der Kranke, der diesen Zustand der Zeitverwirrung zwar zu berichten, aber nicht zu deuten vermag. Wir sehen: Zwangs-Befürchtung und Zwangs-Impuls sind hier gar nicht mehr sicher zu unterscheiden. Die Aufhebung des sympathischen Kontakts mit dem eigenen Werden rückt den Kranken aus der zeitlichen Perspektive. Zukunft und Vergangenheit verlieren damit ihre charakteristische Verschiedenheit und erscheinen vertauschbar. Mit anderen Worten: der Zwangs-Impuls ist gar kein echter Impuls, die Zwangs-Befürchtung keine echte Befürchtung. Das Böse entdeckt der Kranke in seiner eigenen Natur gleichwie in einer fremden. Das Böse wird durch die Unterbrechung des Kontakts mit dem eigenen Werden als Möglichkeit erfahren, als ein zeitloses, potentielles Sein, das niemals zur Tat aktualisiert wird, aber auch nie in einer endgültigen Unterlassung der Tat seine Wirksamkeit verliert.

Das wirkliche Verhältnis zum Ganzen bestimmt den geschichtlichen Rang eines Menschen. Das mögliche Verhältnis zum Ganzen
scheidet die Geschlechter; die hier aufgerichteten Schranken sind un-
übersteigbar. In dem Grenzland zwischen *Ganzheit und Partikularität,* in dem wir als Menschen leben, gewinnt unsere Existenz ihren
tragischen und ihren komischen Aspekt. Der Satiriker und der Humorist gewahren beide zwar das Gleiche: die Fortdauer der Partikularität in allem Streben nach dem Ganzen, in allen Ansprüchen auf
Würden, die in ihrem hierarchischen Stufenbau der höchsten, der
Majestas folgend, sich stets von der Beziehung zum Ganzen herleiten.
Der Satiriker aber mißt die Partikularität an ihrem Abstand zum
Ganzen, er macht sich zum Richter über sie; der Humorist läßt die
Partikularität als solche gleichwohl gelten und gewähren, er macht
sich zu ihrem Fürsprecher.

Trifft dies zu, und trifft auch die Behauptung zu, daß der
Zwangskranke infolge der Zerstörung seiner sympathetischen Beziehungen nicht im Partikulären leben kann, dann wäre zu folgern,
daß ihm der Humor fehlen muß. Die Erfahrung scheint diese Deduk-
tion zu bestätigen. Ich habe unter meinen Zwangskranken zwar
intrigante und boshafte angetroffen, dazu auch solche, die eine hämi-
sche Freude daran hatten, die Schwächen der Anderen aufzuspüren;
Sinn für Humor ist mir bei ihnen nicht begegnet. Der Standort der
Zwangskranken in ihrer akosmischen Welt macht es ihnen unmöglich,
Menschen und Dinge mit Gelassenheit und Nachsicht zu betrachten.
Wie der Humor, fehlt ihnen auch das Behagen. Wer hätte schon
einen Zwangskranken gesehen, der Freude an der Natur gehabt, den
ein Weg aus der Stadt hinaus erquickt hätte, der die Ruhe gefunden
hätte, irgendwo zu verweilen, der mit Behagen gegessen und ge-
trunken hätte? Kaum einer meiner Kranken ist jemals berauscht
gewesen. Behagen ist aber nichts anderes als, wissend um die Spannung zwischen Ganzheit und Partikularität, in der Partikularität zu
verweilen, vorübergehend zu verweilen. Wenn der Zwangskranke
zuweilen auch eine Einsicht in das Widersinnige seines Handelns zu
haben scheint, er kommt doch nicht dazu, über sich zu lächeln, noch
auch sich selbst zu zürnen. Es ist darum anzunehmen, daß die Einsicht des Zwangskranken nicht der des Gesunden gleicht, daß die
Verrückung des Standpunktes, die Veränderung der Welt, auch bei
dem „Einsichtigen" gleichwohl fortbesteht.

Als Partikuläre leben wir in der *Perspektive*[1]. Das menschliche
Dasein hat einen perspektiven Charakter Die Perspektive ist nicht
nur ein optisches Phänomen. Unser Dasein selbst ist perspektivisch,

---

[1] Vgl. THEODOR LITT, Individuum und Gemeinschaft. 3. Aufl.

d. h. wir gliedern von unserer Mitte, von unserem Heute und unserer Heimat aus die Zeiten und Räume nach Nähe und Ferne. Aus der Perspektive können wir den Dingen, auch den allgemeinen, einen Ort anweisen; aus unserer Perspektive scheiden wir das Heilige vom Unheiligen, ebenso wie das Wesende vom Verwesenden. Der Gesunde kann daher das Ekelhafte im eigentlichen Sinne des Wortes beseitigen. Er weist ihm den Abort als seinen rechten Ort an. Er überwindet den Ekel ohne einen besonderen seelischen Aufwand. Der Zwangskranke dagegen muß die Technik zu Hilfe rufen, die natürliche wie die magische.

Die Technik müht sich seit einigen Jahrhunderten mit immer wachsendem Erfolg darum, die perspektivischen Bindungen des menschlichen Daseins zu zerreißen.

Zur Zeit Napoleons dauerte eine Reise von England nach Amerika noch viele Wochen, eine Nachricht aus dem „fernen" Osten traf erst nach Monaten bei uns ein. Damals trennten die Alpen noch den Norden und den Süden Europas; die meisten Alpenpässe waren im Winter ungangbar. Was nah und was fern war, das bestimmte die natürliche Reichweite von Mensch und Pferd. Darin hatte sich, trotz des Schießpulvers, seit den ältesten Zeiten nichts wesentlich geändert. Die Zeitgenossen Goethes hatten in diesen Dingen vor denen Dantes, Virgils, ja vor denen Homers kaum etwas voraus; sie standen jenen näher als uns heutigen. Im Laufe von knapp 100 Jahren haben sich die Grundformen des Lebens radikal verwandelt. Der moderne Mensch lebt nicht mehr in der natürlichen Mitte, von wo aus er das Ganze denkend zu umfassen versuchen könnte. Die Technik hat die Partikularität überwunden, ohne uns das Ganze zu geben. Sie hat die Menge der Partikularitäten an die Stelle der einzelnen gesetzt. Insofern dadurch das Verhältnis von Partikularität und Ganzheit gestört ist, kann man wohl den Geist den „Widersacher der Seele" nennen. Nicht aber darum, weil er es ist, der uns dazu nötigt, die Partikularität zu verlassen und uns dazu verhilft, aus der Perspektive nach dem Ganzen zu fassen. An dem Dasein des modernen Menschen, an seinen Beglückungen und seinen Nöten kann man ermessen, was Verlust der Perspektive bedeutet. Zum mindesten sollte bei einiger Besinnung deutlich werden, daß die Behauptung, das menschliche Dasein sei an sich perspektivisch, nicht als eine bloße Metapher zu verstehen ist.

Die Störung der sympathetischen Beziehungen stellt dem Zwangskranken so die Welt als Ganze gegenüber, daß er nicht mehr im Vorläufigen, im Partikulären und im Perspektivischen zu leben vermag. Aus diesen Gegensätzen zur Norm des alltäglichen Lebens deuteten wir den Geiz, die Pedanterie, die Abschlußunfähigkeit, die Humorlosigkeit des Zwangskranken. Wir könnten also schließen, denn es scheint, als ob die versprochene Probe auf das Exempel geglückt sei. Aber eine Betrachtung der Symptome der Zwangskrankheit kann nicht gut an dem Problem des „Magischen" vorbeigehen. Mit seiner Erörterung hoffe ich, Anfang und Ende dieser Untersuchung fester zusammenknüpfen zu können.

Ich greife noch einmal auf die Unterscheidung manifester und verborgener Eigenschaften zurück. Wie der Traum, so ist auch die magische Weltdeutung und die magische Technik in dem Zwischenreich der Entsprechungen manifester und verborgener Eigenschaften, ihrer analogischen Verwechslungen und Vertauschungen beheimatet. In der magischen Welt wird die örtliche Unbestimmtheit verborgener Eigenschaften zum Überall, aus dem Mangel räumlicher Grenzen wird ein Übergreifen über alle räumliche Distanz.

Weil die verborgenen Eigenschaften einem Ding im ganzen zukommen, so scheint es, als müsse dem Ganzen geschehen, was dem Teil geschieht. An den verborgenen Eigenschaften kann man, weil ihnen räumliche Begrenztheit und örtliche Bestimmtheit fehlen, in einer gewissen Weise teilhaben; an der Strenge, an der Milde, an dem Ernst kann man partizipieren. Aber diese Teilhabe ist nicht zu erzwingen und nicht zu verhindern. Mit anderen Worten, es gibt keine Technik der Partizipation. Gleichwohl drängt in der magischen Welt alles zu einer solchen Technik der Partizipation hin.

Der „Arme Heinrich" soll durch das Opfer eines jungfräulichen Mädchens geheilt werden; seine Heilung ist als Reinigung durch eine magische Partizipation an der Reinheit des Mädchens gedacht. Der Zauberarzt aber braucht zu seinem Werk ein Zaubermittel, er braucht dazu das lebende Herz des Mädchens. In der Dichtung verhindert der Arme Heinrich im äußersten Augenblick die grausige Operation; er ergibt sich in sein Schicksal, er will seine Krankheit weiter tragen. Nach seiner Rückkehr aus Salerno aber zeigt es sich: er ist vom Aussatz geheilt. Die Macht der Liebe hat ihn gerettet; er bedarf des Zaubers nicht mehr, ein Wunder ist geschehen. Der „Arme Heinrich" ist der Zauberwelt entwachsen.

Aller Zauber bleibt Technik, aber eben magische Technik. Von der Technik im eigentlichen Sinn gilt, daß jeder Vorgang und Eingriff an einen bestimmten Ort und an eine bestimmte Zeit, an die Anwendung bestimmter Mittel in einer bestimmten Reihenfolge und mit einer bestimmten Reichweite der Wirkung gebunden ist. Auch der Zauberer bedient sich bestimmter Zaubermittel und Formeln; um erfolgreich zu sein, muß der Zauber zu einer bestimmten Zeit und an einem bestimmten Ort geübt werden. Soweit scheint also der Zauber mit der Technik übereinstimmen; aber die Mittel selbst, die er benutzt, die Wirkungen, die er erstrebt, in beiden kehrt die für die magische Welt charakteristische Vertauschung manifester und verborgener Eigenschaften wieder.

„Zur Schönheitsmagie gebrauchen die Pangwe-Mädchen üppige Blüten und Früchte, weil sie dann ebenso üppig werden." „Richtet man eine Spitze aus der Ferne oder Nähe auf einen Gegner, so wird er abmagern und sterben [1]." Nicht die Spitze eigentlich wirkt, sondern das Spitzige als ihr inneres Wesen macht die Spitze erst wirksam. Das Spitzige tritt im Stich mit dem Speer räumlich unmittelbar in Aktion, aber es kann ebensogut auch aus der Ferne wirken. Trotz solcher allgemeinen Wirksamkeit kann man von dem Spitzigen einen besonderen Gebrauch machen, indem man eine Spitze in eine bestimmte Richtung einstellt. Zuerst also gewinnt die Spitze ihre Kraft weil sie mit dem „Mana" des Spitzigen erfüllt ist; dadurch ist ihre Wirkung an keine örtliche Bestimmung und räumliche Begrenzung mehr gebunden. Dann aber nimmt dasselbe Spitzige wieder an der Orts- und Richtungsbestimmung der Spitze teil; der Zaubernde kann das Spitzige sich dienstbar machen, indem er einen spitzen Gegenstand zu bestimmter Zeit, an einem bestimmten Ort, in einer bestimmten Richtung aufstellt. Die Kraft des Zaubers überwindet so trotz der Bindung an Ort, Stunde und Mittel gleichwohl alle räumliche Distanz und Begrenzung. Hat also der Zauber die Bestimmung von Zeit und Ort des Handelns mit der echten Technik gemein, die Motive dieser Bestimmungen sind gleichwohl von den technischen grundverschieden.

Die Magie ist eine Technik im Bereich des Physiognomischen. Gerade weil wir uns bemühen die Eigenheit dieses Bereichs wieder besser zu würdigen, erscheint uns jeder Zauber als ein „fauler" Zauber.

Die magische Welt ist beherrscht von dem physiognomischen Charakter, den alle Dinge und alle Vorgänge zeigen; freilich leben auch wir modernen Menschen unseren Alltag in einer physiognomischen Welt. Der entscheidende Unterschied ist, daß der „Primitive" alle physiognomischen Charaktere sogleich als wirkliche und wirksame deutet. Die Weltdeutung unterscheidet die primitive Welt von der unsrigen; aber die einmal vollzogene Weltdeutung wirkt auch auf die Erscheinungsweise der Dinge zurück. In einer in bestimmter Weise gedeuteten Welt können wir die Dinge nur in einer bestimmten Weise sehen. Die allen einzelnen Erfahrungen und Beobachtungen voran-

---

[1] Aus JAIDE: „Das Wesen des Zaubers in den primitiven Kulturen und in der Islandssaga." Borna-Leipzig 1937. – Dort ist eine Fülle von Material zusammengestellt und systematisch geordnet. Mit JAIDEs „Deutung des primitiven Zaubers" stimme ich in den meisten Punkten überein.

gehende magische Weltdeutung hindert die genaue Unterscheidung
von Erscheinung und Erscheinendem, Ausdruck und Ausgedrücktem,
Manifestem und Verborgenem. Deshalb kann das Verborgene so behandelt werden als sei es Manifestes.

Die magische Welt wird als primitive bezeichnet. Diese Bewertung ist kein Fehlurteil aus intellektuellem Hochmut; sie ist wohlbegründet. Denn der Primitive bleibt noch in der Mitte seiner Welt,
umringt von Gesichten, auf die er im einzelnen widerspruchsvoll
reagiert. Seine Reaktionen bleiben vereinzelte, gebunden allein durch
die Einheit des Stils. Sie fügen sich nicht in eine einzige, die Vielheit
des Ganzen umfassende Ordnung.

Die primitive Deutung der Welt ist ein erster Versuch der Weltdeutung überhaupt. Sie begegnet uns auf einer frühen Stufe im historischen Prozeß der Entfaltung des Gedankens, sie gehört nicht zu
einer Vorform in der biologischen Entwicklung des Denkens. Gerade
weil die Magie einer primitiven Weltdeutung entspricht, erscheint sie
dann immer wieder, wenn die Menschen als Einzelne oder in sozialem
Verband vom Physiognomischen bedrängt und überwältigt werden.
In einer solchen Lage ist der Zwangskranke. Die Physiognomie seiner
Welt ist von Grund auf verändert. Nicht nur der Umstand, daß das
Physiognomische eine neue verstärkte Gewalt gewinnt, unterscheidet
seine Welt von der des Gesunden. Daß es allein die Physiognomie des
Verwesenden ist, daß dem Bösen keine heilsame Kräfte entgegenstehen,
gibt dieser Welt ihr Gepräge.

Hier ist zwar mit Recht von der Physiognomie des Verwesenden
die Rede; doch darf nicht übersehen werden, daß im Unterschied zur
Welt des Primitiven das Verwesende mehr gespürt ist als gesehen.
Auch ist die Welt des Zwangskranken in einer monotonen Weise vom
Verwesenden erfüllt, es fehlt ihr die physiognomische Mannigfaltig-
keit und Gliederung der primitiven Welt.

Weil das Verwesende mehr gewittert als gesehen ist, faßt den
Zwangskranken ein solch heftiger Schreck, sobald das Verwesende
feste Gestalt gewinnt. Vor dem Anblick eines Kranken, eines Krüppels, eines Leichnams, eines Sargs, der Trauerkleidung, scheut er sich
nicht weniger als vor dem geschriebenen, gedruckten, gesprochenen
Wort, das diese Dinge nennt.

Auch der Gesunde kennt solche Ängste. Die Sitte verlangt, daß
wir manche Dinge mit Stillschweigen übergehen, ihren wirklichen
Namen meiden oder umschreiben. Am Namen werden die Dinge
greifbar; das Namenlose, das Anonyme scheint noch gar nicht da zu
sein. Der Name schafft eine neue Kommunikation; er nennt nicht nur,
er weckt und ruft die Dinge herbei; er gibt uns Gewalt über sie, überliefert uns aber zugleich auch ihrer Macht. Aus unbestimmter Möglich-

keit bringt der Name die Dinge zu bestimmter Wirklichkeit. Dem pathischen Moment entspricht das gnostische. Das Ausgesprochene erst ist in die Akten, ist in unsere Chronik eingetragen, wird dadurch gültig und wirklich. Das gesprochene Wort hebt also das Verwesende aus vager Unbestimmtheit in eine unangreifbare Bestimmtheit.

Während jedoch das ausgesprochene Wort allgemein und wiederholbar ist, scheint der gesehene Gegenstand auf einen bestimmten Ort beschränkt zu sein. Daß sich das Verwesende aus vager Unbestimmtheit zur völligen Bestimmtheit im Anblick eines Krüppels verdichtet und damit doch begrenzt, sollte von den Kranken wohltätig empfunden werden. Aber sogleich bemächtigt sich des eben Bestimmten eine Gegenkraft; das Verwesende in seiner Ubiquität zieht es erneut in seinen Bann. Den einen Tag muß der Kranke eine Bahn verlassen, weil jemand in Trauerkleidern einsteigt; den nächsten Tag schon kann er mit keinem Wagen dieser Linie mehr fahren, und am übernächsten sind alle Linien „tabu" geworden. Der Begrenzung und Verdichtung folgt sogleich ein Prozeß der Auflösung und diffusen Ausbreitung. Dabei gewinnt das Verwesende nur an Deutlichkeit. Die Welt des Zwangskranken ist nach einer solchen Begegnung noch schrecklicher geworden, als sie es zuvor gewesen ist.

Gegen diese allseitigen Schrecken entwickelt der Kranke das Zeremoniell der Abwehr. Die Einzelheiten des Zeremoniells mögen lebensgeschichtlich ableitbar sein; das Zufällige daran, daß z. B. dreimal geklopft werden muß – nicht mehr und nicht weniger –, das mag auf assoziative Verknüpfungen zurückgeführt werden. Daß der Kranke aber überhaupt ein „magisches" Zeremoniell aufbaut, entspricht dem magischen Charakter der Welt, in der er lebt.

In der Literatur ist oft von dem Glauben der Zwangskranken an die Allmacht ihrer Gedanken die Rede; es ist die Vermutung geäußert worden, in diesem Glauben könne ein geheimer neurotischer Hochmut verborgen sein. Ich halte diese Deutung nicht für zutreffend. Der Zwangskranke lebt in einem Kontinuum des Bösen, in dem alles auf alles ins Grenzenlose weiterwirkt.

Es sind ja auch nur die bösen Gedanken, die solche Macht haben. Einer unverheirateten kinderlosen Zwangskranken kommt, während ihre Schwester wegen eines Ileus im Krankenhaus liegt, der Gedanke, stürbe die Schwester, so würde sie vielleicht deren Kind zur Erziehung erhalten. Wenige Tage darauf stirbt die Schwester tatsächlich, und nun kann die Kranke sich nicht mehr von dem Selbstvorwurf befreien, jener Wunsch könne den Tod der Schwester verursacht haben.

Die meisten unter uns werden einmal bei irgendeinem Anlaß mit ähnlichen Gedanken gespielt haben; aber wir verwerfen solche Gedanken, wir wissen, daß es nur ein frevles *Spiel* ist, das wir da treiben, und finden in solchen Gedanken nicht mehr Macht als in den entgegengesetzten. Der Zwangskranke hingegen, ob er in die Welt hinaus oder in sich hineinblickt, als wirklich gewahrt er allein immer nur das Böse. Das Schuldgefühl der Zwangskranken ist mehr ein Entsetzen über ihr eigenes Bösesein als über eine einzelne böse Tat. Ihr universales Schuldgefühl ist schon wach, noch ehe sie überhaupt gehandelt haben.

Die Zwangskranken kämpfen daher mit einem Gegner, der übermächtig, allgegenwärtig und ungreifbar zugleich ist; sie kämpfen mit unzulänglichen Waffen einen aussichtslosen Kampf. Sie teilen das Schicksal des Sisyphus und der Danaiden.

Dieser zwiespältigen Situation entstammt das spezifische Erlebnis des Zwangs.

Bei allen erzwungenen Handlungen ist unsere Zustimmung und unsere Ablehnung, unser Ja und Nein, in eigentümlicher Weise gemischt. Im reinen Widerstreben verneinen wir den Anspruch einer fremden Macht und bejahen unser eigenes Verhalten. Geben wir nach, dann erkennen wir den fremden Anspruch an und sind wieder im Einklang mit unserem entsprechend veränderten Verhalten. Werden wir durch Gewalt überwunden, so bleibt das Nein bestehen; gegen uns selbst können wir in solchem Fall nicht Stellung nehmen, denn wir haben aufgehört zu handeln. Der gezwungen Handelnde jedoch kann sich noch entscheiden. Sein Widerstreben schlägt zwar um in ein Nachgeben; auch der gezwungen Handelnde muß als Handelnder sein Tun bejahen ebenso wie den Anspruch des anderen. Gleichzeitig aber bleibt doch der Widerspruch bestehen; er verwirft sein Handeln und verneint die fremde Forderung. Den letzten Einsatz scheuend, fügt er sich der Macht eines Anspruchs, dessen Recht er bestreitet.

In der Zwangskrankheit ist freilich der Konflikt nicht der von Macht und Recht eines fremden Anspruchs.

Solange der Zwangskranke in ungebrochener Kraft seiner Abwehr lebt, widerstrebt er geradewegs der Macht des Verwesenden. Erst in der Ermattung wird sein Erleben zwiespältig. Erst in der Ermattung beginnt er zu reflektieren. Der Reflexion ist aber das unsichtbare Verwesende nicht faßbar. Der Standpunkt des Zwangskranken ist ja noch nicht weit genug „verrückt", als daß er nicht in der Reflexion die Welt nach dem allgemeinen Urteil deutete. Die reflektierte gnostische Deutung der Welt hat der Zwangskranke noch mit dem Gesunden gemein. Die Abwandlungen des Pathischen versteht er aber gerade so wenig wie dieser. Als Reflektierender ist ihm daher sein eigenes Tun unverständlich, es erscheint ihm unsinnig und wie unter einem Zwang zu geschehen. Die Abwehr wird als innerer Zwang gedeutet. Man sagt deswegen, der Zwangskranke habe „Einsicht" in das Unsinnige seines Verhaltens. Hätte er jedoch eine vollkommene Einsicht, so hätte er uns längst eine Deutung des Zwangs geben können und hätte uns die Mühe erspart, sie erst zu versuchen.

* *

*

Auf die Literatur zur Zwangskrankheit bin ich nur gelegentlich eingegangen. Das Fehlen einer Polemik halte ich aber für keinen absoluten Mangel einer wissenschaftlichen Arbeit, der nun am Ende noch unbedingt ausgeglichen werden müßte.

Als grundsätzlich wichtig möchte ich an Stelle einer Polemik nur Folgendes hervorheben:

1. Die ganze Untersuchung hält sich streng im Bereich der psychologischen oder, wenn man das Wort vorzieht, der anthropologischen Deutung.

Zu physiologischen Hypothesen habe ich nirgends meine Zuflucht genommen. Die zur Erklärung seelischen Geschehens aufgestellten physiologischen Hypothesen sind zumeist frei und – sofern eine Art Familienähnlichkeit zwischen seelischen Phänomenen und physiologischen Prozessen vermutet wird – zugleich schlecht erfunden. Man braucht sich ja nur zu vergegenwärtigen, daß die physiologischen Prozesse in der objektiven Zeit verlaufen, als impersonale Geschehnisse gedacht sind. Die Zwangssymptome aber gehören der historischen Zeit an, sind Ausdruck einer Störung des personalen Werdens. Beide Systeme sind begrifflich inkommensurabel. Abschlußunfähig ist nicht das Denken, der Denkende in seiner Welt vermag nicht abzuschließen. Der Hinweis auf die Leib-Seele-Einheit hilft uns nicht weiter; denn vorläufig erscheint der Ausdruck Leib-Seele-Einheit noch als Wort, dort, wo die Begriffe fehlen. Wer von der Leib-Seele-Einheit spricht, der meint die Einheit doch als Einheit von Verschiedenem, nicht als Einerleiheit. Die Momente der Verschiedenheit können wir angeben, die Einheit hingegen, obwohl wir sie tagtäglich erfahren, vermochten wir bisher nicht zu begreifen. Wann es gleichwohl berechtigt ist, Störungen der Gedanken als Störungen „des Denkens" zu deuten, konnte hier nicht erörtert werden.

2. Es ist versucht worden, die Mannigfaltigkeit der Symptome als einheitliche Abwandlungen des in der Krankheit gestörten Lebensstils zu begreifen.

3. Das hat dazu genötigt, die Struktur des gesunden Lebens genauer zu bestimmen. Die Norm aber, an der sich die Psychopathologie bei solchen Problemen orientieren muß, ist nicht die Summe der Leistungen einzelner psychischer und physischer Funktionen. Diese Norm ist der fragende und irrende Mensch.

Die aufrechte Haltung[1]

Eine anthropologische Studie

> Steht er mit festen
> Markigen Knochen
> Auf der wohlgegründeten
> Dauernden Erde,
> Reicht er nicht auf,
> Nur mit der Eiche
> Oder der Rebe
> sich zu vergleichen.

Der Ausdruck „Aufrechte Haltung" kann in zweifacher Weise verstanden werden. Er läßt uns an das Vermögen des Menschen denken, sich gegen die Schwerkraft aufzurichten und, auf der schmalen Basis seiner beiden Füße stehend, gehend, laufend, springend, sich im Gleichgewicht zu erhalten. Ein andermal aber verstehen wir den Ausdruck im moralischen Sinn. Aufrecht ist der Mensch, der den Mut und die Kraft hat, seinen Freunden in Gefahren und Not treu zu bleiben, seine Gesinnungen zu bekennen, seinen Überzeugungen gemäß zu handeln, sei es auch mit dem äußersten Einsatz, dem seines Lebens.

Von den beiden Bedeutungen scheint die eine eine schlichte, unmittelbare Beschreibung zu sein, die andere dagegen nur eine Allegorie, ein Gleichnis, das räumlich nicht Faßbares im räumlichen Bilde darstellt und veranschaulicht. Es könnte sein, daß die Sprache unter vielen Möglichkeiten gerade diese eine mehr oder minder willkürlich gewählt hat. Vielleicht aber stehen beide Bedeutungen, die direkte und die metaphorische, doch in einem sinnvolleren Verhältnis. Vielleicht hat die Sprache den tatsächlichen Zusammenhang richtig erfaßt und ihm seinen eigentlichen und gültigen Ausdruck gegeben.

Jedem Lebewesen ist sein Verhältnis zur Welt und sein Verhalten in der Welt durch seinen Bauplan vorgeschrieben. Durch seine Leiblichkeit ist das Erleben des Menschen mitbestimmt, sind ihm Weiten geöffnet und Grenzen gezogen.

---

[1] Mschr. Psychiat. Neurol., Vol. 117, Nr. 4/5/6. — Basel/New York 1949, Verlag S. Karger.

Die aufrechte Haltung gehört zum Wesen der Gattung Mensch. Aber, ist sie ihm auch angeboren oder richtiger eingeboren, dem Individuum wird sie von der Natur nicht geschenkt, er hat sie zu erwerben. Das Herz des Ungeborenen schlägt schon im Mutterleib; es fährt fort zu schlagen ein langes Leben lang, ohne unser Zutun. Die aufrechte Haltung, Stand, Gang, sind nicht von dieser Art. Sie sind uns als Möglichkeiten gegeben, wirklich werden sie erst durch unser eigenes Bemühen. Die aufrechte Haltung ist eine Leistung; angeboren muß sie doch erst erlernt werden; und wenn sie längst zum gesicherten Besitz geworden, fordert sie immer erneut Mühe und Anstrengung. Schon früh meldet sich bei dem gesunden Kind der Drang sich aufzurichten, sich vom Boden zu erheben und sich, den niederziehenden Kräften widerstrebend, in einer bedrohten Schwebe zu halten. Mißerfolge können es nicht entmutigen; unlustvolles, schmerzhaftes Mißlingen kann es nicht davon abbringen, seine Versuche wieder und wieder zu erneuern; mit Jubel begrüßt es seine ersten Schritte, beseligt genießt es das gelungene Werk. In dem Akt des Sich-Aufrichtens strebt das Kind einem Ziel zu, es handelt, es vollbringt eine Tat. Es erfreut sich am Gelingen, aber mehr noch an der im Gelingen eröffneten neuen Möglichkeit, aus eigener Kraft auf eigenen Füßen zu stehen. Noch ein Unmündiger, ein Infant, lernt es der Mensch, sich am Werk zu erfreuen. Keine andere Belohnung lockt ihn, nicht süßes Behagen, nicht Sättigung und Sicherheit, nicht „Abfuhr von Energien" und Schlaf, sondern das Mühen und das Gelingen und die so errungene Freiheit der Bewegung. Binnen kurzem werden diese Leistungen selbstverständlich geworden sein, niemand wird sie dem Kind noch als Verdienst anrechnen; indem es sie vollbringt, gehorcht es ja nur dem Gesetz der Gattung. Jedoch die Gattung ist wirklich nur in den einzelnen Individuen; dem Einzelnen aber ist und bleibt die aufrechte Haltung Aufgabe und Leistung. Er kann sie verfehlen. Für die Verfehlung belasten wir das Individuum und suchen den Grund in einem individuellen Mangel oder einem persönlichen Versagen. Wo aber das Versagen Schuld sein kann, ist das Gelingen Verdienst.

Nur im Wachsein kann der Mensch sich aufrecht halten. Die automatischen Regulationen, so unentbehrlich sie sind, sie alleine genügen nicht. Es ist gesagt worden, daß wir uns im Einschlafen von der Welt abwenden, auf uns selbst zurückziehen. Aber das ist doch nur halb richtig. Mit besserem Recht könnte man sagen, daß wir, indem wir uns zum Schlafe niederlegen, uns ausstrecken, uns ganz der Welt gefangen geben; wir hören auf uns in der Welt der Welt gegenüber zu behaupten. So sehr wir mit jedem Atem, jedem Bissen, jedem Schritt der Natur verhaftet sind, zu unserem Selbst gelangen wir doch nur in einer wachen Gegensetzung zur Welt.

Die aufrechte Haltung weist nach aufwärts, fort vom Boden. Sie ist Gegenrichtung gegen die bindenden, fesselnden Kräfte der Schwere. Im Aufrichten machen wir einen Beginn, uns von der unmittelbaren Herrschaft physikalischer Kräfte zu befreien. Die Richtung nach oben, das Aufrechte und das Oben, die Höhe, werden daher zum unmittelbaren Ausdruck des Durchdringens zur Freiheit, der Überlegenheit, des Siegens und sich siegreich erhalten, die Richtung nach unten, das Sinken, Fallen und Stürzen, sie werden Ausdruck der physischen und moralischen Niederlage.

Im Aufrichten gewinnt der Mensch einen Stand in der Welt; er gewinnt die Möglichkeit, sich der Welt gegenüber selbständig zu verhalten, die Welt und sich selbst zu gestalten. Solche Möglichkeit ist verwirklicht in den verschiedenen Ständen, den Berufsständen, den politischen Ständen, dem Ehestand. Jedem unter diesen eignet eine bestimmte Weise sich zur Welt zu verhalten; jeder Stand daher macht es seinen Angehörigen zur Pflicht, sich standesgemäß zu verhalten.

Jedoch der natürliche Stand des Menschen bleibt Widerstand. Die Gegenstände, die uns umgeben, erscheinen fest und gesichert in ihrem ruhigen Lasten auf dem Grunde. Der Fels in seiner wuchtigen Schwere folgt den abwärts ziehenden Kräften, bis er in seiner eigenen Last zur Ruhe kommt.

„Doch uns ist gegeben, auf keiner Stätte zu ruhen."

Die aufrechte Haltung ist ruhelos, sie ist ein immer erneutes Anstemmen gegen den Zug nach unten. Es genügt nicht einen Stand zu gewinnen, wir müssen lernen einen Stand zu halten. Wer dies vermag, den ehrt die Sprache als standhaft, beständig.

Im Aufrichten löst sich der Mensch vom Boden, dem tragenden Grund. Er gewinnt Freiheit, zugleich aber verliert er den innigen Kontakt, die sichere Geborgenheit – ein nie verschmerzter Verlust.

> Denn mit Göttern
> Soll sich nicht messen
> Irgend ein Mensch.
> Hebt er sich aufwärts
> Und berührt
> Mit dem Scheitel die Sterne
> Nirgends haften dann
> Die unsicheren Sohlen,
> Und mit ihm spielen
> Wolken und Winde.

Aufrecht, sehnen wir uns nach dem Grund, genießen das Sinken und Sich-fallen-lassen. Aber eingezwängt in die Enge der „Gruft-Welt", bedrückt von der Niederlage, sehnen wir uns danach uns zu erheben, die Freiheit der Bewegung wieder zu gewinnen. Selbst der Süchtige genießt noch im Sinken eine Scheinwelt unbegrenzter Weiten und unbeschwerter Beweglichkeit. Eine nie ganz zur Auflösung gebrachte Gegensätzlichkeit dringt mit der aufrechten Haltung in alles menschliche Verhalten. Sie entfernt den Menschen vom Grunde, sie rückt ihn in eine Distanz zu allen anderen Dingen. Dieser Abstand freilich gibt dem Menschen auch die Möglichkeit und Macht, die Dinge – abgelöst von dem unmittelbaren Kontakt mit ihm selbst – in ihren Verhältnissen untereinander zu betrachten und zu erforschen, auf sie zu zeigen und auf sie zu deuten. Ein Tier, das sich in der Längsachse seines Körpers fortbewegt, ist immer auf die Dinge zu gerichtet. Der Mensch aber, der sich in einer Richtung senkrecht zu seiner eigenen Längsachse vorwärts bewegt, den aufgerichteten Körper parallel zu sich selbst verschiebend, findet sich allen Dingen einsam gegenüber.

Senkrechte schneiden sich nicht für unseren Blick. Zuneigung rückt den Menschen erst aus der Vereinsamung des unerbittlich Aufrechten. In der ungebrochenen Geradheit der aufrechten Haltung spüren wir den Stolz, die Strenge, die Härte, die Unzulänglichkeit.

Dem Aufrichten folgt das Stehen und Gehen. Erst nach dem Aufrichten sind wir imstande uns gehend, laufend, springend fortzubewegen. Die im Aufrichten gewonnene Freiheit ist in die des schwebenden Schrittes erweitert. Zugleich mit der Freiheit aber wächst die Bedrohtheit. Wiederum sind Freiheit und Bedrohtheit eng zusammengeschlossen. Der Aufrechte ist vom Sturz bedroht. Ohne Wurzeln im Grund „reicht er nicht auf, nur mit der Eiche oder der Rebe sich zu vergleichen". Unsere Bewegungsmöglichkeiten sind mannigfaltiger als die des Tieres, aber es genügt, uns ein Bein zu stellen, und wir fallen zu Boden. Wir haben nicht die Sicherheit des Tieres, dessen Körper wohl unterstützt auf seinen vier Beinen ruht. Zwar vermag auch das Tier sich vom Boden weg zu heben, aber es bleibt doch in dauerndem nahen Kontakt. Mit seinen Beinen umgrenzt es eine dem Körper angemessene Bodenfläche, einen breiten zuverlässigen Grund für den darüber gelagerten Schwerpunkt. Der Schwerpunkt des menschlichen Körpers dagegen schwebt hoch über der von den Füßen gebildeten schmalen Basis. Die Berührungsfläche mit dem Boden ist winzig im Verhältnis zum Körper. Der Mensch muß einen Halt in sich selber finden, gehend und stehend muß er sich in der Schwebe halten. In seinem elementarsten Verhalten steht das menschliche Dasein schon unter einer Forderung, keinem „Du sollst" in Steine gegraben, keinem „Du mußt", dem Zwang zu atmen vergleichbar, gleichwohl einer Forderung.

Der Schwerpunkt des trabenden Pferdes, des laufenden Hundes, verläßt nicht die Unterstützungsfläche. Der gehende Mensch bewegt sich so, daß der Körper vorgeschwungen wird. Dem Schwerpunkt wird für einen Augenblick die Unterstützung entzogen. Das vorgestreckte Bein ist es, das den drohenden Fall aufzufangen hat. Gibt der Boden nach, treten wir fehl, dann fallen wir oder sind doch dem Sturze nah. Unser Gehen ist eine Bewegung auf Kredit. Der Verzagte sucht den Schwung des Körpers zu bremsen. Der Zuversichtliche läßt sich von seinem eigenen Schwung weiter tragen; seine Bewegungen sind fließend, gleitend, er wartet nicht ab, bis er einen sicheren Halt gewonnen hat; in kühnem Vorgriff vertraut er, daß die Zukunft der Gegenwart gnädig sein werde. Mit Bewunderung folgt unser Blick dem Tänzer, dem Springer, dem Eisläufer, dem Skifahrer, der den Sturz riskierend sich in freier Schwebe hält.

Mit der Freiheit wächst die Bedrohtheit, mit der Bedrohtheit die Freiheit. Das zweibeinige Gehen – ein abwechselndes Balancieren auf einem Bein – erlaubt es, die Schritte in Länge, Tempo, Richtung, Akzent zu variieren. Selbst die regelmäßige Abfolge rechts – links, rechts – links kann hüpfend abgewandelt werden. Die so unter sich verschiedenen Schritte können – Versfüßen vergleichbar – in ein rhythmisches Schema zusammengeordnet werden. In ihr ist die Monotonie regelmäßig symmetrischer Bewegungen durchbrochen. An lauter gleichen Schritten läßt sich keine Gestalt erfassen. Nur das Mannigfaltige ist der Vereinheitlichung fähig, oder, wenn wir die Einheit voranstellen wollen, Einheit kann sich nur in Mannigfaltigem dokumentieren. Ein derartiges Schema des Schreitens ist wiederholbar. Die Wiederholung erleichtert es, die Gestalt als solche von ihrer konkreten Durchführung klar abzusondern. Jedoch das Metron des Schreitens kann aus vielerlei Kombinationen gebildet werden. Hier drängt sich der Gedanke auf, daß eine variable Ordnung des Mannigfaltigen wohl einer zentralen Regulation bedarf, wie sie in der Dominanz der einen Gehirnhemisphäre angetroffen wird.

In der aufrechten Haltung sind Arme und Hände aus ihrem Dienst als Stützen und Träger des Körpers entlassen. Der alten Pflichten ledig, werden sie für neue Aufgaben verfügbar. Erst mit der aufrechten Haltung kann sich die vordere Gliedmaße zum menschlichen Arm und zur menschlichen Hand entwickeln.

Das soll nicht besagen, daß die aufrechte Haltung der Entwicklung der Hand zeitlich voranging. Über die Genese wissen wir nichts. Doch können wir einen Organismus, wie alles andere, nur diskursiv beschreiben. Wenn wir es nicht bei einer bloßen Aufzählung be-

wenden lassen wollen, müssen wir ein Phänomen als zentrales herausgreifen, und die übrigen um dieses herum anordnen. Die Methode der
Darstellung aber darf nicht für ein Prinzip des Dargestellten genommen werden. Die aufrechte Haltung erscheint uns als eines der
wesentlichen Kennzeichen des menschlichen Organismus und des
menschlichen Daseins. Ob wir als Anatomen die Struktur, als Physio-
logen die Funktionen, als Psychologen die Erlebnisweisen erforschen,
immer werden wir finden, daß alle Einzelheiten auf jenes Grundphänomen verweisen, jedoch im Sinne einer Wechselwirkung, zugleich bedingend und bedingt. In solcher Weise also ist die Hand nur
im Ganzen des menschlichen Organismus verständlich, der ohne sie
kein menschlicher Organismus wäre.

Die menschliche Hand ist Sinnesorgan, sie ist Arbeitshand, Organ
der Kommunikation und Organ des Kontakts. Als Sinnesorgan ist
die Hand, sind die Hände, in ihrer vielgliedrigen Beweglichkeit eine
Fülle von Rezeptoren zur Einheit zusammengefaßt, dem Auge vergleichbar. Und wie das Auge nicht nur blickt, sondern sieht und betrachtet, das Ohr nicht nur hört, sondern zuhört und vernimmt, so
tastet die Hand nicht nur, sondern betastet die Dinge, greift nicht
nur, sondern begreift. Im prüfenden Betasten bleiben wir den Dingen
gegenüber. Wir wollen nicht von ihnen angerührt und gerührt
werden, wir wollen erfahren, wie sich ein Gegenstand an sich und zu
seiner Umgebung verhält, nicht aber, wie er sich zu uns verhält. In
all dem ist die aufrechte Haltung wirksam, jene ihr eigentümliche
seelische Entfernung von den Dingen, die es ermöglicht die Distanz
zu wahren, selbst dann, wenn unsere Hand über die Dinge gleitet.

Ohne solche objektivierende Einstellung könnte der Finger nicht
zum Zeigefinger, die Hand nicht zur Arbeitshand, dem „Werkzeug
der Werkzeuge" werden. Die sensorische und motorische Ausrüstung
allein genügt jedoch nicht. Wäre sie die zureichende Bedingung, die
Hand sollte immer nur in der gleichen Weise funktionieren. Aber
gerade das ist nicht der Fall. Die Hand ist nicht immer Vorposten
der Erkenntnis. Sie ist ein Mittler zwischen uns und dem anderen,
Menschen und Dingen; sie hilft den Kontakt wieder herzustellen, die
Kluft zu überbrücken, die uns in der aufrechten Haltung von allem
anderen trennt. Wir strecken unsere Hände aus, nach dem anderen,
wir fassen nach den Dingen, um an ihnen einen Halt zu gewinnen.
Im Griff der Hand, im Händedruck suchen wir uns aus der Einsamkeit hinüber zu retten in die Gemeinschaft. Doch zu oft nur greifen
die Hände ins Leere. In der aufrechten Haltung werden die Hände
wie Ballast mitgeführt, zum mindesten kann es geschehen und geschieht oft. Es ist, als wäre die Entfernung zu Menschen und Dingen
in den Händen lokalisiert; der Abstand wird als Leere der Hände

erlebt. Auf tausend Weisen streben wir danach, die Leere auszufüllen. Wir brauchen uns nur des Phobikers zu erinnern, dem es oftmals schon ein Trost ist, irgend einen Gegenstand in der Hand zu tragen, und so die Leere auszufüllen, die ihn zu überwältigen droht. Doch brauchen wir gar nicht auf den anderen zu deuten. Es geht uns allen ähnlich, wenn wir uns als Sprecher aufgerichtet, exponiert gegenüber der Gruppe der Hörer finden. Können wir uns nicht hinter einem Redepult verschanzen, dann ist es uns angenehm die Hand auf einem Tisch, einer Stuhllehne ruhen zu lassen, auf einen Zeigestock zu stützen; wir manipulieren mit Notizen, die wir gar nicht benötigen. Wo alles fehlt, überraschen uns unsere Hände mit Gestikulationen, die wenig nützen unsere Gedanken zu erläutern, die uns aber viel helfen, die Leere zu füllen, die Distanz zu überbrücken.

Als DARWIN sein Ausdrucks-Buch vorbereitete, sandte er Fragebogen an Missionäre, um die Verbreitung gewisser uns vertrauter Gebärden festzustellen. Seine Nachforschung galt auch der Gebärde des Achselzuckens, als eines Ausdrucks der Unfähigkeit zu raten, oder zu helfen. Bei der Analyse dieser Gebärde treffen wir wieder die leeren Hände. Im Heben der Schultern wird nichts anderes vorgewiesen als die leeren Hände – eine fruchtlose Anstrengung. DARWIN erfuhr auf seine Anfrage, daß diese Gebärde allgemein verbreitet ist, in allen Sprachkreisen und Kulturen angetroffen wird, offenbar also nicht ein Ergebnis von Konventionen, Gebräuchen und Gewohnheiten sein kann. Die Regelmäßigkeit des Vorkommens weist auf einen gemeinsamen Ursprung. Die Bewegung wäre nicht ein universeller, spontaner und unreflektierter Ausdruck, wenn nicht der Mensch überall zugleich mit der aufrechten Haltung sein Distanziertsein erlebte.

Es ist viel Raum um den aufrechten Menschen. Die Welt erstreckt sich um ihn vorwärts – rückwärts, in Angriff und Flucht, aufwärts – niederwärts, im Steigen und Fallen, seitwärts, nach rechts und nach links, in grenzenlose Weite sich öffnend. Die Hauptrichtungen können in einem Achsensystem sich rechtwinklig schneidender Koordinaten dargestellt werden. Aber ein solches Schema leistet mehr als es sollte, es reduziert die Hauptrichtungen zu gleichwertigen Dimensionen. Jedoch der Mensch lebt nicht in einem geometrischen Raum. Die Hauptrichtungen gliedern den Raum in Welt-Regionen, mit ihnen eigentümlicher Werthaftigkeit, als Sinn-Richtungen bedeutsam und wirksam.

Mit der aufrechten Haltung hat der Mensch die Freiheit gewonnen die Arme seitwärts zu richten, zu heben, zu strecken, zu greifen, zu weisen.

Auch die Vögel haben ihre Flügel seitwärts, aber sie greifen, sie deuten, sie richten sich nicht seitwärts. Beim Breiten der Flügel sind die das Gefieder tragenden Knochen im Schulter- und Ellenbogengelenk winklig vorwärts und rückwärts gerichtet; sie können nicht seitwärts gestreckt werden. Die im Fluge aufwärts, abwärts und rückwärts geführten Flügel heben den Vogel, sie bewegen ihn vorwärts. Das Schlagen der Flügel geschieht synchron.

Die menschlichen Arme aber werden nicht nur vom Rumpf weg zur Seite gehoben. Sie können seitwärts gerichtet werden, greifen und weisen. Die Seitwärtsbewegung erweitert den Eigen-Raum in den Umraum. Im Gegensinn der Seitwärts-Richtungen weisen und deuten die Arme auf unbegrenzte Weiten. Im Gegensinn der Richtungen, nach rechts und nach links, gewinnen beide Seiten eine relative Unabhängigkeit voneinander. Simultane Bewegungen sind daher nicht notwendig synchron oder symmetrisch. Die Symmetrie kann durchbrochen werden, so daß „die Rechte nicht weiß, was die Linke tut". Besser freilich ist es, daß sie voneinander wissen, so daß die Verschiedenheit und Mannigfaltigkeit in einer höheren Einheit zusammengefaßt werden kann. Die Eupraxie simultaner Bewegungen fordert eine zentrale Regulation. Sie ist in der Suprematie der einen Hemisphäre verwirklicht, sie wird in der Wert-Verschiedenheit des Rechts und Links erlebt.

Der in eine Mannigfaltigkeit von Weltregionen gegliederte Raum schließt sich um und für den Menschen zur Totalität des Universums, in ein Weltpanorama, zusammen. „Die aufrechte Haltung" hat Auge und Ohr vom Boden emporgehoben. In der Familie der Sinne hat der Geruch die Rechte des Erstgeborenen verloren. Gesicht und Gehör übernehmen die Herrschaft. Sehen und Hören werden nun erst wahrhaft zu Fernsinnen. Auge und Ohr der Giraffe sind weiter vom Boden entfernt als das menschliche Auge und Ohr. Aber von dem Aussichtsturm ihres hohen Halses um sich blickend bleibt die Giraffe doch den Baumkronen nahe. Der meßbare Abstand ist nicht entscheidend für Nähe und Ferne, die Bewegungsrichtung als Sinnrichtung ist es; sie entrückt den Menschen von dem Nahen, von dem, was ihn unmittelbar angeht, und macht ihm die Ferne bedeutsam.

Die Eule ist Athenes Vogel. In dem flachen Vogelgesicht mit dem wenig prominenten Schnabel, beherrscht von den frontal gestellten großen Augen, glaubten die Alten einen Ausdruck der Weisheit zu spüren. Das Verhältnis von Blick und Biß unterscheidet das Eulengesicht von dem anderer Vögel, aber auch von den meisten anderen uns bekannten Tieren. Bei dem Adler, dem Spatzen, dem Storch, der Schlange, dem Krokodil, dem Karpfen und dem Hecht, dem Büffel und dem Pferd, dem Hasen wie dem Hund, liegen die Augen hinter der Mundöffnung, oft in erheblichem Abstand. Der Schnabel, die Schnauze, der Rüssel, das Maul – Organe des unmittelbaren Kontakts, des Greifens und Angreifens –, sind ganz nach vorne gelagert in die Visierlinie der Augen. Mit der aufrechten Haltung, der Entwicklung von Arm und Hand, wird das Maul zum Mund. Zum Greifen und Tragen, zum Angriff nicht länger benötigt, weicht der Mund aus der Visierlinie der Augen. Sie können nun sich gerade auf die Dinge richten und – keiner Spür-, Such-, Greif-Bewegung folgend – voll auf ihnen ruhen. Der Biß ist dem Blick untergeordnet, räumlich, funktionell und im Ausdruck. Die Sprache nimmt von diesem Verhalten Kenntnis, indem sie mit dem Wort Gesicht das Ganze durch den beherrschenden Teil bezeichnet. Diese Auffassung und Deutung des Menschen muß ziemlich verbreitet gewesen sein, denn dem deutschen Wort „Gesicht" entspricht der Bedeutung nach im Englischen und Französischen das Wort „visage", im Griechischen „πρόςωπον". Der Ursprung des lateinischen „facies" ist unsicher, damit auch der des im Englischen gebräuchlichen Substantivs „the face". Um so deutlicher aber nimmt das davon abgeleitete Verb „to face" Bezug auf den menschlichen Blick in seinem Verhältnis zur aufrechten Haltung: die Dinge gerade, unvermittelt anzublicken und ihrem Andrängen, was immer es sei, Aug in Aug standzuhalten. Im Standhalten distanzieren wir uns von den Dingen. Aber es ist das der aufrechten Haltung eigentümliche Gegenübersein, das erst solches Durchhalten ermöglicht. Die Maul und Fänge zur Beute hinleitenden Augen sind immer auf das Nahe eingestellt. Erst im Gegenüber der aufrechten Haltung kommen die Dinge in ihrem eigenen Wesen in Sicht, dringt der Blick in die Tiefe, wird die Sicht zur Einsicht. Einsicht ist notwendig Fernsicht. Einsicht fordert, daß ich von mir, von meinem nächsten Begehren, Wünschen, Interessen absehend, die Dinge betrachte, nicht um sie mir einzuverleiben, sondern um sie in ihrem Wesen zu erschauen, in ihrem Verhältnis zueinander, zu dem Ganzen und zu dem Dauernden. In der aufrechten Haltung löst sich der Mensch von der Nähe, wird sein Auge zum Fernsinn, der vordringt bis zu den äußersten Horizonten, bis zu dem Himmel und den Sternen.

Wie das Auge wird auch das Ohr mit der aufrechten Haltung zum Fernsinn. Es ist nicht mehr darauf beschränkt, Geräusche als Anzeichen aktuellen Geschehens zu vernehmen, als rascheln, rauschen, fauchen, brüllen, zischen, als warnen, drohen und locken. Es kann die Laute ihrer eigenen Gestalt erfassen, in ihrer Solchheit mit ihren Relationen, in ihrer musikalischen oder in ihrer phonetischen Struktur. Erst diese Fähigkeit, die Lautgestalten von der Lautmaterie hörend zu sondern, ermöglicht es, Lautgebilde absichtsgemäß zu erzeugen, und willkürlich zu wiederholen. Das Ohr als Fernsinn ermöglicht das Sprechen.

Die Sprache ist Kommunikation auf Distanz. Ausdruck und Mitteilung sind im Gespräch mediatisiert auf die Rede. Diese, indem sie Hörer und Sprecher verbindet, hält sie zugleich im Abstand; sie ist ein Mittleres zwischen ihnen. So wie der Sprecher seine Worte produziert hat, Lautgebilde, die als Zeichen, als Träger von Bedeutungen fungieren, genau so sollen sie von dem Hörer entgegengenommen und verstanden werden. Wohl hört man durch die Rede hindurch den Sprechenden, aber man vernimmt ihn nur durch dieses Medium. Die Bindung der Rede an den Redenden kann aufgelockert werden, so daß die Rede als solche aufgezeichnet, aufbewahrt und wiederholt werden kann. Darum muß schon der artikulierte Laut, das Phonema, eine für alle verbindliche Gestalt haben. Das Phonema selbst ist ein Universale, dessen allgemein gültige Gestalt der Hörer nur dann zu vernehmen imstande ist, wenn er sich von allen aktuellen Besonderheiten der Intonation, des Stimmcharakters, der Situation, zu distanzieren vermag. Geringfügige Änderungen der Artikulation können den Sinn einer Rede entscheidend verändern, können zuweilen sie in das gerade Gegenteil verkehren. Der Hörer muß geschult sein, solche minimalen Unterschiede aufzufangen, der Sprecher muß die Lautbildung so beherrschen, daß das von ihm produzierte Klanggebilde den allgemeinen Regeln gemäß ist. Das vertraulichste Gespräch, die persönlichste Zwiesprache, bleiben allgemeinen Gesetzmäßigkeiten unterworfen, denen der Lautbildung, der Grammatik, der intendierten Bedeutungen. Die im Laufe der Jahre erworbene Virtuosität, die allgemeinen Regeln den besonderen Umständen anzupassen, uns in dem allgemeinen Medium der Sprache persönlich und individuell zu äußern, verhüllt den wahren Charakter der sprachlichen Kommunikation. Er entdeckt sich erst wieder der Reflektion; dem Einzelnen wird er dann unmittelbar fühlbar, wenn Störungen irgendwelcher Art den mühelosen und prompten Gebrauch der Sprache behindern, beim Übergang etwa in einen fremden Sprachkreis, in der Ermüdung, unter dem Einfluß von Krankheiten oder dann, wenn die Unmittelbarkeit des Kontakts die sprachliche Distanzierung nicht länger duldet und das Wort im zornigen Aufschrei, im zärtlichen Stammeln, im finsteren Schweigen untergeht. Im Gespräch reden wir mit einem anderen über etwas. Das erfordert Distanz in drei Richtungen: von den Dingen, so daß sie als gemeinsamer Gegenstand uns gegenüberstehen, voneinander, so daß die Rede als ein Mittleres zwischen uns treten kann, von den lautlichen Anzeichen, so daß die Lautgestalt rein zur Entfaltung gebracht werden kann. Solche Distanzierung bewirkt die aufrechte Haltung. Sie hebt uns vom Boden, stellt uns den Dingen gegenüber, konfrontiert uns mit dem andern. Sie ist, wenn auch nicht die allein zureichende, doch eine notwendige Bedingung der Sprache.

Der aufrechte Mensch, von dem hier die Rede ist, ist verstanden als ein leibhaftes, erlebendes Wesen. Er ist nicht gemeint als ein leibloses und weltloses Bewußtsein, auch nicht als ein Körper, ein bewußtlos funktionierendes Nervensystem, noch als ein Kompositum aus beiden. Er ist auch nicht verstanden als ein Organismus, in dem ein Es, ein Ich und ein Über-Ich zusammen und gegeneinander wirken. Erleben ist daher nicht verstanden als eine Folge von Eindrücken, Vorstellungen, Wünschen, Erinnerungen, die in ihrer zeitlichen Folge und dynamischen Verknüpfung das Verhalten des Organismus bestimmen. Der Ausdruck Erleben deutet auf eine bestimmte Weise des In-der-Welt-seins, die in vielen Gestaltungen von Lebewesen angetroffen wird. Sie ist charakterisiert durch das Verhältnis zum *andern*, nämlich dadurch, daß im Erleben das andere *als* anderes in mannigfaltigen Beziehungen erfaßt und behandelt wird. Im Verhältnis zu dem andern, in dauernden oder wechselnden Verhältnissen, erfaßt und bestimmt auch der Erlebende erst sich selbst. Es gibt keine Priorität des Selbstbewußtseins vor dem Weltbewußtsein. Was wir wahrnehmen, vorstellen, begehren, denken, lieben, hassen nennen, alle diese „Klassen von Erlebnissen" bezeichnen nur verschiedene Weisen der Beziehung und des Kontaktes mit dem andern, d. i. mit der Welt, der Umwelt, der Mitwelt.

Als Lebewesen ist der Erlebende ein Individuum. Dem widerstreitet nicht, daß wir die aufrechte Haltung als ein Verhalten *des* Menschen bestimmt haben. Die aufrechte Haltung gehört als Möglichkeit zu *dem* Menschen, d. h. nicht zu einem oder dem anderen, sondern zu jedem einzelnen Individuum der Gattung Mensch. Wachsein und Aufrechtsein sind freilich nicht die einzig möglichen Haltungen des Menschen. Wir wissen auch vom Schlaf und vom liegenden Menschen. Aber die aufrechte Haltung gehört doch so ursprünglich zu der Natur des Menschen, in der Gesamtheit seiner Organisation ist alles so deutlich auf diese Möglichkeit hin mitangelegt, daß jemand die „biologischen Fakten" eigensinnig ignorieren muß, wenn er zu einer Deutung gelangen will, die nur in dem schlafenden und liegenden Menschen ursprüngliche Verhaltensweisen zu erkennen vermag.

Die aufrechte Haltung also ist eine Möglichkeit, die jedem einzelnen Menschen zukommt. Wie ein einzelner – Ich oder Du – diese Möglichkeit verwirklicht, ob wir uns aufrichten oder verzagen, standhalten oder uns sinken lassen, widerstreben oder nachgeben, das drückt sich sinnfällig in unserem leiblichen Gehaben aus. So ver-

standen wird die aufrechte Haltung zu einem besonderen Ausdrucks-
phänomen. Wie die Mehrheit, wenn nicht die Gesamtheit, der Ausdrucksbewegungen ist die aufrechte Haltung eine Variation, eine
besondere Ausprägung einer konstanten aber variablen Ich-Welt-
Beziehung, eine Realisation der mit der aufrechten Haltung im
generischen Sinn eröffneten Möglichkeiten. Gleich den übrigen Aus-
drucksphänomenen leitet sie unser Verständnis fremden Verhaltens.
Zuweilen überdies deutet sie uns auch unsere eigenen Gesinnungen
und Stimmungen. Es kann geschehen, daß wir erst in unserem
eigenen Seufzer unserer eigenen Traurigkeit ganz inne werden, in der
stockenden Stimme unserer Verzagtheit, im Summen einer Melodie
unserer Heiterkeit, in der aufrechten Haltung unseres Sieges.

In tief ergreifenden Versen, gedichtet in den bängsten Tagen
seiner politischen Haft, erzählt DIETRICH BONHOEFFER:

> Wer bin ich? Sie sagen mir oft
> ich träte aus meiner Zelle
> gelassen und heiter und fest,
> wie ein Gutsherr aus seinem Schloß.
> Wer bin ich? Sie sagen mir oft,
> ich spräche mit meinen Bewachern
> frei und freundlich und klar,
> als hätte ich zu gebieten.
> Wer bin ich? Sie sagen mir auch
> ich trüge die Tage des Unglücks
> gleichmütig, lächelnd und stolz,
> wie einer, der Siegen gewohnt ist.

Das Gedicht hat die Frage „Wer bin ich?" zur Überschrift. Der
Dichter zweifelt, ob sein Bild, wie er es im Blicke der andern gesehen
hat, sein Wesen wahrhaftig widerspiegle.

> Bin ich das wirklich, was andere von mir sagen?
> Oder bin ich nur das, was ich selbst von mir weiß?

> Wer bin ich? Der oder jener?
> Bin ich denn heute dieser und morgen ein anderer?
> Bin ich beides zugleich?

Immer ist die aufrechte Haltung Gegenrichtung gegen die niederziehenden Kräfte; sie sind stets mit am Werk; ohne sie wäre die
aufrechte Haltung nicht, was sie ist. Sie ist ein Überwinden bis ans
Ende.

Die Ästhesiologie und ihre Bedeutung für das Verständnis der Halluzinationen[1]

I

Das Verständnis pathologischer Phänomene ist abhängig von einem ihm vorangehenden Verständnis normaler Vorgänge. Wird die Norm verkannt, so wird das Verstehen des Pathologischen notwendig zu einem Mißverstehen, denn mit der tatsächlichen Deutung der Norm sind die möglichen Deutungen des Pathologischen bereits festgelegt. Das gilt wie für alle Erscheinungen auch für die Sinnestäuschungen. Ein besseres Verständnis der Sinnestäuschungen wartet auf ein tieferes Verständnis der Norm des sinnlichen Erlebens. Wenn dem so ist, dann, wird man einwenden, ist alles Warten vergeblich, denn was kann Neues über das sinnliche Erleben gesagt werden. In der Tat, ein Versuch dazu erscheint angesichts einer Jahrhunderte alten wissenschaftlichen Tradition als vermessen, erscheint im Hinblick auf die alltägliche Vertrautheit mit den Phänomenen als verschroben. Und doch sind es gerade diese beiden, die Tradition und die Vertrautheit, die uns am gewissesten daran hindern, die Phänomene in ihrer ganzen Fülle zu erfassen.

Im alltäglichen Vollzug des sinnlichen Erlebens ist unser Interesse bei dem Gegenstand, der Welt, dem Andern, uns kümmert das Gesehene, nicht das Sehen des Gesehenen, das Gehörte, nicht das Hören des Gehörten. Die psychologische Frage jedoch ist die nach dem Sehen des Gesehenen, dem Hören des Gehörten. Mit dieser Frage geschieht zugleich die nach dem Hörenden und Sehenden. Wir sind Sehende und Hörende und Fühlende. Das „und" birgt das Problem der Einheit des Mannigfaltigen und das der Vielheit in der Einheit. Im Alltag kümmert uns das Problem wenig; es braucht uns auch nur wenig zu kümmern. Die Einheit ist unsere eigene Natur, sie ist am Werk, ohne daß es einer auf sie gerichteten Reflexion bedarf. Als Sehende und Hörende unterscheiden wir mühelos Sicht-

---

[1] Erweiterte Fassung eines Vortrages, den der Verfasser als Mitglied der vom Unitarian Service Committee organisierten Medical Mission im Sommer 1948 an mehreren deutschen Universitäten gehalten hat. Zeitschrift für Psychiatrie und Neurologie, Vol. 182, 1949.

bares und Hörbares, Farben und Klänge; wir erfassen Unterschiedliches, nicht aber den Unterschied. In der Sinnesphysiologie vollends ist diese Gliederung weiter getrieben zu einer Teilung einer anatomischen Trennung. Die Sinnesphysiologie orientiert sich an einer Mehrheit von Sinnesorganen, ihren Leistungen und adäquaten Reizen. Wollen wir uns nicht damit begnügen Verschiedenheiten festzustellen, sondern daran gehen, sie in ihrer Verschiedenheit, und das heißt, in ihrer Gemeinsamkeit, zu begreifen, dann stehen wir vor einer neuen schwierigen Aufgabe. Das sinnliche Erleben als solches wird zum Thema.

Die Tradition, die philosophische Auslegung des sinnlichen Erlebens hat das Thema von der Alltagserfahrung in der ihr eigentümlichen Einengung übernommen. Aber in der Tradition sind noch andere mächtige Motive wirksam, die den Gesichtskreis weiter begrenzt, die Phänomene bis zur Unkenntlichkeit entstellt haben.

Die Welt kann nicht so, wie sie sich in ihrer sinnlichen Pracht vor uns entfaltet, Gegenstand der mathematischen Naturwissenschaft sein. Die Qualitäten müssen in irgendeiner Weise ausgemerzt werden, um den Zugang zur quantifizierenden, messenden Betrachtung freizulegen. Die Qualitäten werden deklassiert, erkenntnistheoretisch und metaphysisch entwertet, sie werden auf andere Vorgänge zurückgeführt und aus diesen erklärt und begriffen. Im Fortgang dieser Reduktion müssen sich die deklassierten Phänomene eine Angleichung an die als real gesetzten Vorgänge gefallen lassen. Aus der Fülle des sinnlichen Erlebens wird nur das zugelassen, bemerkt und betrachtet, was sich diesem Prozesse der Angleichung fügt. Die Umdeutung des sinnlichen Erlebens endet, wie nicht anders möglich, mit einem tiefen Verkennen des Erlebens überhaupt, des Gehaltes des Erlebens, der Seinsweise erlebender Wesen. Die Tradition ist nicht einheitlich. Man könnte sie dem Delta einer Flußmündung vergleichen, wo aus dem gleichen Strom auf vielen Wegen die Wässer ihre Bahn suchen. Die Wässer sind nicht homogen. Zwischen Quelle und Mündung haben sich viele Nebenflüsse in den Hauptstrom ergossen, aber alle fließen doch zuletzt in einem Bett, in dem sie zum guten Teil – wenn auch nicht völlig – durcheinander gemischt werden. Die Physiologie und die Psychologie der Sinne hat sich besonders eng an eine Deutung der Sinnlichkeit angeschlossen, die von DESCARTES herstammt, von LOCKE und den späteren englisch empiristischen Philosophen ihre populäre Form erhalten hat.

Die für die Begründung der Naturwissenschaften unentbehrliche Formel von der Subjektivität der Empfindungen brauchte nichts mehr zu besagen, als daß die in der alltäglichen Erfahrung vorgefundenen Qualitäten der Dinge relativ sind auf die Konstitution des Menschen.

DESCARTES und vor ihm GALILEI sind aber weit über diese Aussage hinausgegangen. Die Empfindungen, so lehrt DESCARTES, gehören zwar zu dem aus Leib und Seele Zusammengesetzten, sie sind eine anthropologische Tatsache. Aber nur ihr Dasein verdanken sie dem Compositum, in ihrem Gehalt, sofern sie erlebt werden, „ein Bewußtsein" sind, gehören sie ausschließlich zur res cogitans. Es kann also in ihnen nicht unmittelbar das Andere, die Welt der Dinge erlebt werden. Unmittelbar sind Klänge, Farben und sonst nichts. Die Cartesische Scheidung der Substanzen trennt also nicht nur Körper und Geist, sie trennt das Bewußtsein von der Welt; Empfindungen werden zu Gegebenheiten für ein welt-loses und leib-loses Bewußtsein. Es gibt einen Primat des Selbst-Bewußtseins vor dem Welt-Bewußtsein. Das Dasein der Welt der Dinge, auch unseres eigenen Körpers, bedarf eines Beweises, es wird im Urteil erschlossen.

Die Lehre von der Subjektivität der Empfindungen nimmt im Laufe der Zeit folgende grobe Form an: Empfindungen, sagt man, sind keine Affektionen oder Modi der Dinge. Sie sind keine Beschaffenheit der Materie, sie sind nicht in den Dingen. Wo also sind sie? Antwort: Im Bewußtsein. Und da sie im Bewußtsein sind, können sie gar nichts von einer „Außen"-Welt bekunden. Die Subjektivität der alltäglichen sinnlichen Erfahrung, die zunächst nur als eine erkenntniskritische Reflexion auftritt, welche die absolute Gültigkeit der sinnlichen Erfahrung in Zweifel stellt, wird mit einem Male zu einem quasi-räumlichen Vorkommen der sinnlichen Qualitäten in einem Subjekt.

DESCARTES und LOCKE waren sich bewußt, daß das von ihnen beanspruchte Original reiner Empfindungen nirgends in der alltäglichen Erfahrung anzutreffen war. Wir vermeinen doch Dinge „außer" uns wahrzunehmen und sie in ihren Qualitäten so wahrzunehmen, wie sie an sich sind. Diese uns allen so natürliche Neigung erklärt DESCARTES als die Wirkung einer in der Kindheit erworbenen Gewohnheit. Damals, in den Jahren körperlichen Wachstums, war unser Interesse durch das unserem Körper Dienliche oder Schädliche in besonderem Maße beansprucht. Die Empfindungen zeigen uns das dem Körper Nützliche und Schädliche an. So ist es nicht überraschend, daß wir schließlich dazu kommen, unsere Empfindungen so aufzufassen, als ob wir in ihnen eine Außenwelt und ihre Beschaffenheit unmittelbar erfahren könnten. Für LOCKE stellen sich die Verhältnisse genau umgekehrt dar[1]. In der Kindheit füllt sich unser Geist allmählich mit einfachen und komplexen Gehalten (ideas). Aber „das Vorkommen irgendeines Gehaltes (having of the idea of

---

[1] Vgl. JOHN LOCKE: An Essay Concerning Human Understanding. Insbesondere Book II, Chapter VII.

anything) in unserem Geist, beweist ebensowenig die Existenz dieser
Dinge als das Bild eines Menschen sein Dasein in der Welt verbürgt"[1]. Erst die Art und Weise wie wir „Ideen" empfangen, gibt
uns von der Existenz anderer Dinge Kunde. Aus der Wirkung
schließen wir auf ihre Ursache zurück. „Es ist eine Gewißheit (assu-
rance), welche den Namen Erkenntnis verdient." Aber LOCKE hält
am Primat der Selbstgewißheit fest. „Die Kenntnis unseres eigenen
Daseins", sagt LOCKE, „haben wir durch Intuition. Das Dasein eines
Gottes macht Vernunft einsichtig." An das Dasein einer Außenwelt
zu glauben haben wir Gründe, sogar recht plausible Gründe. Aber es
sind eben nur Gründe und Schlüsse; unmittelbar ist uns die Welt
nicht zugänglich.

   Aus den Händen der Philosophie hat die Psychologie und Physiologie der Sinne das Thema übernommen mit der nun schon zum
Dogma erhobenen Lehre, daß das Ursprüngliche, Eigentliche, Anfängliche des sinnlichen Erlebens welt-lose Sinnesdaten seien. Durch
Reize erregte Rezeptoren senden Impulse zum Zentralorgan, dessen
Erregung von Bewußtseinsvorgängen „begleitet" ist. Diese zunächst
auf sich selbst beschränkten Data werden dann durch einen ebenso
unverständlichen wie unerwiesenen Prozeß X nach „außen projiziert". „Die Sinnesempfindung[2] ist nicht die Leitung einer Qualität
oder eines Zustandes der äußeren Körper zum Bewußtsein, sondern
die Leitung einer Qualität, eines Zustandes eines Sinnesnerven zum
Bewußtsein, veranlaßt durch eine äußere Ursache, und diese Qualitäten sind in den verschiedenen Sinnesnerven verschieden, die Sinnes-
energien." Weiter heißt es dann: „Es liegt nicht in der Natur der
Nerven selbst, den Inhalt ihrer Empfindungen außer sich gegenwärtig zu setzen; die unsere Empfindungen begleitende, durch Erfahrung bewährte Vorstellung ist die Ursache dieser Versetzung."
Für HELMHOLTZ[3], den Schüler von JOH. MÜLLER, sind die Empfindungen Zeichen für gewisse äußere Objekte. Unbewußte Schlüsse
führen zur Annahme des Daseins einer Außenwelt. Diese Zeichen-
theorie verlangt als ein ergänzendes Postulat die konstante Zuordnung von Reiz zu Erregung, von Erregung zu empfindungs-
bewußtem Zeichen. Denn nur wenn einem bestimmt geartetem
Zeichen ein bestimmt gearteter nervöser Vorgang und diesem ein bestimmter Reiz konstant zugeordnet ist, gibt es irgendeine Gewähr für
empirische Erkenntnis. Der Ausgangspunkt ist immer der gleiche, es
ist die Annahme, daß Erleben ein Bewußtsein von Sinnesdaten, Emp-

---

[1] J. LOCKE ibid. Book V, Chapter XI.
[2] JOH. MÜLLER, Hdbch. d. Physiologie des Menschen. Koblenz 1837, Bd. II,
Abtlg. I, S. 250 ff.
[3] H. v. HELMHOLTZ: Vorträge und Reden. Bd. I.

findungen, Wahrnehmungen, Vorstellungen, Erinnerungen sei. Das Bewußtsein mit allen seinen Inhalten ist mit sich selbst allein, von der Welt abgeschnitten. Aus einem solchen solipsistischen Beginn führt kein Weg mehr heraus.

Der Versuch das sinnliche Leben von dogmatischen Vorurteilen befreit darzustellen, ist hier als Ästhesiologie gekennzeichnet worden. Ein neuer Ausdruck war nötig. Denn die Rede von Empfindungen und Sensationen weckt sogleich die Erinnerung an jene Dogmen, deren Macht wir uns gerade entziehen möchten. Das Wort Ästhesiologie – des Logos der Aisthesis –, bedarf kaum einer Erläuterung. Der Ausdruck ist auch nicht neu, er ist schon von PLESSNER [1] gebraucht worden, hat sich aber nicht eingebürgert. Der Ausdruck Ästhetik – so wie etwa noch in KANTs Kritik der reinen Vernunft von einer transcendentalen Ästhetik die Rede ist – steht uns nicht mehr zur Verfügung. Er ist ja seit mehr als 150 Jahren seiner ursprünglichen Bedeutung ganz entfremdet worden. Die Umstände dieser Entfremdung seien hier kurz erwähnt. Sie stehen in engem Zusammenhang mit der dem sinnlichen Erleben aufgezwungenen Dogmatik.

A. G. BAUMGARTEN (1714–1762) unterschied in seiner Erkenntnislehre eine niedere, sinnliche Erkenntnis von einer höheren. Das sinnliche Erleben sei eine verworrene Erkenntnis; das Vollkommene durch die Sinne aufgefaßt, sei das Schöne. Die Ästhetik ist also eine gnoseologia inferior, sie ist, als Theorie der sinnlichen Erkenntnis, eine Logik des unteren Erkenntnisvermögens [2]. BAUMGARTENs Werk ist ein charakteristisches Beispiel dafür, wie sinnliches Erleben – mit wenigen Ausnahmen – von der Erkenntnis her, als ein deficienter Modus des Erkennens, gedeutet wird. Damit ist es aber als eine eigentümliche Daseinsweise und eine besondere Form der Intentionalität mißverstanden.

Erkenntnis macht Anspruch darauf gültig zu sein. Sie will gültig sein nicht für mich allein, nicht für mich zu dieser Stunde allein, heute etwa und morgen nicht mehr, Erkenntnis macht Anspruch gültig zu sein zu jeder Zeit, an jedem Ort, für jedermann. Ob wir gültige Erkenntnis erreichen, ist psychologisch ohne Belang. Sofern wir uns um Erkenntnis bemühen, lösen wir uns von dem schwindenden Augenblick unseres Daseins, schreiten wir über die Grenzen und Bindungen unseres Daseins, schreiten wir über die Grenzen und Bindungen unseres Hier und Jetzt hinaus. Wir durchbrechen den

---

[1] HELMUTH PLESSNER: Die Einheit der Sinne. Grundlinien einer Ästhesiologie des Geistes. Bonn, 1923.

[2] KANT selbst polemisiert noch in der Kr. d. r. V. gegen diese sprachliche Neuerung.

Horizont unseres individuellen Seins. Erkenntnis beginnt mit einer Abstraktion von unserem eigenen vitalen Dasein und seinen Bedingungen. Die Wahrheit ist dieselbe für alle; als Erkennender bin ich jedermann, nicht dieser eine Besondere. Wir sagen Beobachter sind vertauschbar. Alles was mit meinem besonderen Dasein zu tun hat, schmälert und trübt die Erkenntnis. Mag auch der Akt des Erkennens meiner sein, im Erkennen erreiche ich einen Grund, der Jedem zugänglich ist, den ich selbst jederzeit wieder betreten kann. Erkenntnis ist allgemein und gemeinsam. Im Erkennen suche ich die Dinge so zu erfassen, wie sie an sich sind, nicht wie sie mir in Beziehung zu mir erscheinen. In der Erkenntnis suche ich meine perspektivische Ansicht zu berichtigen, sie auf einen neutralen, allgemeinen, stets wieder-findbaren Grund zu projizieren. Ein Grundriß ist eine solch neutrale Darstellung. Sobald ich meine Augen öffne, finde ich mich hier, näher zu einem, und ferner zu einem anderen Ort. Soviel ich für die Konstruktion meines Grundrisses auch messen mag, als Messender bleibe ich in der Perspektive. Das Gemessene aber trage ich in ein homogenes Raumbett ein und konstruiere eine Zeichnung, die von meinen wechselnden Standpunkten und Verrichtungen keine Kunde mehr gibt.

Sinnliches Erleben hingegen ist meines; was ich darin erfasse, erfasse ich in Beziehung auf mich, auf mein Dasein, mein Werden. In ihm bestimmt sich meine Gegenwart, dieser Augenblick in meiner einmaligen Existenz, zwischen Geburt und Tod.

Im Erkennen suche ich die Dinge in ihrer Ordnung, und diese Ordnung selbst zu fassen, diese Ordnung, die, wir wissen es alle, gleichgültig ist gegen unser Dasein. Im sinnlichen Erleben aber kommt es auf mich an, es kommt auf mich zu, ich selbst bin betroffen, mein Dasein steht auf dem Spiel. Die Formel des Erkennens ist: etwas geschieht in der Welt; die Formel des sinnlichen Erlebens: etwas geschieht *mir* in der Welt. Die Wirklichkeit des Erkennens wird geprüft; dies entscheidet, ob sich ein Ereignis den allgemeinen Gesetzen fügt; die sinnliche Wirklichkeit kennt keine Prüfung und Beweise; es genügt, daß ich mich betroffen fühle.

Eine ungeheure Kluft hat sich aufgetan zwischen den Gewißheiten der alltäglichen Erfahrung und ihrer philosophischen und wissenschaftlichen Deutung.

Die philosophische Kritik, die sich zunächst nur gegen den Erkenntniswert, die Gültigkeit der Empfindungen richtete, hat den Gehalt des sinnlichen Erlebens nach ihren eigenen Bedürfnissen konstruiert und sich dabei der alltäglichen Erfahrung ganz entfremdet. Das ist eine paradoxe Situation. Denn der Wissenschaftler bleibt mit allen seinen Verrichtungen – dem Beobachten, Prüfen, Demonstrieren,

Mitteilen – im Kreis der alltäglichen Erfahrung. Die Wissenschaft selbst setzt, soweit sie als menschliche Aktion in der alltäglichen Erfahrung wurzelt, deren Gültigkeit voraus. Will man das sinnliche Erleben und Erleben überhaupt verstehen, so muß man die alltägliche Erfahrung zunächst auf ihren Gehalt und weiter auf ihren Rechtsanspruch, auf ihre Gültigkeit, nicht auf ihre Ungültigkeit hin betrachten. Es gibt *Axiome des Alltags*, auf denen aller Umgang der Menschen miteinander und mit den Dingen beruht. In ihnen bekundet sich das Wesen des sinnlichen Erlebnisses. Will man es erforschen, so tut man gut nicht von Konstruktionen auszugehen, in denen das Wer, das Was und Wie des sinnlichen Erlebens schon eine verhängnisvolle Umdeutung erfahren haben. Die Axiome des Alltags gehören zur „Psychologie der menschlichen Welt". In diesem Titel sprechen wir ein methodisches Prinzip aus: Die menschliche Welt hat ihren Grund, hat eines ihrer Fundamente im menschlichen Erleben. Wir lassen die menschliche Welt, so wie sie uns vertraut ist, gelten und fragen nach ihrer psychologischen Möglichkeit.

II

1. Betrachten wir zuerst einen Zeugen vor Gericht. Er schwört einen Eid in dem er versichert, daß er die lautere Wahrheit sagen, nichts hinzusetzen und nichts verschweigen werde. Jeder der Beteiligten, Richter und Angeklagter, Ankläger und Verteidiger, Geschworene und Zuhörer, nehmen den mit dem Eid gemachten Anspruch als selbstverständlich hin. Es mag sein, daß der Zeuge mit der ihm auferlegten Pflicht durch den Eid überlastet ist. Aber das ändert nichts an der Lage. Die Zeugenaussage, die in aller Welt als ein unentbehrliches Mittel der Rechtspflege gegolten hat und gilt, nimmt Bezug auf die Möglichkeit einen Vorgang zu beobachten, den beobachteten Gehalt aus den Fugen der realen Zeit abzulösen, ihn im Gedächtnis zu bewahren, nach Bedarf zu vergegenwärtigen, das Vergegenwärtigte in Worte zu fassen und andern mitzuteilen.

Der Zeuge also berichtet: das und das habe ich gesehen. Er spricht von Dingen, Vorgängen, nicht von Zeichen oder Bildern. Von Gegenständen spricht er, nicht von Reizen, und er tut gut daran. Denn was sich über Gegenstände und ihre Beziehungen aussagen läßt, trifft nicht einmal in Analogie auf Reize und Reaktionen zu.

Der Zeuge spricht aber nicht nur von den Gegenständen; er spricht auch von sich selbst. Er hat seine Kenntnis nicht vom Hörensagen, er hat die Vorgänge selbst, „mit eigenen Augen", gesehen. Mit sich selbst meint er nicht sein Gehirn, unter „seinen eigenen Augen"

versteht er nicht die Augen als Receptoren, sondern er spricht von
sich selbst als einem erlebenden Wesen, das vermittels seiner Augen
sehend von den Vorgängen betroffen wurde. Er erfaßt sich nicht als
„ein Bewußtsein" und die Dinge als dessen intentionale Gegenstände.
Der Zeuge spricht von Gegenständen, die ihm selbst leibhaftig gegen-
überstanden, zugleich spricht er auch von sich selbst in seiner leibhaftigen Existenz. Als Sehender findet er sich mit den Gegenständen
zusammen in einer und derselben Welt. Er entdeckt nicht eine Welt
in seinem Bewußtsein, sondern er findet sich in der Welt. Subjekt des
Erlebens ist nicht ein Bewußtsein, und nicht ein empirisches Bewußtsein, es ist dieses einmalige leibhafte lebende Wesen, in dessen lebens-
geschichtliches Werden die Ereignisse eindringen [1].

Die Aussage folgt der scheinbar so einfachen Formel: Ich sehe dies
und das, oder ich habe das und das gesehen. Dies alles gehört zu
Sehen, nicht das Gesehene allein. Das Gesehene ist im Sehen Gegenstand *für mich*, es ist das *Andere*. Ich sehe das *Andere* als das *Andere*.
Das „als" ist ein gar zu kurzes Wort; in ihm birgt sich das ganze Geheimnis des sinnlichen Erlebens. Im Sehen erfasse ich den Gegenstand
oder werde von ihm betroffen, und doch wird er, gerade als das Andere erfaßt, das sich in seinem Gesehen-werden mir zeigt und nicht
von ihm verändert wird. Im Sehen kommt mir der Gegenstand zur
Sicht, er selbst, nicht sein Bild. Wir sind allzu sehr geneigt uns das
Verhältnis von Gesehenem und Sicht an dem Verhältnis von Gegenstand und Abbild zu veranschaulichen. Jedoch, was wir berechtigter-
weise Bild nennen, ist ja selbst ein Ding. Für sich genommen ist ein
Bild, eine Photographie z. B. ein mit hellen und dunklen Flecken be-
decktes Papier. Zum Bild wird es erst, indem wir es auf das „Original" beziehen, es nicht in seiner ihm eigenen Textur beachten, sondern es als Darstellung des Originals auffassen. Im Sehen aber vergleiche ich nicht Bild mit Gegenstand, nehme ich nicht ein Zeichen
für einen Hinweis auf das abwesende Original, sondern sehe den
Gegenstand selbst. Obwohl es möglich und nötig ist, die Sicht von
dem Gesehenen [2] zu scheiden, so handelt es sich in dieser polaren Beziehung doch nicht um eine räumliche Verdoppelung irgendwelcher
Art. Dieses Hinausreichen über sich selbst und Hingelangen zu dem
Andern, das dabei als das *Andere* sich zeigt, ist das Grundphänomen
des sinnlichen Erlebens, eine Beziehung, die sich auf keine andere uns
in der physischen Welt vertraute zurückführen läßt. Zerbricht der

---

[1] Vgl. hierzu L. BINSWANGER: „Über die daseinsanalytische Forschungs-Richtung
in der Psychiatrie."

[2] HUSSERL spricht von Dingerscheinung und erscheinendem Ding. Da ich aber
in vielem von HUSSERLs Standpunkt abweiche, habe ich es für zweckmäßiger gehalten seine Terminologie nicht zu übernehmen.

Gegenstand, dann zerbricht nicht meine Sicht, wohl aber habe ich eine
Sicht von Bruchstücken, verbrennt der Gegenstand, so verbrennt nicht
meine Sicht, wirkt ein Gegenstand auf einen andern, so wirkt nicht
eine Sicht auf eine andere.

In bezug auf den Gegenstand, was er auch immer sei, erfahre ich
nicht selbst als Anderen. Die im sinnlichen Erlebnis erfahrene Beziehung auf das Andere ist ein wechselseitiges, ein umkehrbares Verhältnis. In Beziehung zu ihm erfahre ich mich selbst, erfahre ich mein
eigenes Dasein in eigentümlicher Weise bestimmt. Im sinnlichen Erleben erfahren wir stets die Welt und uns zugleich, nicht das eine
ursprünglich und das *Andere* erschlossen, nicht das eine vor dem
Anderen, nicht das eine ohne das *Andere*. Es gibt keinen Primat des
Selbstbewußtseins vor dem Weltbewußtsein. Im Schlaf schwindet mir
mit dem Erlebnis der Welt auch das Erleben meiner Selbst. Im
Traum noch kehren beide zusammen, abgewandelt, zurück.

Dem Wortlaut nach braucht in dem Bericht eines Zeugen von dem
Berichterstatter selbst nirgends die Rede zu sein; gleichwohl ist stets
auf ihn Bezug genommen. Zu jedem Satz gehört die Bekräftigung:
So war es; ich sah es mit eigenen Augen, das kann ich beschwören.
Auch in einem gänzlich „objektiven" Bericht redet der Sprecher von
sich selbst, für den das *Andere* als das *Andere* sichtbar gewesen ist.
Die beobachteten Vorgänge sind zugleich ein Teil von ihm, der sie
gesehen hat, und kein Teil von ihm, denn sie sind ja das *Andere*, der
Gegenstand seiner Beobachtung. Daß etwas zu gleicher Zeit mein ist
und nicht mein ist, daß ich mich zu dem *Anderen* in Beziehung setzen
kann, und es doch belassen kann wie es ist, das ist das Rätselhafte
und logisch Anstößige des sinnlichen Erlebens. Um das Paradox zu
beseitigen nimmt die Theorie die Wahrnehmung ganz in das Bewußtsein oder die Empfindung ganz in das nervöse Geschehen zurück.
Da aber der Theoretiker die Alltagserfahrung, wenn er sie auf seine
Weise zu konstruieren sucht, doch anerkennen muß, ist er sogleich
zu weiteren Hypothesen gezwungen. Er ist eine Erklärung schuldig,
wie das, was ursprünglich Inhalt eines Bewußtseins, oder Erregung
in einem Nervensystem war, gleichwohl als Gegenstand erlebt werden kann. Damit kehrt das Paradoxon zurück. Es ist also mit solchen
Theorien nichts gewonnen aber viel verloren. Verloren ist die Möglichkeit, die in dem Verhältnis zum *Andern* so wesentlichen Phänomene der Distanz, der Richtung, der Grenze, der Freiheit und Gebundenheit, zu erfassen. Aber die Theorie findet den logischen Widerspruch nicht einfach vor. Sie erzeugt ihn selbst, indem sie das Erleben
dem Erlebten anähnelt, es verdinglicht und verräumlicht, so daß das
Wahrgenommene *ein* Ding ist und die Wahrnehmung ein anderes.

Dem so interpretierten Verhältnis Ich-und-das-*Andere* wird dann die Beziehung Innen-Außen untergeschoben. Ist jenes Verhältnis ein innerweltliches, finde im Erleben mich in der Welt, gehören ich und das *Andere* zusammen in einer Welt, so zerspaltet die Außen-Innen-Hypothese diese Einheit und läßt zwei Welten erstehen. Das Wort Außenwelt allein ist bezeichnend für die Theorie. Aber dies scheinbar vielsagende Wort erweist sich als nichtssagend, sobald man seinen Begriff genau bestimmen will. Die Geschichte der modernen Philosophie ist eine Chronik der stets erneuten und stets mißlungenen Versuche, das Verhältnis der beiden Welten zu bestimmen.

Die Transponierung der Zwei-Welten-Hypothese aus der Metaphysik in die Redeweise der Physiologie hat die Verwirrung nur noch gesteigert. Es bereitet keine Schwierigkeiten Reize und die von ihnen im Nervensystem angeregten Vorgänge als äußere und innere zu scheiden. Die Verwirrung beginnt, sobald dem Erleben, in der Regel den sogenannten Empfindungen, ein Platz im Gehirn angewiesen wird, von dem sie durch den rätselhaften Prozeß einer Projektion „nach außen" versetzt werden. So heißt es z. B. in einem viel benutzten amerikanischen Lehrbuch der Physiologie: „Wir mögen annehmen, daß alle unsere Empfindungen direkt im Gehirn erregt werden; dessen sind wir uns jedoch nie bewußt. Im Gegenteil: unsere Empfindungen werden entweder in den Außenraum (the exterior of the body) oder auf irgendwelche peripheren Organe im Körper projiziert [1]." An anderer Stelle heißt es: „Die Erregung eines bestimmten Punktes auf der Retina ist das Zeichen eines Gegenstandes in bestimmter Lage in der Außenwelt." Solche Formulierungen pflanzen sich wie ein heredo-degeneratives Übel von Generation zu Generation fort. Der Erbgang ist dominant. Das Ur-Gebrechen ist wiederum die Verdinglichung des Erlebens. War hier auch von Zeichen die Rede, herrschend ist doch die Abbildtheorie. Den wahrgenommenen Dingen sollen Abbilder im Bewußtsein entsprechen, dem wahrgenommenen Ding eine Ding-Wahrnehmung, dem vorgestellten Ereignis eine Vorstellung. Diesen psychischen Dingen, den Empfindungen, Wahrnehmungen, Erinnerungen, kann man, so scheint es, einen Platz anweisen.

Das Empfindungen nach außen versetzende Bewußtsein verhält sich zur Außenwelt wie ein Museumsbesucher, der auf seinem Gang durch eine Galerie Bild nach Bild betrachtet. Er schaut auf die im Bilde dargestellte Welt hin, aber er gehört nicht zu ihr noch sie zu ihm. Der Rahmen trennt den illusionären Bildraum von dem realen

---

[1] Howell's Textbook of Physiology, herausgegeben von JOHN F. FULTON, Philadelphia und London, 1946, p. 328 und 444.

Raum. Im sinnlichen Erleben aber trennt uns kein Rahmen von dem Gegenstand; es ist ein und dieselbe Welt, die uns und das *Andere* umfaßt.

Angenommen jedoch, es gäbe einen Prozeß der Außenprojektion, wie ließe sich ihre Wirksamkeit deuten? Die Außenprojektion soll meine Empfindungen nach außen versetzen. Aber draußen finde ich doch nicht Empfindungen, sondern Gegenstände, gewiß nicht meine Empfindungen, sondern gerade das von mir Verschiedene, das *Andere*. Die nach außen projizierte Empfindung kann aber nicht vollständig von innen nach außen verlagert sein, denn auch nach vollzogener Außenprojektion fahre ich fort zu empfinden. Ich sehe ja den Gegenstand noch, ich habe „in mir" noch die Sicht des Gegenstandes. Die Empfindung wäre demnach in magischer Weise verdoppelt, sie wäre innen und außen zugleich. Gäbe es eine Außenprojektion, sie führte zu einem widersinnigen Resultat. Die Außenprojektion ist eine dürftige Hypothese, weder physiologisch noch psychologisch verifizierbar. Alle derartigen Theorien versagen, weil Empfinden und Wahrnehmen von Dingen nicht selber Dinge sind, die eine Stelle im Raum haben. Es gibt keine Topographie der Empfindungen. Im Erleben erfasse ich die Räumlichkeit der Welt, in ihr bestimmt sich mein Hier, gegenüber dem Dort, dem *Anderen*. Macht man sich von dem Zwang frei, das Erleben selbst räumlich zu denken, dann ist es nicht schwer, das dem sinnlichen Erleben eigentümliche Grundverhältnis zu sehen, ja es ist schwer es zu übersehen.

Der Stoff, aus dem das Ding Wahrnehmung – nicht das Wahrnehmungsding – geformt ist, scheint allerdings von der subtilsten Art zu sein. Jedoch erst die Deutung des Erlebens, welche Erlebnisse wie Dinge betrachtet, kann in einem zweiten Schritt diese Dinge so aller Materie berauben, daß die Erlebnisse dann als substanzlose Begleiterscheinungen, als Epiphänomene der „realen" cerebralen Prozesse angesprochen werden können. Das Erleben hat sich in der Theorie zwei gewaltsame Eingriffe gefallen lassen müssen. Zunächst ist das Erleben aus dem Zusammenhang mit dem erlebenden Wesen herausgerissen worden. Erleben ist nicht mehr verstanden als eine Seins-Weise und Seins-Macht erlebender Wesen. Es ist umgedeutet in ein weltenfernes Bewußtsein von etwas. Dann aber ist in solcher Weise Erleben umgedeutet als Bewußtsein von der Psychologie und Physiologie doch wieder dem lebenden Organismus einverleibt worden. Zuletzt ist in der psychoanalytischen Fortentwicklung dieser Interpretation Bewußtsein zu einem matten Licht geworden, das irgendwo über dem weiten Meer der Triebe aufscheinend, einen engen Bezirk notdürftig erleuchtet.

Die traditionelle Auffassung des Bewußtseins verkennt, daß erlebende Wesen sich in einem nur ihnen eigenen Seinsverhältnis zur Welt befinden; als Erlebende haben sie eine Freiheit und Macht zu handeln, die in der menschlichen Technik gipfelt. Nur im wachen Erleben haben wir solche Macht; im Schlaf, in der Bewußtlosigkeit sinken wir in die Gebundenheit des pflanzlichen oder des dinglichen Daseins zurück. Mag auch unser Erleben von unbewußtem Drängen und Leidenschaften angetrieben sein, ihre Verwirklichung erfahren sie doch erst im und durch unser Erleben. „Das Ich", sagt FREUD, „beherrscht die Zugänge zum Motorium". Das Ich gleicht so dem Maschinisten, der die Hebel einer Maschine bedient. Auch diese Deutung bleibt an das traditionelle Reiz-Reaktion-Schema, letzten Endes an die Cartesische Trennung der Bewegung vom Bewußtsein, gebunden. Das Erleben ist als ein Binnen-Vorgang, der innerhalb des Organismus abläuft, verstanden. In lebendiger Bewegung beweglich aber sind wir nur in unserm Verhältnis zum *Anderen*, d. h. nur als erlebende Wesen. Die anatomische und funktionelle Scheidung von Sensorium und Motorium gilt nicht in gleicher Weise für das Erleben. Im Grund-Verhältnis zum *Anderen* durchdringen sich Räumlichkeit und Beweglichkeit so, daß eine reinliche Aufteilung nach dem räumlichen Schema afferent-efferent nicht vollziehbar ist.

Beweglich sind wir insofern, als wir Erlebende schon immer über uns hinaus auf das *Andere* gerichtet sind. Ich könnte das *Andere* gar nicht als solches erfahren, wenn es nicht gegen mich abgegrenzt wäre, und es könnte sich nicht gegen mich abgrenzen, wenn ich mich nicht ihm gegenüber aktiv verhalten könnte, wenn ich nicht die Freiheit spontaner Bewegung hätte. Indem ich mich auf das von uns abgegrenzte *Andere* ausrichte, erfahre ich es als *meinen* Gegen-Stand, bin ich in gewisser Weise von ihm betroffen. Zum ursprünglichen und dauernden Gehalt des sinnlichen Erlebens gehört also im Verhältnis zu *Anderen* Distanz, Grenze, Richtung, Betroffensein. Darin eingeschlossen ist Beweglichkeit und ein eigentümliches Verhältnis von Macht und Freiheit. Wirklichkeit des sinnlichen Erlebens bedeutet die von Augenblick zu Augenblick wechselnde Weise meines Betroffenseins als dieses einmaligen Individuums, das im Einen und Trennen, im Aufnehmen und Ausscheiden, im Nähern und Entfernen sein Verhältnis zum *Anderen* und damit sich selbst erfährt, oder sich selbst und damit das *Andere* erfährt.

In DESCARTES Substanzenlehre wird nicht nur Leib und Seele getrennt und das Bewußtsein aus der Welt evakuiert, es wird auch die Einheit von sinnlichem Erleben und Bewegung gespalten. Bewegung gehört zur res extensa, Empfindung zur res cogitans. Diese Konsequenz der Cartesischen Grundidee hat kaum Widerspruch gefunden[1]. Die Psychologie hat sie ganz unkritisch übernommen. Das zeigt sich, negativ, in dem Mangel eines Kapitels über Beweglichkeit und lebendige Bewegung, positiv, in dem dafür angebotenen Ersatz, nämlich dem Versuch, die Bewegungslehre in einer Darstellung von Reflexen und ihrer Koppelung aufgehen zu lassen. Im Reflex-Schema folgt die motorische Reaktion dem Reiz in meßbarem zeitlichem Abstand. In lebendiger Bewegung aber greifen wir uns voraus auf ein Ziel zu. Wenn eine Hand nach etwas ausgestreckt wird, dann ist die Retina schon immer von Lichtstrahlen getroffen worden. Und doch strecke ich meine Hand nach etwas aus, das als zukünftiges Ziel vor mir steht. Dieses personale Zeitsystem läßt sich nicht auf das objektive umschreiben. Zukunft ist immer meine Zukunft; Zukunft gibt es nur für erlebende Wesen. In der objektiven Betrachtung gibt es die Beziehung früher-später; beide Momente aber als beobachtete und begriffene haben notwendig einen perspektiven Charakter. Im Greifen erlebe ich das *Andere* im Verhältnis zu mir, im Begreifen ordne ich zwei Erzeugnisse, die beide zum Anderen gehören, in ein von mir abgelöstes Schema. Ich erlebe als Werdender, conativ, ich begreife das Gewordene.

Reflexe sind zweckmäßige Regulatoren. Die Pupillen-Verengung schützt das Auge vor einem Übermaß von Licht. Von Zweckmäßigkeit können wir aber nur reden, wenn das Dasein und die Unversehrtheit eines Organismus seiner Zerstörung und dem Nichtsein vorzuziehen ist. Zweckmäßig ist ein Reflex daher nur in bezug auf den Organismus als werdendes Ganzes und zweckmäßig ist auch der Reflex nur als Einheit betrachtet. Es gibt keine Möglichkeit von Zweckmäßigkeit zu reden, sobald der Reflex als isolierter Vorgang betrachtet, und weiter in seine einzelnen anatomisch-physiologischen Teile zerlegt wird. Dann gerät der Nv. splunictes iridis in Kontraktion; er, der Muskel vollführt keine zweckmäßige Handlung; er weiß nicht um sich, er bezieht sich nicht zeitlich-rückgewandt auf den Lichtreiz. Der Muskel, das Motorium, kann sich nicht bewegen, denn es ist ihm ja keine Welt und kein Bewegungs-Raum vorgegeben. Das Sensorium ist dazu ebensowenig imstande, denn ihm, isoliert betrachtet, mangelt ein Bewegungs-Apparat. Weder Motorium noch Sensorium können sich bewegen, wohl aber kann ich mich bewegen. Lebendige Bewegung kann nur von einem lebenden Wesen als Ganzen ausgesagt werden, nicht von irgendwelchem seiner Teile.

Daß nur ein sinnlich erlebendes Wesen sich bewegen kann, das ist nicht allzu schwer einzusehen; mehr Schwierigkeiten macht die Um-

---

[1] Vgl. dagegen V. v. WEIZSÄCKERs „Gestaltkreis".

kehrung dieses Satzes, daß nur ein lebendiger Bewegung fähiges Wesen, sinnlich erleben kann. Nichtsdestotrotz sind das zwei ganz symmetrische Aussagen, welche die innere Einheit und den vollen Gehalt des Erlebens miteinander aussprechen.

Jeder Versuch das Erleben selbst in dinglichen Kategorien darzustellen, sollte dem äußersten Mißtrauen begegnen. Tatsächlich ist das Gegenteil der Fall; es bedarf, so scheint es, eines fast gewaltsamen Entschlusses, sich von der Tradition abzuwenden, das Erleben gelten zu lassen, wie es sich selber gibt, und damit anzuerkennen, daß erlebende Wesen, Mensch und Tier in einer Beziehung zueinander und zu den Dingen stehen, wie sie in der unbelebten Natur, aber auch in dem Pflanzenreich nicht vorkommen. Im Alltag sind wir weit davon entfernt Erleben als eine bloße Zutat zu körperlichen Vorgängen aufzufassen. In der Theorie aber verleugnen wir unser alltägliches Verhalten. Man könnte in Umkehrung eines alten Wortes die Lage so formulieren: Das ist gut für die Praxis, eignet sich aber nicht für die Theorie.

Kehren wir denn wieder zur alltäglichen Praxis und zu unserem Zeugen zurück. Der Zeuge vor Gericht spricht seine Beobachtung in Sätzen aus, die Anspruch auf Gültigkeit machen. Ein anderer, zuverlässiger Beobachter hätte das gleiche sehen können und müssen. Das wahrnehmende Beobachten reicht also über die Unmittelbarkeit des sinnlichen Erlebens hinaus, ohne sich doch davon ganz zu lösen. Objektivität beruht auf der Abstraktion von der eigenen individuellen Existenz. Jedoch die Abstraktion setzt das, wovon sie sich ablöst, gerade voraus: das Betroffensein des Beobachters. Alle allgemeinen Aussagen über das Geschehen in der Natur nehmen ihren Ausgang von partikulären, individuellen Erfahrungen, von dem, was mir in der Welt geschieht. Unter allen Sinnen ist das Sehen vorzüglich, wenn auch nicht ausschließlich, für die objektivierende Abstraktion geeignet. Die Gültigkeit des Satzes, daß wir im sinnlichen Erleben die Welt und uns erleben, bleibt unangefochten.

Auf eindringliches Befragen, vielleicht aber auch ohne solchen Druck, wird sich der Zeuge dazu bequemen, seine Aussage zu qualifizieren. Einmal wird er darauf bestehen, daß er die Vorgänge in allen Einzelheiten gut habe beobachten können. Ein andermal wird er einräumen, daß er anfangs zu weit entfernt gewesen, dann aber näher herangegangen sei, um alles genau zu verfolgen. In der Ortsveränderung, im tatsächlichen Bewegungsvollzug kündet sich wiederum der innige Zusammenhang zwischen sinnlichem Erleben und Beweglichkeit an.

Für jede Beobachtung gibt es einen mehr oder minder gemäßen Standort, gibt es gute oder schlechte Plätze. Ob aber im Parkett oder

auf der Galerie, wir sind auf den gleichen Gegenstand hin gerichtet.
Was dieser Gegenstand ist, zeigt sich uns stets in perspektivischen Ansichten, zuweilen in klaren, zuweilen in verzerrenden Perspektiven.
Im Wechsel der Perspektiven bleibt das Was dasselbe. Die Perspektive zeigt und entstellt zugleich das Was, aber das Was zieht uns von
der Perspektive fort. Die Größen-Farben-Gestalt-Konstanzen sind
die Konstanzen des Was, das sich durch wechselnde Perspektiven als
ein und dasselbe in prägnanter Gestalt durchhält. Nie zeigt sich das
„Was" vollständig, nie vollkommen. Jede Ansicht ist nur eine Teil-
Ansicht. Darum ist jede einer Ergänzung fähig und bedürftig. Indem
wir aus wechselnden Perspektiven auf dasselbe Was hinblicken, indem
wir um den Gegenstand herumgehen, erleben wir jede Sicht des *Anderen* zugleich als eine Phase unseres eigenen Daseins. Jeder einzelne
Moment hat seine Stelle im Kontinuum unseres Werdens. Alles sinnlich Erlebte ist gegenwärtig, d. h. mir gegenwärtig. Der aktuelle Moment, das wandelnde Jetzt meines Werdens ist bestimmt von dem
Anderen her, von dem ich betroffen bin. In seiner Bestimmtheit ist
jeder Moment in sich begrenzt, aber nicht abgeschlossen, er ist unganz.
Die innere Zeitform unseres sinnlichen Erlebens ist die des Werdens,
in der jede Phase auf andere, vorausgegangene und nachfolgende zu
ihrer Ergänzung hinweist. Wäre dem nicht so, wir könnten nicht eine
Anzahl Schritte nacheinander auf ein Ziel zu machen, wir könnten
nicht aufeinanderfolgende Worte als Teile eines Satzes verstehen.

2. Das *Andere*, die Welt, obwohl eine, zeigt sich doch in eine
Vielheit von Dingen gegliedert und in eine Mannigfaltigkeit von
Aspekten geschieden. Die Vielheit erscheint zugleich mit der Einheit,
die Verschiedenheit zugleich mit der Zusammengehörigkeit. Im Alltag
plagt uns kein Zweifel, daß die eine Welt sich in vielen Aspekten, als
sichtbare, hörbare, tastbare manifestiert. Man könnte wiederum von
Perspektiven sprechen, in denen das *Andere*, als ein und dasselbe
sich zeigt, in keiner vollständig und vollkommen. Um Verwirrungen
zu vermeiden, ist es jedoch zweckmäßiger dem Sprachgebrauch folgend, den Ausdruck Perspektive auf den Bereich des Sichtbaren zu
beschränken, dagegen beim Übergang von einer Sinnes-Sphäre zur
anderen einen neuen Terminus zu verwenden. Wir sprechen von
Aspekten. Auch dieses Wort kann seine Herkunft aus dem Bereich
des Optischen nicht gut verleugnen. Aber da es als wissenschaftlicher
Terminus noch nicht belastet ist, und da es nur zu vertraut ist zur
Bezeichnung wechselnder Beziehungen zu dem gleichen Gegenstand,
mögen wir es auch hier benützen, die Einheit in der Vielheit der
Modalitäten zu bezeichnen.

In jener Unterscheidung von Qualitäten und Modalitäten hat
HELMHOLTZ die Möglichkeit des Übergangs von Qualität zu Qualität,

von Farbe zu Farbe, von Klang zu Klang anerkannt, zugleich aber auf die Kluft hingewiesen, die Modalität von Modalität, Farben von Klängen, Klänge von Düften trennt. Ihre Verschiedenheit ist leicht zu bemerken, ihre Zusammengehörigkeit schwer zu begreifen.

Im Alltag ist uns allerdings auch die Zusammengehörigkeit kein Problem. Ohne alle Skrupel setzen wir unseren Fuß auf den Boden, bringen wir einen Bissen zum Mund, ergreifen wir ein Werkzeug. Wir sind uns unserer Sache sicher, Kinder und Tiere machen keine Ausnahme. Erfahrung lehrt uns im einzelnen zu unterscheiden. Erfahrung bewegt sich immer nur innerhalb vorgegebener Möglichkeiten und hilft nur, in den so abgesteckten Bahnen die einzelnen Fakten zu entdecken. Das Prinzip der Vereinigung ist auch sicher ein anderes als das bloße Zugleichsein zweier Eindrücke, so etwa, daß häufiges Zusammenvorkommen die Erwartung erweckt, es werde sich beim Erscheinen des einen das andere ebenfalls einstellen. Ganz allgemein ist ja das Zusammentreffen gerade auch eine Bedingung des Unterscheidens und Trennens. Überdies lassen sich keineswegs Eindrücke aller Modalitäten beliebig vereinigen. Wir greifen nach Sichtbarem, aber wir betasten nicht Klänge, wir schmecken am Tastbaren, aber wir tasten nicht Geschmäcker. Nicht vereinigt werden die Reize, nicht die Sinnesorgane und ihre Erregungen, nicht die Sinnesnerven und ihre spezifische Energie, nicht die corticalen Felder, ja nicht die verschiedenen Eindrücke selber. Sie schmelzen ja nicht in eins zusammen, sie überlagern sich nicht, sie bleiben in der Vereinigung getrennt, Farbe bleibt Farbe, und Härte Härte. Die Vereinigung hebt die Verschiedenheit nicht auf. Es ist dasselbe farbige Ding, das ich sehen und betasten kann. Das Ding betaste ich, nicht die Farbe. Ich ergreife meinen Bleistift, nicht das Gelbe. Was die Aspekte einigt, ist das Was, das sich zugleich in dem einen und dem andern zeigen kann, in keinem vollständig und daher in bestimmter Weise ergänzungsfähig und ergänzungsbedürftig. Ermöglicht wird die Vereinigung des Verschiedenen dadurch, daß ich in der Vielheit meiner Sinne als einer und derselbe auf das *Andere* als ein und dasselbe gerichtet bin. Das Gemeinsame ist nicht auf das beschränkt, was von altersher als sensus communis bezeichnet worden ist: Größe und Gestalt, Ruhe und Bewegung, Einheit und Anzahl. Es erschöpft sich auch nicht in den neuerdings als intermodale Qualitäten bezeichneten Phänomenen. Die intermodalen Qualitäten scheinen die Kluft zwischen den Modalitäten zu schließen; ein gleiches Moment, die Helligkeit z. B., soll in verschiedenen Sinnessphären wiederkehren. Wie dem auch sei, ungelöst bleibt immer noch das prinzipielle Problem, die Einheit der Sinne zu begreifen, ohne ihre Verschiedenheit aufzuheben. Die Aristotelische Lehre des sensus communis entdeckt ein Gemeinsames insofern ein Gegenstand durch mehrere Sinne in gleicher Weise bestimmt werden kann. Wie weit aber die Bestimmung innerhalb einer Sphäre ruhen muß, die Sphäre als solche ist unganz und ergänzungsbedürftig; sie erfaßt das *Andere* nur in einem seiner Aspekte, d. h. als weiterer Bestimmung fähig. Das *Andere* ist das allen Sinnen Gemeinsame. Doch vernimmt es jedes in spezifischer Weise. Nicht der einzelne Sinn vernimmt, sondern der Erlebende durch einen oder mehrere seiner Sinne[1]. Potentiell sind wir in mannigfacher Weise auf das *Andere* gerichtet. Das Aktuelle ist stets nur eine begrenzte Realisierung des Möglichen; es wird in seiner Begrenztheit erlebt, d. h. stets mit der Möglichkeit weiterer Aktualisierung.

Die Sinnessphären unterscheiden sich nicht nur im Gegenständlichen, als Farben, Klänge und Düfte. Sie unterscheiden sich auch in der Weise des Kontakts, der mich an das *Andere* bindet. Wie das *Andere*, so erlebe ich auch mich selbst in wechselnden Aspekten, in jeder Sphäre bin ich in spezifischer Weise von ihm betroffen.

In den Straßen einer Stadt begegnen uns viele Menschen. Es ist uns nicht verwehrt sie anzuschauen, wir würden aber schlecht ankommen, wenn wir es uns einfallen ließen, auf ein Mädchen, das uns gefällt, zuzugehen, sie zu umarmen, zu küssen, zu berühren. Die Konvention schafft solche Regeln nicht willkürlich. Indem sie im einzelnen formuliert und formalisiert was zulässig oder verboten ist, folgt sie den vorgegebenen Unterschieden der modalen Kontakte. Niemand empfängt, noch braucht Unterricht, um sich über die Verschiedenheiten der Kontakte gewiß zu sein. Darum drängt es uns ja in vielen Fällen nicht in der Distanz des Ansehens zu bleiben, sondern zur Unmittelbarkeit und Nähe der Berührung zu gelangen, in anderen wieder sträuben wir uns mit allen Kräften gegen eine Berührung. Das gebrannte Kind lernt, daß gewisse Gegenstände, die man ungestraft aus der Entfernung betrachten kann, in der Berührung andere höchst unliebsame Energien entfalten. Hier ist es wieder wichtig das, was die Erfahrung lehrte, von dem zu unterscheiden, was das Lernen aus Erfahrung ermöglichte. Möglich wird diese bestimmte Erfahrung, weil dem Kind im Erleben dasselbe „Was" in wechselnden Aspekten erscheint, weil das Kind „weiß", daß derselbe Gegenstand, den es sieht, auch der Berührung zugänglich ist; weil es ferner sich selbst, im Wechsel der Aspekte als dasselbe Wesen erlebt, das von demselben Gegenstand in wechselnder Weise betroffen wird. Alles dies gehört zum immanenten Gehalt des sinnlichen Erlebens, es stammt nicht aus der Erfahrung, sondern fundiert sie. Die Einheit der Erfahrung ist

---

[1] Vgl. ARISTOTELES: De anima, 425 a 14 ff. An späterer Stelle, 426 b 2 ff., hat ARISTOTELES auch die Frage aufgeworfen, was uns instand setzt, da wir doch „weiß" und „süß unterscheiden", zu bemerken, daß sie sich unterscheiden.

nicht das Ergebnis der Zusammensetzung von ursprünglich Getrenntem. Vereinigen läßt sich nur, was zusammengehört, d. h. das, was sich in der Eigenart seines Daseins selbst als Teil oder als die Besonderung eines umfassenden Ganzen ausweist. Sinn entfaltet sich in die Vielheit der Sinne. Die Vielheit der Modalitäten ist durchwaltet von der Einheit des sinnlichen Erlebens. Indem sich in der Vielheit der Modalitäten das *Andere* in wechselnden Aspekten und Perspektiven zeigt, erfasse ich mich selbst in wechselnder Weise des Betroffenseins. Auch mein eigenes Dasein ist nur in den wechselnden Phasen meines Werdens, nur in Aspekten gegeben, in jedem einzelnen unvollständig und daher jeweils der Ergänzung fähig und bedürftig.

3. In den verschiedenen Modi des Kontakts hat jede Modalität eine ihr eigentümliche soziologische Funktion, die sich in ihrem allgemeinen Charakter an einem dritten Axiom des Alltags noch besser verdeutlichen läßt. Wir gehen in einen Laden um etwas zu kaufen. In der Praxis des Alltags ist das – von Ausnahmezeiten abgesehen – einfach genug. Ein Kind kann zum Bäcker geschickt werden, ein Brot zu holen. Man wird gerne einräumen, daß zum vollen Verständnis der verzwickten Methoden unserer ökonomischen Organisation ein intensives Studium notwendig ist. Der elementare Vorgang des Tauschens jedoch, auf dem letzten Endes diese ganze Organisation beruht, scheint jedem mühelos begreiflich zu sein. Gleichwohl birgt die Tausch-Handlung, so selbstverständlich sie sich im praktischen Vollzug darstellt, eine fast unübersehbare Fülle psychologischer Probleme.

Die Aufmerksamkeit der am Tausch Beteiligten ist allerdings auf die konkrete Transaktion und ihre Gegenstände beschränkt. Die Unterscheidung von Tauschbarem und Unveräußerlichem kümmert sie nicht; sie wundern sich nicht darüber, daß man eine Handlung gemeinsam vornehmen kann. Die „Wahrnehmung des fremden Ich" ist ihnen kein Problem. Käufer und Verkäufer werden schwerlich auf den Gedanken verfallen, daß ihr Gegenüber einer andern Welt, einer Außenwelt angehöre, in der sie sich nach außen versetzte Empfindungen wechselseitig zureichen. Käufer und Verkäufer handeln in der Gewißheit, daß sie, jeder für sich, und doch zusammen, dieselben Gegenstände sehen, ergreifen, sich aushändigen können.

In dem einfachen und alltäglichen Geschäft des Tauschens ist jeder der Beteiligten auf etwas gerichtet, das als ein von beiden Verschiedenes, eine einheitliche Handlung erlaubt. In der Verschiedenheit ihrer Rollen, als Käufer und Verkäufer, im wechselseitigen Geben und Nehmen, vollbringen sie als Partner an demselben Gegenstand eine gemeinsame Aktion. Im Wechsel der Besitzer bleibt der Gegenstand derselbe. Reize und Empfindungen können wir nicht gemeinsam haben, sie können nicht von Hand zu Hand übergehen; wohl

aber kann es der Gegenstand, den ich als das Andere, von mir Verschiedene, trennbar und beweglich erlebe. Zusammen sehen wir denselben Gegenstand. Das Miteinander-sein und Miteinanderseink-
können, wird im Alltag als elementares Faktum hingenommen.

Wie könnte es auch anders sein, wenn es richtig ist, daß sich im
sinnlichen Erleben die Welt uns eröffnet, daß ich mich *und* die Welt
erlebe, mich in der Welt finde, daß sich das umfassende *Andere* in
viele Teile gliedert, daß ich unter diesen Teilen solche antreffe, die
sich zu meinen Intentionen sinnvoll verhalten, und solche die es nicht
tun. An der sinnvollen Antwort lernen wir andere erlebende Wesen
zu unterscheiden von bloßen Sachen, die einer sinnvollen Antwort
und spontanen Kooperation ermangeln. Ursprünglich ist die Richtung zur Partnerschaft: zusammen, d. i. mit-einander oder gegeneinander auf etwas gerichtet zu sein. Ich erkenne das „fremde Ich"
nicht gegenständlich und in objektivierender Betrachtung, sondern erfahre es in meiner Aktion. Das „fremde Ich" erlebe ich als Partner
meiner eigenen Intentionen; wir begegnen uns auf dem gleichen Wege
in sinnvollem Zusammenwirken oder sinnvollem Widerstreben. Mit
dem Andern, unserem Mitmenschen finden wir uns in *einer* Welt und
gemeinsam auf ein Drittes hin ausgerichtet. Um den Andern zu verstehen, um mich mit ihm zu verstehen, bedarf es eines Dritten, auf
das wir uns gemeinsam richten können. Wir verständigen uns mit dem
Andern über etwas. Auch Liebende sprechen miteinander. Die Stille
der Nacht kann nicht in den Tag hineindauern, Schweigen würde
zum Verstummen. Der Sichten also sind viele, aber durch die ihm
eigene Sicht erfaßt jeder denselben Gegenstand, das *Andere* als das
Andere. Im medizinischen Kolleg richten sich viele Augen auf denselben Kranken; alle, die im selben Hörsaal beisammen sind, hören
dieselben Worte.

Freunde billiger Skepsis sind geneigt einzuwenden, es gäbe keine
Garantie dafür, daß wir tatsächlich denselben Gegenstand sähen.
Dieser Einwand widerlegt sich durch seine Behauptung. Denn der
Skeptiker wendet sich ja an den Hörer mit dem Anspruch, daß seine
Worte, so wie er sie spricht, in ihrer akustischen Gestalt vernommen
und in ihrem Sinn verstanden werden können. Der Skeptiker verwechselt die Sicht mit dem Gesehenen. Die Perspektiven, in denen
sich das „Was" des Gegenstandes für jeden von uns abschattet, sind
verschieden. Jede Sicht hat eine ihr durch aktuelle und historische
Bedingungen eigentümliche Begrenztheit. Trotz dieser mit den Sichten variierenden Begrenztheit sehen wir zusammen dasselbe. Es hat
ja auch der im Tausch geforderte Preis nicht die gleiche Bedeutung
für verschiedene Käufer. Was dem einen recht ist, ist dem andern zu
teuer. Obwohl beiden also der Gegenstand in verschiedenem Maße

begehrenswert erscheint, sehen sie doch denselben Gegenstand, und obwohl für beide, je nach ihrem Vermögen, ein bestimmter Betrag einen verschiedenen Wert hat, begreifen ihn beide doch als dieselbe Menge monetarischer Einheiten.

Ohne die Verschiedenheiten der Sichten desselben Gegenstandes gäbe es nicht das Verhältnis von Lehrendem und Lernendem. Der Lehrer vermittelt ja dem Schüler eine bessere Sicht und zuletzt eine tiefere Einsicht in das Was des Gegenstandes. Verschiedenheit der Sichten ist die praktische Voraussetzung einer sinnvollen Unterhaltung über einen Gegenstand. In all diesen Verhältnissen, im Tauschen wie im Lehren und der alltäglichen Unterhaltung, zeigt sich das gleiche Phänomen, daß wir, als Viele, miteinander dasselbe sehen können.

Der geordnete Tausch von Dingen, wie der vernünftige Austausch von Gedanken, beide fordern eine gewisse Indifferenz dem Gegenstand gegenüber. Es gibt Dinge, die uns unverkäuflich sind, Sachen, über die wir nicht reden können. Es gibt, schon in der Norm, Verhältnisse, in denen wir, persönlich zu sehr engagiert, keinen Weg mehr zum Verständnis mit dem Andern haben. Im pathologischen Fall, in der Psychose, bricht die Möglichkeit des Verständnisses zusammen. Die Welt wird nicht mehr in einer neutralen Ordnung erlebt, die es erlaubte in Distanz zum Gegenstand, in freier Indifferenz den Platz mit einem andern (Menschen) zu wechseln, den Standpunkt zu tauschen, gemeinsam zu agieren.

III

Modalitäten können getrennt voneinander und vereinzelt, als Gesichts- und Gehör-Empfindungen etwa, dargestellt werden. Als Aspekte wollen die Bereiche des sinnlichen Erlebens zueinander in Beziehung gebracht und miteinander verglichen werden. Vor einer Reihe von Jahren habe ich damit begonnen Sehen und Hören als Welt-Aspekte zu vergleichen [1]. Die Veranlassung war auch damals eine alltägliche Erfahrung: Die Ubiquität des Tanzes in allen Kulturen und die durchgehende Zuordnung der tänzerischen Bewegung zum rhythmischen Klang. Diese Beziehung kann nur als ein Sinn-Gesetz des Erlebens verstanden werden. Dem im rhythmischen Klang sich darbietenden Aspekt der Welt entspricht ein eigentümlicher Modus des erlebten Raumes, des Kontaktes und der Bewegung. Auf den in jener Arbeit begonnenen Vergleich von Farben und Klang sei hier hingewiesen und einiges zur Ergänzung beigefügt.

---

[1] E. STRAUS: Die Formen des Räumlichen, Nervenarzt 1930.

1. Farbe ist für das Erleben ein Attribut der Dinge, Klang ihre Äußerung. Farben haften, Klänge lösen sich ab, können als solche vernommen werden. Wir sehen das Orchester, wir hören die Symphonie. Die Spieler und ihre Instrumente sind und bleiben nebeneinander, getrennt; die Klänge dringen in das Miteinander der Akkorde. Das Auge gibt uns die Struktur der Welt, das Skelett der Dinge, mit dem Ohr vernehmen wir ihren Herzschlag, ihren Puls. Die Sprache liebt es darum Farben adjektivisch zu bezeichnen, Klänge durch das Verb.

2. Wir sehen dieselben Dinge wieder, oder können es doch tun, wir hören niemals denselben Ton, er ist vergangen. Farbe ist beständig, Klang dauert, entsteht und vergeht, solange er dauert. Öffne ich am Morgen meine Augen, so fällt mein Blick auf dieselben Dinge, die ich am Abend um mich gesehen. Da ist dasselbe Zimmer, dasselbe Haus, dieselbe Straße, derselbe Ort. Die Worte aber, die gesprochen wurden, sind verweht mit dem Augenblick, der sie erzeugt. Wir begrüßen uns wieder und wieder mit dem gleichen Gruß, aber es ist stets eine neue Begrüßung, gültig für diesen Tag und diese Stunde.

Das Auge, denn, ist der Sinn des Identifizierens und Stabilisierens, das Ohr ein Organ, die Aktualität des Geschehens zu vernehmen. Es besteht eine phänomenale zeitliche Co-existenz von Klang und Hören, während das Sichtbare in einer eigentümlichen Weise Zeitindifferent ist gegen den Blick, der auf ihm ruhen, sich von ihm abwenden und zu ihm zurückkehren kann. Vom inneren Ohr nehmen Cochlearis und Vestibularis ihren gemeinsamen Ausgang. Jedoch nicht aus Wohnungsnot sind sie in Schnecke und Bogengängen eng zusammen behaust. Sie sind beide Teile *eines* Organs, des Aktual-Organs [1]. Die Aktualität der Geräusche ist vordringlicher als das Vernehmen von reinen Klanggestalten. Es gibt ja auch unter den Menschen nicht wenige, denen das musikalische Gehör und das musikalische Gedächtnis versagt ist. Im Hören sind wir auf Aktuelles gerichtet. Der Cochlearis orientiert uns darüber, wie die Umwelt aktuell auf uns gerichtet ist, der Vestibularis richtet uns aktuell auf die Umwelt aus.

3. Die Formen der Zeitlichkeit selber, das Beharren im Sichtbaren, das Dauern im Hörbaren, sind verschieden. Ich sehe die Uhr vor mir, ihr Anblick beharrt, aber ich höre ihr ununterbrochenes Ticken als ein immer erneutes Geschehen. Dementsprechend erfahre im Bewegung im Optischen als Ortswechsel eines Identischen, im Akustischen als Zeitfolge von Wechselndem, z. B. als Folge von Tönen in einer Melodie, in einem musikalischen Satz, den die englische Sprache charakteristischerweise „movement" nennt.

---

[1] Zu ihm gehört noch als drittes Glied bei manchen Gattungen das Lateralorgan, die Seitenlinie der Fische.

4. Im Sichtbaren ordnet sich die Vielheit im Nebeneinander, das ein Auseinander ist. Die Dinge zeigen sich im Kontinuum eines sie und uns umfassenden Horizontes. Im Hörbaren gibt es keinen erfüllten Horizont. Geräusche und Klänge erscheinen als einzelne oder als einzelne Gruppen, sie ordnen sich im Nacheinander und Miteinander. Die Grenze sichtbarer Dinge ist räumlich, die hörbarer zeitlich. Die Kontur scheidet Ding von Ding, der Akkord bindet Klang zu Klang.

Im Ganzen des Horizontes muß das Auge Ding von Ding trennen und lösen, das Ganze in Teile gliedern. Das Auge verfährt vorwiegend analytisch. Die einzeln auftauchenden Klänge bindet das Ohr als Teile eines Satzes, einer Melodie zusammen. Das Ohr ist ein vorwiegend synthetischer Sinn. Im Optischen können Anfang und Ende simultan faßbar sein. Im Akustischen fallen Anfang und Ende nicht zusammen. Im Optischen ist daher endliche Größe faßbar und vergleichbar. Wir zählen Größe und Anzahl. Im Akustischen vernehmen wir Akzent und Rhythmus der Gliederung; wir erfassen ein metron, – ein „meter" wie im Englischen das Versmaß heißt. Im Optischen gibt es Vervielfältigung, im Akustischen Wiederholung. Weil im Erklingen Anfang und Ende nicht simultan gegeben sind, weist das Gegenwärtige rückwärts und vorwärts; das Einzelne, als Teil gegenwärtig, will als das Glied eines Ganzen verstanden sein.

5. Das optische Kontinuum setzt sich in die qualitätserfüllte Dunkelheit fort. Das Dunkel ist sichtbar in anderer Weise als die Stille hörbar ist. Jeder Sinn hat eine ihm eigentümliche Form der Lehre.

6. Im Sichtbaren erscheint das Andere im Abstand, dort, gegenüber. Die vielen „Dort" bestimmen mein Hier als wandelbaren Aufenthalt. Geräusch und Klang dagegen erfüllen den Raum, dringen auf mich ein. Im offenen Horizont des ruhenden optischen Kontinuums kann ich mich auf das *Andere* richten, mich auf es zu bewegen. Das Andere liegt als Ziel vor mir; ich sehe es im gegenwärtigen Augenblick, aber als einen Punkt, den ich noch nicht erreicht habe, jedoch erreichen kann und werde. Das Dort steht als Zukünftiges vor mir, der optische Raum ist zukunfts-offen. Der Klang dagegen erfaßt mich jeweils in diesem Augenblick, er ist gegenwärtig und bestimmt die aktuelle Einzigkeit meines Jetzt. Höre ich, so habe ich schon gehört.

7. Im Sehen richte ich mich aktiv auf das Sichtbare; ich „werfe meinen Blick" auf etwas. Im Hören aber vernehme ich; die Klänge kommen auf mich zu, sie zwingen mich. Im Hören deutet sich das Ge-horchen an. Wie das Deutsche Hören und Gehorchen zusammenbindet, so das Griechische ἀκούειν und ὑπακούειν, das Lateinische

(und viele romanische Sprachen) das audire und ob-oedire, das Russische slishim und posloucham. Die Sprache weiß davon, daß jede Modalität ihren besonderen Modus des Kontakts, ihre spezifische Pathik hat; sie weiß von der Aktivität des Sehens und der überwältigenden Macht des Klanges. Sie weiß auch, daß unser Blick, der sich auf das Andere richtet, einem andern Blick begegnen kann, frei begegnen oder ihm ausweichen, ja ihn nicht ertragen kann. Der Psychopathologe wird noch mehr von der Umkehrung der Richtung im Sehen zu sagen wissen, von den Augen, die von überall her den Cocain-Berauschten drohend und verfolgend anblicken, oder von den Augen die aus den Rorschach-Bildern hervorschauen. In all dem wird die eigentümliche Freiheit und Gebundenheit, das Machtverhältnis offenbar, das in jedes sinnliche Erleben eingeht, mit jeder Modalität variiert, und im Pathologischen mit verstärkter Gewalt auftaucht. Die Unterschiede der Aspekte bestehen, wie immer die Physiologie das Verhältnis von Reiz und Erregung, die Fortleitung der Erregungen betrachten mag. Der Vorrang des Sehens und des Sichtbaren hat es zum Vor-bild unserer Weltdeutung und unseres Selbstverständnisses werden lassen. Im Sehen freilich bin ich normalerweise bei den *Anderen*, sehe die Gegenstände in ihrer Beziehung zueinander, in ihrer Eigenständigkeit. Wir vernehmen gar nicht mehr den ursprünglichen Sinn von Gegen-stand oder Ob-jekt. Wir sprechen von objektiv und meinen dabei eine erkennende Betrachtung, in der die elementare Beziehung auf das *Andere* bereits aufgelöst ist. Unser Begriffs-System, unsere Ein-Sicht, ist vorwiegend – wenn nicht ausschließlich – vom Optischen her konstruiert. Dieser Konstruktion unterworfen werden die übrigen Aspekte in ihrer ihnen eigenen Struktur verkannt. Zeigt sich das *Andere* dem Sehenden im Abstand, dringt es als Klang auf den Hörenden zu, dem Tastenden ist es unmittelbar gegenwärtig. Jedes Berühren ist zugleich ein Berührtwerden; was ich berühre, rührt mich an und kann an mich rühren in der ganzen Skala der Rührungen, die vom Grausen und Schauder bis zum Erzittern in Wollust reichen. Die sprachlichen Ausdrücke schwanken dementsprechend zwischen transitiven und intransitiven Bedeutungen. Fühle ich etwas, so fühle ich zugleich (mich selbst). Im Fassen und Greifen kann es mir geschehen, daß ich selbst ergriffen werde und ergriffen bin. Wie im Deutschen, so ist es auch in anderen Sprachen. Dem deutschen Wort berühren entspricht das englische: to touch; wie Berührung in Rührung umschlagen kann, so wandelt sich das touching im Sinne des Berührens zum touching im Sinne des Rührenden. Unter keinem anderen Aspekt ist die Wechselseitigkeit der Beziehung zum *Anderen* so deutlich wie in der Tastsphäre.

Sie hat eine bedeutsame soziologische Konsequenz. Die unmittelbare Wechselseitigkeit begrenzt die Möglichkeit der Teilnahme. Im umfassenden Horizont des Sichtbaren können wir uns gemeinsam auf etwas richten; der Ton der, von der Schallquelle abgelöst, den Raum erfüllt, umfaßt uns alle. Die unmittelbare Wechselseitigkeit der Berührung aber begrenzt die Gemeinschaft auf je zwei Partner. Der Tastsinn ist ein exklusiver Sinn. Was Du ergreifen willst, muß ich zuvor loslassen. In drastischer Weise nutzt die Sprache die Exklusivität des Tastsinnes, um den Eigentums-Anspruch zu bezeichnen. Sie spricht vom Be-sitzen, vom pos-sedere. Der Tastsinn ist der Sinn des ausgeschlossenen Dritten.

Die unmittelbare Wechselseitigkeit begrenzt Tasteindrücke noch in einer anderen Weise. Tasteindrücke sind fragmentarisch, sie erfassen ein Hier ohne Dort, ein Hier im Horizont der Leere. Diese Leere kann sich im Weitertasten mit neuen Fragmenten des *Anderen* erfüllen, aber der nächste tastende Schritt kann auch ins Bodenlose führen. Umgeben von solcher mit Vernichtung drohender Leere, klammern wir uns an das noch greifbare Gegenwärtige, suchen wir in beklemmender Angst einen Halt, den wir nicht loszulassen wagen. Die Unmittelbarkeit des Haptischen ist mit einer hohen Prämie belastet.

Die tastende Hand muß das *Andere* immer von neuem anlangen, greifen und loslassen. Sinnlichkeit und Beweglichkeit sind in der Tastsphäre in besonders markanter Weise zugeordnet. Wir lassen unsere Finger über die Tischfläche gleiten und erfassen die Glätte als Beschaffenheit des Gegenstandes. Der Tasteindruck geht aus dem Bewegungsvollzug hervor. Im Ruhen der Tast-Bewegung erlischt der Tast-Eindruck[1].

Im unmittelbaren, ausschließlichen, im wechselseitigen Erfassen ist der Tastsinn das Medium leiblicher Gemeinschaft vor allen anderen. Das Fassen und Greifen will nicht zum Stillstand kommen. Das zärtliche Berühren ist ein endloser Prozeß der Annäherung, eigentlich des Nahe-Kommens und Zurückweichens. Wir müssen in die Ferne zurücktreten um die Nähe zu gewinnen. Auch die geschlechtliche Umarmung ist ein Crescendo des Näherns und Entfernens, das im Orgasmus gipfelt und abreißt. Gemeinschaft ist Ereignis, nicht Zustand.

Die Wechselseitigkeit des Berührens und Berührt-werdens ist nur selten vollkommen. In solchen seltenen Begegnungen finden wir uns aufs tiefste ergriffen, erfahren wir uns, mit und durch den anderen in der Einzigkeit und Fülle unserer Existenz.

---

[1] Vgl. D. Katz: Der Aufbau der Tastwelt.

Ganz anders im Hantieren mit Dingen und Geräten. Da sind wir auf die Sachen gerichtet. Ermüden wir in unserer Arbeit, kann ein anderer uns ablösen. So auch im prüfenden Betasten, das in einem greifbaren Resultat einer „Feststellung" endet. Das Festgestellte ist wiederholbar. In der Wechselseitigkeit zärtlicher Berührung kommt es zu keiner Feststellung. Im unendlichen Prozeß der Annäherung sind wir, du und ich, unvertretbar, kein Anderer kann deine oder meine Stelle einnehmen. Der Arzt, der in der Untersuchung zu einer Feststellung gekommen ist, kann Andere anleiten den gleichen Befund zu erheben, ein Anderer kann seine Stelle einnehmen. Arzt und Kranker begegnen sich nicht als Ich und Du, sondern in bestimmten Rollen, in Funktionen von allgemeinem Charakter. Der Kranke entblößt sich vor dem Andern, weil er ein Arzt ist; der Arzt berührt den Andern als Patienten, dessen Leib unter seinen untersuchenden Händen zu einem Körper wird, an dem man Feststellungen machen kann. Wechselseitigkeit und Unmittelbarkeit sind suspendiert; das Physiognomische ist abgeblendet. Der hippokratische Eid fordert die distanzierte Haltung des Erkennenden trotz der Intimität der Berührung. An den physiologischen Beziehungen von Reiz und Erregung, an der Fortleitung der Erregung, an dem Tastvorgang als solchem hat sich nichts geändert. Verändert ist die Einstellung, mit ihr die Richtung auf das *Andere*, und damit wandelt sich der Gegenstand selbst.

Die Wechselseitigkeit des Tastens kann nach zwei Richtungen hin variieren. Einmal zum prüfenden Betasten, in dem, wie eben bemerkt, das Erfassen auf den Gegenstand hin gerichtet ist, dann aber auf ein Angerührt-werden, in dem ein Strahl des Geschehens vom *Anderen* her auf mich hingelenkt ist. Im aktiven Betasten fungiert die Hand als Werkzeug, durch das ich Auskunft über Beschaffenheit des Gegenstandes erlange. Hierüber kann ich meine Meinung mit Andern austauschen. Die Dualität des Tastens ist erweitert zu der Möglichkeit gemeinsamen Wahrnehmens, einer Gemeinschaft, die allerdings hinter der im Sichtbaren und Hörbaren möglichen durch den Mangel an Simultanität zurückbleibt. In der Passivität des Angerührtwerdens dagegen erfahre ich meinen Leib in seiner Empfindlichkeit, seiner Bedecktheit, seiner Ohnmacht, seiner Blöße. Je mächtiger das *Andere* auf mich eindringt, je mehr ich von ihm überwältigt werde, desto mehr sinke ich in die Verlassenheit und Verlorenheit meiner Existenz zurück. Auch der Schmerz ist nicht bloße Zuständlichkeit. Auch in ihm besteht noch ein Ich-Welt-Verhältnis. Im Schmerz, in dem uns „Hören und Sehen" vergeht, in dem also die Dinge nicht mehr in ihrer Eigenart vernehmbar sind, dringt die Welt auf uns ein, bannt uns in unsern Leib, den sie uns doch zugleich entfremdet.

Keine der Modalitäten spielt nur in einer einzigen Tonart. Doch ist in jeder einzelnen das Grundthema Ich-und-das-*Andere* in spezifischer Weise so variiert, daß im Sichtbaren das Beharrende, im Hörbaren das Aktuelle, in der Tastsphäre das Wechselseitige, im Felde von Geruch und Geschmack das Physiognomische, im Schmerz das Macht-Verhältnis am meisten gekennzeichnet ist. Die Modalitäten sind in ihrer Gesamtheit in eine breite Skala zu ordnen, die vom Sichtbaren hinüber zum Schmerz reicht. In diesem Spektrum der Sinne variieren die Aspekte in bezug auf: Zeitlichkeit, Räumlichkeit, Richtung, Grenze, Distanz, Bewegung, Physiognomie, Gemeinschaft, Freiheit und Gebundenheit, Kontakt, Gegenständlichkeit, Zählbarkeit, Teilbarkeit, Meßbarkeit, Leer-Formen, Möglichkeit des Abstrakten, Erinnerung, der Mittelbarkeit. Am einen Ende der Skala überwiegt die Einsicht, am andern der Eindruck; dort findet sich das gemeinsame Mittelbare und die Mitteilung im geformten Wortlaut und Schrift, hier die Einsamkeit des Schmerzes, der sich zuletzt nur noch im ungeformten Klagelaut und Schrei äußern kann.

Jeder Sinn dient oder versagt sich der geistigen Existenz des Menschen auf seine Weise. Künste haben sich nur im Gebiet des Sichtbaren und Hörbaren entwickelt. Von dort nimmt auch das wissenschaftliche Denken seinen Ausgang. Wissenschaft und Künste sind nur dort möglich, wo wir uns aktiv auf das *Andere* richten, es von uns abgrenzen können, wo wir das Was vom Dies zu trennen vermögen, und das Was in seiner Ordnung und seinem Zusammenhang zu erfassen im Stande sind. Solche Möglichkeiten schwinden, wo wir selbst zu stark betroffen sind. Das kann zuweilen schon im Aspekt des Sichtbaren geschehen, es geschieht in der Regel am andern Ende des sensorischen Spektrums. Angst, Erregung, Schmerz sind keine der Meditation günstigen Umstände. Im unbekannten nächtlichen Wald schrumpft meine Reichweite, die Dinge rücken mir auf den Leib, die Richtung schlägt um, auf mich zu, die Physiognomie der Umgebung ist verändert und mit ihr die Gestalt der Gegenstände. Als zusammenfassende These können wir sagen: Unsere alltägliche Welt formt sich im Medium des sinnlichen Erlebens und gemäß der Eigenart der Modalitäten. Halluzinationen entstehen im Medium entstalteter Modalitäten. Sie erscheinen dort, wo die Ich-Welt-Beziehungen pathologisch abgewandelt sind. Die Ursachen der pathologischen Veränderungen können mannigfache sein, peripher oder zentral angreifen. Die schwersten Störungen sind zu erwarten, wo die Ich-Welt-Beziehungen am tiefsten verändert sind, wo in einer pathologischen Weise des Betroffenseins im Verhältnis zum *Anderen* Richtung, Distanz und Grenze so verändert sind, daß das *Andere* in gleichsam neuen Aspekten erscheint.

Im Betroffensein entscheidet sich die Wirklichkeit der Erlebnisse. Wirklichkeit ist ja kein Moment, das in irgend einer Weise an dem Erlebnisgehalt erst abgehoben wird. Sinnliche Wirklichkeit wird nicht im Sach-Denken erschlossen, sie wird nicht an irgendwelchen Kennzeichen abgelesen, sie wird nicht als gesetzmäßige Ordnung des Geschehens beurteilt, sie ist nicht ein nachträglicher Zusatz zu Sinnes-Daten, sie ist ein ursprüngliches und unabtrennliches Moment des sinnlichen Erlebens selbst. Sinnliches Erleben und Erleben von Wirklichem sind eines und dasselbe. Erschlossen wird die Unwirklichkeit, der Schein, die Täuschung. Die Negation ist eine Leistung der kritischen Besinnung, die aber erst nachträglich in der Abstraktion, in der Lösung von der Unmittelbarkeit des sinnlichen Erlebens vollzogen wird. Sie richtet sich auf die Ordnung und Zusammenhänge der Dinge und beurteilt von dort her die Gültigkeit der Erlebnisse. Im sinnlichen Erleben aber handelt es sich nicht um Gültigkeit nach allgemeinen Regeln. Die Wirklichkeit des sinnlichen Erlebens bedarf keiner nachträglichen Rechtfertigung. Sie ist vor dem Zweifel. Ihr Ausweis ist das sinnliche Erleben selbst, d. h. mein Betroffensein, die Zugehörigkeit eines Ereignisses zu meinem Dasein. Das *Andere* ist wirklich, insofern es mich betrifft und betroffen hat. In den pathologischen Veränderungen meines Betroffenseins formen sich Gebilde mit Wirklichkeits-Sinnlichkeits-Charakter, die den normalen ähneln, sich aber von ihnen so unterscheiden wie die „Stimmen" von sprachlichen Äußerungen. Was die Ästhesiologie zum Verständnis der Sinnestäuschungen beitragen kann, sei noch an einigen Beispielen angeführt.

1. Im alkoholischen Delir ist die Modalität des Sehens in charakteristischer Weise entstellt. Das Optische ist der Bereich der Stabilisierung und Identifizierung; das alkoholische Delir ist gekennzeichnet durch Destabilisierung und Verlust der Identifizierung. Die Destabilisierung betrifft die Raumstrukturen im Ganzen und die sichtbaren Dinge im Einzelnen. Man mag zur Erklärung auf die Störungen des Gleichgewichtsapparates hinweisen; diese mögen denn wohl auch die Beziehungen auf das *Andere* im optischen Aspekt beeinflussen, aber sie können doch nicht die Gesamtheit der halluzinatorischen Symptome erklären. Es finden sich ja analoge Auflösungen der Stabilität, ein Flüssigwerden der Konturen, eine Para morphose und kaleidoskopisches Gleiten auch bei Intoxikationen, die den Gleichgewichtsapparat weniger in Mitleidenschaft ziehen. Die Bewegungs-Ursache der Gesichtstäuschungen steht, wie auch die Mescalin-Versuche zeigten, in keinem einfachen Abhängigkeits-Verhältnis zur motorischen Erregung[1].

---

[1] Vgl. MAYER-GROSS: Psychopathologie und Klinik der Trugwahrnehmungen. BUMKE, Hdbch. der Psychiatrie, Bd. I, S. 449.

Vom Sehen gilt normalerweise, daß wir bei den Dingen sind; diese Einstellung verschwindet auch im Delir nicht ganz. Der Delirant findet sich zwar häufig in einer grausigen Umgebung, die ihn mit furchtbaren Peinigungen bedroht. Doch ist die Szene meist nicht egozentrisch komponiert. Er wird Zeuge des Schrecklichen, das auch ihn erfaßt, aber doch nicht auf ihn allein gerichtet ist, nicht ihm vor allen andern ausschließlich gilt. Damit stimmt gut überein, daß der Alkoholdelirant ansprechbar bleibt und im erhaltenen Kontakt suggestibel ist, im Gegensatz zu dem besonnenen Alkoholhalluzinanten, der ganz unter dem Eindruck der über und gegen ihn konversierenden Stimmen steht. Es mag hier daran erinnert werden, daß auch die akustischen Erlebnisse im Mescalin- und Haschisch-Rausch zumeist keine Pointierung auf den Berauschten hin aufweisen. Klänge erfüllen und durchdringen den Raum; sie haben oft einen schwelgerischen, „kosmischen" Charakter, sie erfassen den Hörenden, dringen in ihn ein, so daß er sich Eines fühlt mit der musikalischen Bewegung. Diese Verschmelzung ist in scharfem Kontrast zu der Aussonderung und Absonderung des von Stimmen Verfolgten. Offenbar sind es in beiden Gruppen verschiedene Variationen des Betroffenseins, der Beziehungen des Ich zu dem *Anderen*.

Im traumhaften Charakter des Delirs sind die De-stabilisierung und der Verlust der Identifizierung wiederzuerkennen. Das Unstete, das Metamorphische, der Wandel scheidet Traumgebilde von der Fertigkeit und Beständigkeit der Dinge, denen wir im wachen Dasein begegnen. So sicher wir nach dem Erwachen wachen Tag und Traumwelt unterscheiden, die Frage, was uns im wachen Erleben solche Scheidung ermöglicht, wie also das Wachsein sich selbst erfaßt, diese Frage ist nicht leicht beantwortet. Doch dies wenigstens ist gewiß, daß wir am Morgen dort wieder anknüpfen, wo wir am Abend den Faden fallen ließen. Ein wacher Tag reiht sich als Fortsetzung an den andern; die Träume einer Nacht stehen nicht in manifestem Zusammenhang mit denen der vergangenen Nächte, jedoch nicht nur die Folge der Tage bilden eine stete Reihe, jeder Augenblick des wachen sinnlichen Erlebens steht in einem Kontinuum, aus dem er nicht fortgerückt werden kann. In meiner Erinnerung kann ich mich um Jahrzehnte zurückversetzen, im wachen sinnlichen Erleben kann ich nur von Gegenwart zu Gegenwart in die Zukunft vorrücken. Im Begriff kann ich Minuten, Stunden, Jahrhunderte in eines fassen. Im wachen Erleben bleibe ich an die eine Zeitstelle gebunden; sie allein hat der Charakter der Wirklichkeit, nämlich der Wirklichkeit in dem Werder meines Daseins. In meiner Phantasie kann ich in einem Sprung über den Ozean setzen. Im wachen sinnlichen Erleben gibt es kein Sprünge. Um an die Tür meines Zimmers zu gelangen, muß ich ers diese, dann jene Stelle passieren. Das wache Dasein hat eine ihm eigentümliche Schwere[1], kein Pegasus kann uns davontragen. Damit aber hat das wache Erleben auch eine ihm eigentümliche Ordnung und Präzision. Jeder Augenblick ist auf den folgenden in sinnvoller Antizipation ausgerichtet. Zeitliche Folge und Folge als sinnvolle Ordnung der Perspektive fallen in eins. Die Sequenz trägt eine unausweichliche Konsequenz in sich[1]. In diesem Kontinuum kann ich das *Andere* zu voller Konkretion und Bestimmtheit bringen. Es muß sich in bestimmter Weise zeigen, es muß bestimmbar sein. Nur im physiologischen Wachsein haben wir die Kraft der Antizipation und im Kontinuum der Antizipationen erfassen wir unser Wachsein. Im Einschlafen, im Schwindel, im Traum, in Trübungen des Bewußtseins zerfällt das Kontinuum, die Gegenwart ist nicht länger Erfüllung einer Antizipation, noch greift sie sich selber in neuen Antizipationen vor. Damit verfällt die Stabilität der Dinge, die Ordnung des Erlebniszusammenhangs, mit ihr die Möglichkeit kritischer Abstraktion und kritischer Besinnung. Die phantastischen Erlebnisse der Hysterischen zeichnen sich ja in der Regel dadurch aus, daß sie sich nicht in einer entstalteten destabilisierten Sphäre noch in einem fragmentierten Kontinuum ereignen. Diese fordern ein Durchbrechen des sinnlichen Horizontes, ein Überschreiten des Augenblicks. Der Absprung aber vollzieht sich nur im wachen Dasein. Im Wachen unterscheiden wir Traum und wache Wirklichkeit. Im Schlaf hingegen, so alt wir auch werden, verfallen wir immer wieder der Macht des Traumes. Wir können unsere kritische Erfahrung nicht in den Traum hinüberretten. Wir sind ganz vom Traum-Erlebnis gefangen. Es ist nicht so, daß nur Vorstellungen und Erinnerungen Wirklichkeitscharakter erlangen. Der Typus Wirklichkeit ist verändert. Entscheidend wird das Betroffensein. Die De-stabilisierung muß sich im Optischen, als dem Felde der Stabilisierung und Identifizierung am deutlichsten auswirken, auch wenn die Ursache nicht am optischen Apparat direkt angreift.

2. Mit dem Betroffensein verändert sich Richtung und Grenze. Die Haschisch- und Mescalinexperimente haben reiches Material zur Illustration dieses Zusammenhangs beigetragen. Die Sättigung, der intensive Glanz der Farben, die Aufdringlichkeit von Gerüchen und

---

[1] Diese Schwere tun wir gut auch physisch zu verstehen. Schlafen und Wachen sind biologische Phänomene, sie eignen uns, wie das sinnliche Erleben, als leibhafte Individuen. Im Wachen erfahren wir unsere Gebundenheit und Schwere, und zwar gerade als bewegliche Wesen, welche allein Schwere erleben können. Der Träumer träumt ja, um sich zu bewegen, er bewegt sich nicht, er ist von keiner Schwere belastet. Der Haschisch-, der Mescalin-Berauschte, erlebt es, wie „alle Schwere abfällt".

Geräuschen sind nur ein Vorspiel. Mit dem Fortschreiten der Vergiftung werden auch menschliche Gesichtszüge ausdrucksvoller, eindringlicher, bedeutsamer. Die Physiognomien verraten dem Berauschten das Wesen der Umgebung, sie können in ihren Mienen mühelos lesen. Doch kann sich mit dem Fortrücken der Intoxikation die Veränderung des Betroffenseins, die Variationen der Machtbeziehung in einer deutlichen Umkehr der Richtung ausdrücken. Die Versuchspersonen fühlen sich beeinflußt; von dem Blick des Andern geht eine furchtbare überwältigende unwiderstehliche Wirkung aus. Solche Erlebnisse mögen zu weiteren paranoischen Andeutungen Anlaß geben, allein ihr Ursprung liegt schon im sinnlichen Erleben selbst.

In jeder Beziehung auf das *Andere*, in Richtung und Gegen-Richtung, in der oft erwähnten Macht-Relation ist ja das Erlebnis des Beeinflußt-werdens, des Überwältigt- und Verfolgt-werdens im Keim schon angelegt. In der Veränderung des Betroffenseins treten die Physiognomischen Charaktere deutlicher hervor, zunächst nur als Aufdringlichkeit und Eindringlichkeit gespürt, d. h. aber doch schon in einer Richtung, die von dem *Anderen* her uns mächtig ergreift. Von Physiognomisch ist zu sprechen, insofern das *Andere* sich nicht als neutrale Qualität, sondern als lockend oder schreckend, beruhigend oder bedrohend, als freundliches oder feindliches Zentrum enthüllt. Die beruhigenden oder bedrohenden Physiognomien werden darin auch nicht erschlossen, sondern in der Unmittelbarkeit des sinnlichen Erlebens verspürt. Mit der zunehmenden Passivität in der Mescalin-Intoxikation steigern sich die Erlebnisse sinnlicher Abhängigkeit. Mit ihr stehen wohl auch die Zeit- und Raum-Veränderungen im Zusammenhang, der Zeitstillstand und die Grenzenlosigkeit der Räume. Nähe und Ferne, auch sichtbare Nähe und Ferne, sind ja nicht allein als optische Phänomene zu verstehen. Die Artikulation und die Raumtiefe, Nah und fern ist eine Gliederung des Raums in bezug auf ein bewegliches Wesen, ist Gliederung eines Aktionsraumes. Nah und fern sind Phänomene der Reichweite, der Er-reichbarkeit. Die Passivität entrückt das Er-reichbare in grenzenlose Distanz. Die Beobachtung, daß Blinde im Mescalin-Rausch ähnliche Raum-Veränderungen haben wie Normal-Sichtige, bestätigt diese Auffassung[1].

Veränderungen, Aufhebung der Grenze, „Umweltsverschmelzungen" sind mit großer Regelmäßigkeit beobachtet worden. Auch die Veränderungen des Körperschemas sind ja wohl Veränderungen im Erleben der Aktivität. Der Berauschte erlebt, daß die erhobene

---

[1] J. Zador: „Meskalinwirkung bei Störung des optischen Systems." Z. Neur. 127, 1930 p. 108.

Hand, abgetrennt in der Luft schweben bleibt, selbst wenn er *weiß*, daß sie auf seinem Knie ruht. Das Körperschema ist nicht Bild leiblicher Konfiguration, sondern ein „Schema" möglicher Aktion. Das unmittelbare Betroffensein im Agieren setzt sich gegen das Wissen durch. Auch in der Depersonalisation bleibt ja die sachliche Ordnung der Dinge erhalten. Der sichtbare Abstand ist nicht verändert, wohl aber die physiognomische Deutung. Eine unübersteigbare Grenze trennt den Depersonalisierten von dem *Anderen*, das unwirklich erscheint. Gemeint ist die sinnliche Wirklichkeit; die Dinge lassen sich nicht mehr in das personale Werden des Kranken einfügen. Der Haschisch-Berauschte wird Teil des *Anderen*, der Depersonalisierte steht ihm in hilfloser Isolierung gegenüber.

3. Die Stimmen, die den Schizophrenen quälen, betrachten wir als ein Symptom, in dem sich die besondere Weise des Betroffenseins gleichfalls manifestiert. Die Stimmen werden gehört, sie sind akustische Phänomene oder ähneln ihnen weitgehend. Aber sie sind doch auch hinreichend verschieden, so daß sie sich von allem anderen Hörbaren abheben. Die Weise ihres Empfangen-werdens ist eher ein Inne-werden, das dem Hören gleicht. Die Stimmen tauchen in einer entstalteten akustischen Sphäre auf, sie treffen den Kranken in einer Beziehung zu dem *Anderen*, die dem Hören am meisten ähnelt.

Wie Klänge sich vom Schallkörper lösen und den Raum durchdringend ein Eigen-Dasein gewinnen können, so reden auch Stimmen zu dem Kranken, Stimmen, nicht Personen. Auch wenn der Kranke die Stimme identifizieren kann – in allgemeiner Weise – als männlich oder weiblich, als laut oder leise, deutlich oder kaum vernehmbar, ja selbst wenn er sie einzelnen Personen zuschreibt, die Stimme dringt auf ihn ein, sie ist da, nicht der Sprecher. Das Gerede von Apparaten, die der Übermittlung dienen, verdeutlicht uns, daß die Stimmen allein unmittelbar gegenwärtig sind. Erklärungs-Versuche spielen ja darum auch nur eine nebensächliche Rolle. Die Stimmen treffen den Kranken mit solcher Gewalt, daß die Frage nach dem Wie der Übermittlung, nach der Möglichkeit ihrer Entfaltung nicht gestellt wird oder belanglos bleibt. Im schizophrenen Betroffensein manifestiert sich eine neue Wirklichkeit, vor der jede kritische Gesinnung kapituliert. Hindernisse und Entfernungen spielen keine Rolle. Die allgemeine Ordnung, in der jedes Ding seinen Platz hat mit einer eigentümlich begrenzten Reichweite und Einfluß-Sphäre, gilt nicht mehr. Es gibt keine Grenzen, kein Maß und keinen Maßstab, keine Zonen der Gefahr noch der Sicherheit. Das *Andere* ist ein Reich des Feindlichen, in dem der Kranke sich ganz allein und ganz wehrlos findet, ausgeliefert an eine Macht, die ihn von überall her bedroht. Die Stimmen zielen auf ihn, sie haben ihn von allen ausgesondert und abgesondert. Er ist gewiß, daß sie ihn und keinen Andern meinen, er wundert sich nicht, daß sein Nachbar nichts zu hören vermag. Er wundert sich ja überhaupt nicht, er fragt nicht, weder sich noch andere, noch die Dinge, er prüft seine Eindrücke nicht, er bewertet sie nicht nach allgemeinen Regeln. „Es geschieht mir in der Welt", diese Kennzeichnung des sinnlichen Erlebens trifft ganz auf das Stimmen-hören zu, das sich eben gerade darin als eine ursprüngliche Störung des sinnlichen Erlebens ausweist, d. h. als eine ursprüngliche Störung des In-der-Welt-seins, in der sich das *Andere* uns in befremdlicher, unverständlicher Weise darstellt, dem Kranken aber in unmittelbarer Gewißheit. In dieser Welt gibt es keine Gemeinschaft, gibt es keine diskursive Erläuterung. Der Kranke kann sich uns nicht verständlich machen; er kann ja auch sich selbst und seine Welt nicht verstehen. Er erlebt sie nur in einer Folge von Momenten des Überwältigtwerdens. Verstehen, gemeinsames wie einsames, fordert aber eine Indifferenz, die Möglichkeit, sich von dem Eindruck zu lösen, auf sich selbst zu reflektieren, sich in eine allgemeine Ordnung zu stellen, in der die Plätze vertauschbar sind. Die Macht der Stimmen gleicht der Macht des Klanges überhaupt. Diese Macht ist an die phänomenale Seinsweise des Klanges gebunden. Der Klang, obwohl etwas, ist doch eigentlich kein Ding, er gehört nicht zu den πραγματα, mit denen man umgehen kann. Dem Klang kann man nichts anhaben; und doch ist er nicht nichts; er entzieht sich unserem Zugriff, wir sind ihm hilflos preisgegeben. Die Macht des Klanges wirkt fort in dem artikulierten Laut, dem Wort, dem schöpfenden Wort Gottes, dem vorbestimmenden Fatum, d. i. dem Gesagten, dem Spruch des Richters, der Stimme des Gewissens. Die Stimme des Gewissens warnt und mahnt den im Handeln Freien. Die schizophrene Stimme höhnt, verfolgt, befiehlt. Sie läßt keine Freiheit der Besinnung. Die Stimmen sind überall; unentrinnbar dringen sie ein, wie ein giftiges Gas, das unser eigener Atem uns aufzunehmen zwingt, wenn es die Atmosphäre erfüllt. Die Stimme des Gewissens richtet Vergangenes, erwägt Zukünftiges. Die schizophrene Stimme ist gegenwärtig, aber in ihrer Gegenwärtigkeit schon immer geschwunden und zerronnen. Wir können zur Not ein Geräusch durch ein lauteres Geräusch übertönen. Wir können eine Rede, die uns nicht gefällt, überschreien, eine Methode der Abwehr, die bezeichnenderweise kaum je von dem Schizophrenen versucht wird. Er ist in seinem Handeln, nicht nur in seiner Beweglichkeit, gelähmt, ein ohnmächtiges Opfer.

Mit der Paralyse des Handelns verschiebt sich die Grenze, die das *Andere* von dem Erlebenden trennt; wir, die wir von Halluzinationen sprechen, sind davon überzeugt, daß die Stimmen, die der

Kranke hört, seine Stimmen sind. Er erlebt etwas, das zu ihm gehört, als zu dem *Anderen* gehörig. „Mein" nenne ich das, worüber ich verfügen kann, das sich mir fügt, auf mich hört, mir gehört, auch das, was ich hervorbringe und hervorgebracht habe, schließlich in Umkehrung das, dem ich angehöre, und das mich in bestimmter Weise beansprucht; im engeren Sinn das also, worüber ich die unmittelbare Macht des Hervorbringens oder Verfügens habe. Die Grenzverschiebung zwischen Mein und Sein, die im Stimmen-hören statt hat, deutet wiederum auf die Wandlung in der Sphäre der Freiheit hin, auf eine zentrale Veränderung des Betroffenseins. Ein Sturm, ein Erdbeben, Hitze und Kälte treffen uns alle. Stimmen sind atmosphärisch wie Sturm und Kälte, aber sie zielen nur auf den einen, sie treffen ihn nicht als vitales Wesen, sondern als diesen einzelnen Menschen in seinem Selbst; die Stimmen verhalten sich wie Naturlaute und sind doch Rede, Kritik, Verhöhnung; indem sie den Einzelnen ergreifen, greifen sie ihn gerade in seiner Menschlichkeit an, im Bereich des sittlichen ästhetischen Handelns. Dieser Umstand hat Veranlassung gegeben, den sinnlichen Charakter der Stimmen überhaupt zu bezweifeln. Dazu kommt als zweites die „Besonnenheit" des Schizophrenen, das Nebeneinander halluzinatorischer Erlebnisse und normaler Orientierung. Jedoch diese Aporie weist gerade den Weg zur Lösung des Problems. Die Krankheit befällt ja jemand, der bis zu ihrem Ausbruch als Mensch gelebt und gehandelt hat. Der Prozeß setzt an dem an, was geschichtlich geworden ist. In dem Einbruch der Krankheit, in der elementaren Veränderung des Betroffenseins, zeigt das *Andere*, die Welt, eine neue Physiognomie, die dem sinnlichen Erleben entspricht. In den Zeiten des Übergangs kündigt sich ein Unheimliches an, eine rätselhafte fremde Bedeutsamkeit alltäglicher Dinge, bis zum Untergang der vertrauten Welt. Dem Welt-Untergang entspricht der Untergang des Selbst. In den Übergangsstadien mancher schizophrenen Erkrankungen drängt sich ein neuer, nicht zu bewältigender physiognomischer Gehalt mit dem Charakter des Unfaßbar-Unheimlichen vor. Viele der wahnhaften Bedeutungserlebnisse, sowie auch der Beziehungs-Ideen haben einen viel elementareren sinnlichen Gehalt, als die übliche Terminologie andeutet. Das verfallende Selbst findet sich in einer Welt, die nicht mehr Bühne geschichtlicher Ereignisse, der Selbstverwirklichung ist. Der Kranke erlebt den Untergang seines Selbst als unmittelbar akutelle Gegenwirkung feindlicher Mächte.

Das Stimmhören steht so mitten inzwischen den sogenannten coenesthetischen Halluzinationen und dem Phänomen-Bereich des gemachten, des entzogenen Gedankens, des Gedankenlautwerdens. Die coenesthetischen Störungen reichen noch tiefer in das Leiblichsinnliche, die Denkstörungen bekunden den Verlust der Freiheit zur Abstraktion.

Wie bei den Stimmen, so ist auch bei den haptischen Sinnestäuschungen der Kranke ein Opfer. Er erleidet Berührungen, er berührt nichts. Der Incubus, der von einer Frau Besitz ergreift, wird nicht zugleich von ihr halluzinatorisch ergriffen. Die Wechselseitigkeit des Tasterlebnisses ist aufgehoben. Eine feindliche Macht rührt den Kranken an, entzieht sich aber selbst bei aufdringlicher Nähe seinem Zugriff. Das Anrühren ist ein Anrühren aus der Distanz: Ein Anblasen, Anspritzen, Elektrisieren, Hypnotisieren. Die feindlichen Mächte gleichen dem Wind, dem Fluß, dem Feuer. Sie gleichen in dieser Flüssigkeit und Flüchtigkeit, in der Unmöglichkeit ihrer habhaft zu werden, auch den Stimmen, sie dringen in das innerste Dasein des Kranken, sie rühren an sein Herz, sie vergewaltigen ihn geschlechtlich und bleiben doch in Distanz. Die Versuche, die erlebten Einwirkungen technisch zu erklären, als vermittelt durch rätselhafte Maschinen, deren sich die Verfolger bedienen, läßt wiederum erkennen, daß personales Handeln transformiert ist in elementares Geschehen.

In den gemachten Gedanken zeigt sich, daß dem Kranken eine freie Auseinandersetzung mit der Welt verwehrt ist, im Gedankenlaut-werden im Lesen seiner Gedanken, daß ein Durchbruch durch die Grenze und ein Einbruch in die Sphäre des persönlichen Daseins stattgefunden hat. Die strukturelle Nachbarschaft zu vielen motorischen Erscheinungen, wie zu den gemachten Bewegungen, den Befehls-Automatismen, der Echopraxie, dem Negativismus, erscheint evident. Die fundamentale Veränderung der Beziehung zu dem *Anderen* kann nicht auf die sinnliche Sphäre beschränkt sein. Doch müssen wir uns hier mit diesen Hinweisen begnügen.

Es sollte ja nur an einigen Beispielen gezeigt werden, daß und wie sich Halluzinationen im Bereich entstalteter Modalitäten bilden. Sie sind Varianten, pathologische Variationen der Grundbeziehung Ich-und-das-Andere. Ihnen eignet darum der Charakter des Wirklichen, der allem sinnlichen Erleben zukommt. Dieses ist nicht eine Klasse von Erlebnissen neben vielen anderen. Das sinnliche Erleben ist die Grundweise alles Erlebens, von dem sich andere Weisen des Daseins, das Denken, Erinnern, Vorstellen abheben, um stets dorthin zurückzukehren. Das sinnliche Erleben ist gegenwärtig. Das Jetzt der Gegenwart aber ist stets mein Jetzt, ein Moment meines Werdens. Es ist das Wesen des sinnlichen Erlebens selbst, in seinem Betroffensein in jedem Augenblick die Wirksamkeit, d. i. die Wirklichkeit, des *Anderen* zu erfahren.

Die Entwicklung der amerikanischen Psychiatrie zwischen den Weltkriegen[1,2]

Die amerikanische Psychiatrie hat seit dem ersten Weltkrieg tiefe Wandlungen durchgemacht. Im Anfang des Jahrhunderts war die Psychiatrie noch ein wenig beachtetes und nicht sehr geachtetes Spezialfach der Medizin, das keineswegs in allen „Medical Schools" gelehrt wurde. Heute nimmt die Psychiatrie eine zentrale Stellung ein. Ihr Einfluß reicht weit über den ärztlichen Bereich hinaus. Erziehung und Rechtspflege, Künste und Literatur sind von der psychiatrischen Anthropologie entscheidend beeinflußt. Nicht wenige psychiatrische Fachausdrücke sind in die Alltagssprache eingedrungen. Manche Psychiater fühlen sich berufen und geschickt genug, nicht nur die Probleme einzelner kranker Menschen, sondern der kranken Menschheit zu lösen, als Ratgeber, Sprecher und Lenker im Weltgeschehen aufzutreten.

Die Selbstachtung der amerikanischen Psychiatrie ist gewaltig gestiegen. Man fühlt, daß man sich von der Bevormundung Europas befreit hat. Man verkennt nicht, verheimlicht nicht, bestreitet nicht, daß entscheidende Anregungen von europäischen Forschern, vor allem FREUD, gekommen sind, aber man hat doch die Überzeugung, daß sie erst auf amerikanischem Boden ihre ganze Fruchtbarkeit entfaltet haben. Man ist geneigt, mit einem Anflug von Mitleid auf die europäische Psychiatrie, insbesondere die deutsche, herabzublicken. Der Eindruck ist, daß sie in einer früheren Phase der Entwicklung stecken geblieben ist, den Übergang von der deskriptiven zur dynamischen Betrachtungsweise nicht mitgemacht hat.

Die amerikanische Psychiatrie wird, wie alle übrigen medizinischen Disziplinen, vom Ziel, der Therapie her, in Bewegung gehalten. Die therapeutische Idee bestimmt die Auswahl der Probleme, Fragestellungen und Lösungen. Das rein theoretische Interesse ist sekundär. Dieser aktive therapeutische Optimismus stammt nicht von gestern und heute. Er ist seit langem am Werk. Er verlangte nach Befriedi-

---

[1] Arch. Psychiat. Nervenkr., Bd. 184, S. 133—150, 1950.
[2] Nach einer Vorlesung gehalten anläßlich des Aufenthaltes der Medical Mission of the Unitarian Service Committee in Deutschland im Juli und August 1948.

gung zu einer Zeit, wo die uns heute geläufigen somatischen Behandlungsweisen noch unbekannt waren. Er fand sie damals in der Psychotherapie, die oft in einer einfachen, fast naiven Form betätigt wurde. Die Psychotherapie hat ihre Vorrangstellung bewahrt. Von einer Psychotherapie des "Common Sense" ist sie zu einer psychoanalytisch orientierten übergegangen. Zwar ist die Zahl der offiziellen, d. h. von den psychoanalytischen Organisationen als Psychoanalytiker anerkannten Therapeuten nicht groß. Aber eine viel größere Zahl der Psychiater hat sich doch die Freudschen Gedankengänge über die Genese, die Bedeutung, die Behandlung der Neurosen und Psychosen zu eigen gemacht. Sie geben der amerikanischen Psychiatrie in den letzten Jahrzehnten ihr besonderes Gepräge. Es fehlt keineswegs an Gegnern der Psychoanalyse. Somatische Methoden werden an vielen Stellen eifrig gepflegt. Aber wäre die Psychiatrie auf diese Methoden beschränkt, sie wäre nichts als ein Spezialgebiet der Medizin. Ihre Ausnahmestellung, die leidenschaftliche Parteinahme für ihre Lehren verdankt die Psychiatrie der Freudschen Antropologie.

Dem Selbstgefühl der Psychiatrie entspricht die Erwartung, die das Publikum dem Psychiater entgegenbringt. Die „Nachfrage" ist riesig; es gibt bei weitem nicht genug Psychiater, den „Bedarf" zu decken. Der Mangel macht sich natürlich am meisten in den Hospitälern und Anstalten geltend, insbesondere in den in kleinen Städten und auf dem Lande gelegenen. Um den Nachwuchs zu fördern, sucht man die Ausbildungsmöglichkeiten zu vergrößern. Die Veterans-Administration ist besonders eifrig bestrebt, ihre Hospitäler so zu gestalten, daß sie als Lehrstätten für die fachärztliche Ausbildung anerkannt werden. Die Psychiatrie ist in der großen Mehrzahl der Medical Schools zu einem obligatorischen Lehrfach geworden. Der psychiatrischen Forschung sind durch die Gesetzgebung im Kongreß, dem sogenannten Mental Health Act, besondere Mittel zugewandt worden. Es ist nicht wahrscheinlich, daß der psychiatrische Nachwuchs die Lücken bald füllen werde, noch weniger wahrscheinlich ist es, daß er sie hinreichend füllen werde. Da die Zulassung zu den Medical Schools durch einen Numerus clausus beschränkt ist, kann, solange die Gesamtzahl der Medizinstudenten nicht heraufgesetzt wird, ein Zudrang zur Psychiatrie nur auf Kosten anderer Fächer erfolgen. Eine solche Abwanderung findet in der Tat statt; der genaue Umfang ist schwer zu schätzen. Die Hauptleidtragenden scheinen die Neurologen zu sein. Sie klagen, daß ihnen das Wasser durch die beiden therapeutisch mächtigeren Disziplinen, die Psychiatrie und die Neurochirurgie, abgegraben werde. In dem letzten Facharztexamen haben 110 Kandidaten die Diplome für Psychiatrie,

14 für Neurologie und nur 1 Kandidat das Diplom für beide Fächer erhalten. Dieser eine ist, wenn mich der Name nicht täuscht, ein Immigrant aus Deutschland.

Als im Jahre 1894 die Amerikanische Psychiatrische Gesellschaft ihr 50jähriges Bestehen feierte, hielt WEIR MITCHELL die Festrede. Es war eine ungewöhnliche Ansprache, fern von den bei solchen Gelegenheiten üblichen Äußerungen der Selbstgefälligkeit und Selbstzufriedenheit. WEIR MITCHELL kritisierte das therapeutische Versagen der Psychiatrie, er tadelte den Mangel naturwissenschaftlicher Methodik und empfahl die Neurologie als Vorbild. Bei der Jahrhundertfeier wäre eine solche Rede kaum möglich gewesen. Vielleicht ließen sich noch immer einige Bedenken gegen die Methodik vorbringen. Aber eine solche Kritik würde eng und kleinlich erscheinen, angesichts der therapeutischen Erfolge, die infolge oder trotz dieser Methodik gebucht werden. Die Psychiatrie fühlt, daß sie nicht nur ihre eigenen Probleme lösen kann, sondern daß sie durch ihre Kenntnis psychosomatischer Zusammenhänge berufen ist, anderen Fächern der Medizin zu Hilfe zu kommen, daß ihr Erfolge da noch beschieden sind, wo die anderen Verfahren, einschließlich der neurologischen, versagen. In dem Aschenbrödel ist die wahre Königin entdeckt worden.

Die Wandlung, die sich in wenigen Jahrzehnten vollzogen hat, knüpft an Personen und die von ihnen vorgetragenen Ideen an. Die Männer, die der gegenwärtigen amerikanischen Psychiatrie ihr eigentliches Gepräge gegeben haben, sind ADOLF MEYER, CLIFFORD BEERS und SIGMUND FREUD. Personen und Ideen gehören zusammen. Aber Ideen gedeihen nur in einem ihnen zuträglichen Klima. Von den Männern und ihren Ideen, ihrer Wirksamkeit, soll zunächst die Rede sein, dann aber von jenen soziologischen Faktoren, die ihrer Arbeit so sehr entgegenkamen, sie so zeitgemäß und ortsgemäß werden ließen.

* *
*

ADOLF MEYER, der Sohn eines Schweizer Pfarrers, kam in jungen Jahren nach Amerika. Auf einer Reise nach England hatte er JACKSON und GOWERS am Werke gesehen. Die entscheidenden Anregungen aber hat er doch wohl durch AUGUST FOREL erfahren. Von ihm hatte er das Interesse an neuroanatomischer Forschung übernommen, von ihm die optimistische und aktivistische Einstellung, von ihm den Blick auf die soziale Bedingtheit mancher psychotischer Störungen. FORELS Kampf gegen den Alkoholismus, sein Interesse an hypnotischer Behandlung, seine oft erstaunlich nüchterne und ernüchternde Erörterung der „Sexuellen Frage", seine Studien über das soziale Verhalten der Ameisen, das er als Vorbild menschlicher Verhältnisse pries, all dies ist der älteren Generation noch in lebhafter Erinnerung.

ADOLF MEYER ist der anatomischen Forschung sein ganzes Leben lang treu geblieben, aber sein eigenes Naturell drängte ihn doch bald aus dem Laboratorium fort, zu klinischer Forschung und Aktivität. Sein Wille, zu heilen und zu helfen, brachte ihn in Gegensatz zu der fatalistischen Auffassung der Psychosen. Ihn kümmerten die veränderlichen Faktoren mehr als die unveränderlichen, die Umstände der Lebensgeschichte und die Einflüsse der Umgebung mehr als das Erbgut. Im Jahre 1896, bald nach seiner Ernennung zum Direktor an dem großen Hospital in Worcester (Massachussets), wurde ihm ein Studienaufenthalt in Europa bewilligt. Mehrmonatige Arbeit in der Heidelberger Klinik brachte ihn nicht unter KRAEPELINs Einfluß. Seine kritische Einstellung zu KRAEPELIN verschärfte sich im Laufe der Jahre immer mehr. Sein Kampf richtete sich sowohl gegen den KRAEPELINschen Begriff der Krankheitseinheit als auch gegen die KRAEPELINsche Methodik der Orientierung am Längsschnitt und den Endzuständen. MEYER galt das Individuum als die Einheit; sein Verhalten suchte er als Anpassungen, das psychotische Verhalten als Fehl-Anpassungen, als "habit-disorganization" zu erklären oder zu verstehen. Auch in den katatonen Symptomen glaubte er noch Abwehrmechanismen erkennen zu können. Er sprach von Reaktionstypen, eine Ausdrucksweise, die auch heute noch die amerikanische Nomenklatur beherrscht. Die Unterscheidung der Neurosen von den Psychosen erschien ihm rein pragmatisch, eine Verschiedenheit des Grades, nicht der Art der Störungen. Schon früh findet sich bei ihm eine dynamische Betrachtungsweise, die er der rein deskriptiven scharf gegenüberstellt.

MEYER ist zwar zehn Jahre später geboren als FREUD, aber seine psychiatrische Tätigkeit deckt sich den Jahren nach doch ziemlich genau mit der Entwicklung der Psychoanalyse. Es ist schwer zu beurteilen, wie weit seine Abhängigkeit von Freud reicht. Es tut aber auch hier nichts zur Sache, denn wieviel Anregung MEYER auch von der Psychoanalyse erfahren haben mag, in der von ihm gegebenen Gestalt haben die Gedanken der habit-disorganization die amerikanische Psychiatrie zunächst beeindruckt. In seinen eigenen Publikationen hat MEYER eine kritische Distanz zu FREUD betont. Vor kurzem sind seine zahlreichen Abhandlungen unter dem Titel der "Psychiatry of Common Sense" zusammengefaßt wieder abgedruckt worden. Dieser Titel ist polemisch gemeint, er richtet sich gegen die komplizierten Deutungen der psychoanalytischen Schulen. Trotzdem ist MEYER – zum Teil wohl unfreiwillig – ein Wegbereiter FREUDs geworden.

Meyer hat versucht, seine psychiatrischen Lehren in ein System zu ordnen, das er Psychobiology nennt. Die zusammenfassende Darstellung stammt aus der Feder einer seiner Schüler und Freunde, WENDELL MUNCIE. Es hat nicht Schule gemacht, wenn auch im Examen zuweilen danach gefragt wird. MEYER ist kein glänzender Schriftsteller gewesen. Er verdankte sein Ansehen und seinen Einfluß nicht so sehr der Originalität seiner Gedanken als seinem therapeutischen Elan und seinem unbeirrbaren – darum auch zuweilen in die Irre gehenden – Optimismus, der eine bestimmte Betrachtungsweise und Deutung der Psychosen geradezu erzwang.

MEYERS Glaube an die psychotherapeutische Heilbarkeit der Psychosen ermöglichte es ihm, das Interesse der Öffentlichkeit für die Psychiatrie zu erwecken. Mit dem Interesse kam die finanzielle Unterstützung. Es darf nicht übersehen werden, daß in den Vereinigten Staaten viele Hospitäler und viele Universitäten private Institutionen sind. Harvard, Yale, Princeton, Columbia, Johns Hopkins – um nur einige zu nennen – gehören zu dieser Gruppe. Sie alle verteidigen eifersüchtig ihre Unabhängigkeit gegenüber jeder staatlichen Bevormundung; sie sind deswegen aber für Bau, Ausrüstung, Betrieb auf private Zuwendungen angewiesen. MEYER gewann den Eisenbahnmagnaten HENRY PHIPPS für die Sache der Psychiatrie. PHIPPS gab die Mittel für die im Rahmen des Johns Hopkins Hospital errichtete, nach ihm benannte Psychiatrische Klinik. Sie wurde nach MEYERS Plänen gebaut und geleitet. Alle Zwangsmaßnahmen wurden auf das Möglichste eingeschränkt. Die Patienten haben das Recht, mit dreitägiger Kündigung ihre Entlassung zu fordern. Dadurch sind alle schweren und organischen Fälle praktisch fast von der Aufnahme ausgeschlossen. Obwohl alle Stationen geschlossen sind, gleicht die Atmosphäre doch mehr der eines offenen Sanatoriums. Zum Studium der schweren Fälle werden die Assistenzärzte während ihrer Ausbildungszeit in der Regel für ein halbes Jahr zu einer der staatlichen Heilanstalten beurlaubt, wo sie aber wenig Anregung und Anleitung finden.

Die Henry-Phipps-Klinik hat Jahrzehnte lang eine außerordentliche Anziehungskraft ausgeübt. Eine überraschend große Zahl von heute tonangebenden Psychiatern sind durch ADOLF MEYERS Schule gegangen. Was sie an den leichten, den ambulanten Fällen, den Neurosen gelernt hatten, das übertrugen sie auf die „großen" Psychosen. Während sich die deutsche Psychiatrie in den Hospitälern entwickelte und an den schweren Krankheitsbildern orientierte, ist in Amerika mehr und mehr der Sprechstunden-Patient und seine Probleme für die Theorienbildung vorbildlich geworden. Ein Komitee, das sich mit Ausbildungsfragen befaßte, hat unlängst den charakteristischen Vorschlag gemacht, den medizinischen Unterricht auf die Neurosen, die psychosomatischen Störungen und die leichten Fälle zu beschränken, aus der Erwägung heraus, daß dem Praktiker in seiner späteren Praxis vorwiegend solche Patienten begegnen werden, und daß er für die schweren Psychosen doch einen Facharzt heranziehen müsse. Außerdem hieß es noch, man solle den Studenten nicht entmutigen.

Es ist ADOLF MEYER sehr schwer geworden, sich von seiner Klinik und seinem Lehramt zu trennen. Er hat sicher eine große Zahl ergebener Schüler gehabt, aber während er an seinen in der Reife des Lebens errungenen Ansichten festhielt, war die von ihm erzogene Generation – ihm selbst fast unbemerkt – schon über ihn hinausgeschritten.

* *
*

MEYERs Verhältnis zu CLIFFORD BEERS war weniger problematisch. MEYER beriet BEERS in seinen Anfängen, er gab ihm das Stichwort der Mental Hygiene, zugleich aber suchte er den Übereifer des stürmischen Reformators zu mäßigen. BEERS' Beziehungen zur Psychiatrie waren keine zufälligen. Er hatte die Psychiatrie unter den unerwünschtesten Bedingungen kennengelernt: als Patient, und dazu als Patient in staatlichen Anstalten. Bald nach Beendigung des juristischen Studiums an der Universität Yale erkrankte BEERS zum erstenmal. Im ganzen ist er vor Beginn seiner sozialen Agitation etwa drei Jahre interniert gewesen. Gegen Ende seines Aufenthalts in Heilanstalten geriet BEERS nach einer langen Periode tiefer Verstimmung in eine Phase äußerster Gehobenheit. Während dieser euphorischen Phase faßte er einen grandiosen Plan für eine weltweite Reformbewegung gegen die Mißbräuche in Anstalten, wie er und seine Mitpatienten sie selbst erlebt hatten [1]. Er sandte Briefe an den Gouverneur von Connecticut und an den damaligen Präsidenten THEODORE ROOSEVELT. Er führte Tagebuch, „er schrieb mit wütender Hand, seine Feder konnte kaum mit seinen erregten Gedanken mitkommen. Gewöhnliches Schreibpapier genügte nicht, die Flut seiner leidenschaftlichen Gedanken aufzunehmen. Breite Rollen Einschlagpapier wurden in sein Zimmer gebracht". Später, als er ruhiger geworden war, redigierte er seine Aufzeichnungen und formte daraus seine Schrift: "A mind that found itself." Vorbild war ihm in gewisser Weise „Onkel Toms Hütte", das Buch, das die Gemüter in den Jahren vor dem Bürgerkrieg so bewegt hatte. Er begnügte sich nicht da-

---

[1] Vgl. ALBERT DEUTSCH. Kapitel: Mental Hygiene, in One hundred years of American Psychiatry. Columbia Press, New York, 1946.

mit, Übelstände in der Behandlung der Geisteskrankheiten bloßzustellen; er suchte nach einem Heilmittel für die Krankheit selbst. Die einzig wahre Kur schien ihm die Vorbeugung. Die Medizin war siegreich gewesen in der Vorbeugung ansteckender Krankheiten. Hygiene war das Losungswort in der Abwehr von Epidemien. „Als Kennwort für eine solche Organisation (nämlich zur Vorbeugung geistiger Erkrankungen) dient uns wohl mit Recht der bezeichnende Ausdruck: Mental Hygiene . . ." heißt es in BEERS' Selbstbiographie, die 1908 veröffentlicht wurde. In ihr sprach ein Laie zu Laien. Er wandte sich an alle, aber an die Frauen insbesondere. Denn ihnen fiel ein gut Teil der vorbeugenden Aktionen zu. Mit nie endendem Optimismus rief er zur Tat auf. Sein Programm folgte einem so einfachen Gedankengang, daß seine Verwirklichung ohne Verzögerung begonnen werden konnte. BEERS setzte zugleich zu einem Sprung aufs Ganze an. Ihm schwebte ein "National Committee for Mental Hygiene" vor. Man drängte ihn aber, sich zunächst mit einem bescheideneren Anfang zu begnügen; im Mai 1908 wurde die "Connecticut Society for Mental Hygiene" gegründet mit dem Sitz in New Haven, wo Yale, BEERS' Universität, beheimatet ist. Die Gründung des National Committee ließ nicht lange auf sich warten. Aber BEERS' expansiver prophetischer Glaube drängte ihn weiter von der nationalen zur internationalen Zusammenfassung. 1948 ist in London der 2. Internationale Kongreß abgehalten worden.

In den Vereinigten Staaten ist die Mental-Hygiene-Bewegung von Rückschlägen nicht verschont geblieben, aber sie hat sich immer wieder erholt. Das National Committee nimmt eine zentrale Stelle in der Organisation der Psychiatrie ein. Geblieben sind der Optimismus, der Aktivismus, die Simplizität. Geblieben ist auch das Interesse und die Beteiligung der Laien, vor allem der nicht-ärztlichen Mitarbeiter der Psychiatrie: der "social worker" und der klinischen Psychologen. Die vor mehr als 25 Jahren gegründete Orthopsychiatrische Gesellschaft hat sich die Vereinigung aller dieser Gruppen zur besonderen Aufgabe gesetzt.

Der Gedanke, die Krankheit durch Vorbeugung zu heilen, lenkte die Aufmerksamkeit notwendig auf die ersten Lebensjahre. Die Vorbeugung mußte dort ansetzen, wo der Ursprung und Beginn der späteren Fehlentwicklung zu suchen war, in der Kindheit. So entstanden die Child guidance clinics, die heute selbst in einer amerikanischen Kleinstadt kaum mehr fehlen. Der Ausdruck entspricht etwa dem der deutschen heilpädagogischen Beratungsstelle. (Unter Clinic wird im allgemeinen amerikanischen Sprachgebrauch das verstanden, was im Deutschen Poliklinik genannt wird.) Die Arbeit konnte aber nicht auf das pädagogische Thema beschränkt bleiben. Es folgte die Entwicklung der Kinderpsychiatrie, die mit immer größerer Intensität gepflegt wird. Dabei hat im ganzen die Psychiatrie mehr eine pädagogische als die Pädagogik eine ärztliche Infiltration erfahren. Gegenstand der Beratung ist zunächst zwar der kleine Patient, aber nur zu oft finden sich die ratsuchenden Eltern selbst dem therapeutischen Eingriff oder Angriff ausgesetzt. Es entstand eine weitere Aufgabe, die der Arzt selbst nicht bewältigen konnte. Die Notwendigkeit, die familiären und sozialen Verhältnisse, das Milieu des Patienten kennenzulernen, verlangte nach geschulten Helfern. Mental Hygiene und child guidance brachten einen neuen Berufsstand hervor: den psychiatric social worker. Er (oder sie) ist ein wichtiger Mitarbeiter des Psychiaters geworden.

Die Mental-Hygiene-Bewegung hat auf ihre Weise der Psychoanalyse vorgearbeitet. Die ätiologische Bedeutsamkeit der Kinderjahre war ein Postulat; es fehlte die klinische Erfahrung und vor allem eine Theorie des Zusammenhangs. Sie ist erst von FREUD gegeben worden. Man möchte daher geneigt sein, zu vermuten, daß von der Mental Hygiene nur das organisatorische Fachwerk übrig geblieben sein könne. Aber das ist nicht der Fall. Ihre geistige Haltung hat die weitere Entwicklung der Psychoanalyse mitbestimmt, wie denn überhaupt in dem ungeheuren Echo der FREUDschen Lehren der ursprüngliche Ruf nicht mehr rein zu vernehmen ist.

* *
*

FREUDs Leben und Werk sind bekannt. Wir können uns darum sogleich der Frage nach den soziologischen Bedingungen seines überwältigenden Erfolges zuwenden. FREUD hat seinen Erfolg noch in vollem Ausmaß zu Lebzeiten erfahren. Er hat sich selbst mit DARWIN verglichen. Das ist gewiß nicht unberechtigt. Aber noch ein anderer Vergleich drängt sich auf. Mit seiner Macht über alle Bereiche des geistigen Lebens nimmt FREUD in Amerika eine Stellung ein, wie sie ROUSSEAU am Ende des 18. Jahrhundert in Europa gehabt hat.

Amerika und die Amerikaner haben frühzeitig FREUDs Bedeutung erkannt und anerkannt. Dort sind ihm die ersten akademischen Ehrungen zuteil geworden. Jedoch Anerkennung, Ehrung, Anhang haben FREUD niemals freundlich für Amerika zu stimmen vermocht. Seine oft bittere Kritik ist ihm nicht verübelt worden. Vor und nach dem ersten Weltkrieg haben viele als Patienten und Schüler die Reise nach Wien gemacht, unter ihnen auch BRILL, der Übersetzer der Grundschriften (basic writings). Die Nazis haben es verstanden, den ostwärts gerichteten Strom umzukehren. Seit 1933 sind zahlreiche Psychoanalytiker in die Staaten eingewandert. Viele haben sich angesehene und einflußreiche Stellen erworben. Gemessen an der Gesamtzahl der aus Europa fliehenden Gelehrten ist die Gruppe der Psychoanalytiker ein kleines Häuflein. Es gibt zur Zeit im ganzen Lande nicht viel mehr als 300 Mitglieder der Psychoanalytischen Vereinigung. Daß diese kleine Gruppe einen solchen beherrschenden Einfluß zunächst innerhalb der Psychiatrie[1] und dann weit über ihre Grenzen hinaus gewonnen hat (vielleicht ist die Reihenfolge umgekehrt), das verdankt sie gewiß dem Genius FREUDs, aber doch nicht ihm allein; es bestand eine Aufnahmebereitschaft, welche die FREUDsche Lehre nicht geschaffen hat, sondern vorfand.

FREUDs Anthropologie fügt sich aufs beste in die Gedankenwelt der angelsächsischen Philosophie, so z. B. zu HOBBELs Lehre von dem Naturzustand des Menschen, zu LOCKEs genetischer Methode, zu BENTHAMs Utilitarismus. Der Hinweis auf solche, oft frappante Übereinstimmungen soll nicht etwa besagen, daß FREUD seine Lehren von den älteren Denkern übernommen habe. Die Frage ist nicht die nach der Herkunft seiner Ideen und seiner geschichtlichen Abhängigkeiten. FREUD, der Vielbelesene, schätzte nicht die Lektüre philosophischer Schriftsteller. Es ist mir nicht bekannt, ob er HOBBES Leviathan, LOCKEs Essay, BENTHAMs Introduction gelesen, in ihren Werken Anregung oder Bestätigung gefunden hat. Eine autochthone Übereinstimmung ist viel wahrscheinlicher. Ganz gewiß aber gehören diese Bücher nicht zu denen, die dem durchschnittlich amerikanischen Leser vertraut sind. Sie haben ihre Wirkung in der Vergangenheit getan. Eben darum sind sie nicht länger mehr Lehren, die man diskutieren, annehmen oder bestreiten mag. Sie sind zu einer anonymen Macht geworden. Abgelöst von den Quellen haben sie eine geistige Atmosphäre geschaffen, in der philosophische Dogmen als natürliche Tatsachen gelten, als Selbstverständlichkeiten, die keines Beweises bedürfen.

* *
*

---

[1] Als Wegbereiter eher denn als Vorläufer der FREUDschen Lehre ist noch RORSCHACH zu nennen. Die Vorliebe der Amerikaner für Tests aller Art hat dem RORSCHACH-Test zu seiner verdienten Verbreitung verholfen. Hier war ein Mann, an dessen Originalität und seherischem Blick nicht zu zweifeln war. Seine Hinneigung zur Psychoanalyse wirkte auf manche vielleicht noch überzeugender als ihr eigenes Studium des Originals.

Wie für FREUD ist für HOBBES der ursprüngliche, natürliche Mensch ein triebhaftes Wesen, das, in Vereinzelung lebend [1], eine rasche Erfüllung seiner Begierden sucht. In der rücksichtslosen Verfolgung seiner Leidenschaften kommt der einzelne in Konflikt mit dem Nächsten. Jeder ist des anderen Feind. Homo homini lupus. Im natürlichen Zustand befinden sich die Menschen in einem dauernden Krieg. „In der Natur des Menschen finden wir drei fundamentale Ursachen für Streit. Erstens: Wettbewerb (competition), zweitens: Mißtrauen (diffidence), drittens: Eitelkeit (glory). Die erste treibt die Menschen zum Angriff für Gewinn, die zweite für Sicherheit und die dritte für Ansehen (reputation) [2]." Der Geist ist ohnmächtig. Wissenschaft haben nur wenige, und diese nur von wenigen Dingen. Sie ist keine ursprüngliche Begabung ("native faculty, born with us"). In der psychoanalytischen Auffassung bringt die Kastrationsfurcht den Menschen dazu, sich zu unterwerfen, Versagungen in Kauf zu nehmen. Nach HOBBES ist es die Furcht vor gewaltsamem Tod, die den Menschen zum Frieden geneigt macht. Der Trieb zur Selbsterhaltung endet den Naturzustand des Krieges von Jedem gegen Jeden. Die Vernunft rät dann zu praktischen Formulierungen des Friedensvertrages ("reason suggests convenient articles of peace"). Gemeinschaft, Staat und Gesellschaft sind Einschränkungen der ursprünglichen Freiheit, sind negativ verstanden [3]. Der gezähmte, in staatlicher Gemeinschaft lebende Mensch aber bleibt unverwandelt. Das gesellschaftliche, das geschichtliche Dasein geben also dem Menschen nicht die Möglichkeit, erst zu sich selbst zu kommen, sie helfen ihm dazu, unter unwillig ertragenem Verzicht sich selbst, als Lebewesen, zu erhalten. Da der Verzicht unwillig ertragen wird, bedarf es zur Aufrechterhaltung des inneren Friedens einer zentralen, absoluten Macht. Die Psychoanalyse hat die politischen Konsequenzen HOBBES nicht gezogen. Im Augenblick erscheint sie vielmehr als Anwalt und Helfer des Individuums. Die Lehre von der Anpassung (adaptation) an die gesellschaftlichen Verhältnisse, deren Legitimität bezweifelt, während ihre Faktizität unbedingt anerkannt wird, könnte aber einmal dahin führen, daß jede Opposition als Fehlanpassung gewertet wird, die daher zwar nicht mit politischen, aber psychiatrischen Mitteln kuriert werden müsse.

---

[1] "Men have no pleasure (but on the contrary a great deal of grief) in keeping company where there is no power able to over awe them all." Leviathan, part. I, chap. XIII.

[2] ibid.

[3] "By liberty is understood, according to the proper signification of the word, the absence of external impediments, which impediments, may oft take away parts of a man's power to do what he would." LEVIATHAN I, cap. XIV.

Die HOBBESsche Gesellschaftsphilosophie ist nicht unbestritten geblieben. Jedoch der von ihm so radikal formulierte Gegensatz von Natur und Satzung, von Individuum und staatlicher Organisation hat doch auch seine Gegner im Bann gehalten, selbst wenn sie den natürlichen Menschen mit freundlicheren Gaben ausgestattet dachten. HOBBES soziale Misanthropie paßt allerdings nicht ohne weiteres auf den Amerikaner, der sein Haus nicht mit Zäunen umgibt, sich nicht hinter Mauern verschließt. Geselligkeit ist ihm nicht Zwang, sondern Bedürfnis. Man wird nicht leicht irgendwo in der modernen Welt eine größere Hilfsbereitschaft finden als in Amerika. Die Hilfsbereitschaft ist echt, ungekünstelt, herzlich, ohne Hintergedanken, aber sie will nicht kommandiert sein. Der Einzelne, selbst der abgehetzte Großstadtbewohner, der in seinem Verhalten und Denken der Macht des Clichés erliegt, nährt doch den Gedanken an seine individuelle Freiheit. Staatliche Bevormundung wird abgelehnt, selbst wo staatliche Hilfe beansprucht wird. Kein Nimbus von Heiligkeit, Gottesgnadentum, überpersönlichem Dasein entrückt irgendeine staatliche Instanz dem allzeit-wachen Mißtrauen und der schärfsten Kritik. "We, the people" ist ein Ausdruck dafür, daß das Volk selbst der Souverän ist. Ganz im Einklang damit wird die Regierung als Administration bezeichnet; man spricht von einer Roosevelt-, von einer Truman-Administration. Die Ausdehnung des Aufgabenkreises, das Anwachsen des Einflusses und der Macht des Federal Government, wird mit fast instinktivem Widerwillen festgestellt, eine unvermeidliche Entwicklung wird oft einzelnen Personen als ihre Schuld angerechnet. Nicht nur der kleine Mann findet sich auf Schritt und Tritt gehemmt, auch die Großen sind nicht mehr so ganz Herr im eignen Haus, wie sie es noch vor fünfzig Jahren waren. Der individuelle Anspruch auf Selbstbestimmung stößt auf den wachsenden Widerstand der organisierten Gesellschaft.

Seit dem ersten Weltkrieg ist Amerika nicht mehr das Land unbegrenzter Möglichkeiten. Die historische Phantasie hat sich darum sehnsüchtig der Gestalt bemächtigt, in der die Verwirklichung unbegrenzter Möglichkeiten ihren glorreichen Ausdruck fand: des Pioniers. Der Pionier ist der Mann, der allein auf sich selbst gestellt, Kraft, Mut, Klugheit genug besitzt, um sich im Kampf mit den Elementen, der Natur, den Feinden durchzusetzen und zu erhalten. Pioniere waren die Siedler, die mit wenig oder gar keiner staatlichen Hilfe die ursprünglichen Kolonien anlegten, dann aber die späteren, die, immer weiter nach Westen dringend, neues Land dem Urwald und dem Indianer abgewannen. Pionier ist ein jeder, der in wagemutigem Selbstvertrauen etwas Neues beginnt. Das Wort hat einen zauberischen Klang. Der Pionier älterer Prägung, der westwärts wan-

dernde Siedler, wird noch jedes Jahr in Hunderten von Wild-West-
Filmen gefeiert. Er ist sich selbst Herr; er respektiert nur das Gesetz,
das er sich selbst gegeben. Er verteidigt – nicht immer – die Schwachen, er ist galant gegen die Frauen, vor allem aber reitet er rascher,
zielt er sicherer, boxt er härter als seine Feinde, weiße wie rote. Er
ist ein König in seinem kleinen Reich und duldet keine Einmischung
von anderen. Obrigkeit, Staat, Gesetz bedeuten ihm nur verächtliche
Einschränkungen seiner Freiheit. Der Konflikt zwischen dem selbst-
herrlichen Einzelnen und der Selbstbeschränkung fordernden Konvention läßt sich leicht als der zwischen Ich und Es. Trieb und Ver-
nünftigkeit verstehen. Aufgewachsen in der Verherrlichung des Pioniers hat man wenig Bedürfnis, nach weiteren Möglichkeiten zu
suchen, alle Spannungen werden ohne Bedenken dieser einen Beziehung zugeschrieben.

* *
*

JOHN LOCKE [1] erklärte als Ziel seiner Untersuchungen, den Ursprung, die Gewißheit und die Reichweite menschlichen Wissens zu
erforschen. Sogleich beginnt er mit einer Hypothese: „Laßt uns denn
annehmen, der Verstand (mind) sei sozusagen ein weißes Papier, bar
aller Zeichen, ohne irgendwelche Vorstellungen: wie wird es damit
versehen? Wie kommt es zu dem riesigen Vorrat, welchen die eifrige
und grenzenlose Phantasie des Menschen in nicht endender Mannigfaltigkeit darauf gemalt hat? Woher hat er all die Materialien der
Vernunft und Erkenntnis? Hierauf antworte ich, mit einem Wort:
aus Erfahrung. In ihr ist all unser Wissen begründet, von ihr stammt
es letzten Endes her." Eine große Zahl englischer Philosophen haben
von LOCKE bis in die Gegenwart dieselbe Antwort gegeben. Den Philosophen sind die Psychologen gefolgt. Ihre Methode ist auch FREUDS
Methode. Gemeinsam ist ihnen die Überzeugung, daß man verstehe,
was etwas ist, wenn man wisse, wie es – im Einzelfall – zustande gekommen ist. Gemeinsam ist ihnen die Verwechslung von Anfang und
Ursprung, gemeinsam das Bemühen, das Allgemeine aus dem Besonderen abzuleiten. Erfahrungsphilosophen, wie LOCKE, berufen sich auf
Erfahrung, aber was sie Erfahrung nennen, ist nur oft selbst der
Theorie zuliebe konstruiert. FREUD spricht es unverhohlen aus: „Die
wahrgenommenen Phänomene müssen in unserer Auffassung gegen
die nur angenommenen Strebungen zurücktreten." Gemeinsam ist
schließlich noch allen empiristischen Schulen das Postulat einfacher
Elemente, die in wechselnde Kombinationen eingegliedert, doch selbst

---

[1] JOHN LOCKE, An Essay Concerning Human Understanding, Buch II, Kap. I.

unverändert bleiben, bei LOCKE die einfachen Ideen, bei FREUD die Partialtriebe, die im Es „virtuell unsterblich" sind und sich durch Jahrzehnte hindurch unverändert erhalten, als seien sie erst gestern entstanden.

Der Empirismus LOCKES und seiner Nachfolger ist – so schien es wenigstens – in diesem Jahrhundert durch PAWLOW und WATSON der experimentellen Bestätigung zugänglich geworden. Das war die Erfüllung eines Postulats, das sich von der Annahme der „natürlichen Gleichheit" der Menschen herleitet. Diese Lehre, ein Erbe der Aufklärung, gerichtet gegen die „natürlichen Ungleichheiten" der feudalen Gesellschaft, bedarf einer Korrektur, eines Zusatzes, um sie mit der alltäglichen Erfahrung in Einklang zu bringen. Die offenbare Verschiedenheit der Menschen muß als Ergebnis wechselnder Umwelteinflüsse erklärbar sein. Im Einklang damit muß der Erziehung eine fast unbegrenzte Wirksamkeit zugeschrieben werden. Behaviorism und Psychoanalyse, die sich in der Bewertung des Akzidentellen begegnen, trafen als Spielarten des genetischen Empirismus auf die gleiche Aufnahmebereitschaft.

Der Empirismus des 18. Jahrhunderts, noch auf die Ontogenese beschränkt, hat durch den Darwinismus eine mächtige Erweiterung erfahren. Von der Evolution, wie von bedingten Reflexen, hat auch der „Mann auf der Straße" gehört. Die bloße Berufung auf Evolution bringt viele Fragen zum Verstummen. Man bedenkt nicht, daß, wenn es eine Evolution gibt, sie selbst der Erklärung bedarf; das Problem wird für seine Lösung genommen. Es ist darum nicht verwunderlich, daß die phylogenetischen Hypothesen, zu denen FREUD nicht selten Zuflucht nimmt, so leicht als Tatsachen geglaubt und als Erklärungen angenommen werden. Ob FREUD das Es als ein Chaos widerstreitender Kräfte deutet – im vollen Widerspruch zum Wesen alles organischen Daseins; ob er das Ich, das System W-Bw, vom Es als eine späte Phase der Entwicklung herleitet – im Gegensatz zu allen Zeugnissen der Paläontologie; ob er die Solidarität der Gruppe mit der legendären Tötung des Urvaters beginnen läßt, der Hinweis auf Vorgeschichte und Evolution genügt anscheinend zur Begründung solcher Spekulationen. Eine kritische Frage nach den Voraussetzungen, Folgen, Tatsachen wird selten laut.

Das ist überraschend. Denn vom Calvinismus her hat das Land ein Mißtrauen gegen alles Magische und Spekulative. Man wehrt sich gegen metaphysische Lehren. Metaphysik ist in manchen wissenschaftlichen Kreisen eine Art Schimpfwort, gleichbedeutend etwa mit Dillettantismus. Mit dem Absterben des calvinistischen Puritanismus als religiöser Macht erweist sich jedoch der „nüchterne Wirklichkeitssinn" als zu dürftig. Wenn man erst einmal das ganze menschliche Dasein als eine Summe von bedingten Reflexen erkannt hat, dann bleibt eigentlich nichts, als sich zu betrinken oder sich aufzuhängen. In diesem Augenblick kommt FREUD und bietet unter dem Namen der Metapsychologie eine Philosophie an, von der er das Odium dieses Namens ferngehalten hat. Als ein moderner Vorsokratiker wagt er es, seine metaphysischen Gedanken in Mythen auszusprechen. Die Gesamtheit seines Werkes, sein Ausgang von klinischer Arbeit, aber erlaubt es, die Mythen als Tatsachen hinzunehmen. FREUD selbst hat es an Warnungen nicht fehlen lassen. „Die Theorie der Instinkte ist, sozusagen, unsere Mythologie. Die Instinkte sind mythologische Wesen, großartig in ihrer Unbestimmtheit", heißt es in den "New introductory lectures". Aber solche Warnungen verhallen ungehört. Man will die Mythen, aber man will sie als Tatsachen, nicht als Legenden oder tiefsinnige Märchen. Mythen als Mythen verstanden sind andeutende Gleichnisse, Mythen als Tatsachen genommen sind bindende Offenbarungen.

* *
*

JEREMIAS BENTHAM lebt unter den Heutigen fort in seiner Formel: „Das größtmögliche Glück für die größtmögliche Zahl"; sie ist ihm das Prinzip der Sittlichkeit wie der Gesetzgebung; sie ist gleichbedeutend mit dem Principle of Utility. „Die Natur hat die Menschheit der Herrschaft zweier souveräner Herren unterstellt: dem Schmerz und der Lust. Ihnen allein kommt es zu, sowohl anzugeben, was wir tun sollen, als auch zu bestimmen, was wir tun werden. An ihrem Thron sind befestigt zur einen Seite die Standards von Recht und Unrecht, zur andern die Kette von Ursachen und Wirkungen. Sie beherrschen uns in allem, was wir tun, in allem, was wir sagen, in allem, was wir denken. Jede Anstrengung, die wir machen, uns von ihrem Joch zu befreien, wird nur dazu dienen, es zu bekräftigen [1]."

BENTHAMS Utilitarismus hat, unterstützt von JAMES MILL, entscheidenden Einfluß auf die Gesetzgebung in England gewonnen, dann aber auch die Idee der Demokratie, wie sie sich seit der Mitte des letzten Jahrhunderts in den Vereinigten Staaten entwickelte, aufs tiefste beeinflußt. Die politische Entwicklung hat die ihr zugrunde liegende hedonistische Ethik weiter verfestigt. Die Nachbarschaft zu FREUD ist deutlich. Sie ist mehr als eine Parallele, die ein Historiker zwischen Büchern und Denkern feststellt. Es ist eine höchst lebendige Beziehung, verstärkt durch die Weiterführung des Utilitarismus im

---

[1] An Introduction to the Principles of Morals and Legislation.

Pragmatismus, besonders in der Prägung, die er durch JOHN DEWEY erfahren hat. DEWEY hat seine eigene Lehre als naturalistischen Realismus bestimmt. Er bekämpft JAMES Personalismus. Alles Persönliche läßt sich durch das Wirken allgemeiner, impersonaler Kräfte biologisch-soziologisch erklären. Denken ist eine Antwort des Organismus, ein Instrument des Verhaltens eher als Einsicht; es beginnt nicht mit Voraussetzungen, sondern mit Schwierigkeiten, praktischen, natürlich, deren Lösung es bezweckt. Es ist wie alle übrigen Leistungen des menschlichen Organismus als biologische Funktion im Dienste der Selbsterhaltung anzusehen. "Mind is what the body does." DEWEY ist der letzte philosophische Wegbereiter der Psychoanalyse gewesen. Seine Lehren hatten das Ohr seiner Zeitgenossen. Er appellierte an den modernen Menschen, der sich als Glied der Masse fühlt, ohne Verhältnis zum Ganzen, von Eindrücken ohne Zahl überwältigt, die er nicht zu ordnen vermag, von seinen Bedürfnissen in Atem gehalten, verstrickt in tausend Abhängigkeiten, der Mensch, der nicht weiß, woher er kommt, noch wohin er geht, ein Spielball nicht faßbarer, feindseliger Mächte, bedrängt von der Realität, angetrieben von dunklen, unerkannten, unpersönlichen Kräften. Mit Dankbarkeit vernimmt er, daß er zu Unrecht mit einer Verantwortung für Handlungen belastet wurde, die nicht seine eigenen sind, sondern ihm zudiktiert sind durch das Es und die Zufälle der frühen Kindheit.

In der mit FREUD aufwachsenden Generation wehrten sich viele gegen sein Verfahren der Demaskierung und Desillusionierung. Die gegenwärtige Generation empfindet anders. Sie betrachtet gelassen die Rückstände, die in der riesigen Verdampfschale der Psychoanalyse von der menschlichen Welt übrig geblieben sind. Sie ist gewahr, daß diese Rückstände nicht ansehnlich sind, aber sie beklagt keinen Verlust. Ja, es scheint, daß ihr die mit der psychoanalytischen Reduktion unvermeidliche Banalisierung aller menschlichen Verhältnisse überaus willkommen ist.

* *
*

BENTHAM sprach von dem größtmöglichen Glück für die größtmögliche Zahl. Vom Glück ist schon in der amerikanischen Unabhängigkeitserklärung die Rede gewesen. Dort werden Leben, Freiheit und Streben nach Glück als die unabdinglichen Rechte des Menschen aufgezählt. Aber was ist dieses Glück? Das ist schwer zu sagen, und auch diejenigen, die danach streben, wissen kaum anzugeben, worauf sie eigentlich aus sind. Für die Psychiatrie kommt jedoch viel auf die Interpretation des Glücks an. Denn Psychotherapie ist ja eine Methode, die den Menschen aus einem Zustand der Störung in den des Wohlbefindens hinüberführen will. Die Behandlungsbedürftigkeit hängt darum mit davon ab, was nach der eigenen Einschätzung des Patienten als Störung anzusehen ist. Ihre Selbsteinschätzung macht viele ja erst zum Patienten. In diesem Prozeß der Krankwerdung hat die Idee des Glücklichseins katalytisch gewirkt. Sie ist zum großen Teil bestimmt durch die Illusionen, die dem Publikum von Jugend an durch das Kino, die Magazine, das Radio vorgegaukelt werden. Der Ruf nach Sicherheit, nach Seelenfrieden ist laut geworden; populäre psychiatrische Darstellungen versprechen, das ihre zu dem "peace of mind" beizutragen. Es könnte dahin kommen, daß nicht schwere Konflikte, unlösbare Probleme als Störungen angesehen werden, sondern das Vorhandensein von „Problemen" überhaupt die Forderung nach ihrer Lösung durch psychotherapeutische Technik wachruft. Der gesunde Mensch, glaubt man, ist ein glücklicher Mensch, d. h. einer, der von Problemen unbeschwert, im engen Kreis des Achtstundentags ein behaglich gesichertes Dasein hat. Ist er damit nicht zufrieden, so wird er sich selbst verdächtig. Er entdeckt, daß – gemessen an dem von ihm akzeptierten Standard – irgend etwas mit ihm nicht stimmt. Warum ist er nicht glücklich? Ist er etwa neurotisch? Wie lange wird es dauern bis wir ihn im Wartezimmer des Psychiaters treffen werden?

Freud hat einmal von der Psychoanalyse gesagt, sie vermöge neurotisches Elend in gemeines Unglück zu verwandeln. Heute sieht es zuweilen so aus, als sei es eine der Aufgaben der Psychiatrie, menschliches Leid in gemeines Glück zu verwandeln. Die Kriterien der Behandlungsbedürftigkeit sind ganz unsicher geworden. Das zeigt sich in den Berechnungen der Gesamtzahl behandlungsbedürftiger „Neurotiker", die in einer Statistik auf 500 000, in einer anderen dagegen auf 5 000 000 geschätzt werden.

Während die Psychiatrie ihre Stellung im Lehrplan gefestigt hat, ihren Bereich im ärztlichen Betrieb immer weiter ausdehnt, ist sie in Gefahr geraten, sich immer mehr von den eigentlichen ärztlichen Methoden abzuwenden. Der Zusammenhang von Psychiatrie und Neurologie ist bereits weitgehend gelockert. Innerhalb der Psychiatrie wächst die Spannung zwischen den Anhängern der Psychotherapie und denen der somatischen Behandlungsmethoden; der Kampf tobt aber nicht länger als eine Auseinandersetzung innerhalb der Ärzteschaft. Einige Gruppen – die Psychotherapeuten sind dabei meist die aktiveren – haben sich nicht zurückhalten können, zum Fenster hinaus zu sprechen. Manche Zeichen aber deuten darauf hin, daß die Entwicklung ihren Höhepunkt schon erreicht hat, und daß man in Zukunft versuchen wird, die strittigen Fragen im eigenen Hause zur Klärung zu bringen.

Zusammenfassend kann man sagen, die Entwicklung der amerikanischen Psychiatrie zwischen den Weltkriegen hat eine Wendung gebracht:

vom Deskriptiven zum Dynamischen; vom Strukturellen zum Funktionellen; vom Intramuralen zum Extramuralen; vom Psychotischen zum Neurotischen; von der Verwahrung zur Behandlung und Prophylaxe; von der Krankheit zum Kranken; von der Konstitution zum Milieu.

Es ist schon im Anfang hervorgehoben worden, daß auch die somatischen Behandlungsmethoden mit Eifer gepflegt werden. Auf sie im einzelnen einzugehen, fehlt es hier an Raum. Zum Abschluß sei aber noch kurz einiges über die Entwicklung der Psychotherapie im letzten Jahrzehnt mitgeteilt. Der psychotherapeutische Chiliasmus, der universale Anspruch auf psychiatrische Hilfe drängte zu einer Verbesserung der Methoden, zur Abkürzung der Behandlungszeit und zur Ausdehnung der Psychotherapie auf Bereiche, in denen sie bis dahin nicht als zuständig galt. Der Krieg hat diese Entwicklung nicht unterbrochen, aber auf ein anderes Gleis geschoben. Man brauchte gröbere Methoden, wie die Gruppentherapie und die Narkoanalyse oder -synthese, um der Massenerkrankungen Herr zu werden. Die riesige Zahl nervöser Erkrankungen unter den Kriegsteilnehmern veranlaßte das Kriegsministerium, Ende 1944 eine Kommission von 5 Psychiatern auf den europäischen Kriegsschauplatz zu senden, um an Ort und Stelle die Probleme zu studieren. Die Kommission hat einen ausführlichen und weisen Bericht über die Entstehungsbedingungen, die Symptomatologie, die Behandlung der sogenannten Combat-Exhaustion gegeben.

Man hat versucht, Gruppentherapie und Narkoanalyse auch im Frieden beizubehalten. Aber die Bedingungen sind weniger günstig. Es fehlt der Gruppe die Gemeinschaft des Schicksals, es fehlt den Kranken meist die Fähigkeit, sich als Glieder einer Gruppe zu fühlen. Die Narkoanalyse scheint mir – außer vielleicht in Fällen grober hysterischer Störungen – überflüssig zu sein. Man kann mit einiger Geduld von dem Kranken alles erfahren, was er in dem Halbschlaf aussagt, ohne den Kontakt zu gefährden. Narkoanalyse wird in einigen Staaten auch im Gerichtsverfahren, mit Zustimmung des Angeklagten, angewandt. Es hat im Volksmund den Namen des truthserum erhalten. Seine Zuverlässigkeit wird wohl überschätzt. Entstellung der Wahrheit, durch Verschweigen oder Erfindungen, ist auch im Befragen unter Pentothal oder Amytalnatrium nicht ausgeschlossen.

Die Psychiater sind mit erhöhtem Selbstgefühl aus dem Krieg heimgekehrt. In vollem Vertrauen zur Wirksamkeit ihrer Methoden, drängen die Psychotherapeuten über die herkömmlichen Grenzen hinaus. Es gibt wohl kein Gebiet im gesamten Bereich der Medizin, das nicht der psychosomatischen Betrachtung unterzogen worden ist. Manche Tuberkulose-Krankenhäuser z. B. ziehen regelmäßig den Psychotherapeuten zu Rate; die Erfolge werden gerühmt. Eifer und Optimismus sind groß. Es wird geraume Zeit vergehen, ehe sich ermessen läßt, in welchem Umfange dauerhafte Erfolge erzielt worden sind.

Innerhalb der Psychiatrie ist besonders von einer Psychotherapie der Schizophrenie die Rede. Eine Abenddiskussion war auf dem letzten Psychiater-Kongreß (1948) diesem Thema gewidmet. Drei der vier Redner hatten kaum etwas Neues zu sagen. Der letzte, JOHN ROSEN, rühmte sich, mit einer aktiven Psychoanalyse verblüffende Resultate erzielt zu haben. Eine kritische Nachprüfung steht noch aus; sie scheint nur langsam in Gang zu kommen.

Seit FREUDS Tod ist innerhalb der verschiedenen psychoanalytischen Lager eine Art Diadochenstreit zu verspüren. Schon zu Lebzeiten FREUDS sind manche selbständigeren Therapeuten, wie KAREN HORNEY, OTTO RANK, ihre eigenen Wege gegangen und haben das orthodoxe Lager verlassen oder sind ausgestoßen worden. Andere, die nicht weniger radikale Kritik geübt haben, wie z. B. FRANZ ALEXANDER, haben es gleichwohl verstanden, sich im offiziellen Lager in führender Stellung zu behaupten. ALEXANDER betont die Schwierigkeit einer psychotherapeutischen Prognose[1].

Manche Patienten zeigen nach wenigen Beratungen überraschende Besserung, andere, scheinbar leichte Fälle trotzen langer Behandlung. Die Annahme, daß die Resultate der Therapie in einem graden Verhältnis zur Länge und Häufigkeit der Behandlung stünden, daß kurze Behandlungen notwendig oberflächlich und ohne nachhaltigen Erfolg sein müßten, daß jede Ausdehnung der Behandlung gerechtfertigt sei, weil schließlich der Widerstand einmal durchbrochen werden müsse, werden als „psychoanalytische Dogmen" abgetan. Nur wenige Fälle, wenn überhaupt irgendwelche, erfordern nach ALEXANDER die Standard-Methode: Sofa, freie Assoziation, regressive Erforschung, Passivität. ALEXANDER rät dem Psychoanalytiker zur Aktivität, zu Anweisungen für das Verhalten des Patienten im täglichen Leben, zu Unterbrechungen der Behandlungsserien, zum Gebrauch realer Situationen. Es sei ein Aberglaube, anzunehmen, daß der Heilvorgang sozusagen auf dem Sofa vor sich gehe, indem der Therapeut durch seine Deutungen eine Kur an dem Patienten vollbringt. Der Einfluß tatsächlicher Erfahrungen sei viel größer als die

---

[1] ALEXANDER und FRENCH: Psychoanalytic Therapy, New York, 1946.

therapeutische Unterhaltung, die doch nur ein Schattenspiel des wirklichen Lebens sei. Ähnliche Gedanken sind auch sonst laut geworden. Doch gibt es andere, die mit unerschütterlicher Strenge an FREUDs Anweisungen festhalten.

Es kann nicht wundernehmen, daß unter den gegenwärtigen Umständen die Zahl der Laien-Psychotherapeuten im Wachsen begriffen ist, trotz des Widerstandes der Ärzteorganisationen und der Psychoanalyse. Die Tätigkeit dieser nicht ärztlich ausgebildeten Psychotherapeuten ist durch die Gesetzgebung der Einzelstaaten geregelt. Sie rekrutieren sich meist aus dem Kreis der klinischen Psychologen; viele sind in heilpädagogischen Beratungsstellen tätig, andere als Studentenberater in Colleges und Universitäten. Manche betreiben private Praxis. CARL ROGERS von Chicago ist wohl in diesem Gebiete führend. Sein Buch über „Nondirective Counseling" hat viel Aufsehen gemacht. Der Titel läßt an eine passive Haltung denken. Aber so ist es nicht gemeint. Er empfiehlt eine duldsame (permissive) Haltung in den Beratungen, die dem Patienten zu sich selber, zum eigenen Wachsen verhelfen sollen. Der Ausdruck „growth" hatte schon in JOHN DEWEYs Pädagogik und Ethik an entscheidender Stelle fungiert. ROGERS Auffassung scheint nicht allzuweit von ALEXANDERs Bewertung seiner eigenen Methode als einer „re-education" entfernt zu sein. Beide stimmen auch darin überein, daß die Wiedergewinnung verdrängter Erinnerungen nicht die Ursache, sondern ein Erfolg der Behandlung ist. Das eigentliche Leiden der Patienten ist ihre Unfähigkeit, mit der aktuellen Situation fertig zu werden. Nehmen wir dazu ALEXANDERs Wort, daß Psychotherapie nichts anderes sei als die systematische Anwendung der Verfahren, durch die wir gewohnt seien, andere Menschen zu beeinflussen, dann gewinnt es den Anschein, als sei die psychotherapeutisch eingestellte Psychiatrie in einer ungeheuren Kreisbewegung auf etwas höherem Niveau zu ihrem Ausgangspunkt zurückgekehrt. Dann ist es auch nicht unwahrscheinlich, daß sie wieder zur klinischen Betrachtungsweise zurückfinden wird.

Rheoscopic Studies of Expression [1]

Methodology of Approach

In the fall of 1949 a laboratory dedicated to the studies of expressive motions was opened at the Veterans Administration Hospital, Lexington, Kentucky. The first tasks were to disentangle the skein of problems, to find a theoretical basis, and to develop adequate techniques. Now, as we begin to see results, it may be fitting, before publishing details, to give a general review of the situation.

The importance of expressive motions in the practice of everyday life and in medical activities in general can hardly be overrated. Actual knowledge of expression, however, is far from being commensurate. Paradoxically, everyone in his understanding of expression is at the same time expert and ignorant; as St. Augustine said about time: "As long as no one asks me, I know the answer; the moment I want to explain it to an enquirer, I dot not know." [2]

It is through expression that we comprehend another being as a living and experiencing creature. It might be claimed, therefore–and with good reason–that expressive phenomena are the true mark of objects of psychological research that distinguishes them from all other things. Even if we hesitate to accept these views as axiomatic, we cannot deny that expressive motions direct interpersonal relations to a very large extent. Age, sex, group, race, color, epoch, language– these do not constitute obstacles. We take it for granted that a mother realizes how her baby feels long before he is capable of pronouncing the simplest words. But also–and this is more startling– long before he is capable of distinguishing a circle from a square, the baby responds to the expression of the mother whether she is friendly or angry, cheerful or sad. Guided by expression, mother and child form in their reciprocal understanding a synkinetic group.

Expressive understanding even transcends barriers separating species from species. We can talk to a dog in many languages; he

---

[1] Amer. J. Psychiat., Vol. 108, Nr. 6, 1951.
[2] St. Augustine, Confessions, Book XI.

understands all of them, not because he is polyglot but because he responds to the expressive values of intonation. These facts present an interesting but also a perplexing problem. We will not ascribe to the baby "inference by analogy" nor to the dog reaction by empathy. In order to give an account of the phenomena of expressive motions we may well be forced to revise the principles of psychology.

Verbal communication is limited to those who speak the same language—a language that they once had to learn. Expressive communication is *universal;* it does not have to be learned. There are no schools that offer instruction in expressive motions; if they did they would do more harm than good, for expressions are not intended as such. Intention usually interferes with their performance. Although highly communicative, they are not, or need not be, produced for the purpose of communication. This spontaneous production is paralleled by an equally *spontaneous comprehension* of expression. There is no doubt that we can to some extent acquire control over our expressions. We can also hope to improve our understanding of them—otherwise such research as this would be meaningless. However, we can travel a long distance without ever reflecting upon expressive motions.

This spontaneity of expression guarantees its *reliability.* Expressive deception is much more difficult to accomplish than verbal falsification. How often do our expressions reveal our true feelings against our intensions! In case of a discrepancy between words and expressions we rely upon the expressions rather than the words. Through an ironical contrast of content and expression everyone grasps instantaneously the true intention. "But Brutus says he was ambitious; and Brutus is an honorable man." By veiling, irony reveals.

The psychiatrist, in his endeavor to lift the mask of insanity, finds in expressive motions salient clues. Expressive motions dominate psychiatric judgment to no less degree than everyday-life practice. No psychiatrist aware of the melancholic expression of a patient will trust words that deny his depressive mood. Gait, voice, breath, gaze betray the patient. Anticipating an impending suicide we may even double our measures.

Although in psychiatry we depend so much on our observations of expressive motions, we have very little precise communicable knowledge. We have impressions, intuitive impressions; but even if our impressions are correct—as they sometimes are—we rarely can give a clear account of them. We cannot demonstrate, we cannot prove. The psychiatric situation does not differ from that of everyday life.

However, our predicament is more serious because we are limited to opinions where we are entrusted with judgments.

In the search for a remedy one first has to make clear why such a wide gap should exist between practice and knowledge. There are many reasons:

1. Our very familiarity with expressive motions prevents us from seeing them as problematic. Why should we bother about expressions as long as they serve us well in our need for orientation, for adaptation, and for cooperation with others?

2. Our understanding of expressive motions is a kind of performance, an acting more than a knowing. Expressive motions flourish in the immediateness of personal contact. They seem to evanesce the moment we make them an object of observation; they fade when the I-You relationship is switched to an I-He, when observation takes the place of partnership. Experimentation, therefore, threatens to destroy the very object we want to study.

3. Expressive motions are frequently fleeting, transitory; they are gone with the wind, leaving no trace, giving no opportunity of ascertaining them; once gone they are not repeatable at will. Also, for this reason expressive motions seem to defy experimentation.

4. Knowledge is directed toward what is regular; expressive motions are unlimited in number. While in many cases of psychological research we can be guided by language, here it is of no direct help. Our vocabulary has only too many words that signify nuances of expression[1]. The situation resembles that of some African languages, which have 50 or more words to name shades of one color, especially of brown. The reason here is the same as there. Practice is interested in particulars and in their discrimination while knowledge looks for the basic structure–the one in many.

5. Our understanding of expression is a global reaction. This is in full agreement with the fact that expressive motions are a unity into which many single motions are integrated; we are not sad on the left side and cheerful on the right. Our expression is *"uno tenore"* and, accordingly, it is expressed by the whole organism. We may realize at first glance in what mood our partner is; however, when asked to explain why we think so, we may find it difficult to give any detailed answer.

6. A satisfactory theory of expressive motions is still lacking. Without an adequate theory we cannot expect to order the multitude of expressions into a finite group of basic attitudes, or natural

---

[1] The same can be said of emotions, a coincidence that points to the kinship of expressions and emotions.

dimensions. A mere collection of facts, a wholly empirical approach, will not yield meaningful results.

Obviously, then, the problems found in research on expression are manifold and of differing weight and dignity. They may be grouped into 3 main divisions: theoretical, technical, and experimental.

Theoretical Problems

As observations are answers to questions, pertinent observations depend on reasonable questions provided by theory. There are no plain facts open to disinterested inspection, certainly not in a field where observation so closely borders on interpretation, as in the study of expressions. Research is always directed by theoretical assumptions, whether we are aware of them or not. The theory, therefore, has to be formulated—at least tentatively—when or before experimentation is started. The results obtained under the guidance of theory will in turn confirm or refute its validity. If valid, the theory should also enable us to survey and to chart the accumulated facts; in other words, a valid theory should contain a prescription for a systematic order of observations.

While a theory is indispensable, it need not be a new one. However, there are strong reasons that recommend a revision of the existing theories. In the past many attempts have been made to arrange the multitude of expressions into a systematic order. None of them has been fully successful. Although their failure may be partly owing to the lack of adequate technical devices, the blame has to be laid primarily to the deficiencies of the theories.

The history of theories of expression reaches far back. As in so many other fields, the recorded history of them begins with the work of the great Greek thinkers[1]. All through the ages, down to DARWIN, WUNDT, and KLAGES, the theoreticians were inclined to see in expressions outward, physical signs of inner, psychical conditions. They took it as their task to explain this relation between the *sign* and the *signified*, which here obviously is one aspect of the mind-body relation. Everywhere in psychological research the mind-body problem is present; in some areas of expression the theorist cannot evade the mind-body problem. He is, therefore, forced to go beyond the frontiers of psychology and psychopathology.

---

[1] See POLLNOW, HANS: „Historisch-Kritische Beiträge zur Physiognomik", Jahrbuch der Characterlogie, 5: 159, 1928; BUEHLER, KARL: Ausdrucks-Theorie, Jena, 1933; ALLPORT, GORDON, and VERNON, PHILIP: Studies of Expressive Movement, New York, Macmillan Company, 1933.

The mind-body problem is not answered simply by denying its existence. Psychological thought has become deeply ingrained with the Cartesian dichotomy of mind and body. We can renounce all allegiance to it and still remain bound by it; it reappears under many disguises—as epiphenomenon, as sensory data; it operates in the aliases of stimulus-response, of reality testing. Under its influence, psychological science has drifted further and further away from everyday-life experience. In the process of analytical reduction the phenomena themselves have been obscured and distorted. The study of expressions urges a re-evaluation of the phenomena; this will lead to a rehabilitation of *experiencing*. At this point we shall find a tenable solution of the mind-body problem that contains—still enveloped—a theory of expression. In unfolding it, we shall also obtain a method of discovering the basic categories of expression.

A thorough discussion of these complex problems must be given elsewhere.

Technical Problems

Compared with former days we are in an advantageous position. The modern laboratory has devices that facilitate research in expressive motions. Early investigators were limited by inadequate technical equipment. Indeed, the raw material of their studies was not so much the original phennomenon of expressive motions as some derivative; they had to be content with either the physiognomic mask (PORTA), portrayal by an actor (ENGEL), artistic painting and drawing (CHARLES BELL), the imitation of expression by electric stimulation (DUCHENNE), the collection of diversified observations (DARWIN), or such expressive precipitates as handwriting (KLAGES). Today we can study under experimental conditions in a wide range of controlled variations: the facial expression, the posture, carriage, gesticulation, voice and intonation, shifting our attention from one manifestation to the other as we please. With the camera, the motion picture, and sound recording we are able to arrest the fleeting, repeat the unique, analyze the global, and reintegrate the parts into a whole.

The term "rheoscopic" was selected to signify such applications of film-recording techniques[1] which have already been used to some

---

[1] The word rheoscopic is coined in accordance with "microscopic" and similar terms. As the microscope makes accessible to critical sight (scopein) the minute (micron), rheoscopic procedures open to vision the fleeting (rheo). If it is permissible to compare techniques that are rather unsophisticated with instruments brought near to perfection one could say that the rheoscopic technique magnifies time as the microscope magnifies space.

extent by psychologists like BUEHLER, LERSCH, W. WOLFF, and others.

New methods bring new problems, obstacles, handicaps. Progress is never a pure gain. Photofloodlights and camera produce an artificial situation, irritating and bewildering, which induces shyness in two forms. In a photo-studio, light has an almost corporeal character; it does not seem to emanate from a source that illuminates the room in spheres of diminishing brightness; it fills space equally everywhere, not sparing any friendly area of claire-obscure; in its penetrating obtrusiveness it cuts off all retreat into privacy. Plunged into this mercilessly revealing light of the laboratory, the patient finds his innermost being exposed to the scrutinizing eye of the camera. Certainly these are not surroundings conducive to unguarded behavior – just the opposite, the patient becomes self-conscious and feels isolated. Sound-recording, if done openly, adds its share to the denaturalized environment of the studio. Sound-recording interferes with the casual, informal, noncommittal frankness of conversations, which are not phrased for deposition and re-examination.

If lens and recorder disturb naive production, the next thought may be to move the recorder out of sight and to hide the camera behind a screen. First thoughts seldom are final solutions. Hiding the equipment would preserve the naiveté of the patient but would affect the spontaneity of the experimenter and put him into a predicament, the more embarrassing if the patient should ask point-blank whether recording is being done. While there is no great technical difficulty in camouflaging a microphone, the one-way screen does not present – not even from a technical point of view – a good solution. Absorbing a great deal of light, such a screen aggravates the lighting problem. It is hard to explain to a patient the stupendous brilliance of illumination when no camera is visible. Even if the patient remains unaware of the camera, natural contact with him suffers under the surveillance of a peeping lens.

The psychological disturbance caused by mechanical devices will not be cured by the addition of more devices. Such deficiencies must be compensated for in the sphere of interpersonal relations. If the patient is adequately informed about the character of the laboratory, if warm personal contact is kept during the performance, if the scenario catches his interest, he may overcome his initial amazement. Actually, only a few patients refuse to cooperate, most of them neurotics. The severely psychotic patient, limited in the modulation of his behavior, appears less annoyed in this situation than one would expect.

The scenario sets short scenes for which the cameraman has to prepare. Even if the photographer completely understands the idea of the experiment and his first love is not photography, he has to turn his attention to the camera, sometimes at the most inopportune moments. Under the conditions of these experiments we are limited to "first nights"–to performances without rehearsals. Unfortunately, the protagonist does not know the part assigned to him; he has to learn it while playing. Unfamiliar with the script, the patient may display the most interesting behavior during the interludes, just at a moment when the photographer is busy measuring light and distance, focusing or rewinding. Here a second camera might be a valuable asset. This camera should be simple in construction, requiring less careful adjusting, needing no tripod nor dolly. The disadvantage of another operator must be weighed; the more people present, the more public the performance, the greater the intrusion into the privacy of the patient.

Even under ideal conditions, the camera will never cover everything we should like to retain. It is frequently more accurate but at the same time less flexible than the observer; it is selective but its selection does not always coincide with the intentions of the experimenter. The lens does not see exactly like the eye. The camera adds and omits; in focusing the figure it neglects ground and periphery. In reducing colors to black and white, it intensifies the contrast. In projecting three-dimensional space on a two-dimensional plane, it creates a new organization, which is more abstract but easier to survey.

While the camera is no computer that does all thinking for us, it is indispensable for the manipulation of time. Rheoscopic studies begin with–perhaps it is better to say culminate in–the analysis of the finished film strip. One must not forget that the film strip is no mere copy of the original events. Taken by itself, it provides a new medium in which operations, absolutely inapplicable to the original events, become possible for the first time. On the film, action is frozen, time is brought to a standstill. The continuity of motion is dissected into temporal segments, into phases. In this new medium one can reverse time, return to the beginning, and repeat motions unrepeatable in the original setting. Whereas in the reality of time one moment excludes every other moment, here earlier and later phases may be brought together for simultaneous observation. What has been extracted from the current of time may finally be returned to the temporal flux for enlightened inspection.

Shown with an ordinary projector, the presentation of the strip runs parallel to the original events. This procedure, by no means useless, is insufficient for rheoscopic analysis. The potentialities invested in the film are better actualized by a "film editor", an apparatus that, simple as it is, permits the singling out of individual frames, speeding up, slowing down, and repeating. However, because of the smallness of the screen and inadequate optics, the use of the editor is limited. It can serve only one or two observers. For demonstration and didactic purposes one has either to reshape the film completely or to resort a special projector, now available on the market, that satisfies all requirements except sufficient flexibility in speed.

Rheoscopic analysis is not synonymous with slow motion. The two techniques are more different than similar. In slow motion the time enlargement does not exceed a ratio of $1:4$.

Slow motion has successfully been used for the analysis of motion in neurology, athletics, and industry. In all these fields it has proved useful because the picture, which paraphrases the tempo, can be compared with the movements undistorted in speed. In industry, furthermore, the emphasis is shifted from the motor performance to a detailed analysis of the path traversed. In the study of expression, where we are not interested in the way but in the motions themselves – which usually are neither uniform nor repeatable–the usefulness of slow motion technique is limited.

Experimental Problems

The laboratory devoted to the study of expressive motion at the Veterans Administration Hospital in Lexington, Kentucky, is still in the early phases of the program outlined. In the short time that has elapsed since its beginning we have not been content to find out what has been done in the past, what must be done in the theoretical field, and what can be done technically, but we have gone ahead and applied our principles to concrete cases. The results have been encouraging; they will be published in due course. Moreover, it has become clear that such experiments are valuable beyond the demarcation line set by the original plan, in such ways as the following:

1. The laboratory is a training ground for the physician in a special type of observation, easily transferable to the ward.

2. The laboratory is also a testing ground for the patient, an addition to the general diagnostic instrumentarium that could well stand comparison with many familiar tests. The situation in the laboratory is substantially different from the conditions of staff room, ward, interview; one knows considerably more about a patient after

he has acted out a scenario. Therefore, even discounting all interest in the particular problem of expression, a certain merit could be attributed to the procedure itself.

3. With growing knowledge and understanding of expression new problems come into sight. Expression may lead to an understanding of the distorted world in which a patient lives when all other means of communication break down. Modes of expression cut across the established clinical differentiations. Varying where the clinic unifies, unifying where the clinic differentiates, they urge, in their elemental nature and trustworthiness, revision of clinical distinctions. Thus, in this research, goal and end do not coincide.

The Sigh[1]

An Introduction to a Theorie of Expression [2]

In his book *Expression of the Emotions of Man and Animals*, DARWIN praises CHARLES BELL, "so illustrious for his discoveries in physiology", as the one who "may with justice be said not only to have laid the foundations of the subject as a branch of science, but to have built up a noble structure". DARWIN was referring to BELL's essays on the *Anatomy and Philosophy of Expression as Connected with the Fine Arts*, published in 1806. Both authors, although sharply at variance in their theories, agreed in their estimation of expression as a subject for research. Fascinated by the phenomena and surprised by the problems involved, their interest in the matter never faltered. BELL, who had started the composition of his book on expression "before", as he said, "the serious pursuits of life began", published the first edition at the age of thirty-six. This publication marked only the beginning of a long period of renewed and intensified studies. In 1840, two years before his death, BELL, then a septuagenarian, visited the Continent. He went to Italy with the intention of verifying his principles of criticism of art for a revised edition which he was preparing. In the preface to this third edition, published one year after the author's death, JOSEPH G. BELL says about his brother: "It was from these investigations that he was first led to make those discoveries in the system of nerves which are now acknowledged to be the most important contributions of modern times to the science of physiology."

BELL was still alive when DARWIN began his own collection of data on expression. He continued and expanded his observations for a period of more than thirty years before writing the *Expression of the Emotions*. In this book, published in 1872, he mentions that his "first manuscript notes on the subject of expression bear the date of 1838". Summing up the importance of expression, after such a long

---

[1] Tijdschrift voor Philosophie, 14e Jaargang, Nr. 4, 1952.
[2] Presented to the members of a "seminar-day", held at the Veterans Administration Hospital, Lexington, Kentucky, on February 8, 1952.

time of research, DARWIN says in the calm undramatic style characteristic of so many of his works, "The movements of expression in
the face and body, whatever their origin may have been, are in
themselves of much importance for our welfare. ... To understand as
far as possible the source or origin of the various expressions which
may be hourly seen on the faces of the men around us, not to mention our domesticated animals, ought to possess much interest for us.
From these several causes, we may conclude that the philosophy of
our subject has well deserved the attention which it has already re-
ceived from several excellent observers, and that it deserves still
further attention, especially from any able physiologist".

BELL had a more epigrammatic formulation: "Expression is to
passion what language is to thought." If this is so – and who would
doubt it? – a new effort to solve the riddle of expression requires no
justification; rather, we need an explanation of why so little attention is given to this subject at a time when psychiatry puts so much
emphasis on passions and emotional disturbances, and when psychosomatic medicine claims to be a new specialty, or at least a new
approach to many old problems.

There are theoretical and technical difficulties which everyone
who studies expression must face [1]. But they stopped BELL and DAR-
WIN as little as they discouraged ENGELS, LESSING, and LAVATER in
earlier days or DUCHENNE, PIDERIT, and WUNDT later on. Nor is
contemporary philosophy and psychology lagging in this field [2].
Psychiatry alone remains silent, although perhaps nowhere else in
human affairs is expression used to the same extent as a practical
guide. There must be, in addition to the general and permanent
obstacles, some motive for this silence, characteristic of our days,
which counteracts a natural scientific curiosity. It should not be hard
to find it. It must be disdain for what is supposed to be mere description.

Research in expression demands patient observation of manifest
phenomena. It demands a phenomenological analysis which respects
the phenomena as they appear, accepts them at their face value, and
resists the temptation to take them for coded signs which reveal their
true meaning only after an intricate process of deciphering. This
attitude, necessary for research in the field of expression, is met with

---

[1] Cf. my paper, *Rheoscopic Studies of Expression (Methology of Approach)*,
in *American Journal of Psychiatry*, Vol. 108, No. 6, Dec. 1951.

[2] From a rich bibliography, I mention only KLAGES, L., *Ausdrucksbewegung und
Gestaltungskraft*, Second Edition, Leipzig, 1921; BUYTENDIJK, F. J. J., und PLESSNER,
H., *Die Deutung des Mimischen Ausdrucks*, in *Philos. Anzeiger*, Vol. I, Bonn, 1925
bis 1926, pp. 72—126; ALLPORT, G. and VERNON, P., *Studies of Expressive Movement*, New York, MacMillan Co., 1933.

peculiar disregard. Description, it seems to many, does not penetrate the surface: the true nature of psychological experience can be understood and explained only by methods reaching the deeper level of the operating forces, which in their dynamic relations, in action and counteraction, occasionally burst forth to the surface, producing the observable phennomena. However, one must not forget that the despised descriptive phenomena are the only ones directly accessible to us. The validity of dynamic hypotheses depends on the accuracy of descriptive observation. Whatever physicists may tell us about the structure of the universe, whatever psychologists and psychopathologists may have to say about the unconscious, in the formulation of their thoughts and in the communication of their ideas, they remain bound to the descriptive level. Concepts of irrational forces are in themselves rational concepts – or not concepts at all –; terms which signify the unconscious are understandable and communicable only within the realm of conscious experience. NIELS BOHR in a paper concerned with the notions of causality and complementarity reminds the reader that also in "dealing with the paradoxical features of quantum theory... all well-defined experimental evidence, even if it cannot be analyzed in terms of classical physics, must be expressed in ordinary language making use of common logic"[1].

The epistemological depreciation of descriptive experience is compatible only with a certain type of metaphysics. If we assume with DESCARTES, for instance, the existence of an incorporeal intellect, then, brushing aside sensory experience as deceptive and illusory, we still may hope to reach truth by acts of "pure thinking". However, if we understand science as a human accomplishment, we must not ignore the fact that science can never disavow its origin in the human world, from which it starts and to which it returns. Scientific truth is in direct relation to the reliability of sensory experience. Before we try to explain anything we certainly have to make sure what it is we want to explain. Explanations which show little respect for the phenomena are not worth much even if they are labelled "dynamic".

Instead of entering into further argumentation about the epistemological and metaphysical assumptions on which the antithesis Descriptive vs. Dynamic is based, it may be better to test what and how much can be accomplished through careful description. The sigh may serve as the first example and model for our general considerations.

The sigh, like so many other expressive motions, has been obser-

---

[1] *Dialectica*, Vol. II, 1948, pp. 312–319.

ved all over the globe, among people of all races and colors, among groups very dissimilar in customs and habits. Wherever human life has been depicted from olden days on – in the Bible or in Homer, in the "Divina Comedia" or in the "Comédie Humaine" – sighing is mentioned. It is as universal, although not as frequent, as breathing; but still it is frequent enough. There has never been any doubt about its meaning. MILTON, in writing "Nature from her seat, sighing through all her works, gave signs of woe, "assumes that the meaning of sighing is obvious and understandable to everyone.

The universality of expression is a phenomenon which has puzzled practically all observers. Because sighing shares with most, if not all, expressions, the character of universality – by that I mean universality of production and of understanding – the discussion of the problem posed by the universality of sighing may be postponed until to a later moment.

Sighing is a variation of breathing. The sigh interrupts the flow of uniform and inconspicuous breathing. It stands out like a monolith from the plateau of regular breathing. It is a single respiration, distinguished by its length, its depth, and its sound from the preceding ones and those which follow. *Deep* is the conventional attribute of the sigh. It indicates that a larger volume of air is inhaled in sighing; however – and this is very peculiar – the air passages are not opened to the air pressing in. While volume and time are increased, there is no corresponding widening of space. The jaw is kept close to the maxilla; it is not pulled down by muscle action, nor is it allowed to sink down following its own weight. In sighing the lips remain tight, or they are only slightly opened. The tongue, in its middle third, is arched toward the palate. During the sigh the air flows through a narrowed passage. The friction with the contracted walls produces the particular sound which distinguishes sighing from other forms of intensified breathing. The air inhaled in a larger volume has to be removed if breathing is to return to its original rhythm and measure. This is effectuated through an expiration which resembles the inspiration, since it also is longer and louder than the phase of exhaling in quiet respiration; the air passages remain tightened in the exhaling phase of sighing.

The discordance between the volume of air and the calibre of the airways makes it clear that the sigh does not serve a need for increased oxygenation. Sighing is the behavior of an eupneic person. The dyspneic patient and the hyperpneic athlete cannot afford the luxury of sighing. We do not find the sigh in a person afflicted with a circulatory failure or in an athlete ragaining his breath after exertion. As CABOT and ADAMS point out, "a sighing expression ordinarily is not a sign of cardiac or pulmonary disease but is found in nervous, fatigued, or excited persons" [1].

A patient in cardiac failure, gasping for air, is undoubtedly far removed from sighing. Here the passages, jaw, lips, mouth, are wide open; the auxiliary muscles enter into function together with the diaphragm and the intercostales. The inspiration is prolonged, and retarded at the turning point from inhaling to exhaling. The dyspneic patient with pulmonary edema tries to increase as much as possible the inner pulmonary surfaces and to hold the air for a maximum of utilization.

The hyperpneic athlete, who is not cyanotic and can make full use of the oxygen content of the air, shows a third type of breathing. Here, also, the passages are opened as much as possible; in the athlete's panting respiration the speed is accelerated, the inspiration appears short compared with the expiration which is accentuated and ends in a fast crescendo. If one would like to symbolize sighing by a musical notation, one could do it by marking two half notes not differentiated by any accent. There is as much weight on the inhalation as on the expiration. In the forced breathing of the athlete we would have to write a short upbeat followed by a longer downbeat, ending in an abrupt sforzando. Dyspneic breathing would have to be represented as asymmetrical, the inspiration lasting into the second half of the bar and separated from the expiration by a short rest.

WHITE and HAHN [2], in one of the rare cardiographic studies of sighing, found that "sighing is never due primarily to heart disease but always to fatigue or nervousness or other such factors". In their series of observations "of the eight cases of organic heart disease without effort syndrome but with congestive failure, none showed abnormal sighing". Among the patients who sighed frequently, the authors did not find any evidence of faulty action of kidneys, heart, lungs, or metabolism". WHITE and HAHN's observations are well documented with respiratory tracings, which also illustrate clearly the sporadic occurence of sighs and the symmetry of inhaling and exhaling in sighing. The sighs are written as single spikes in the midst of regular breathing movements. After a sigh breathing returns to the same level from which the sigh departed.

[1] CABOT and ADAMS, *Physical Diagnoses*, XIII Edition, Baltimore, Wilkinson and Wilkinson, 1942.

[2] WHITE, PAUL D. and HAHN, RICHARD G., *Symptoms of Sighing in Cardiovascular Diagnosis with Spirographic Observations*, in *American Journal of Medical Science*, Vol. CLXXVII, pp. 179–188.

Cp., also, BAKER, D. M., *Sighing Respiration as a Symptom*, in *Lancet*, Vol. I, 1934, pp. 174–177.

Statistical and experimental studies thus confirm the results of direct observation, which, simple as it seems, has far-reaching consequences. It indicates that sighing is a variation of breathing not caused by "air hunger". The sigh, obviously, has no physiological causation, or, as DARWIN liked to say about expression, it "may not be of the least use", or "not of any service". ALEXANDER and FRENCH[1] probably have something similar in mind with their statement that expressive innervations "are not motivated by utilitarian goals". If the sigh does not result from specific physiological conditions, we cannot avoid the conclusion that physiology does not comprehend the phenemenon of breathing in its totality, Breathing belongs in still another context: It is one of the basic experiences of an experiencing being and one of his fundamental modes of conduct. In this region, the region of experiencing (ERLEBEN), we may, therefore, expect to gain an understanding of the sigh in particular and of expressions in general.

Perhaps someone may still try to claim a physiological purpose to the sigh. He may argue as follows: The respiration of the one who sighs, whether he is depressed, tired, or bored, is not sufficient; he stands or sits stooped, his head bent downward; subsequently, his breathing will be shallow and will bring about an oxygen need after a while, which will be satisfied by the more voluminous respiration of sighing. It was on such assumptions that DARWIN based the explanation of sighing. In a chapter dealing with "Low Spirits, Anxiety, Grief . . ." he remarked, "The breathing becomes slow and feeble, and is often interrupted by deep sighs. As Gratiolet remarks, whenever our attention is long concentrated on any subject, we forget to breathe, and then relieve ourselves by a deep inspiration; but the sighs of a sorrowful person, owing to his slow respiration and languid circulation, are eminently characteristic. "In his description of grief DARWIN used, besides his own observations, three passages from Gratiolet's work on expression. On one occasion Gratiolet said, "Je ne puis m'empêcher de faire ici une remarque. C'est que l'attention est fixante de sa nature, et que pour cette raison elle n'est jamais sans quelque mélange d'effort. Cet effort suspend pour un instant la respiration. De là ce besoin urgent de respirer et de bâiller après quelques moments d'une attention soutenue. Cet état est souvent très-pénible, et comme il est instinctif, la volonté ne la gouverne pas, et les personnes de travail en sont souvent singulièrement incommodées."[2]

---

[1] ALEXANDER, FRANZ, and FRENCH, THOMAS M., *Studies in Psychosomatic Medicine*, New York, Ronald, 1948.

[2] GRATIOLET, PIERRE, *De la Physionomie*, Paris, 1865, p. 232.

The assumption of "air hunger" is in conflict with the paradoxical fact that no open air passages correspond to the increased volume of air. If sighing were intended to serve any purpose of re-establishing the metabolic equilibrium, it would be a very inappropriate means to this end, for the increased time spent in sighing slows down the rhythm of respiration from a ratio of 14-16 to one of 12-15 per minute. Sighing could only increase and not reduce the oxygen deficit.

Careful scrutiny of our film strips of patients studied for expressive movements brought to light an occasional sigh – or a few – in a great number of cases. Reviewing this material, we found not one case where any irregularity of breathing would announce an oncoming sigh. Invariably, the sigh, as a single act of breathing – a deep inspiration coupled with a deep expiration – interrupted series of inhaling and exhaling regular in rhythm and volume. Sighing was less frequent when patients were active; it occurred more often during the short intervals between individuals tests or tasks, at a moment when the patients were left to themselves.

The absence of any strictly physiological meaning and purpose in sighing can be further demonstrated if we turn our attention from the sigh to the sighing person. He does not increase the action of the diaphragmatic and costal muscles like the hyperneic; he does not have recourse to auxiliary muscles like the dyspneic; instead, he lifts and lowers his shoulders synchronously with the inspiration and expiration of sighing. One can, as in an experiment, nearly prevent sighing by arresting the excursion of the shoulder girdle. It suffices to cross the arms so that the palms grasp the humerus, a position which does not interfere with hyperpneic diaphragmatic breathing. The lifting of the shoulders adds little to the physiological function of breathing; in fact, sighing is of so little use to respiration that if it is done at repeated short intervals it will render a person dyspneic. In hyperventilation, intensified breathing, corresponding to an anxiety state, for example, actually leads to a disturbance of the acid-base equilibrium.

The statement that sighing is not physiologically determined needs some qualification. Obviously, sighing, like any other physical performance, depends on physiological mechanisms. When we say that sighing has no physiological determination, we take the term "physiological" in the specific sense, as it is used by physiology itself. The physiologist considers respiration in so far as it serves the exchange of gases; he is interested in the chemical and reflex controls of breathing, in the maintenance of standard solutions of CO_2 and

O_2 in the blood, in the preservation of the acid-base equilibrium, and in the elimination of heat during hyperthermia.

Such physiological knowledge of breathing, admirable as it is, has no counterpart in the immediate experiencing of breathing. The discovery of the biochemical functions of breathing is of very recent date. Even WILLIAM HARVEY had not yet come to understand or to anticipate the process of oxygenation: "As late as 1649 he emphatically denied that blood undergoes any initial change during its transit through the lungs [1]." The experiencing of breathing, however, is as old as mankind. It is universal and immediate; it is every man's property, as indisputably as breathing itself. It begins in the earliest phase of any individual's life. The physiological knowledge, on the other hand, is a possession shared only by a small number of scientist. It is acquired in later years through indirect methods, always open to further argument. Biochemical concepts are an abstract knowledge which can never be turned into primary physiognomical experience.

The difference between the experiencing of breathing and the physiology of respiration is not identical with that of prescientific interpretation and scientific explanation. The physiologist studies processes within an organism. The theme of experiencing is different – so radically different that its meaning and content cannot be pressed into the physiological scheme of stimulus and response. This could only be done if experiencing were "nothing but" an epiphenomenon accompanying nervous processes, if perceiving were "nothing but" stimulation of receivers and afferent nerves, if acting were "nothing but" contraction of muscles. The formulation of a theory of expression will lead to a head-on collision with these assumptions, which, in my opinion, delude psychology and psychopathology. A discussion of the traditional declaration of the incompetency of experiencing has to be postponed at present. We still have to work our way upward from a description of a special phenomenon of expression to an insight into its general problems.

Unfortunately, immediate experiencing is ineffable; it does not know itself, not because it is unconscious but because it is unreflective. Like Sleeping Beauty, who had to wait for her Prince to break the spell, immediate experience has to wait for the one gifted with the power of the word to bring it out into the light. The moment this is accomplished, however, immediate experience is threatened by another danger. Just as objective observations are answers to questions and are, therefore, determined by tradition, training, and expectation, immediate experience may be masked by the very word

---

[1] PAGEL, WALTER, *William Harvey and the Purpose of Circulation*, in *ISIS*, Vol. 42, Part. I, No. 172 (1951), pp. 22–37.

which enunciated it. Our personal experience also appears to us in
the light of tradition, training, interpretation. A questionnaire concerned with the experiencing of breathing would be of little use. The
answers probably would be filled with references to oxygen and
carbon dioxide. We have lost our naïveté; we are – one may say –
scientifically prejudiced. Nevertheless, while the word which reflects
immediate experience easily degenerates into a stereotyped formula,
we can, with some effort, return to it its original vigor. We may justly
expect the meaning of an experience as old and universal as that of
breathing to be revealed by language, the true repository of common
human experience.

In the Biblical words, "And the Lord God formed man of the
dust of the ground, and breathed into his nostrils the breath of life;
and man became a living soul", breath is conceived of as the principle of life. Breath is the deity's gift to the creature. It "animates"
the organism and transforms the shaped matter into a living being.
The breath blown into Adam's nostrils becomes the essence of his
individual existence. Yet it preserves the character of its origin.
Through breath, a loan more than a possession, man and "anima-ls"
partake in the divine principle that permeates the Universe. In inhaling and exhaling, the individual, being monadic in its nature, remains, nevertheless, connected as a part with the whole of the world.

The usual Hebrew words for breath "Neshimah", breathing
"Nasham", and soul "Neshamah", are in full agreement with the
anthropology given in Genesis 2 : 7. The Biblical interpretation of
life and breath has its exact counterpart in other cultures and in
other language families. In Sanskrit "Atman" – which we may spell
with a capital "A" – is the all-pervading divine power, the soul of
the cosmos, while "atman" signifies breath as the life-giving principle and therefore, also, as the individual soul. In modern German
"atman" persists almost unchanged – whith "Atem" as the noun and
"atmen" as the verb – corresponding to breath and breathing. The
concept of "Atman", to be sure, barely escaped extinction; it exists
only in a few archaic and obsolete tropes. In contemporary English
the original relationship is more hidden than obvious, but the procedure of uncovering does not require much philological information.
In Latin and Greek the analogy with Hebrew and Sanskrit is clear
and striking – as in the Latin pair of words: "spirare" (to breath,
the root of "respiration") and "spiritus", and the Greek pairs:
"psychein" and "psyche", "pneuein" and "pneuma", with corresponding connations. The "Sanctus Spiritus" of the Vulgate is in meaning
and phrasing the literal translation of the New Testament Greek
word "Hagion Pneuma".

One sees how the same idea returns, a true archetype, in various shapes. As these linguistic statistics gain in validity with every new item added to the etymological series, it is worth mentioning that a familiar Latin word for breath and soul, "anima", is a namesake of "anemos", the Greek word for wind. Like parallel lines converging in perspective drawing to the vanishing point, the linguistic parallels converge to the point of their common origin in immediate sensory experience. The complete agreement between terms so different in their ancestral lines of culture and language demonstrates that this common interpretation is but one step removed from the original experiencing.

The relation of "Ne Shi Ma" and "Ne Sha Ma", of "Atmen" and "atman", of "pneo" and "pneuma", of "spiro" and "spiritus" are intuitive interpretations of breathing, half-way between image and concept. Purists, therefore, may condemn them as anthropomorphic. They certainly are anthropomorphic; but they do not deserve rejection, for human experience can only be anthropomorphic. Here we are interested in how the world appears to a human being, not how, supposedly, it is in itself, that is, how it is conceived in relation to an incorporeal mathematical intellect. One must not overlook the fact that through observation and communication science rests upon those anthropomorphic qualities of experience which positivistic scientists want to eradicate. Thus, accepting the counsel offered by language, we conclude that the primary experience of breathing is that of participation and exchange, of receiving and expelling, of doing and suffering, of acting and being compelled. In breathing we experience our vital existence in its dependance and in its uniqueness, in its never ending contact and exchange with the world.

Breathing as a medium of contact does not remain a silent function. Breath carries the voice. It can be transformed into an "utterance". The first breath of the new born turns into a cry. In crying out, a sound proceeds from my mouth but it returns to me; I hear myself. In crying out, I experience myself within the world as a part of it; the traditional dichotomy of inner-outer makes no sense. In crying out, I am acting, producing; but the product, which becomes a part of the surroundings, remains, nevertheless, my voice. In crying out, I surpass the confinement of the body-scheme; I reach out; I call for attention. In crying out, I find myself accepted or rejected; I meet response or indifference, support or resistance. The sound, articulate or inarticulate, appears as if it were the original model of all property, for it is detachable, movable, transferable; yet it remains mine in all these transactions. In crying out, we experience our power or our infirmity.

Breath which, in exhaling, carries our voice brings in, in inhaling, smells and scents. The voice announces to the world our moods and wishes; smell orients us in the world. The oldest among the senses is assigned as scout and sentry to the indispensable and continuous function of breathing. A foul smell takes away our breath, a pleasant smell induces a deep wide breathing. Smell and breath are in reciprocal relation. Smell is the "warden and warner" of breathing; breath is the activator of smelling. While circulation – the driving of the blood through the closed "inland-system" of vessels – is exempted from voluntary and anticipatory modulation, respiration,which establishes direct and incessant communication with the world, permits voluntary interference to a limited degree. Indeed, speech and smell both demand such interference. Accentuation, to single out just one factor of articulation, depends on accurate timing: retardation and acceleration, increase and dimunition of breath. Likewise, orienting smelling requires voluntary, but less precise, regulation of breathing. Although upright posture, which contributed to the active control of breath, has reduced the importance of smell as a human sense of orientation and searching, still a bad odor chases us away, a sweet fragrance invites us to stay and to absorb. Whether active or passive, smelling reveals the original character of sensory experience: to be dominated by attraction and repulsion. There is a motor element in sensory experience. The psychological content of attraction is that of "not yet being united". This "not yet being united" is not a statement about two phases, one of unification and the other one preceding it; psychologically, it belongs to the first phase itself. Recent research in neurophysiology has cast some doubt on the strict topical separation of sensory and motor functions in the brain cortex. However this may be, sensory experience is not an accumulation of neutral sensory data; it is the attitude of a movable being, capable of unification and separation.

To sum up, the experiencing of breathing has three facets: first, that of participation and exchange; second, that of power and infirmity; and, third, that of attraction and repulsion. In this context – the psychology of breathing – the sigh – enigmatic to the physiology of respiration – becomes understandable.

Our thesis is that the sigh is a variation of breathing in so far as breathing is experienced as a relation to the world. A sigh occurs when the equilibrium between the individual and the world is disturbed, when pressure and resistance are increased. The focus of this disturbance is irrelevant. The sigh appears to be a futile effort to throw off the burden, and, yet, it is not an action which finally ends in frustration, nor an action at all – for action leads from a start to a goal, it brings about a change; at the end of action the initial situation is abandoned. Sighing, however, does not lead from a start to a goal, failure is immanent from the beginning. Beginning and end, so to speak, are one. Sighing expresses an intolerable situation; it does not intend to change it.

At this point we may do well to expand our considerations. Thus far we have identified the sigh with the sigh of grief, but there is also the sigh of relief, and there are other forms.

According to WEBSTER, the sigh is "a deep and prolonged audible inspiration or respiration of air, especially when involuntary and expressing some emotion or feeling, as grief, yearning, weariness, relief". WEBSTER does not say what differences, if any, there are between the sighs of grief, of yearning, and of relief. Obviously, the assumption is that we are able to distinguish between them, that we are not to take the sigh of relief for an expression of grief. Even so, sighing could always follow the same pattern: environmental conditions alone would permit a distinction; but this is not the case. Distinction does not depend on a commentary given by the actual situation. Expressive motions speak for themselves.

The sigh of relief resembles the sigh of grief in the first phase – that of inhaling. At the turning point, however, a sudden change occurs. The air is not forced out through a narrowed passage as if it were against the resistance of the world. At the turning point the mouth is vigorously opened, the air flows out easily and rapidly, meeting no obstruction. The shoulders do not sink back in fatigue, in resignation; they are lowered as if freed from all burden. The chest is thrown out, the arms slightly stretched into the surrounding space.

The sigh of relief – just like the sigh of grief – is a variation of breathing, in so far as breathing is experienced as a relation to the world. It occurs when emotional pressure is lifted, when resistance has faded, when the equilibrium between the individual and the world has been restored. The sigh of relief – like the sigh of grief – expresses a situation; it does not intend to produce any change. It does not release tension but expresses relation; the sigh of relief makes it appearance when – after an unexpected message, for instance – the tenseness of a situation has been decreased.

If only the sigh could be explained as a means of communication The statement, however, that all expressive motions serve communication is a postulate, a dogmatic construction invented to overcome theoretical difficulties. It certainly would facilitate the theoretical issue if the proposition were correct. Expressive motions could be grouped with a class of familiar functions; we could avoid the difficulty of explaining why motions not aiming at communication could serve communication so well. Unfortunately, the postulate is not, as the sigh shows, in agreement with the facts. The sigh demands no witness; it has no social function, although it may secondarily affect interpersonal relations and may be arbitrarily produced for that purpose. Interpersonal relations, even if they are paramount in, and decisive for, most human behavior, are not omnipresent. There are elemental relations of the individual to the world – and also, therefore, disturbances of such relations – which are not derived from interpersonal relations. Our thesis explains this point well. As breathing establishes a relation between the solitary individual and the world, sighing – a variation of the experiencing of breathing – shares in the solitude of breathing.

The sigh, it seems, does not fit into any familiar scheme. First we could not discover a physiological condition; now we are unable to find a psychological purpose. The sigh is an activity but no action. It is communicative but not intended for communication. Its meaning is manifest, but the relation of the sign to the signified, – sighing to grief or sighing to relief – is obscure. The sigh is understandable as a whole but little known in its details. Its spontaneous production evokes immediate response, but neither performer nor observer can account for their behavior. The sigh does not have the character of a reflex, but it is not intentional either. Obviously, the traditional frames of reference prove insufficient. This is an alarming situation, a signal for a revision of the basic categories of psychology. Our thesis points to the direction which we should follow.

We turned our interest to the sigh with the expectation that an analysis of one of the many of the phenomena of expression would lead to an insight which could be generalized. The possibility of applying our thesis to other expressions than those for which it was originally designed [1] makes it probable that our explanation was not altogether wrong. We may, therefore, assume that the paradoxical situation just described is not limited to the sigh but inherent in expression in general. If this is so, our next move should be an attempt to generalize our thesis and to see whether this generalization will help us to a better understandig of expressions. Success or failure will decide whether the guiding assumptions have been correct.

---

[1] Sneering, snarling, and sniggering may be added here, all of which belong, as expressive variations of breathing, in the same group with sighing. They and many similar words share – for good reason – the initial onomatopoetic letters "sn" with sneezing, sniffling, and snorting. They are related by a common denominator: a brisk short discharge of air. However, the vehement reflex action of sneezing serves the clearing of the nasal airways; sneering and snarling have no such physiological purpose; they do not produce any change. They express disdain through the accentuated but effortless elimination, the puffing out, of so much superfluous air.

Applied to expressions in general our thesis may be formulated this way: Expressive motions are variations of fundamental functions in the performance of which the individual (man or animal) experiences his existence, his being-in-the-world, in a mode peculiar to him. One could also say that expressive motions are the variations of fundamental functions in the experience of which the individual performs his being-in-the-world. By "fundamental functions" I mean such forms of behavior as, for instance, breathing, keeping upright, walking, seeing, mating. Fundamental functions, varying from species to species, determine in their specificity for each member of the species the basic dimensions (possibilities and limitations) of his being-in-the-world.

If expressions are immediate variations of fundamental functions, every form of behavior needs to be expressive, the calm breath as well as the sigh, the friendly or indifferent look as well as the paranoid one, the nonchalant walk or the gay step as well as the depressed gait. Because the extremes are frequently more easily accessible, we are inclined to give a special label to the extraordinary, which catches our attention most. We forget that the middle between the extremes belongs to the same order. We call smiling an expression, but non-smiling is also expressive – under certain conditions a very strong expression, threatening and frightening. The concentration of research on a limited group of expressive motions, ignoring the ubiquity of expression, can but misguide us and prevent our understanding of the phenomena.

In formulating and elaborating our thesis we have found ourselves faced with a peculiar difficulty: thesis and commentary will not reveal their full meaning until a revision of the basic categories has been accomplished. Still I cannot avoid referring to something which does not yet exist in print [1]. The remarks in which I will try to explain my thesis should leave no doubt that this revision will gravitate around the phenomenon and the concept of experiencing: its nature, its content, its subject.

Experiencing beings are directed towards the world in which they, nevertheless, keep themselves apart, maintaining their identity and

---

[1] A beginning has been made in my book, *Vom Sinn der Sinne*, Berlin, 1935.

Cp., also: BINSWANGER, LUDWIG, *Grundformen und Erkenntnis Menschlichen Daseins*, Zurich, Max Niehaus Verlag, 1942.

GOLDSTEIN, KURT, *The Organism, A Holistic Approach to Biology Derived from Pathological Data in Man*, American Book, 1939.

MERLEAU-PONTY, M., *Phénoménologie de la Perception*, Paris, Librairie Gallimard, 1945.

BUYTENDIJK, F. J. J., *Allgemene Theorie der Menselijke Houding en Beweging*, Utrecht, 1949.

integrity as individuals. Experiencing is synonymous with experiencing-the-world and with experiencing-oneself-in-the-world. It is directed to the Other; but one experiences the Other only in relation to oneself and vice versa. Experiencing is of the I-World relation. This relation, which is not a compound of two parts – I and the World – but exists only as a whole, cannot be translated into or replaced by the sequence "stimulus and response". Experiencing beings do not merely occur. In sleep – or to be more correct in coma – they resemble inanimate things, which are simply present or at hand. Experiencing beings, while awake, always find themselves in a situation. One may as well say, "to find oneself in a situation" – this is exactly what experiencing signifies. Therefore, a motor element must be inherent in experiencing: directions to or fro, attraction or repulsion, attack or retreat. The fundamental functions delineate the possible situations. Men and animals experience and perform their existence as sensory-mobile beings in deporting[1] themselves toward the world – in opposing and yielding, searching and fleeing, accepting and rejecting. They experience in their corporeality; experiencing is related, therefore, to gravity, air, light, space, distance, to incorporating, meeting, and avoiding. In every single one of the fundamental functions the being-directed-to-the-world is realized in a particular form. In getting up, for instance, and in keeping upright a man distances himself from the ground on which he finds his support. Thus, in opposing gravity, he experiences, in his exertion, his own strength and at the same time, the counter-forces which he resists; he experiences his being capable or failing.

Expressive motions, we have said, are variations of fundamental functions in which a person performs his being-in-the-world in a mode peculiar to him. Take, for example, a depressed person; his posture – a variation of keeping upright –, his weary gait – a variation of walking –, his a-voluminous voice – a variation of breathing and uttering – make manifest his being overcome by the counter-forces, his succumbing. Or, to give another example, let us consider the expression of astonishment, of "breath-taking" amazement – the wide-open eyes, the gaze fixed upon the object, the jaw dropping, the breath arrested at the height of inhaling. There again we have variations – homologous variations – of fundamental functions, this time of seeing, of incorporating, of breathing. These and many other expressive motions are universal and uniform because they are variations of fundamental functions and, therefore, variations of basic

---

[1] I have selected the word *deporting* because the original meaning of behaving has become obsolete, thanks to behaviorism, which turned the original connotation into its very opposite.

human attitudes. We understand these and other expressions without preceding instruction because we meet the other one not as a body but as an individual who in resisting and yielding, in searching and fleeing, is related to the world and to us, cor-responding to our own approach.

Expressions are not secondary, not additions subsequent to sensory data. The facts to prove this are plentiful and unambiguous. In their early months babies answer in true meaningful responses the expressive behavior in their environment. The children's world of toys and fairy tales is understandable and appeals to them because it is full of physiognomies. That stones and trees, sun and wind, wolf and rabbit, all can talk is not surprising in a world where expressions reign. The existence of the in-animate, of mere things, is a late discovery. The magic world of primitive people is not an outgrowth of archaic functions but of a naive interpretation where physiognomic characters are accepted as manifestations of essential qualities. The elimination of physiognomic characters is a slow process; it is never complete. They are always present; they regain their full power, not only in dreams, in inebriety, and in psychoses but in all those situations where we still live in the landscape. The facts tell us that all this is so. The right concept of experiencing will explain that it cannot be otherwise.

Experiencing is the only authentic theme of psychology. Psychology deals, or should deal, with experiencing beings, not with a mind or an intellect, nor with a nervous system or an apparatus, not with a consciousness and data of consciousness, nor with stimuli and motor responses. Psychology can be defined as a branch of knowledge dedicated to the study of experiencing beings in so far as they are experiencing beings. This definition preserves the continuity with prescientific thinking and acting, which has been interrupted ever since the attempt was made to establish psychology as a science. In everyday life, experiencing is taken for granted. Is is never debated that experiencing alone makes possible interpersonal relations and communication. Everybody realizes that through observation, demonstration, and communication, science itself owes its existence to experiencing. In short, nobody ever doubts that experiencing beings as such are in a unique relation to their world. Experiencing, not as an abstract entity but as a capacity of man and animal, is appraised as an incomparable endowment; it is respected as a formidable reality. Modern psychology, however, is proud of having risen far above this level of non-scientific, "medieval" belief. Even when the phenomenon is acknowledged, its reality is denied. Experiencing has become a mere phantom.

In 1900 FREUD wrote in his *Interpretation of Dreams,* "What role is now left, in our representation of things, to the phenomenon of consciousness, once so all-powerful and over-shadowing all else? None other than *that of a sense-organ for the perception of psychic qualities* [1]".

A few years later WATSON made the final, extreme step; he denied the very existence of consciousness, for which he could not find any proof [2]. Before Watson started the movement of Behaviorism PAVLOV had already formulated his ideas of objective psychology, where a nervous system acted upon by stimuli takes the place of the experiencing being in his relation to the world. In a short time Objective Psychology gained wide popularity and – with some modifications – has for a long time retained it despite its radical and patent deficiencies [3].

Powerful motives must be at work to make such a destructive transformation of the familiar aspects of the world acceptable. The history of Western philosophy tells us what they are and where they are rooted. Passionate metaphysical partisanship is willing to pay the highest price, to tolerate inconsistencies, to ignore deficiencies, and to coerce the phenomena into the Procrustean bed of the theory.

Objective psychology and many other schools of contemporary psychology are late stages of a long development which began centu-

---

[1] *The Basic Writings of Sigmund Freud,* New York, Random House, Inc., 1938, p. 544.

[2] Watson's statement is a classical example of a "contradictio in adjectu"; for a proposition and the statements proving in logical sequence the correctness of its meaning are not physical things. There is no place for proofs in the realm of physical things. They are neither true nor false; they simply are. Whoever speaks about proofs speaks at the same time, by implication, about experiencing and thinking beings.

[3] The deficiencies are radical because they are the unavoidable consequence of the principle of the theory. They become patent whenever the rules of the game set by the theory are strictly observed and the phenomena fully explored and respected. Communication is an example, one of many. Two experiencing beings can meet each other, converse together, observe together the same thing. Two nervous systems cannot do anything like it. Two brains cannot communicate, neither by direct nor by indirect methods. While we, my neighbor and I, watch together the same events my brain and his brain – or to be more correct Brain A and Brain B – are activated by different stimuli. Physical agents are turned into sensory stimuli that moment when they bring receivers into activity. Physical agents turned into stimuli act upon the individual nervous system, which in its function remains separate and isolated from any other. We cannot share stimuli. It is loose talk to call light, sound, and heat, stimuli, still more to use this word for visible and audible things. But this confusion is absolutely necessary to hide the weakness of a theory that substitutes nervous systems for experiencing beings. Objective Psychology which uses observation, demonstration, and communication cannot account for its own existence.

ries ago. Since Descartes' metaphysics, man, the concrete living individual, has ceased to be – in theory – the subject of experiencing. A thinking substance, the *"res cogitans"*, took his place. It was this incorporeal substance – detached from space and motion – which underwent the mutation to "consciousness". In the course of time it gradually lost its substantiality and degenerated into an "epi-pheno-menon", a lofty "no-thing". To the unreality of this consciousness – the end product of a long chain of metaphysical metamorphoses – to this consciousness "once so all-powerful and over-shadowing all else" FREUD opposed the assumed reality of the unconscious and of the energy-charged Id. FREUD's idea of the unconscious was the exact counterpart of the mummified concept of consciousness, this deriva-tive of DESCARTES' metaphysics. In substituting an apparatus for the experiencing being and thereby consciousness for experiencing, FREUD followed the tradition which in all its turns is dominated by the Cartesian dichotomy of mind and body.

The truth, however, is that experiencing is still as "all-powerful and over-shadowing all else" as it always has been; it will remain so as long as men and animals exist as individual organisms. To reach an understanding of expressive motions one has to be careful not to confuse experiencing with consciousness and to see to it that a mind, a nervous system, an Id, does not take the place of the living experiencing being. To regain the genuine theme of experiencing we will have to remove the historical debris under which it is buried at present. When this will have been done the solution of the theore-tical problems of expression will be relatively easy, the paradoxes will disappear, and principles for a systematic order of expressions will offer themselves, as I will show in another paper.

Der Mensch als ein fragendes Wesen [1]

Als ein Fragender ist der Mensch auf die Welt, seine Mitwelt und Umwelt, und auf sein eigenes Dasein gerichtet. Er kann sich mit seinen Fragen an Andere wenden, er kann sich selbst Fragen vorlegen oder die Dinge befragen; er mag von Anderen vor Fragen gestellt werden; er kann Fragen ausweichen oder Fragwürdigkeiten entdecken; in allem solchem Tun und Leiden bekundet und erfüllt sich nur eine Grundweise menschlichen Daseins. Ob er in den alltäglichen Nöten um Rat und Auskunft fragt oder weit über alles Zweckdienliche hinaus nach Einsicht strebt, ob er sich den nächsten oder den letzten Fragen zuwendet, er tut nur, was ihm zu unterlassen unmöglich ist. Selbst dann, wenn er versucht peinlichen Fragen auszuweichen, sich der Verantwortung zu entziehen, die Fragen folgen und verfolgen ihn bis in den Schlaf. Sie steigen aus seiner Vergangenheit auf, sie drohen von der Zukunft her, sie bedrängen ihn aus der Gegenwart. Die Fragen verstummen nicht, weil das Fragen nie zur Ruhe kommt. Fragen können mitgeteilt und übernommen werden – das Fragen ist nicht lehrbar. Es bedarf auch keines Lehrers. Früh im Leben jedes gesunden Kindes springt aus dem Grund des fragenden Seins die erste Frage. Wir können *einzelne* Fragen tun, weil wir im *Grunde unseres Wesens* Fragende sind.

Es ist also zu unterscheiden – aber nicht zu trennen – das Verhältnis des Fragenden zur Welt (und zu sich selbst) von dem des Fragenden zum Befragten, und dem der Frage zur Antwort. Das psychologische Verhältnis des Fragenden zur Welt, die logische Beziehung der Frage zur Antwort und die soziologische, des Fragenden zum Befragten, stehen in einem notwendigen Zusammenhang. Es muß in der Beziehung der Fragenden zur Welt mitangelegt sein, daß sie ihre Fragen zu formulieren und eine Antwort zu suchen vermögen, und daß sie ihre Fragen anderen zur Beantwortung vorlegen können.

Fragen und Antworten sind auf die Sprache angewiesen. Blick und Geste funktionieren nur in Vertretung von Wort und Rede. „Fragen-können" und „Sprechen-können", und fügen wir gleich

---

[1] Jahrbuch für Psychologie und Psychotherapie, Würzburg 1953, Echter Verlag.

hinzu: „Denken-können", weisen auf einen gemeinsamen Ursprung hin. Eine Erörterung des Fragens drängt notwendig weiter zu einer Erörterung des Denkens und Sprechens. Das Fragen ist der Anfang und der Ursprung des Denkens. Die Psychologie des Denkens beginnt mit einer Untersuchung des Fragens, oder sollte mit ihr beginnen.

„Alle Menschen begehren von Natur aus nach Einsicht", lautet der erste Satz der Aristotelischen Metaphysik. Ein Anzeichen dafür, meint *Aristoteles*, ist das Entzücken an der sinnlichen Erscheinung, ohne Rücksicht auf ihre Nützlichkeit. Aber den Sinnen allein verdanken wir keine Weisheit. Die Sinne enthüllen nicht das „Warum", sondern nur das „Daß", sie sagen uns nicht, warum das Feuer heiß ist, sondern nur, daß es heiß ist. Die Menschen jedoch begnügen sich nicht mit dem bloßen Hinnehmen der sinnlichen Eindrücke. Sie werden weitergetrieben durch das Staunen, das Verwundern und Bewundern. „Dank ihres Staunens beginnen jetzt und begannen zuerst die Menschen zu philosophieren; sie verwunderten sich ursprünglich über die offenbaren Schwierigkeiten, dann, indem sie Schritt für Schritt fortschritten, entdeckten sie großartigere Probleme, z. B. in den Erscheinungen des Mondes, der Sonne und der Sterne, in der Entstehung des Weltalls." In demselben Kapitel wiederholt *Aristoteles* noch einmal an späterer Stelle: „Alle Menschen beginnen mit der Verwunderung darüber, daß die Dinge so sind, wie sie sind." Das Staunen unterbricht also das selbstverständliche Hinnehmen der Dinge im alltäglichen Umgang. Der Staunende fragt: warum so und nicht anders, er fragt nach Gründen, nachdem er schon zuvor Möglichkeiten des „Anderssein-könnens" entdeckt hat. In seiner Verblüffung, in seinem Staunen über die Dinge, bemerkt er aber zugleich seine eigene Unwissenheit und sucht nach einer Antwort – er philosophiert, sagt *Aristoteles* – um der Unwissenheit zu entfliehen. Hat er aber Einsicht gewonnen, dann würde er nunmehr sich verwundern, wenn die Dinge sich anders verhielten [1]. In der Antwort kommt das Streben nach Einsicht zur Ruhe. Das Denken erscheint als eine Bewegung von der Frage zur Antwort, als ein Prozeß, der von einem unbefriedigten, von einem schlechteren zu einem befriedigten, einem besseren Zustand hinüberführt.

Die Metaphysik deutet das Thema nur an, verfolgt es aber nicht weiter. Obwohl dort auf wenigen Zeilen in unpathetischer Weise, wie beiläufig, Außerordentliches gesagt ist, so ist die Nachwirkung dieser Stelle doch kaum mehr als ein Nachhall gewesen. Sie hat nicht den Anlaß zu einer Fortführung des Themas gegeben. Möglicherweise hat in diesem Zusammenhang gerade die Aristotelische Logik hindernd gewirkt.

Das Aristotelische Organon ist auf den Aussagesatz, die Urteile und ihre Verhältnisse beschränkt. *Aristoteles* erwähnt zwar andere Redeformen, verweist aber ihre Betrachtung in die Rhetorik und Poetik. In der Methodenlehre wird mit der Erörterung der Auffindung des Unbekannten aus dem Bekannten die Frage wieder zum Problem, jedoch nicht zu einem selbständigen; in der Kategorienlehre werden eine Gruppe der möglichen Weisen des Ansprechens der Dinge direkt durch Frageworte bezeichnet: das Warum und Wo, das Wie beschaffen und Wieviel. Gleichwohl hat die traditionelle Entwicklung der Logik als apophantische Logik wohl am meisten dazu beigetragen, das Interesse vom Fragen als einem zentralen Thema abzulenken.

Und doch kann man eigentlich jede Aussage als eine Antwort auf eine Frage – eine stillschweigend mitvernommene Frage – ansehen. Wenn uns die Frage nicht ver-

---

[1] Metaphysik 982 C 12 – 983 a 21.

nehmlich ist, zu der eine Aussage Stellung nimmt, bleibt die Aussage selbst unverständlich. Einführungen und Kommentare zu großen Werken tun in weitem Umfang ja nichts anderes, als die Fragen herauszustellen, die den Verfasser bewegten, ohne daß er sie ausdrücklich benannte, sei es, daß er sie in der historischen Konstellation für selbstverständlich nahm, oder daß er sie verschwieg, sei es, daß sie ihm selbst verborgen waren, oder daß er sie aus ästhetischen Gründen, der Darstellung zuliebe, überging. Es ist ja wohl auch die Frage, oder das Fragen, das die Vordersätze und Folgerungen in einem Syllogismus zusammenhält, die einzelnen Denkschritte in einen Gedanken-*gang* leitet.

Die Frage hält der Antwort Möglichkeiten vor und fordert die Bestimmung des Wer, des Was, des Wann, Wo, Wie, Warum. Das Eindeutige, das Evidente, das Selbstverständliche schließt die Frage aus oder macht sie überflüssig, sinnlos. Es ist sinnvoll zu fragen: der wievielte ist heute? Möglicherweise ist heute der 22. August, oder der 10. September, oder irgend ein anderer Kalendertag. Es ist sinnvoll zu fragen: sehe ich Dich heute? wenn damit gemeint ist: werde ich Dich heute Abend sehen? So wird diese Frage auch ohne weiteres verstanden werden. Wörtlich gemeint wäre es eine sinnlose Frage, entweder ein Spaß, der Sinnloses wie Sinnvolles behandelt, oder eine Narrheit, die Sinnloses ernst nimmt. Das Limit entscheidbarer Möglichkeiten ist in Fragen gegeben, die sich mit einem Ja oder Nein beantworten lassen.

Neben den sinnlosen gibt es wider-sinnige und un-sinnige Fragen. Widersinnig ist eine Frage, wenn darin eine Bestimmung unbegrenzter und daher tatsächlich unbestimmbarer Möglichkeiten verlangt wird. In den sinnlosen Fragen ist die Antwort überflüssig, es ist nichts zu entscheiden; in den widersinnigen ist sie unmöglich, es kann nichts entschieden werden. Unsinnige Fragen verfehlen den Bereich möglicher Entscheidung. Es wäre absurd zu fragen: Ist rot schwerer als grün? oder: in welcher Tonart ist 2 : 2? Sinnvolle Fragen müssen sich in einem vorgegebenen Feld möglicher Entscheidung bewegen.

Dem logischen Verhältnis von Frage und Antwort läßt sich einiges über die psychologische Verfassung des Fragers entnehmen. Der Frager ist erstaunt, er ist verwirrt; aber er ist nicht schlechthin verwirrt, er ist sich seiner Verwirrung bewußt. Noch mehr: In der auf die Antwort gerichteten Frage ist die Möglichkeit der Entwirrung vorweggenommen. Die Unwissenheit des Fragers ist keine absolute Ignoranz, kein völliger Mangel an Wissen, seine Unwissenheit ist qualifiziert, sie ist selbst schon eine Art von Wissen. Die Verwirrung des Fragers entspringt ja seiner Entdeckung von Möglichkeiten, die entscheidbar sind. Der Frager gerät in Verwirrung, weil er die Dinge nicht einfach hinnimmt, nicht länger in direkter Aktion auf sie eingestellt ist. Im Suspendieren des unmittelbaren Kontakts, im Distanzieren von den Dingen, in der Reflexion auf sich selbst, dämmert die Fragwürdigkeit

der Erscheinungen auf. Der Fragende erstaunt darüber, wie ARISTO-
TELES sagt, daß die Dinge so sind, wie sie sind. Sie könnten möglicherweise anders sein; der Fragende hat Möglichkeiten des Anders-
seins entdeckt, er greift über die gerade gegenwärtige Erscheinung
hinaus. Er durchbricht den Horizont der sinnlichen Erscheinungen,
des unmittelbaren Betroffenseins. In diesem Hinausgreifen faßt er die
Erscheinungen als Teile eines größeren Zusammenhangs. Die Möglichkeiten zeigen sich auf dem Hintergrund einer umfassenden Ordnung.
Die Erscheinungen sind für den Fragenden transparent geworden;
durch sie hindurch ist eine, die Teile zusammenhaltende Ordnung
sichtbar. Der Fragende weiß, daß er nicht weiß, sein Nichtwissen ist
ein Wissen um mögliche Ordnung. Die Frage richtet sich durch Vermittlung der schon entdeckten oder noch zu entdeckenden Ordnung
auf die entscheidende Antwort. Die Frage ist ein Vorwissen, der Fragende ist als ein Wissen-könnender auf die Welt eingestellt.

Das treibende Motiv der abendländischen Astronomie war es, „die
Erscheinungen zu retten", die im bloßen Anblick verwirrenden Bewegungen und Konstellationen der Gestirne als Ausdruck einer kosmischen Ordnung zu begreifen. Die Verwirrung des Fragenden entspringt mit und aus seiner Einstellung auf eine antizipierte Ordnung.
In Frage und Antwort, im Fragen und Erkennen bekundet und bestätigt sich dieselbe existentielle Haltung. Die Unruhe des Fragens
könnte ja nicht in der antwortenden Einsicht zur Ruhe kommen,
wenn sich im Fragen und Erkennen nicht das gleiche Verhalten be-
tätigte. Darum eben kann man das Fragen als Anfang und Ursprung
des Denkens bezeichnen. Das Denken ist eine Bewegung vom Fragen
zur Antwort. Um den Menschen als Denkenden zu verstehen, muß
man die Ausgangslage, die abschließende Situation und den Weg, der
von der Frage zur Antwort führt, begreifen.

Die vielfältig verschlungenen Verhältnisse von Frage und Antwort, Frager und Befragtem, Fragendem und befragten Dingen, wollen wir mit der Erörterung einiger typischer Frage-Situationen noch
etwas besser zu entwirren versuchen.

1. Zuerst ein, im wörtlichen Sinne, triviales Beispiel. Nehmen wir an, daß
jemand in einer ihm fremden Stadt den Weg zur Bahn erfragen will. Er wendet sich
an einen Vorübergehenden mit den Worten: „Verzeihen Sie, bitte, können Sie mir
den Weg zum Bahnhof sagen?" Der andere gibt die erbetene Auskunft, und unser
Mann erreicht auf der ihm empfohlenen Route die Station.

An diesem so einfachen Vorgang läßt sich unterscheiden:
a) Die Ausgangslage des Fragenden.
b) Die Wendung zu dem Befragten, als das Verhältnis zwischen Fragendem und Befragtem.

c) Das Verhältnis der Frage zur Antwort und
d) das der Antwort zur Frage.
e) Die Endsituation [1] des Fragenden.

Im Beginn der kleinen Handlung ist der Fragende in Verwirrung.
Verschiedene Umstände tragen zu der Verwirrung bei.

Das erste, möchte man meinen, ist, daß der Fragende sich in einer fremden Umgebung befindet. Jedoch in einem Dorf, das sich an einer langen Straße hinzieht,
käme er gar nicht in Verwirrung. Diese stellt sich erst mit dem Straßennetz eines
größeren Ortes ein, das, von einer Stelle aus, unübersehbar, viele möglichen Wege
und Richtungen anbietet. Diese Fülle der Möglichkeiten ist nun zwar eine unentbehrliche aber allein noch nicht zureichende Bedingung. Dem Wunsch, den Bahnhof zu
erreichen, kommt eine wesentliche Bedeutung. Wollte sich der Fragende „nur einmal ein bißchen die Stadt anschauen", dann könnte er sich in jede beliebige Richtung
wenden. Der Wunsch, den Bahnhof zu erreichen, setzt dem Zustand des freien
Herumschlenderns ein Ende. Mit dem Wunsch ist ein Ziel gegeben und damit eine
Vorzugsrichtung. Der Wunsch gliedert die Gegend in ein „ferner" und „näher",
„willkommen" und „unwillkommen"; die Gegend ist unter einem Wertaspekt gesehen, der die Bewegungsfreiheit einengt. Der Aufenthalt ist nicht mehr ein „irgendwo", sondern ein „hier", das in einen Beziehungszusammenhang gerückt ist. Der Ort
des Fragenden empfängt seine Bedeutung in dem noch ungekannten Ganzen der
Geographie einer Stadt, die aber als solche begriffen ist. Die Frage nach dem Weg
ist ja auch nur eine abgekürzte Redewendung. Genau genommen ist es doch eine
Frage nach dem besten – am häufigsten nach dem kürzesten Weg. Andere Motive
können die Frage nach dem Weg leiten; etwa der Wunsch, dem größten Verkehr auszuweichen, oder Steigungen zu umgehen, oder das Zusammentreffen mit bestimmten
Personen zu vermeiden.
    Der Fragende kann sich seinen Wunsch, die Bahn auf dem kürzesten Wege zu
erreichen, nur dann erfüllen, wenn er seine Schritte der objektiven Ordnung anpaßt.
Der Wunsch setzt einen Standard der Vergleichung möglicher Wege, z. B. von Länge
oder Steigung voraus. Die richtige Vergleichung, nämlich diejenige, die auf den
Wünschenden keine Rücksicht nimmt, garantiert die Erfüllung des Wunsches.

Der Wunsch also determiniert eine Aufgabe, die zu einer Frage
führt. Freilich handelt es sich hier nicht um Tendenzen, die den Ablauf von Vorstellungen im Bewußtsein determinieren, sondern um
die Denkhandlung eines Menschen oder die Handlung eines leibhaften Wesens, das als Fragend-Denkendes die Welt erlebt. Subjekt
des Fragens ist nicht ein Verstand oder ein Bewußtsein, der „Wer"
des Fragens ist ein Mensch; aus seiner Weise des „sich in der" und
„in die Welt Findens", versuchen wir das Fragen zu verstehen.
    Die Motivation bestimmt also die Frage, aber sie bringt nicht die
„Situation" des Fragens als solche hervor. Das zu betonen ist nicht
ganz überflüssig, weil zuweilen gerade in der Psychiatrie die tatsächliche oder vermeintliche Aufdeckung der Motive für eine Erklärung

---

[1] Das Wort „Situation" ist in dieser Abhandlung meist im schlichten beschrei-
benden Sinn gebracht, zuweilen nur in dem spezifischen der Existentialphilosophie.

einer Situation gehalten wird. Jedoch schon das einfache und scheinbar so durchsichtige Beispiel der Frage nach dem Weg läßt keinen
Zweifel, daß die Möglichkeit des Fragens, was immer die Motivation
zu einer bestimmten Fragestellung sei, auf einen weit umfassenderen
Zusammenhang verweist.

Nicht wissend, welcher der vielen Möglichkeiten den Vorzug zu geben, wendet
sich der Fremde an jemanden, den er für ortskundig hält und bereit, Auskunft zu
geben. Seine Frage ist eine Bitte um Auskunft [1]. Bereitwilligkeit kann nicht jederzeit
und überall vorausgesetzt werden. Der Fragende wird darum seine Frage in eine
Form kleiden, die zum Ausdruck bringt, daß seine Frage eine Bitte ist. Die umständ-
liche, das heißt eine den Umständen entsprechend differenzierte und daher höfliche
Formulierung besagt, daß er dem andern die Entscheidung überläßt, daß er die
Antwort als eine Gefälligkeit versteht. Er fordert nicht, er droht nicht, er bittet um
Auskunft.

In unserem Beispiel ist der Fragende der Empfangende, der Befragte der Gebende. Das ist natürlich nicht immer so. Teilt man das
Fragen in drei große Gebiete, je nachdem der Fragende die Frage
an die Dinge, an sich selbst oder andere richtet, dann können in der
dritten Gruppe neben anderen ein informatives, ein katechetisches,
ein inquisitives und ein sokratisches Fragen, also ein Erfragen, ein
Abfragen, ein Befragen und ein erweckendes Fragen als mögliche
Formen unterschieden werden. Es ist durchaus denkbar, daß die
gleiche Frage in allen diesen verschiedenen Situationen gestellt wird.
Ein neugieriger Patient z. B. fragte einen Arzt, wie man Zucker im
Urin nachweist. Die gleiche Frage mag der Arzt als Examinator
einem Kandidaten stellen; sie mag im Verhör über einen Kunstfehler
zur Sprache kommen; sie mag im Gespräch auftauchen, und – wie bei
allen sokratischen Fragen – erst das nichtwissende Staunen erwecken,
die *Fragwürdigkeit* der Dinge herausstellen. Je nach den Umständen
hat die gleiche Frage eine andere Funktion und bringt sehr verschiedene Reaktionen hervor. Die soziologische Beziehung des Fragenden
und Befragten deckt sich also keineswegs mit dem Verhältnis von
Frage und Antwort. Jene bedingt im Gespräch den Stil der Fragestellung. Der neugierige Patient wird seinen Arzt nicht in der gleichen, umweglosen Geradheit angehen, wie dieser einen Studenten befragen wird. Bei der Frage nach dem Weg, drückt die einleitende
Formel aus, daß der Fragende empfindet, sich dem Vorübergehenden
aufzudrängen, eine bestehende Distanz zu durchbrechen.

---

[1] Das englische Verbum „to ask" bedeutet beides: bitten und fragen; in letzterem Sinn wird es oft, aber nicht immer und nicht notwendig, spezifiziert: „to ask a
question"; man sagt aber auch: „let me ask you this", und besonders in der passiven
Wendung: „when asked why, he refused to answer".

Im allgemeinen scheuen wir uns nicht, einen Unbekannten um Auskunft zu bitten, während wir doch gewiß ernste Bedenken hätten, ihn um Geld anzusprechen. In der Voraussicht, dafür wenig Gegenliebe zu finden, müßten wir uns dann schon entschließen, an das Mitleid des Angesprochenen zu appellieren, oder ihn in Furcht zu versetzen – zu betteln oder zu drohen. Bei der Frage nach dem Weg, der Bitte um Auskunft, erwarten wir eine gewisse Bereitwilligkeit. Das klingt selbstverständlich, ist aber gar nicht so selbstverständlich in seinen Voraussetzungen und Folgen. Behandeln wir die bescheidene Frage nach dem Weg als ein Symptom, durch das sich Wesensbeziehungen diagnostizieren lassen, dann werden wir vermuten, daß in der erwarteten und betätigten Bereitwilligkeit ein Sinngesetz des Verhaltens faßbar wird. Der Grund der Bereitwilligkeit ist, daß der Befragte mit der Antwort, die er *gibt*, nichts *weg*gibt. Das Antworten ist ein Geben besonderer Art: der Empfänger wird bereichert, ohne daß der Spender verliert.

Die Folgen dieses Verhältnisses, des Gebens ohne fortzugeben, des Gebens ohne Einbuße, sind von größter Bedeutung für die Bildung menschlicher Gemeinschaften. Sie zeigen sich in dem Lehren-können, in dem Eifer und der Freude des Lehrens; sie zeigen sich in den, alle Formen der stummen Welt übersteigenden Möglichkeiten sprachlichen Mitteilens und Teilnehmens. Bei einem Mahl erhält jeder Teilnehmer eine „Portion", keiner das Ganze, jeder ein anderes Stück als der andere. Bei der Rede aber erhält jeder das Ganze und das Gleiche. Kommen unerwartete Gäste zum Mahl, dann sind die Wirte in Sorge, daß es nicht reichen möchte, kommen unerwartete Teilnehmer zur Rede, dann wird die Gemeinschaft bereichert. Darum konstituieren sich die großen und dauernden menschlichen Gemeinschaften primär nicht als ökonomische – als Herden und Weide-Gemeinschaften – sondern als sprachlich-kultische, d. h. als Gemeinschaften einer gemeinsamen Auslegung der Welt, genauer, als einer geschichtlich gelebten, gemeinsamen Auslegung der Welt. Die Möglichkeit dazu, die gleiche, die sich auch in dem Erfragen eines Weges bekundet, ist die Immaterialität der Rede, in der das Was der Dinge thematisch erfaßt wird. Der Frager und der Befragte richten sich in Frage und Antwort auf die Ordnung der Dinge. Diese Ordnung ist verstanden als eine und dieselbe und darum gültige und verpflichtende, verbindende und verbindliche. Diese, in der Sprache von den Dingen, abgehobene Ordnung ist einer unbeschränkten Vervielfältigung der Wiedergabe fähig. Auf sie, als eine allen gemeinsame, identische, beziehen sich der Fragende und der Befragte. Durch sie verstehen sie sich, indem sie sich über sie verständigen. Das gilt auch von der Frage nach dem Weg. Die Worte: „Wie komme ich zur Bahn?" stehen für eine längere

Redewendung, die ausgeführt etwa lauten würde: „Welche der möglichen Richtungen soll ich an dieser Stelle einschlagen? Wohin soll ich mich dann wenden? Wie lange soll ich in dieser Richtung gehen?" Der Befragte versteht den vollen Sinn der abgekürzten Frage und antwortet dementsprechend: „Geradeaus bis zur dritten Straße, dann nach links, usw." Die Unterhaltung nimmt Bezug auf die Bestimmbarkeit von Orten, die Totalität möglicher Richtungen, auf das Straßennetz, die reguläre Mannigfaltigkeit des Stadtplanes, die es ermöglicht, Straßenblocks zu zählen. Die Antwort, um der Frage Genüge zu tun, bedarf also einer faßbaren, determinierbaren Ordnung und eines determinierenden Faktors, der eine Anwendung auf die zu determinierende Ordnung ermöglicht, wie die Zahlenreihe im Verhältnis zum Straßennetz.

Die Frage weist vorwärts auf die Antwort, die Antwort zurück auf die Frage; zusammen bilden sie eine sinnvolle Einheit. Eine Antwort kann aus einem einzigen Wort bestehen, einem Ja oder Nein, einer Zahl, einem Hinweis „dort" etc. Das Wort „fünf" allein ausgesprochen, ergibt keine sinnvolle Aussage; als knappe Antwort auf eine Frage, hat „fünf" einen sehr präzisen Sinn. Von der Frage her wird die Antwort verstehbar. Frage und Antwort verhalten sich also nicht wie Reiz und Reaktion; ihre Zeit-Gestalt ist eine ganz andere als die des Anlassens und des Anhaltens einer der großen Rechenmaschinen, eines Computers, die heute so häufig als Analogien des Denkens angesprochen werden [1].

Mit der Antwort sind die in der Frage vorgelegten Möglichkeiten zur Entscheidung gebracht worden und damit ist zugleich die spezifische Verwirrung der Ausgangslage behoben. Der Fragende ist zufriedengestellt. Wir nehmen der Einfachheit halber an, daß die Antwort richtig war. Sie könnte falsch sein und trotzdem den Fragenden zufriedenstellen. Auch hier stimmen die logischen Beziehungen der Frage und Antwort nicht mit den psychologischen Momenten des Fragens überein.

Unser Reisender hat die Antwort akzeptiert, und ist endlich auf dem Weg zur Bahn. Er hat dabei nicht viel gelernt. Er hat eine Anweisung erhalten, wie er den Bahnhof finden kann, nicht wo die Station gelegen ist [2]. Die Stadt bleibt ihm unbekannt; er kennt den Weg, dem er folgt, nicht in bezug zum Ganzen der Stadt. Er bleibt an die eine Route gebunden; nur von der Stelle des Zusammentreffens aus könnte er mit Sicherheit den Gang wiederholen, wie eine Ratte, die dressiert ist, einem Weg im Irrgarten zu folgen.

---

[1] Vgl. N. Wiener, „Cybernetics"; New York 1948.
J. v. Neumann, „The General and Logical Theory of Automata", in Cerebral Mechanisms in Behavior; New York 1951.

[2] Wir kleiden unsere Frage darum auch eher in die Worte: „Wie komme ich zur Bahn?", anstatt zu fragen, „wo ist der Bahnhof?".

Die Psychologen, die glauben, man könne menschliches Erkennen am Laufen der Ratte wie an einer Urform studieren, übersehen, daß die Ratte, geleitet von Freßlust, lernt, wie sie sich zu verhalten hat, nicht wie die Dinge zusammenhängen. Die Rattenexperimente dienen eher dem Studium tierischer Stupidität als menschlicher Einsicht. Denn über dieses Stadium des Lernens, nämlich einen Weg zu einem Ziel zu finden, kommt das Tier nicht hinaus. Seine Prozedur ist die von *trial and error*. Die Abschnitte des Weges sind für es in zweifacher Weise charakterisiert; vom Ziel her als förderlich oder hinderlich, vom gegenwärtigen Aufenthalt aus als angenehm oder unangenehm, schmerzhaft. Diese beiden Variablen variieren unabhängig voneinander; wenn sie in Gegensatz treten, können sie die sogenannten tierischen Neurosen hervorrufen. Da das Tier die beiden Attribut-Paare: „angenehm – unangenehm", „förderlich – hinderlich" nur in bezug auf sein Behagen und seine aktuellen Bedürfnisse, also in ihrer vitalen Bedeutsamkeit, aber nicht in ihrem Sinn erfaßt, hält es mit so hartnäckigem Eigensinn – der gerade den den Dingen zukommenden Sinn verfehlt – daran fest. Darum wird es auch so leicht enttäuscht, wenn am Ende eines mühsam erlernten Weges die Futterbüchse leer bleibt. Das Tier, darauf beschränkt, mit Hilfe subjektiv bedeutsamer Markierungen Wege ausfindig zu machen, ist in seinem Verhalten von Natur aus konservativ. Es gibt das einmal Gelernte nicht leicht wieder auf.

Wer sich in Bewegung setzen und auf einem Weg zu einem Ziel hinfinden kann, verfügt noch nicht über eine Methode. Sie entspringt erst der Einsicht in das Ganze und die Teile einer bestimmten Ordnung, die es ermöglicht, im einzelnen Fall eine Bestimmung vorzunehmen oder wenn erforderlich, zu umfassenderen Ordnungen aufzusteigen.

Auch unser Frager hat keine Einsicht gewonnen. Erlernt hat er nur die Folge der Stücke des Weges; an den ihm bezeichneten Punkten kann er die richtigen Wendungen vornehmen. Der Auskunft-Gebende konnte nicht seine Kenntnis der Stadt auf den Frager übertragen – Einsicht muß erworben werden; es gibt keine abkürzenden Verfahren – wohl aber konnte er wie ein Spezialist, aus seiner Kenntnis der Dinge, dem Frager eine Anweisung zu dessen praktischem Verhalten geben. Er konnte das leisten, indem er eine Art von Koordinatensystem über die Stadt zeichnete, in dem sich Richtungen bestimmen und Entfernungen abzählen lassen. Das zur Anwendung gebrachte geometrisch-arithmetische Schema enthüllt nichts von der Eigenart der Stadt. Die in unserem Fall angenommene Antwort ist ja auch nur dann brauchbar, wenn der Bauplan der Stadt eine solche Schematisierung zuläßt. Andernfalls müssen andere Auskunftsmittel zur Anwendung kommen. Der Einheimische kann sich als Führer anbieten oder man kann sich ihn ersetzt denken durch ein System von Zeichen, Wegmarken, die ausreichend sind, um an den Knotenpunkten die gewünschte Richtung finden zu lassen.

In solcher Weise kann man den Highwaynummern folgen vom Atlantischen bis zum Pazifischen Ozean, ohne je zu wissen, „wo" man ist. In solcher Weise bewegen wir uns beim „Auswendig-Gelernten" von Vers zu Vers, von Formel zu Formel, ohne Übersicht über das Ganze, ohne zu verstehen was wir tun. In solcher Weise benutzen wir Wasserhahn, elektrischen Schalter, Rundfunkgerät und tausend andere praktische Dinge. In solcher Weise legen wir große Strecken unserer Lebensreise zurück, bis uns ein unvorhergesehenes Hindernis zwingt, den Weg, dem wir gefolgt sind, besser kennenzulernen. Die Psychotherapie läßt es sich angelegen sein, im befragenden Durchforschen der Vergangenheit dem Einbahnstraßler der Lebensgeschichte rückblickend ein Verständnis der versäumten Möglichkeiten zu eröffnen, in der Hoffnung, daß sie keine endgültig verpaßten seien.

2. Die Zweiphasigkeit der Bewegung von der Frage zur Antwort wird in der Erörterung des nächsten Beispiels besonders deutlich werden.

Wir stellen uns einen Ingenieur vor, der den Auftrag hat, nicht einen vorhandenen Weg zu finden, sondern in einem unerschlossenen Gebiet eine neue Straße anzulegen. Auch seine Frage ist „wo"; aber die Antwort ist ihm nicht so leicht gemacht. Da ist niemand, den er um Auskunft bitten könnte. Er muß die Dinge selbst befragen, d. h. er muß zunächst einmal die Gegend vermessen, um sich ein determinierbares System, eine bestimmte Ordnung zu verschaffen. Erst, wenn er die Vermessungen durchgeführt und die Ergebnisse in einen Grundriß eingetragen, also eine Karte angelegt hat, kann er in einer zweiten Phase seiner Tätigkeit den determinierenden Faktoren Wirksamkeit verstatten. In der ersten Phase gelangt er zu einem Überblick der Möglichkeiten, in der zweiten zur Entscheidung, welche der angebotenen Möglichkeiten vorzuziehen ist. Die Wahl wird bestimmt durch geographische, geologische, technische, ökonomische, legale Faktoren. Mit jedem von ihnen wird eine besondere Wertordnung über die neutrale Karte gelegt. Die einzelnen, die Antwort bestimmenden Faktoren treten in Konkurrenz. Eine Strecke, die von einem Wertgesichtspunkt aus besser ist, erweist sich nachteilig von einer anderen Wertung aus. Erst eine Abwägung der Vorzüge und Nachteile aller einzelnen Determinanten wird die Entscheidung bringen, die als ein Ausgleich zwischen vielen Forderungen nie ganz eindeutig, nie vollständig befriedigend sein kann.

Um die Erörterung in Grenzen zu halten, nehmen wir an, daß unserem Frager alle zur Vermessung nötigen Kenntnisse und Mittel zur Verfügung stehen. Die Vermessungs-Arbeit nötigt ihn zu vielen Wegen, er kann es sich nicht bequem machen; er muß dem Wetter trotzen, sich in rauhe Gegenden wagen. Die Frage legt ihm Mühen auf. Es ist nicht ein strenges Über-Ich, das es ihm versagt, sich behaglich auszustrecken. Seine Bemühungen entspringen mit der durch die Frage gegebenen Möglichkeit, ein Werk zu vollbringen. Der Ingenieur gibt sein Behagen nicht dafür auf, um sich mit einigen von der menschlichen Gesellschaft für nötig erachteten Konventionen in Übereinstimmung zu bringen, sondern seine Anstrengungen sind geboten durch die in der mühsamen Tätigkeit verheißene Erfüllung sinnvoller Existenz. Daran ändert auch die Tatsache nichts, daß er unter ökonomischem Zwang handelt, seine Arbeit tut, um seinen Unterhalt zu verdienen. Entscheidend ist nicht, daß er sich den Mühen unterziehen *muß*, sondern daß er sich ihnen unterziehen *kann*, daß er als Fragender den Bereich des animalischen Daseins durchbrechen, weit über die ganze, von dem sogenannten Über-Ich beherrschte Sphäre der Verbote und Versagungen hinausgehen kann. Die Motivation entfaltet ihre Wirksamkeit im Bereich von Möglichkeiten, die sie nicht schafft, sondern vorfindet.

Dieses Hinausgreifen-können über sich selbst zeigt sich in aller Deutlichkeit an dem Resultat der ersten Phase des Antwort-Suchens, an der in der Vermessung entworfenen Karte. Die Landkarte, wie die Sprache, gibt nicht einfach wieder, was ohne sie in gleicher Weise zugänglich wäre. Die Karte ist mehr als ein mnemotechnisches Hilfsmittel, mehr als ein veranschaulichendes Zeichen von Abwesendem, mehr als eine Zusammenfassung. Durch sie nehmen wir von der Gegend in einer neuen Weise Besitz; eine Transformierung ist vollzogen, die in der Einstellung des fragenden Durchmessens beginnt.

Vor mir habe ich eine Karte der Vereinigten Staaten. Mit einem Blick sehe ich das ganze Land in seiner gewaltigen Ausdehnung zwischen den beiden Meeren. Hier sehe ich die U.S., wie sie weder ich noch ein anderer Mensch je mit seinen natürlichen Augen gesehen hat oder sehen wird. Schaue ich mich in meinem Zimmer um oder zum Fenster hinaus, dann bricht sich mein Blick an der nächsten Wand. Im natürlichen Sehen sind wir stets in einen Horizont eingeschlossen. Auf der Karte greifen wir über jeden Horizont hinaus.

Das alle sinnlichen Horizonte sprengende Fragen, das über die Grenzen des sichtbar Zugänglichen hinausreichend das Gegebene in die umfassende Ordnung des nicht unmittelbar Gegebenen einreiht, ermöglicht die Kartographie, eine Darstellung, die keine kurzschriftliche Wiedergabe ist. Auch wenn jemand so hoch über die Erde gehoben werden könnte, daß er die ganze Hemisphäre zu überblicken vermöchte, er sähe sie immer noch in einer Perspektive, näher zur einen Küste als zur anderen.

Auf der Karte sind nicht nur alle sinnlichen Horizonte durchbrochen, es ist zugleich auch die Perspektive aufgehoben. Im Herumwandern und Messen bewegt sich der Fragende immer im Zentrum des perspektivisch gegliederten Horizontes. Jetzt ist ihm dieser Wald näher, jetzt die Wiese, jetzt der Talboden, jetzt der Berggipfel. Auf der Karte sind alle perspektivischen Verschiebungen und Verzerrungen zum Verschwinden gebracht. Im Vorgang des Messens erfaßt der Fragende ein Meßbares und Gemessenes so, daß er es mit anderem Gemessenem in einem homogenen, neutralen Raumschema darstellen kann; die Akte des Messens finden keinen Niederschlag in der Darstellung der Karte. Selbst der simple Grundriß eines Hauses stellt die räumlichen Verhältnisse nicht so dar, wie sie uns erscheinen, und das will besagen, er stellt sie so dar, wie sie uns nicht erscheinen, sondern wie sie sich, abgelöst von unserem individuellen, leibhaften Dasein, und daher ganz allgemein, darstellen lassen. Alle Abstraktion beginnt mit einem Abstrahieren von meinem eigenen Dasein, einem Heraustreten aus den mit mir wandelnden Perspektiven. Darum sind jene Momente, in denen ich in meinem persönlichen Dasein engagiert bin, durch Angst, Schmerz, Hunger, in meiner Perspektive festgehalten werde, dem fragenden, denkenden Erfassen der Dinge nicht günstig.

Die Darstellung der Karte durchbricht alle Horizonte, indem sie in großartiger Weise die natürliche Größe reduziert. Eine Karte in natürlicher Größe würde uns wenig nützen. Die Reduktion des Maßstabes erst ermöglicht mit der Sprengung der Horizonte in einer Synopsis, Grenzen und Konturen zu übersehen, Lagebeziehungen und Entfernungen festzustellen. Dabei sind in einem engen Bereich erhebliche Variationen des Maßstabes möglich. Die Karte der U. S. kann bis auf Postkartengröße verkleinert werden, ohne daß die vertrauten Umrisse verschwinden, dieselben, die wir auf einer die ganze Wand füllenden – wir sagen einer riesigen – Karte wiedererkennen können. Die physische Größe des dargestellten Objektes ist praktisch ohne Belang; wichtig ist die Handlichkeit der Karte, die durch das Verhältnis zur natürlichen Größe des Menschen bestimmt ist. Denn was sie dem denkenden Blick darbietet, muß schließlich doch innerhalb des Nah-Bereiches des Sehens mit leibhaftigen Augen erfaßt werden. Die Karte als materielles Gebilde muß der natürlichen Reichweite entsprechen, während die Karte als Darstellung auf der Möglichkeit der Entmaterialisierung der dargestellten Gebilde beruht. Wie die geometrische Zeichnung ist die Karte gleichgültig gegen die natürliche Größe des Dargestellten, sofern nur die Proportionen, die Ratio, der Logos, gewahrt bleiben. Vermittels der Karte werden die räumlich-geographischen Verhältnisse der Landschaft begriffen.

Die Annahme, daß dem Wegbau-Ingenieur keine Karte der Gegend, jedoch alle Mittel und Kenntnisse zu ihrer Konstruktion zur Verfügung stehen, hält die Mitte zwischen zwei Extremen. Wir hätten davon ausgehen können, daß ihm alles erwünschte Kartenmaterial zur Verfügung stand, oder daß er gezwungen gewesen wäre, zuallererst die zu der Bewältigung der Aufgabe erforderlichen mathematischen Mittel zu erfinden. Der begrenzte Raum schließt eine Erörterung der hier sich aufdrängenden Probleme aus. Nur soviel sei gesagt, daß der zweite Fall die dem erkennenden Fragen eigentümliche Notwendigkeit des Aufstiegs – der *inductio* im aristotelischen Sinne – zu immer umfassenderen Ordnungen erkennen läßt. Die neuere wie die ältere Geschichte der Physik bieten dafür großartige Beispiele. Dem andern Fall, der Benutzung vorhandenen Materials an Karten, läßt sich in Kürze noch Folgendes entnehmen: Wer eine Karte befragt, wer die in der Karte dargestellte Geographie in Gegend und Landschaft zurückübersetzt, muß die ursprüngliche Transformation dem Wesen nach begriffen haben, in einem radikalen Sinn. Die Transformation muß den Frager mit einschließen. Erklärt jemand einem andern auf der Karte die Lage: „wir sind hier", dann ist das auf der Karte aufgewiesene „hier" eine winzige Fläche, bequem bedeckt durch die Spitze des zeigenden Fingers. Jenes Hier aber meint das reale Hier, etwa die Stadt Bamberg, die den Sprecher in seinem physischen Dasein völlig umfaßt. Dem Vorgang der Entmaterialisierung entspricht ein Vorgang der De-corporalisation. Die Karte zu entwerfen und sie zur Anwendung zu bringen, verlangt, sich selbst dem dargestellten Zusammenhang und den Gesetzen seiner Ordnung ein- und untergeordnet zu begreifen. Es ist wahrscheinlich, daß manche sogenannten Denkstörungen eigentlich existentielle Störungen des Fragens sind, Behinderungen, das fragende Hinausgreifen über sich selbst zu vollziehen.

3. Es mag eingewandt werden, daß dies letzte Beispiel zu hoch gegriffen sei, ein Sonderfall sei, an dem sich nichts für das Fragen Typisches aufweisen ließe. Darum ist es nicht unangebracht, nun noch den allereinfachsten Formen des Fragens die Aufmerksamkeit zuzuwenden.

Von einem zarten Alter an, noch ehe Ödipus ihnen ein Leids getan, bekunden die meisten Kinder einen unersättlichen Fragedrang. Die Entwicklung folgt einem oft beschriebenen und leicht begreiflichen Stufengang. Zu den frühesten Formen gehört die Frage nach dem Namen der Dinge, die Frage: „Was ist das?" Es ist zu prüfen, ob wir auch in diesem Fall zu der Behauptung berechtigt sind, nicht nur, daß das Kind verwirrt sei, sondern, daß es auch seine Verwirrung in gewisser Weise erfasse, daß es Wissen antizipierend auf eine Ordnung der Dinge gerichtet sei, und vollends, daß es in der primitiven Weise seines Fragens „über sich hinausgreife".

Die Ausgangssituation ist klar oder scheint klar zu sein: das Kind sieht um sich herum viele verschiedene Dinge; es hört die Erwachsenen die Dinge benennen; das Kind möchte es den Erwachsenen gleichtun. Vielleicht wünscht es, abwesende Dinge mit der Magie des Namenszaubers herbeizuschaffen. Eine solche Beschreibung wäre zu karg in der Charakteristik dessen, was sich genauer fassen läßt, und zu üppig, in dem, was bloße Vermutung ist.

Niemand wird bestreiten, daß ein Kind, das nach dem Namen von etwas fragt, dieses Ding als solches erfaßt haben muß. Genauer gesagt: Erfaßt hat es „das da" als geschieden von anderen „das da's" und von dem Grund; darüber hinaus ist ihm deutlich, daß dieses „das da" ein „Was" ist; mit anderen Worten, es hat nicht nur erfaßt, daß die Dinge voneinander *geschieden*, sondern, daß sie *verschieden* sind, verschieden in ihrem „Was". Schließlich muß es erfaßt haben, daß die unterschiedlichen, „Das da's" in einer gewissen Weise konstant sind, das bleiben, was sie sind, im Wechsel der täglichen Begegnungen. Mit diesem Akt des Erfassens, mit der subjektiven Dingschöpfung, erreicht das Kind die Ausgangslage der „Was ist das?"-Frage. Darüber noch ein paar Worte.

In den zwei Dutzend oder mehr Monaten, die der ersten Frageperiode vorausgehen, ist das Kind von einer nimmer endenden Fülle wechselnder Eindrücke bedrängt. Impression folgt auf Impression, aber durch die zeitliche Folge der Eindrücke hindurch zeigt sich die Kontinuität einer Welt, oder wir können auch sagen, im Wechsel der Eindrücke zeigt sich die Welt als kontinuierlich. Die Dauer im Wechsel begründet die Zeiterfassung. Jeder Augenblick mit allen seinen Impressionen ist erlebt als eine Phase des Werdens, als ein aktueller Aspekt der Welt, als eine Einheit entfaltet in einer Mannigfaltigkeit von Gegensätzen, zuletzt gegliedert in eine Mannigfaltigkeit von Dingen. Jedes von ihnen erscheint in einer Vielheit von Sichten, Perspektiven, Beleuchtungen; jedoch die vielen Sichten sind zusammengehalten durch das „Was", das sich durch alle Perspektiven durchhält. Das „Was" zeigt sich nur in Abschattungen *(Husserl)*. Durch sie hindurch zielen wir auf das Was, das als solches niemals vollständig in Erscheinung tritt, aber in allen Erscheinungen wirksam ihre Konstanz bedingt. Die Gestalt-, Größen-, Farben-Konstanzen sind alle Abwandlungen der Zeit-Konstanz. Wie im Bereich des Sichtbaren die Dinge in einer Grundgestalt erfaßt werden, nicht ko-variierend mit dem physikalisch-physiologischen Wechsel der Perspektiven, wie daher im Optischen das intendierte „Was" der Dinge ihre perspektivische Ansicht so verdeckt, daß die „Perspektive" erst entdeckt werden mußte, so bedarf es einer besonderen Besinnung, um in der uns vertrauten Welt stabiler, d. h. zeit-kontanter Dinge die Zeit-Perspektive zum Bewußtsein zu bringen. Eine solche Anstrengung ist aber nötig, wenn wir die Ausgangslage verstehen wollen, in der das Kind sein Fragen beginnt. Geht man von der Annahme aus, das Gegebene im Beginn der individuellen Lebensgeschichte, sei eine ungeordnete Vielheit singulärer Data, Gruppe für Gruppe nacheinander erscheinend im Ablauf der objektiven Zeit, dann nimmt das Problem der Konstanzen, der Ding-Erfassung, der Was-heit die Form an, in der es z. B. bei Helmholtz, Mach und vielen anderen erscheint. Überzeugt man sich aber davon, daß der Erlebende im Kontinuum seines Werdens die Welt in ihrer raum-zeitlichen Kontinuität erfaßt, dann versteht es sich, daß sich das Kontinuum der Welt in Gegensätze entfaltet; etwas erscheint als solches stets im Gegensatz – und das heißt in Sinnbeziehung – zu anderem. „Das da" ist das, was sich in dem Rahmen sinnvoller, räumlich attributiver Gegensätze zeitlich behauptet.

Das Kind fragt nach dem Namen dessen, was die Erscheinungen in Gruppen sinnvoller Einheiten zusammenhält. Es fragt nach ihrem „Was". Es erkundigt sich nicht nach dem Eigennamen individueller Dinge, sondern fragt nach ihrem Gattungsnamen. Seine Puppen benennt es mit Eigennamen, die eine Art von Rufnamen sind, von den Dingen aber will es wissen, als „Was" sie angesprochen werden. Es scheint zur Partei derer zu gehören, die im Universalienstreit für die Lehre der „universalia in rebus" eintreten. Was die Nominalisten übersehen, scheint jedes Kind zu wissen, daß die individuellen Dinge als Universalien angesprochen werden. Wollte der Nominalismus konsequent sein, dann dürfte er nicht bei dem individuellen Ding haltmachen, sondern müßte fordern, daß die Namen als Bezeichnungen nur den einzelnen perspektivischen Abschattungen, den im Fluß der Zeit unaufhörlich wechselnden Aspekten des individuellen Dinges, – wenn von ihm überhaupt noch gesprochen werden könnte – zukommen. Diesen Weg von individuellen Dingen fort zu individuellen Ereignissen hat der Neo-Nominalismus tatsächlich beschritten. Die Paradoxie ist, daß das Wort als *phonema* das Schicksal der Dinge teilen muß. Was wäre singulärer als der flüchtige Laut, der *flatus vocis?* Soll der artikulierte Laut als Wort funktionieren, dann muß das *phonema*, unabhängig von Zeit, Ort und Intonation, in seiner Klanggestalt als „dasselbe" identifizierbar sein. Das Kind wiederholt das ihm vorgesprochene Wort in kindlicher Entstellung und Verstümmelung. Was es wiederholen kann, ist allein die Lautgestalt, die in der Materie des Klanges aufklingt und sogleich wieder verklingt. Wer das Wort als Bedeutungsträger ausspricht, muß die zeitliche oder eigentlich zeitlose Permanenz der Klanggestalt im kurzlebigen Dasein ihres Erklingens erfaßt haben.

Mit der Frage „Was ist das" gibt uns das Kind zu verstehen, daß es zugleich mit den *universalia in rebus* auch die Universalität der Sprache entdeckt hat. Es fragt seine Mutter nicht: „wie nennst du das?", sondern „was ist das?" Die Dinge mit ihren Namen, die dem Kind ja noch wie ontische Attribute erscheinen, gehören einer allgemeinen Ordnung an. Die Eltern haben diese Ordnung nicht gemacht, sie sind mit ihr vertraut, kennen und wissen sie, aber – gerade das besagt die Frage nach dem Namen – sie sind ihr auch unterworfen. Die im Namen greifbare Ordnung ist allgemeingültig. Die Eltern werden darum zu Lehrern, zu Vermittlern; ihre Autorität gründet sich von nun an nicht allein auf ihr Größer- und Stärker-sein, auf das Geben von Nahrung und Schutz, sondern auf ihr Wissend-sein. Darin aber zeigt sich auch schon ihre kreatürliche Bindung. Sie wissen um eine unabhängig von ihnen bestehende Welt. Kind und Eltern können sich zusammen auf diese Welt richten. Das Kind hat keinen Zweifel, daß das Ding, nach dessen Namen es fragt, von der Mutter als dasselbe Ding gerade so gesehen wird, wie von ihm selber. Das Ausgerichtetsein auf eine allen gemeinsame, alle umfassende Welt macht Mitteilung *in* ihr und Aussprache *über* sie möglich. Das Kind verlangt danach, den richtigen Namen zu erfahren, es verlangt die Dinge so zu kennen, wie sie an sich sind, nicht in einem Wunsch-Verhältnis zu ihm selbst. Kindlicher Jargon und Privatsprache enden im Laufe der ersten Frageperiode.

Die Auslegung des immanenten Gehaltes der „Was ist das"-Frage scheint das Kleinkind in einen Erwachsenen umzudeuten. Jedoch handelt es sich hier um die Auslegung eines immanenten Gehaltes, um Intentionen, die das Kind vollzieht, ohne sie reflex zu begreifen. Es ist nicht behauptet, daß das Kind um diesen Gehalt explicite weiß. Gleichwohl bleibt zu Recht bestehen, daß es mit seinem Fragen auf eine antizipierte, bestimmbare Ordnung gerichtet ist und die Bestimmung dieser Ordnung erbittet.

Mit den Namen verfügt das Kind über das „Was" der Dinge; am Namen werden die Dinge greifbar. Die Periode des Vokativs ist von der des Nominativs abgelöst worden. Das ist ein großer Schritt. Im unmittelbaren Kontakt können wir die Dinge als Einzeldinge sehen, betasten, bewegen, unsere Reichweite ist auf das „Hier-Jetzt" eingeschränkt. Selbst wenn wir das „Was" vorsprachlich intendieren können, wir können es nicht erfassen, nicht von dem Einzelding zur Abhebung bringen. Erst durch die Vermittlung des Sprachzeichens können wir mit den Dingen in ihrem Was umgehen. An diesem Was kann ich sodann die Attribute, die Farbe, Größe, Schwere zur Abhebung bringen und sie in Bewegung setzen. „Der Tisch ist rund" ist ein Übungssätzchen für Sextaner. Bei aller Simplizität geschieht jedoch ganz mühelos in solchem Satz etwas, was keine physische Macht vermöchte; das Rund-Sein von dem Tisch abzuheben. Mit den ersten Fragen nach dem Was, mit dem langsamen Aufbau seines Vokabulars, vollzieht das Kind seinen Eintritt in einen Bereich, der weit über den Horizont der leibhaften Existenz hinausgeht. Es greift über sich hinaus in einen Bezirk der Ordnung, der es ihm ermöglicht, aber ihm auch auferlegt, sein eigenes Leben zu gestalten.

* *
*

Im Fortgang der Lebensgeschichte ändert sich die Ausgangslage so sehr, daß das Wort „fragwürdig" selbst einem Altersprozeß erlegen ist. Was einst des Fragens würdig (frag-*würdig*) erschien, steht nun im Verdacht, fraglos (nicht mehr *frag*-würdig) zu sein. Der Eifer jugendlichen Fragens hat sein Gegenstück in der Abneigung der Alten gegen alle Neuerungen, in ihrer dogmatischen Abweisung aller Fragen, die das von ihnen Gesicherte bedrohen. Alte Völker bauen sich einen Limes, eine chinesische Mauer, eine Maginot-Linie; sie sitzen hinter ihren Wällen, die sie für undurchdringlich ausgeben, oft wider besseres Wissen. Die reizbare Abwehr neuer Fragen verrät die geheime Unsicherheit. Wir können einzelnen Fragen ausweichen, aber wir bleiben doch fragende Wesen. Es hat sich daher oft als wirkungsvoller erwiesen, anstatt neuen Fragen die Ohren zu verschließen, sie in der Flut banaler Fragen untergehen zu lassen, sich der Routine und

Betriebsamkeit zu verschreiben. Die theoretische und moralische Rechtfertigung liefert die Behauptung, daß alles Fragen letzten Endes pragmatisch sei, der Erfüllung täglicher Bedürfnisse diene. Das Fragen werde in Bewegung gesetzt als ein Suchen nach dem Nützlichen, so wird behauptet, oder als ein Staunen vor dem Ungewöhnlichen; die *ad-miratio* sei gerichtet nicht auf das *mirum,* die große kosmische Ordnung, das Wunderbare oder das Wundervolle, sondern auf das *miraculum,* die Ausnahme, das Wunderliche.

Die Behauptung, alles Fragen sei nur eine Sonderform des Suchens, kann sich auf solche sprachlichen Wendungen wie „eine Antwort suchen", „eine Lösung finden", auch auf Worte wie „Erfindung", „Untersuchung", berufen. Es muß ferner zugegeben werden, daß von unseren drei Beispielen mindestens das erste einen Vergleich mit dem „Suchen-Finden" nahelegt. Der Reisende in der fremden Stadt hätte, ohne jemanden zu fragen, auf eigene Faust die Bahn suchen können und schließlich finden müssen. Trotz der Verschiedenheit der Themata, der Anfangs- und Endlagen, der in Frage stehenden Ordnungen, gleicht schließlich die „was ist das"-Frage der Frage nach dem Wege eben doch darin, daß beide Fragen an eine dritte Person gerichtet sind, die aus ihrer Kenntnis der Dinge imstande ist, Antwort zu geben. Da beide Fragen zur Gruppe des informativen Fragens gehören, wäre zu prüfen, ob sich das kindliche Fragen nicht gleichfalls dem Schema des Suchens einpassen ließe.

Hier zeigen sich aber sofort wesentliche Unterschiede: Der Reisende konnte den Bahnhof finden, das Kind muß die Namen lernen; der Reisende brauchte Auskunft, das Kind Unterweisung; der Reisende konnte allein zurechtkommen, das Kind ist auf andere angewiesen. Gerade darin bekundet sich eben, so wird der nächste Einwand lauten, daß die Verschiedenheit sekundär ist, allein bedingt durch die kindliche Hilflosigkeit; zwischen Finden und Lernen, Auskunft und Unterweisung besteht kein prinzipieller Unterschied. Derartiges Argumentieren könnte endlos fortgesetzt werden.

Da eine gewisse Ähnlichkeit zwischen Suchen und Fragen angenommen wird, ergibt sich folgende Alternative: Entweder ist das Fragen eine Sonderform des Suchens, oder die durch das erste Beispiel illustrierte Art des Fragens ist eine dem Suchen nahekommende Spezialform des Fragens. So ist es in der Tat! Schon bei der Frage nach dem „Wann" beginnt es zu hapern. Da ist jemand, der wissen möchte, wann der Zug ankommt; das „Wann" kann er nicht finden; aber, so scheint es, er kann es ausfindig machen. Er braucht nur an die Bahn zu gehen und die Ankunft des Zuges abzuwarten. Jedoch ein solches Zusammentreffen gibt ihm nur das „Jetzt", nicht das „Wann". Die Frage nach dem „Wann" bezieht sich auf die objektive, in irgend-

einer Weise durch Uhr und Kalender geordnete Zeit. In ihr allein ist
ein Zeitpunkt bestimmbar und als Antwort auf die Frage „Wann?"
aufzuzeigen. Die Frage „Wann" tritt überhaupt nur auf für ein
Wesen, das die Gebundenheit an den Augenblick überwinden, sich
auf die objektive Zeit richten und über sie verfügen kann, d. h. für
ein fragend-denkend-sprechendes Wesen.

Die einfachen Wo-Fragen, „wo ist der Bahnhof", „wo ist mein
Hut", entsprechen am ehesten dem Suchen, weil das Suchen der Tiere
darauf beschränkt ist, einen Weg zur Nahrung, zum Gefährten, zur
Höhle zu finden; es ist beschränkt auf Lokomotion und Annäherung
zu einem konkreten Ding, das das Tier sich einverleiben oder an-
verleiben kann. Im Suchen sind wir hinter etwas her, in der Absicht,
es in irgendeiner Weise für uns zu gebrauchen. Das „Wo" im tierischen Suchen ist eine Ziel- und Wegbestimmung, das „Wo" im
menschlichen Fragen eine Aufweisung des Ortes im Ganzen des geographischen Zusammenhangs. Die Frage kann in den Dienst des
Suchens gestellt werden; dadurch wird sie aber nicht selbst zu einem
Akt des Suchens. Suchen endet im Finden, Hunger in Sättigung, um
im Kreislauf von Bedürfnis und Befriedigung an den Ausgangspunkt
zurückzukehren. Fragen, das mit der Antwort im Wissen endet, kehrt
nicht zur Ausgangslage zurück. In dem Prozeß von Fragen und Antworten gibt es ein Weiterschreiten und einen Aufstieg von einem
Niveau zu einem anderen. Als Fragend-Erkennende betreten wir, einzeln oder in Gruppen, den Raum der Geschichte. Die im Fragen erworbenen Einsichten sind übertragbar, ein Besitz, den eine Generation
an die kommende vererbt. Die jüngere Generation startet von einer
anderen Stelle aus; im Bezirk des Suchens dagegen, wiederholt sich
ohne Ende dieselbe Bewegung.

Ob das Fortschreiten von einem Niveau zum anderen ein Fort-
schritt ist, vermögen wir nicht zu sagen, da uns das Ziel unbekannt
ist. Die Ereignisse der letzten 50 Jahre haben den Fortschrittsglauben
des 19. Jahrhunderts erschüttert. Abgesehen aber von allen geschichtlichen Tatsachen, läßt eine Besinnung auf das Wesen des Fragens
wenig Raum für einen solchen Optimismus. Der Mensch ist es, nicht
ein Geist, ein Bewußtsein, ein Verstand, der sich fragend in der Welt
orientiert, der Mensch, gebunden in der Leibhaftigkeit seines Daseins
an das Hier und Jetzt. Als Fragender durchbricht er die Enge des
sinnlichen Horizontes. In der Bewegung des Denkens greift er aus der
Perspektive nach dem Was, aus dem Zeitlichen nach dem Zeitlosen,
von dem Fragmentären nach dem Ganzen, aus der Verwirrung nach
Klarheit. Der Übergang von der Begrenzung der sinnlichen Erfahrung zur Sicht der umfassenden Ordnungen bereitet die Freuden der
Erkenntnis. Jedoch in dem Durchbruch des sinnlichen Horizontes blei-

ben wir an die Stelle gebannt. Wir sind gezwungen, das Ganze durch Teile auszudrücken, das Was in perspektivischen Bildern, das Zeitlose durch Zeitliches, – eine unerschöpfliche Quelle der Irrtümer und Verwirrungen. Die umfassende Ordnung darzustellen, erfordert daher beides: Demut und Kühnheit; Demut, Geduld und Selbstverleugnung das Streben, die *Ordnung an sich selbst* zu begreifen; Kühnheit dagegen der Versuch, das *Ganze* mit *partikulären* Mitteln auszusprechen.

Die im Fragen ergriffene Ordnung setzt uns instand, zu ordnen und anzuordnen. Die erfaßte Ordnung ermöglicht die technische Zivilisation. Der *homo faber* kann nur im Einklang mit den Naturgesetzen etwas hervorbringen. Die erfaßte Ordnung setzt ihn instand, die Dinge nach ihrer eigenen Natur, jedoch für seine Zwecke zu gebrauchen; er bringt ein Werk hervor, das an objektiven Maßstäben gemessen werden kann, sich als gut oder schlecht, meisterhaft oder verfehlt erweist. Im Durchbruch des sinnlichen Horizontes wird der Augenblick der Zukunft und Vergangenheit dem Ganzen der Zeit unterworfen. Das Handeln kann einem Plan folgen. In dem Vollbringen seines Werks verwirklicht der Mensch sein eigenes Selbst. Indem er sich von dem Zwang der unmittelbaren Erfahrung befreit, kann der Mensch sein eigenes Dasein als sinnvolles gestalten. Er wird sich selbst verantwortlich. Selbstverwirklichung sprengt die Grenzen der Selbsterhaltung. Wissen und Gewissen, die Frage „was ist das" und die, „was soll ich tun", die theoretische und die ethische Frage, *scientia* und *conscientia*, entspringen demselben Grunde.

Pseudoreversibility of Catatonic Stupor[1,2]

Catatonia was presented by KAHLBAUM in 1874 as a nosological entity, a brain disease of a specific kind (11). KAHLBAUM, therefore did not confine himself to a mere description of those symptoms which we still enumerate under the heading of a catatonic type of schizophrenic reaction; he went further and tried to give an explanation of the catatonic disturbances. His theory is embodied in the title of his book, *Katatonie oder das Spannungs-Irresein*. While *Katatonie* has been accepted as a psychiatric term, the second part of the title is not easily translated. The word *Spannungs-Irresein* may be best represented—preserving the style of the period—through "tension-" or "tone-vesania". As these terms reflect the psychiatric tendencies prevailing in KAHLBAUM's epoch, a few words about the historical background are appropriate.

We must not forget that the struggle between somatogenic and psychogenic theories of psychoses extends far into the past. It is intimately related to the special topic of psychiatry. While medicine in general is concerned with man as a living organism and the disturbances of its biological functions, the basic theme of psychiatry is man as a citizen, or, more accurately, man failing as a citizen – man with whom no further communication is possible, who has become irresponsible and incompetent, whose civic rights may be suspended, who may be forced if not into treatment at least into custody by judge and jury. The loss of outer freedom appears to be necessitated by a preceding loss of inner freedom. It is therefore small wonder that one group of physicians should ascribe this loss of freedom to the soul and its passions, the other to the body and its disturbances. Today old arguments, of course with characteristic variations, are repeated in the discussion between the dynamic and the biological schools of psychiatry. Toward the middle of the last century the protracted fight appeared to be decided in favor of the somaticists. GRIESINGER, in line with RUSH, COMBE, VOISIN, FRIEDREICH, and others, gave the terse formulation: *Mental diseases are*

[1] Amer. J. Psychiat., Bd. III, Nr. 9, 1955.
[2] Read at the 110th annual meeting of The American Psychiatric Association, St. Louis, Mo., May 3–7, 1954.

brain diseases. This thesis, far ahead of the knowledge of details, presented in a nutshell a program with no small demands on future research. It asked for a system of clinical syndromes or entities, related to the still unborn physiology of the brain, combined with the not yet existing pathology of the nervous system, and sustained by some kind of anticipated physiological psychology. With BROCA's observations, HITZIG's experiments and FECHNER's psychophysics, decisive steps had been made, first in the field of basic sciences, to substantiate GRIESINGER's ideas. KAHLBAUM and his pupil HECKER (8), who gave the first description of hebephrenia, tried to enact on their part the clinical section of that extensive plan. In their attempt to single out specific nosological entities they used general paresis as their model, just as KRAEPELIN did later on. General paresis was impressive to psychiatrists a hundred years ago because in it there was found – at least once in the field of psychiatry – a disease with a specific etiology[1], symptomatology, course, and pathology. The fascination must have been very strong indeed, for KAHLBAUM adhered very closely to the pattern established for the interpretation of general paresis.

When BAYLE (1822) (1), DELAYE (1824) (5), and CALMEIL (1826) (3), described the symptomatology and macroscopic pathology of general paresis, they shared the common psychiatric view that all psychoses followed the same course, running through 4 or 5 stages of vesania: mania, melancholia, delirium, dementia. The term general paralysis was used not to designate an impairment of mental faculties but to indicate a paresis of all motor functions in cases of mental disease. Delaye (5) entitled his paper "Considerations about a Kind of Paralysis which Affects Especially the Insane". *(Considérations sur espèce de paralysis qui affecte particulièrement les aliénés.)* In other words, they assumed a combination of 2 syndromes, a psychosis combined with a general paralysis.

KAHLBAUM used the same scheme. He declared (2):

> Catatonia is a brain disease, running in cycles, in which the mental symptoms present in sequence the picture of melancholia, mania, stupor, confusion, and finally dementia; besides these mental symptoms – one or another of these five stages could be missing – there are found as essential symptoms disorders in the motor part of the nervous system with the general character of spasmus (II) [translation ours].

He described incomplete contractions, epileptiform and choreiform spasms; he compared verbigeration—a term coined by KAHLBAUM—

---

[1] The French authors who gave the first description of general paresis had not come to consider syphilis as a possible cause of paresis. Years went by until in 1857 Esmarch and Jessen pointed out this relationship (6). In a short time their hypothesis gained wide though not universal approval.

with clonic spasms, mutism with tonic spasms. To him speech disorders appeared to be a result of coordinated spasms of the speech pathways. In short, KAHLBAUM described catatonic behavior as presenting a motor disturbance; akinetic and hyperkinetic movements, catalepsy and waxy flexibility, stupor and excitement, mannerisms and stereotypies are neurological symptoms.

KAHLBAUM's tenets were soon accepted in their descriptive parts; his theoretical attitude, however, did not go long unchallenged. BLEULER, to mention only one outstanding authority, insisted that rigidity, catalepsy, and stupor are of psychic origin (2). Dynamic psychiatry was inclined to follow BLEULER. Yet the observations made later on in the study of epidemic encephalitis and of the extrapyramidal motor system gave new impetus to a physiological theory of catatonia. KLEIST tried to give an exact topology of catatonia (12). DE JONG believed, with some vacillation, that he could reproduce catatonia with bulbocapnine (4). STRECKER and EBAUGH mentioned that an extract of the pineal glands produced a similar effect (15). Others claimed to have found anomalies of tone or action potentials; some assumed a tone fixation of muscle without action current; the similarity to shortening and lengthening reactions in decerebration was pointed out. RANSOM (14), and later GELLHORN (7), related catatonic manifestations to corticohypothalamic disturbances. HILL reported anomalies of EEG in catatonia (9).

While DE JONG and BARUK used drugs to produce catatonic-like disturbances in normal animals (4), many of us have used sodium amytal or carbon dioxide to reduce the catatonic stupor. BOTH observations—the pharmacological production of catatonic stupor and its reduction—seem to confirm KAHLBAUM's idea that catatonic symptoms are directly related to disturbances of certain motor elements or segments of the nervous system. NIELSON and THOMPSON, for instance, think it most likely that "this salt [sodium amytal] alters the cell permeability of neurons ... Nerve cell membranes become more permeable", and because of this "in catatonic schizophrenia the stuporous patient usually awakens after the injection of about 5 grains of the drug (13)". This sounds plain and simple; but perhaps matters are somewhat more complex. Although the common clinical experience of sudden, unpredictable, transitory changes from stupor to action need not contradict this or similar assumptions it warns us not to accept them in haste. That sodium amytal should awaken a stuporous patient is certainly in sharp contrast with its usual narcotic effect. We may well wonder, therefore, whether the stuporous patient is actually in a sleep-like condition from which he could awake.

Whenever one tries to give an explanation he must make sure of the facts he intends to explain. Catatonic behavior is obtrusive, it promptly fulfills our requirements for reliable diagnostic symptoms. Furthermore, catatonic patients, because of their excitement or stupor, are usually seen under the limiting conditions of a disturbed ward. Contented for such reasons with the global aspect of catatonia, we are prone to overlook many important details. We realized this when we began to study catatonic expression in our photographic laboratory.

Not satisfied with casual observations on the ward, we tested the responsiveness of catatonic patients to varying situations more systematically, only to discover a surprising regularity instead of capricious reaction. Our experiments, we believe, confirm with conclusive evidence the opinion that catatonic symptoms are manifestations of a disturbance of action and not due to a direct impairment of the motorium.

From our film library we have assembled some selections to illustrate the points under discussion. Photographic recording, superior in many but not in all respects to direct observation, offers the opportunity of preserving evanescent behavior for repeated and communal inspection.

The first patient, Tim, is seen the day after his admission to the hospital [1]. He is waiting just outside the admission staff room. This anteroom, somewhat remote from the general hospital traffic, is an environment less artificial than the ward. As we wanted a record under the most natural conditions possible, we let things go as they would.

On occasions like this we are quick to use the labels "stupor" and "withdrawal" and thereby may be blinded by our own words. This man, notwithstanding his frozen attitude and muteness, is not shut off from his environment; he segregates himself as a nonparticipant. If withdrawal means separation and severance from all connecting avenues, he is not withdrawn, in spite of his stupor, but vigilant. Catatonic stupor should not be interpreted as a sleep-like condition; this patient, though stuporous, is really alert. He keeps his eyes on the scene of events. While he permits a fly to crawl over his face without so much as twitching a muscle (Fig. 1), he responds with a suppressed smile to some remark of a passerby. At one point he throws himself back into position, as if he had just caught himself relaxing (Fig. 2). His rigid gaze finally yields to excessive blinking.

---

[1] The following section of the paper was written to be accompanied by a motion picture film. Single frames from this film have been enlarged on Plates I and II.

In the following section the same patient is seen at lunch time in the doctor's office. Seated behind a table he retains his rigid posture, ignoring the food. Waxy flexibility is easily demonstrated; his right cataleptic arm remains in position (Fig. 3, 4) as the sodium amytal injection is started. The needle still in the vein, patient begins to smack his lips, to grin, and to talk. "Keep it coming, Doc", were his first words (Fig. 5). A few grains of the drug sufficed to turn him from one who refused food into a voracious eater (Fig. 6). There certainly had been no lack of hunger, no metabolic disturbance, no condition resembling hibernation but plainly a rejection of food. Obviously the patient is overcome by the typical soporific effect of sodium amytal; in his drowsiness, his guard down, he succumbs to the temptation of food. Now hunger asserts itself.

The third section shows the patient a few hours later in our photo laboratory. The effect of the sodium amytal has abated, the patient has relapsed into stupor (Figs. 7, 8). Once again we are able to turn immobility into lively and cooperative action. This time no sodium amytal, carbon dioxide, or any other drug was needed. A device as simple as ball-playing proved sufficient (Figs. 16, 17). Without hesitation the patient participates in the game; he no longer appears stiff, his motions are fluent, expansive, well coordinated. Apparently he enjoys the situation.

We could easily duplicate–and triplicate–this observation. We have in our film archives many other samples of catatonic behavior, in complete agreement with this one. In fact we have films where the sudden transition from stupor to fluent motions is still more striking, as will be seen in the following "shorts".

There is method in this madness. The change from stupor to action is not accidental but follows certain rules. Some situations are without effect, others produce a change with great regularity. Among the situations tried in our experiments the first in order is ball-playing where the patients–not always and not all but most of them and most of the time–become responsive and cooperative. Some react freely, some in a clownish manner, some with inappropriate vigor and occasionally with aggressivenes (Figs. 20, 21). But again, in the great majority action is well coordinated with all the typical and familiar synergies and with a total surrender to the play. The start is often slow (Fig. 18). It may take several attempts before a patient catches on and several more to make him enter the game with some enthusiasm (Fig. 19). The initiative always has to be with the examiner. A ball placed near the patient, or even directly in his hand, has no effect whatsoever.

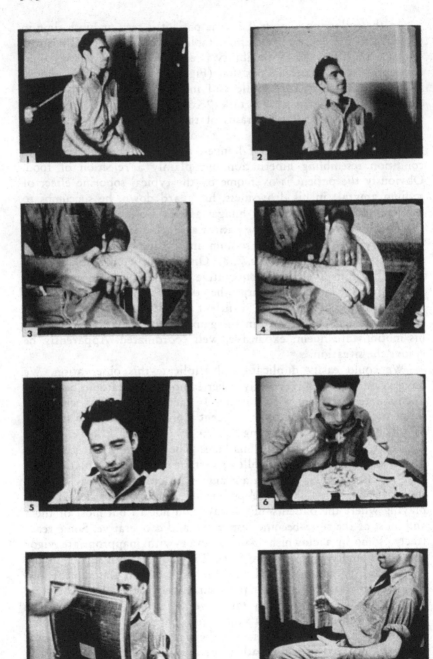

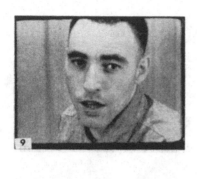

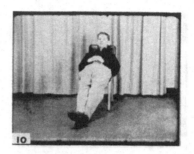

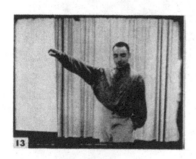

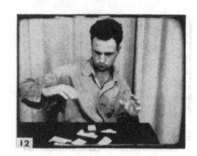

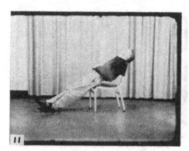

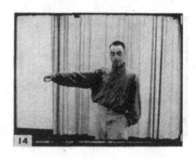

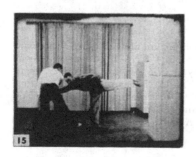

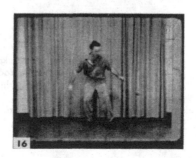

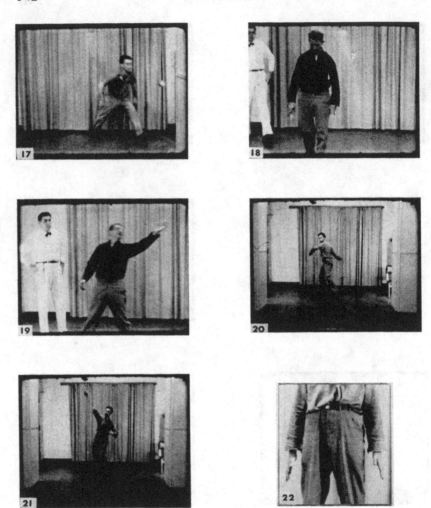

Enlargements of frames from 16 mm motion picture films showing 3 catatonic patients: A. Tim: 1. During the week of admission (1–8, 16–17). In the anteroom (1–2); at lunch time (3–6); under sodium amytal (5–6); in the laboratory, same afternoon (7–8, 16–17). 2. Two months later (9, 13–15). B. Rob: Before (10), during (18–19), after (11) playing ball. C. Tom: Before ball playing (12); playing ball (20–21); momentary relapse into catatonic attitude between throws (22). (Photos by Medical Illustration Laboratory, Veterans Administration Hospital, Lexington, Ky.)

In some cases, at the end of a provocative situation, the patients immediately or after a very short while return to their stupor (Fig. 11). Examining our films carefully, we found that even during the short intervals between throwing a ball and catching it some patients show conation toward a relapse into stupor (Fig. 22). Sometimes the relaxation lasts for a considerable time once the spell has been broken, but always the patient sinks back into stupor. The power of ball-playing need not be exhausted with one responsive reaction; during the same laboratory session the patient may participate in the play for a second time and relapse for a second time.

With a regularity corresponding somewhat to the breaking of stupor we were also able to produce it (Figs. 7, 8). Procedure and results resembled those in testing waxy flexibility. Obviously, catalepsy is not a mere motor manifestation but is related to the total experience of the patient; how he attacks objects and how he dwells in his own body. Waxy flexibility would appear to be arrested action rather than arrested motion. Catatonic behavior as a motor expression corresponds to the schizophrenic experience of the world. It expresses no less the patient's estrangement from his own corporeal existence.

Our rheoscopic studies permit us to do away with the assumption that due to a change of tone stuporous patients can and do remain in frozen attitudes without visible signs of effort and exhaustion. The last part of the film shows Tim, our first patient, 2 month later, more catatonic than ever. He sits down in the laboratory, staring at the camera. The eyes are motionless, but the gaze is attentive (Fig. 9). A smile softening the mute lips betrays the patient's comprehension and grasp of the situation when a harmless trick is played on him. We ask the patient to get up; we lift his right arm to the horizontal; it remains in position (Fig. 13). In the photographic record one can observe how the patient after a short while glides into a more comfortable position, putting his left foot forward and bending his trunk to the left side to counterbalance the weight of the lifted right arm. The abducted arm begins to shake; then gradually it is lowered, the hand sinks down, elbow and wrist are bent (Fig. 14).

Perhaps the least flexible of catatonic attitudes is the well-known stance kept seemingly unchanged for hours. But even here our films reveal signs of adaptation. We do well to remember that nonpsychotic persons also learn to stand upright nearly motionless for a long time. In HITLER's Germany sentinels had to stand immobile, resembling a stone monument more than a human being. Cataleptic positions must not be interpreted as abnormal duration of innervation but as perseveration of attitude, perhaps as an incapacity to initiate any change.

If there is an increase of tone in the stuporous patient, the "stupor" is certainly distributed quite unevenly; it is never complete; the distribution does not follow any neurological pattern. An attempt to engage our patient in hand-wrestling resulted in a bizarre combination of passivity with resistance. The patient surrenders to the action of the examiner. He surrenders–but only partially. He does not start any countermovement by himself; at the same time he resists; he is not completely passive. He allows himself to be pulled over into an extreme position, yet he does not yield. He skillfully frustrates the efforts of his opponent. Finally, using the other's hand as a kind of support, he balances on his right toes, his trunk bent forward and his left leg extended in the axis of the trunk, approaching the horizontal (Fig. 15), suggesting a somewhat unorthodox Degas. Whatever the artistic deficiencies, the dancing act makes it clear that there is no lack of action currents in this kind of "attitudinizing".

These pictures taken together leave no doubt that the motor system in the proper sense is not disturbed in the catatonic. These patients are not immobilized in the panzer of their musculature but hold themselves immobile. There is no irreducible increase of tone as in patients with paralysis agitans or in a pallidum syndrome. If this were so, the patient could not change his attitude from one moment to the next, from a stuporous, negativistic posture to well-coordinated movements and back to frozen attitudes with mannerisms.

Neurological examinations in the cases presented here were negative as were the EEG's which showed but occasional insignificant deviations, the same as found in many noncatatonic cases.

Our experiments, while they help to decide the controversy about the nature of catatonic motor disturbances, are a beginning rather than an end of research in this line. They present many new problems. First of all we would like to know why the catatonic patient responds to ball-playing, why this situation produces a change of attitude comparable, within limits, to the effect of sodium amytal or carbon dioxide. "Regression?" Neither H. JACKSON's concept of dissolution of functions nor FREUD's idea of a return to earlier stages of libidinal development is applicable. Perhaps the answer may be found in the observation itself. We prompted the catatonic patient to participate in playing, in playing ball. Both factors count. Ball-playing is communication but communication at a distance, and, as play without rules and aims, it is a communication and partnership without obligations and consequences. There is something more to be said. In playing, the catatonic patient responds to a specific situation, but this situation gains its meaning primarily in relation to and in contrast with the permanent situation of catatonia. We cannot expect to explain the transitory reversal fully without understanding catatonia itself.

The proposition that catatonic symptoms are manifestations of a disturbance of action rather than an impairment of motility makes sense only if there is an essential difference between motion and action, between the means of transportation and the travel, or–if you will–between the physiological and psychological aspects of motion.

Those who interpret catatonic behavior as a manifestation of a motor disturbance have chosen the more comfortable route; they do not have to explain how the many varieties of catatonic symptoms are related to each other. They may try to give such an explanation, but they need not; they could be satisfied with the assumption that the same, still-unknown agent affects a number of suborgans of the brain, be it the cortex, the pallidum, the putamen, the caudate, the hypothalamus, or other locus. However, if one assumes a basic disturbance of activity, he must go further and give an account of the inner relations of all catatonic symptoms. Therefore we shall have to answer the question: *How are the manifold catatonic motor symptoms related to each other and how to the rest of the catatonic syndrome?* This presents a still wider problem: *How are the catatonic symptoms related to schizophrenic manifestations in general?*

The answer to these questions may be faciliated if we consider the possibility that the schizophrenic patient does not live in a space or a world in common with us and that, therefore, his behavior should not be understood as an eccentric mode of action still related to the structure of space familiar to us but as corresponding to the structure of the peculiar world in which he lives. The next question to be answered is: *What is the structure of the world in which the catatonic patient exists?;* or formulated differently: *What is the schizophrenic's mode of being in the world?*

Closely related to these questions is the following: *Does the schizophrenic experience his own body like a normal person, or is his experience of his own body changed in catatonia–and if so, in what way?*

All this leads to the last 2 questions: *Can we describe a (or the) fundamental disorder of schizophrenic experience? Can we relate it to one biological disturbance?*

We have found rheoscopic studies supplementing clinical experience and general theoretical considerations a promising tool for answering this array of questions. The method permits, within limits, an experimental approach to problems in psychopathology, providing evidence of facts and thereby helping to decide debatable opinions.

The experimental demonstration of the reversibility of catatonic stupor establishes a fact not unknown to the clinical psychiatrist; it reminds us that even in severe cases the modes of schizophrenic responses need not be coarctated to one. Even the severe schizophrenic may still have a variety of reactions at his disposal—but with all of them he remains schizophrenic. The pseudoreversibility warns us not to overrate prognostically minor changes in the behavior of catatonic patients.

Evidence that the disturbance is psychomotor rather than motor, an impairment of action rather than of motion, does not necessarily imply a psychogenic origin of catatonia. In fact, seen in its full context, catatonic behavior leads to the opposite conclusion—not revealing defenses originating from unconscious or conscious biographical experience in a world common to all of us but pointing, in its radical estrangement, to biological changes which transform the mode of being-in-the-world beyond the reach of normal or abnormal purpose and motivation.

BIBLIOGRAPHY

1. BAYLE, A. L. J. Recherches Sur L'Arachnite Chronique, Paris, 1822. (Reprinted in: Centenaire de la Thèse de Bayle. Paris: Masson & Cie, 1922.)

2. BLEULER, E. Dementia Praecox oder die Gruppe der Schizophrenieen. Aschaffenburgs Hdbch. der Psychiatrie. Leipzig-Wien: Deuticke, 1911.

–. Am. J. Psychiat., 10: 203, 1930.

3. CALMEIL, L. F. De la Paralysie considerée chez les Aliénés. Paris: Baillière, 1826.

4. DE JONG, H. Experimental Catatonia. Baltimore: Williams & Wilkins, 1945.

5. DELAYE, J. B. Considérations sur une espèce de Paralysie qui affecte particulièrement les Aliénés. Inaugural Dissertation. Paris: 1824 (cf. BAYLE, Reference 1 above.)

6. ESMARCH, P., and JESSEN, R. Allg. Zschr. f. Psychiatrie, 14: 356, 1857.

7. GELLHORN, E. Physiological Foundations of Neurology and Psychiatry. Minneapolis: University of Minnesota Press, 1953.

8. HECKER, H. Virch. Arch., 52: 187, 1871.

9. HILL, D. EEG in Catatonia. Clin. Neurophysiol. 4: 419, 1952.

10. HOMBURGER, A. Motorik der Schizophrenieen. Hdbch. der Psychiatrie, Vol. IX. Berlin: Springer, 1932.

11. KAHLBAUM, K. Die Katatonie oder das Spannungs-Irresein. Berlin: Hirschwald, 1874.

12. KLEIST, K. Untersuchungen zur Kenntnis der Psychomotorischen Bewegungsstoerungen bei Geisteskranken. Leipzig: Klinkhardt, 1908.

13. NIELSEN, J. M., and THOMPSON, G. N. The Engrams of Psychiatry. Springfield: C. C. Thomas, 1947.

14. RANSOM, S. W. Philadelphia: Tr. Coll. Physicians. 2: 222, 1934.

15. STRECKER, E. A., and EBAUGH, F. G. Practical Clinical Psychiatry. Philadelphia: Blakiston, 1945.

Some Remarks about Awakeness[1]

I

All work done by man is accomplished in a state of awakeness. Growth and metabolism, respiration and circulation, go on even during sleep; but in order to eat and drink, to find food and shelter no less than to write papers and to read them, we have to be awake. Awakeness is taken as a matter of course; the phenomenon accordingly appears selfevident. It seems unnecessary – even superfluous – to speak about awakeness. In court, judge and jury, defendants and attorneys, are expected to be awake. A witness reports while awake what he has once seen with eyes open, wide awake and watchful. Yet legal codes, although they frequently refer to conditions of clouded consciousness, of dreamlike and amnesic states, do not bother to define awakeness. Psychological and philosophical dictionaries are noncontributive. The literature dealing with dreams and dreaming is immense. The number of references in the bibliography of a recent monograph on dreams exceeds one thousand, but there is hardly any word on awakeness. Even language appears biased; for the nouns "sleep" and "dream", for the verbs "sleeping" and "dreaming" there are no direct antonyms. Obviously, in practical life no need is felt for a special word to describe a mode of being that, in any case, is the indispensable condition for all description and conversation. FREUD, who had so much to say about dreams and the unconscious, states that consciousness, as such, is familiar to everybody and that nothing more can be said about it[2]. True, awakeness is not synonymous with consciousness, for we are also conscious of dreams; they also are experienced. Nevertheless, in the effort to define, wakefulness does not fare much better than consciousness. The distinction is simply taken for granted, at least in the practice of everyday life.

Among the philosophers there are some who do not share the conviction of the man on the street and who find the distinction far

---

[1] Tijdschrift voor Philosophie, 18e Jaargang, Nr. 3, 1956.
[2] FREUD, S., *An Outline of Psychoanalysis*, Norton, New York, 1949.

from indisputable. DESCARTES, as is well known, pretends in the first of the *Meditations* not to be sure whether he is asleep or awake. HOBBES calls the sensible qualities fancies, the same waking as dreaming[1]. FREUD praises the dream as a "perfectly valid psychic phenomenon"[2]. However, such evaluations originate from general methodological and systematic considerations. Eager to obliterate the borderline between sleep and awakeness, all three thinkers, while denying either the disparity or the distinctiveness or the difference in "validity" between the two, make the diversity of dreams and awakeness their theme. They all, just like Sigismund, the hero in CALDERON's play, speak about dreaming while awake[3]. According to FREUD, the dream is the *via regia* to the unconscious; but on this royal road only those who are awake can travel; and they have to double their vigilance, turning their attention at the same time to the manifest content and the hidden meaning of the dream. The interpretation of dreams, as all scientific endeavour, is a task and accomplishment of waking men.

Although we may find it difficult because of the lack of a *genus proximum* to give an exact definition of awakeness, it is no Herculean task to make a practical distinction between it and dreaming; indeed, it is easy, – and the distinction is most reliable. We are confident that here is an area where we will not make any mistake. In some way we must have already understood awakeness whenever we distinguish between dreaming and being awake, but, as so often, we find ourselves embarrassed in trying to give a full account of conditions and actions most familiar to us. We discover our ignorance where we have felt most secure. St. Augustine's famous dictum is not applicable to a definition of time alone.

In any case, awake we have more to say about dreams than about the waking state itself. We know that dreams come during sleep, that in sleep the sensory contacts with the environment are suspended, that the motorium is in abeyance, and that the dreamer is excluded from communication with others. He is quartered in his

---

[1] HOBBES, THOMAS, *Leviathan*, Part I, Chapter 1.

[2] "The dream is not comparable to the irregular sounds of a musical instrument, which, instead of being played by the hand of a musician, is struck by some external force; the dream is not meaningless, not absurd, does not presuppose that one part of our store of ideas is dormant while another part begins to awake. It is a perfectly valid psychic phenomenon, actually a wish-fulfilment; it may be enrolled in the continuity of the intelligible psychic activities of the waking state; it is built up by a highly complicated intellectual activity". FREUD, S., *The Interpretation of Dreams*, Macmillan Company, New York, 1950, 3rd English edition, p. 129.

[3] CALDERON DE LA BARCA, *Life is a Dream*.

private world [1]. He does not see but has visions; he does not leave his bed but his dreams carry him away to the most distant regions; he does not communicate with us in a common world but talks to the people of his dreams. The dreamer does not realize that he is the creator of his dreams; he is a captive of his own creation. We are all overpowered by the reality of the dream world. Waking experience, repeated day after day, does not help us; it is not continued into dream and sleep. Only after awaking is the dream that overwhelmed me turned into a dream that I have had. During sleep the dream was not mine; I was a part of the dream world, which I could not recognize as mine. Sleep and dream interfere with the possibility of establishing and realizing primary Mine-ness.

With all this we measure the dreamer by standards alien to his experience. We describe the dream, so to speak, from outside, but we cannot look at awakeness from outside. There is no further retreat possible The understanding of awakeness must be intrinsic to awakeness itself. Yet perhaps the deficiencies of the dream state could help us to discover the characteristics of awakeness. What dreaming is lacking should be significant for an understanding of awakeness.

Awake, we distinguish between dream and awakeness; we know that we are awake. Sleeping, we dream of being "on the job"; we do not know that we dream. The capacity to distinguish may then be taken as the second criterion; for the manifest dream, which alone interests us here is not merely lacking in particular distinctions, such as those between red and green, Jones and Smith, New York and New Orleans. Even if the dreamer were to make distinctions, they would not "stay put"; all demarcations are in flux. Dream visions are lacking in weight and substance. There is no selfsame "subjectum", which binds the sequence of views in a systematic order. There are adumbrations, but there is no identifiable What. The dream does not condense, as FREUD assumed, many "elements" into one; the dreamer is incapable of stabilizing discriminations. Awake, we are able to distinguish; we not only discriminate while awake, we distinguish, first of all, between dreaming and being awake. The distinction of the *two regions* – dream and awakeness – in general is fundamental to all others.

In making this distinction we know about ourselves; we know that we are awake and thereby know about the possibility of being in a different state. On waking up I discover that I have slept, namely, during the night just past. Together with the particularity of

---

[1] Cp. Heraclitus's Fragment 89 in Charles M. BAKEWELL, *Source Book in Ancient Philosophy*, rev. ed., Charles Scribner's Sons, New York, 1939.

my present I know its limitations. I experience my present as my being thus-and-so, together with my being not this-or-that. The distinction is not simply one between dreaming and awakeness: I distinguish between my being awake and my dreaming, – to be more explicit, between my being awake and my having dreamed. The distinction is, therefore, a biographical one, related to my life history and its temporal order. With the distinction between dreaming and awakeness I comprehend the wellordered temporality of my existence. I notice that I move every moment from one phase to another. Awake, I know about myself and thereby about my today and yesterday. I comprehend the continuity of my existence, lasting through sleep and dream into the present.

In our waking existence every day is connected with the past and prepares the future. Our days consist of days and nights, but only the days are entered into the context of our life history. The events of the days carry the legend: "to be continued"; but dreams are not delivered as serials. A dream of one night does not follow up the dream of the preceding night. We do not pick up the thread of a dream where we left off the previous night as we at the beginning of a day resume the theme of our life history where we laid it down. Even if the same theme should last through the dreams of several nights the dreamer is not aware of this connection. While he is dreaming he does not remember the dream of the preceding night; he certainly does not remember it as a dream. There are the so-called repetitive dreams; as often as they recur, however, the dreamer experiences the same situation as a new event, actual and present, a kind of *jamais vu*. He does not experience it as repetition. Only in the continuity of the waking state can one, as the same one, return to the same spot. Awake, we remember our dreams but we separate this remembrance from all memories of our waking state. These memories belong to the continuous text of our life histories; not so the dreams. The dreams are different from all that has actually once happened and, furthermore, from everything that could have actually happened. Indeed, we never reproduce a dream as it occurred to us during sleep, for just when we comprehend it as a dream we already have performed a basic change.

One may object that the dreamer also remembers, that the manifest contents of dreams are memories; distorted – agreed – but still memories. This may be so, but, in dreaming, memories are not experienced as memories; the dreamer drifts in memories that do not occur to him as such; they occur as present, only to make way for others also present. Dream images are not timeless; much happens in dreams, but the order of time dissolves; it withers away. Moments, following each other, are no longer in a manifest, meaningful context; *sequence is without consequence*. There rarely is unity of time, of space, or of action. While the stage and the actors undergo the most amazing metamorphoses, the dreamer is not in the least surprised. He experiences only the momentary, actual "being thus" of the dream landscape, incapable of actualizing any possibility of making it different. Dreams are anacoluthic and anachronistic.

On awakening we realize that we slept; in dreaming we do not realize that we were previously awake. On awakening we realize that we were carried by our dreams to distant countries while we actually lay in our bed; in our dreams while visiting such countries we do not realize that we went to bed and fell asleep. Yet the dreamer does not "assume" that he is awake. He has no choice between various possibilities, like being awake or not awake. Such a choice, the necessary condition of assumption and belief, is opened to us only when we are awake. The dreamer is overwhelmed by the actuality of the dream world.

Greeting the new day after a restful night, I identify myself, now awake with the one who slept. The identification, however, is not complete; it is limited to the biological level. I take cognizance of the fact that my life, running through a circle of wakefulness and sleep, was extended through the silent hours of the night. In a statement like "I slept well" the pronoun "I" has a dual meaning. It signifies me, the speaker who is awake (whoever makes such a statement is awake; a sleeper may talk in his sleep; he does not speak about sleep), but it also signifies me as the one who slept [1]. Obviously the speaker does not mean to say that he was awake while he slept but that he passed through different modes of being without losing his identity. He integrates sleep and dreams in his vital existence; at the same time he eliminates them from his actual life history where day is welded to day.

Awakening, we experience the beginning of a new day. Awakening has its place in the order of world time. There is no corresponding experience with sleep and dreaming. Though dreams may have a temporal arrangement of their own, no clock announces to the sleeper

---

[1] In grammar the tenses of the verb are enumerated side by side, yet there is always a double aspect of time hidden in the usage of past and future. The words "I wrote" express the fact that I performed an act of writing some time in the past although at present I am not writing but speaking about myself. The past must be related to and distinguished from the present. Language through the grammatical forms of the past tense expresses only one term of that relation while it leaves it to the very act of speaking to express the other one, the present, by implication. This typical formal difference between past and present approaches – with reference to sleep – a degree of disparity.

the beginning of sleeping and dreaming. Dreams are not recorded in
the continuum of time, but the moment we arouse from sleep, when
we "come back" to ourselves and to the world, we are concerned,
more often than not, with the question "What time is it?" Through
this question I relate the actual present, this moment *now* which
always is my own personal *now*, to the embracing order of the
world. The answer to the question "What time is it?" assigns to this
moment *now* its place within the framework of the twenty-four
hours of the day. Question and answer are related to the current day,
comprised as a whole, i.e., to a day still incomplete and unfinished [1].
We try to locate the actual moment as a point in a temporal continuum extended beyond the present. Whatever the question may be,
it singles out one moment on the dial in its totality. We determine
our now and here descending from the whole of time and space. At
dawn "early" and "late" are qualifications of the actual moment in
relation to the time ahead. Six o'clock determines "on the clock" one
point in relation to hours past and hours still to come [2]. Six o'clock
has a meaning only through its position between five and seven, between dawn and sunset, morning and night, and ultimately between
the preceding and the following midnight. The familiar word "today" signifies a day as a whole, although none has ever directly experienced this or any other day as a whole. Whenever we ask for
the time we do it, say, in the morning or in the afternoon, always
limited to the present; nevertheless, we relate our question to a continuum, a whole which is potentially accessible to us although it is
actually incomplete. In the continuum of time we realize the continuity of our existence. Awakening marks for us the beginning of a

---

[1] We deem it redundant to say "What time is it today?" but this is what we
actually mean. The corresponding French idiom "Quelle heure est-il?" more precisely asks the question: what hour is it, scil., of this day.

[2] We may well remember that clocks and watches are human artifacts, that
hours and minutes are established by convention – neither should we forget that the
experience of time is not a human invention and that the possibility of articulating
the continuum is not due to any convention, whatever the arbitrarily chosen unit of
measurement may be. Watches made in these days are far superior to the old sun
dials and hour glasses; there is no progress in the anticipation of the future and in
the remembrance of the past. A "primitive" man will have little difficulty in
familarizing himself with our method of chronometry. Most of the patients whom
we call in psychiatry "disoriented in time" still comprehend what the words today
and tomorrow, morning and night, week and month, signify, although they may be
unable to tell their age, give the date, or report the chronicle of their life. Chrono-
logical information and chronometry suffer under conditions other than the experience of time in the various aspects of its continuity.

The role anomalies of time refraction play in the pathology of speech and
memory will be discussed elsewhere.

new day, because, awake, we experience our existence within the horizon of the future and the past, because we are able to reach beyond the borders of the actual moment.

As daybreak, or any other beginning, is the first in a series of events still to come, we must be directed to the future, ahead of ourselves, in order to comprehend a start, an opening, a prelude. Science determines events in relation to the past; they are understood as the last in a series. Yet in the practice of experimenting and observing, the scientist watches a development from its beginning to its end. He turns his attention to the future. When the horizon of the future is suddenly "blacked out", as it happens in accidents, the present itself can no longer be apprehended; as a rule, amnesia caused by head injuries is retrograde. Sleep, contracting the temporal horizon, produces a mild retrograde amnesia. Hence the transition from sleep to wakefulness is clearly marked; the transition from wakefulness to sleep is not.

II

The conviction shared by everybody in the practice of life, our habitual conviction that we are able to distinguish with all desirable accuracy between dream and waking experience seems not unfounded, notwithstanding DESCARTES' professed bewilderment "that there are no certain indications by which we may clearly distinguish wakefulness from sleep" [1]. In the search for criteria DESCARTES compared the illusions of dreams with the hallucinations of the insane and found them alike; he compared both with details of his actual situation[2] and found all of them equally deceptive. He did not compare dreaming with being awake, he did not compare the transition from dream to wakefulness with that from wakefulness to dream but focused his attention on singular "thoughts" cut off from the context of experience and claimed that "all the same thoughts and conceptions which we have while awake may also come to us in sleep"[3].

The dream argument, repeated with slight variations in the *Discourse*, the *Meditations* and the *Principles*, was in DESCARTES' opinion a necessary step on his way to the pronouncement of the

---

[1] *Meditations* I. This and all the following quotations are from E. S. Haldane and G. R. T. Ross' translation of Descartes' work. Dover Publications, 1955.

[2] "For example, there is the fact that I am here, seated by the fire, attired in a dressing gown, having this paper in my hands and other similar matters". *Meditations* I.

[3] *Discourse on the Method*, Part IV.

First Principle of Philosophy. It helped him to destroy man's confidence in the natural world through an apparently irrefutable eva-
luation of everyday-life experience. Although the dream argument
precedes and prepares the *Cogito, Sum,* it presupposes, nevertheless,
the validity of DESCARTES' metaphysics.

At the start DESCARTES acknowledges that dreams and waking
states are different; although he insists that he could not find any
certain marks for distinction, he must have found some indications,
sufficient to discriminate between the two. Yet instead of defining
the difference he tells a story: "How often has it happened to me
that in the night I dreamt that I found myself in this particular
place, that I was dressed and seated near the fire, whilst in reality I
was lying undressed in bed"[1].

Here DESCARTES spoke in the vernacular like one who still has
confidence in the world which, as DESCARTES hurried to say, might
have been created by an evil demon. This example taken from everyday life was used to show that, while in dreams we are spellbound
by our "thoughts", awake we discover their illusory character.
Awake, we are able to gain an insight inaccessible to the sleeper.
DESCARTES, at first, did not deny that the waking state is superior to
the dream; but then he turned around and used the discovery made
in wakefulness to discredit the reliability of all sensory experience.
He resolved "to assume that everything that ever entered into my
mind was no more true than the illusions of my dreams"[2]. Even so,
there remains a decisive difference: DESCARTES was sure that his
dreams were illusions, but he forced himself to assume that the same
could be said about "everything that ever entered into my mind".
DESCARTES was very cautious: "My astonishment is such", he wrote,
"that it is almost capable of persuading me that I now dream"[3].

To support this assumption DESCARTES introduced the theorem
that "all the same thoughts and concepts which we have while awake
may also come to us in sleep". However, in the example chosen from
everyday life he did not use the "same thoughts" but le the dreamer
dream that he was seated by the fire to discover upon awakening
that he was lying in bed. At this point he did not reveal why the
thoughts of one who awakens in his bed should belie the thoughts
of his dreams. Indeed, of both dreams and waking experience con-
sisted of congeries of single thoughts, and if the "same thoughts"
occured in both conditions, none of these single thoughts would
prove its superiority. Following each other in time, the illusory

---

[1] *Meditations* I.
[2] *Discourse,* ibid.
[3] *Meditations* I.

character of one group of them could not be demonstrated. As there is no mark which allows a distinction, all of them may just as well be true as illusory[1]. There would be no chance even to conceive of an illusion. The victim of illusions is not aware of his condition; only one who stands on safer ground is able to clear up an illusion. The observation that I dreamed of sitting near the fire while, awake, I found myself lying in bed demands that I remember the images of my dream. The thoughts of the dream are still present in waking states, but they are present as memories. They have a temporal character different from actual sensory experience. To distinguish – even in a superficial manner – between dream and awakeness, dreams must be carried over into the waking state. Memory – or better remembering – mediates between dreaming and being awake. When we recall a dream we are aware that the "dream thoughts" remembered at present belong to the past, and we also realize that we dreamed when we experienced these thoughts. The re-distribution of "thoughts" to the two regions of dream and awake states follows their synopsis in wakefulness where "there are three times: a present of things past, a present of things present, and a present of things future"[2]. Sleep reduces the temporal tonus; accordingly, the articulation of time vanishes in dreams.

In full agreement with everyday experience, DESCARTES noticed that awake we discover the illusory character of our dreams but in his interpretation of this discovery he assumed that thereby the stamp "Illusion" was fixed to a thought that came to us in sleep. Such thoughts, as for instance the "thought" of the fireplace, acquire in DESCARTES presentation a strange resemblance to material things. Should we later on actually see the fireplace again, this would mean, according to DESCARTES, that the "same thought" came to us while awake. Although, awake, we are not aware of the label "Illusion" fixed to that thought, there it is – and the mark is indelible. To detect it we have to turn things upside down, like a piece of china which carries its stamp on the bottom.

In the original version an actual experience of the fireplace preceded the dream experience, but in the interpretation following the example DESCARTES inverted this natural order: the dream-thought was given priority over wakefulness. Supposedly, it returned as the

---

[1] DESCARTES wants to treat dreams and awakeness as peers. However, if they cannot be clearly distinguished we may just as well assume that we are awake when we dream as that we dream when we are awake. DESCARTES "wondered wheter all life was not a permanent dream". While HOBBES and CALDERON followed suit, FREUD preferred the other alternative.

[2] ST. AUGUSTINE, Confessions, Book XI.

same – though stamped Illusion – to the realm of wakefulness. Yet the one who awakens in his bed and recalls his dream actually compares two different memories: the fireplace once seen in the room nearby and the one appearing in his dreams. He realizes that the condition of the actual sight of the fireplace agress with his present situation in general while the dream appears to him to be deficient. The verdict "Illusion" attached to the dream-thought gains its meaning only in relation to the state of wakefulness. DESCARTES presented, however, the illusory character of the dream as if the relation to awakeness could be severed without erasing the stamp "Illusion". He ascribes to the dream-thought, with its stamp, a kind of independent existence. The illusory character of the dream proves contagious and infects the experience of the waking state. The initial lack of absolute certainty has been turned into absolute uncertainty.

Our life runs through a circle of wakefulness and sleep. In general we believe that these two modes of being cover the whole of our existence. Therefore, if we cannot "with certainty distinguish whether the thoughts that come to us in sleep are as false as are the others"[1], how could we ever discover and ultimately avoid all the illusions? Is there a third condition besides dreaming and being awake that enables us to judge both of them? DESCARTES claimed that such a state existed. It is the *res cogitans* that alone can and must be trusted with that task.

The Cartesian system did not allow its author to acknowledge a relevant difference between dream and wakefulness, for they are biological phenomena; they are connected with the body. The thinking substance always thinks, it never rests. If the body goes to sleep dreams present themselves to consciousness; if the body is awake sensations appear. As consciousness (*cogitatio ipsa, cogitatio sive natura cogitans*) comprises the various *actus cogitandi* (knowing, wanting, perceiving, etc.) as its modi, the relation of consciousness (or *cogitatio*) in the wider sense to the individual *cogitationes* remains one and the same, whatever the actual modifications may be[2]. Consciousness confined to its *cogitationes* searches for certain indications by which to distinguish the ideas which come while the body is asleep from those which come while the body is awake. Considering them in their isolation, we fail to discover definite marks. However, in considering them in their context, we succeed in judging that some of them are real and others not. The attribute "real" means that in the so-called outside world something corre-

---

[1] *Principles* I, 4 (French version).
[2] Cp. *Principles* I, 9.

sponds more or less directly to some "thoughts" occurring in consciousness. "Reality" cannot be experienced immediately.

The theorem "that all the same thoughts and concepts which we have while awake may also come to us in sleep" has no basis in the experience of everyday life; it presupposes the Cartesian transmutation of the natural world. It presupposes that one could doubt the reality of things seen without doubting the reality of seeing. It presupposes that sensory experience must be reduced to sensory data, to thoughts (perceptions) that enter and leave the mind on different occasions and under varying conditions. It presupposes that one could reduce the experiencing, living person to an incorporeal mind, a thinking substance, and nevertheless continue to speak about awakeness and dreams. However, justified doubt of the reliability of everyday life experience does not silence the senses. DESCARTES could conceive of himself as a thinking substance; even while pretending to have "no hands, no eyes, no flesh, no blood, nor any senses", he could not actually transform himself into a *res cogitans*. The writer of the *Meditations* is not an incorporeal Cartesian. Ego but remains RENÉ DESCARTES, the man, who makes himself an object of his reflection and expresses his findings through the medium of human language, that will say, through bodily motion and sensation. In meditating, in doubting and arguing, in denying any valid distinction between dreaming and waking, DESCARTES did not speak out of his dreams but wrote fully awake and alert.

III

Towards the end of the sixth day when DESCARTES had recreated man and saw that he had accomplished his task "to build anew from the foundation", he was willing to concede a limited degree of trustworthiness to the old creation[1]. He rejected the doubts of "bygone days" as hyperbolic and ridiculous, especially the general uncertainty concerning sleep, which he did not distinguish from the waking state. ". . . And, as a matter of fact, if some one, while I was awake, quite suddenly appeared to me and disappeared as fast as do the images which I see in sleep, so that I could not know from whence the form came nor whither it went, it would not be without reason that I should deem it a spectre or a phantom formed by my brain, rather than a real man. But when I perceive things as to

---

[1] Descartes provides the reader with several clues that the fiction of six days' meditating was chosen as an allusion to Genesis I rather than dictated by the natural articulation of the text.

which I know distinctly both the place from which they proceed, and that in which they are, and the time at which they appeared to me; and when, without any interruption, I can connect the perceptions which I have of them with the whole course of my life, I am perfectly assured that these perceptions occur while I am waking and not during sleep".

Although DESCARTES finally referred to the "whole course of his life", his demonstration is not yet convincing. As the irregularity of appearance and disappearance in his first example did not lead him to the assumption that he was asleep but persuaded him that something was wrong on the side of the visible object, the regularity of visible events could not establish the certainty of being awake. An experience like the one mentioned by DESCARTES is in our days not unfamiliar to the many people who enjoy television. There it can be that a young man putting his hands around the neck of his sweetheart to choke her disappears all of a sudden while a young lady singing the praises of some soapsuds takes his place, only to vanish just as miraculously as she entered, permitting the young man to finish his noble task. Being awake we are able to distinguish and to separate the imaginary space of stage and screen from the space of our corporeal existence and action. The stable order of space and the continuity of time precede the determination of the consistency or inconsistency of events. The moment we open our eyes, rousing ourselves from sleep, we are once again "there" in a world with firmly established orders of time and space, with objects opposite to us upon which we can act. The stability of our waking state is not founded in the realm of logic and judgment; in the stillness of a dark night while nothing happens we are able to realize our being awake.

DESCARTES used seeing and visible objects as example. Had he written about hearing and sounds, which are in the habit of coming and going haphazardly, he might have realized that awakeness provides for logical operations but is not itself established by inference. It is not from the context and consequence of events that we conclude we are awake; on the contrary, being awake we expect consequence. I have only to look and there are the surroundings, solid and lasting in themselves. Even the unforeseen appears in a field of foresight. If after awakening I am unable to orient myself, the question "Where am I?" arises immediately; the place of my existence, still undetermined, is found determinable.

Awaking, we are "back again"; we need no scientific apparatus, no footnotes, no commentaries, to realize that we are awake. We do not watch the coming and going of percepts in our minds to cry out at the end: Behold, this is real! We do not look on an "outside world" from which we, conceived as mind, intellect, consciousness, are in turn excluded; we do not project sensory data which first occurred in our mind or our brain into an "outer world". We do not use our eyes and other sense organs like binoculars to watch events on a distant stage; we ourselves are on the stage. Awake, we find ourselves within the world; we experience ourselves in the world, together with the world, in relation to the world. Self-awareness does not precede awareness of the world; the one is not before the other; the one is not without the other. We are not distant observers who through a curious process of reality testing scan neutral sensory data and arrange them into two groups: real and unreal. Awake, we experience the power of reality in our action and the world's counteraction, in its resistance and our suffering. We do not wait for science to give its approval. The choice is not between two predicates, real-unreal or true-false. Experienced reality is not the theme of a theoretical proposition. Its counterpart is not unreality but destruction and death. The question is: to be or not to be. We experience reality in a personal relationship; it is not detached from us; as a living creature I am a part of it; it affects me in its dramatic actuality; I am seized and caught. The one who awakens is not a "mind" making judgments, not a "consciousness" attending to an outside world but a human being experiencing the world in his corporeality. The experience of reality is prelogical; it is not mediated.

That we experience the world and ourselves in our corporeality does not mean that we aware of our body as an object or consider it as a "body-image", still less that we add proprio- and visceroceptive stimuli to extero-ceptive ones. Physiology distinguishes and separate organs, sensorium and motorium, receivers and effectors, afferent and efferent pathways. In a reflex movement sensory stimulation precedes motor contraction. However, in our actions we are directed to objects, which in their visibility lie ahead of us. The motor response can never reach a stimulus; but we, as experiencing beings, move toward a goal. Reflex movements occur within an organism, depending on events in the adjacent space. But you and I sense and move within an environment. The relation "experiencing beings-environment" does not copy the relation "stimulus-nervous system"[1]. Sensory experience and motility cannot be separated and localized in direct correspondence to sensibility and mobility. Only

---

[1] Cp. STRAUS, E., *Vom Sinn der Sinne*, Springer-Verlag, Berlin-Goettingen-Heidelberg, 1956, p. 175 ff.

a motile being, capable of disengaging itself from the ground, can face objects and can meet in sensory experience the *other;* only a sentient being to whom an environment is opened can move spontaneously[1].

Physiology relates the transition from sleep to awakeness to events within the organism – and rightly so. Beyond that, however, awake, we find ourselves in the world. We are there in our corporeality and motility. The physiological and the phenomenological problems of the state of awakeness must be kept clearly apart. The scientist who studies the physiological conditions of sleep is awake. This he takes for granted. He has not had to wait for the results of his experiments to establish the difference between being asleep and being wake. Observing, during his waking hours, the phasic variations of communication with others, men and animals, and interpreting the expressive character of their behavior as symptoms of biological process within their bodies, he gradually builds up a physiology of sleep and wakefulness. Should he succeed in his research, should he acquire the fullest insight, a virtually complete knowledge of everything that goes on in the brain, this information would not add one iota to his personal awareness of being awake. The phenomenology of wakefulness, however, may furnish him with meaningful questions in his physiological studies.

Awaking from sleep we are ready to get up. To arise means to rise against gravity. Experiencing in our corporeality, we find ourselves bound – but not chained – by heaviness; in our ponderosity we long for levity and buoyancy. In waking and arising, upright and motile, we meet the Other, things as our objects, i.e., *ob-jecta, gegen-stände.* In opposition to the ground and to the Other I experience myself and that which is most truly mine, my body. Partial conquest of gravity, lifting us from the ground, assures us of our monadic existence, gives us freedom for action. Yet all locomotion remains motion in a field of gravity. In our lofty thoughts we travel in weightless bounds through ages and space; in fantasy we mount Pegasus and are carried away. In the sensory experience of the waking present we are pedestrians who can move only step by step, held back by the ballast of their corporeal existence. Through our heaviness we are confined to the Here; through our motility, able to conquer gravity and to move, we are potentially Over-There. The Here, always my here-and-now, is a mere stopping place enroute to other places. The actuality of the present moment is experienced as limitation, as a phase in the continuity of our existence, related to

---

[1] Cp. Buytentijk, F. J. J., *Allgemeine Theorie der Menschlichen Haltung und Bewegung.* Springer-Verlag, Berlin-Goettingen-Heidelberg, 1956.

a segment of the world. Proceeding continuously from horizon to horizon, a border rather than an end, we in our heaviness meet things in their own weight. There is nothing that we can skip; awake we are held within the cumbrous continuum of the here and now where the pendulum has to swing through the seconds and minutes, where sequence implies consequence.

Dream and fantasy have been compared, not without reason. Notwithstanding some similarities, there is this fundamental difference: as a dreamer I enter into the dream world while in fantasy I remain master of the situation. Someone indulging in fantasies, submerged in memories or lost in thought, is but detached from the continuity of his corporeal existence. Against this background fantasies and memories are always contrasted; it constitutes the continuum from which all experience starts and to which it return. Thus far, sensualism is right; thus far, everyday-life opinion is also right when it interprets as real that which we meet in the continuity of our corporeal existence between life and death.

The answer to the question why the dreamer is lost in the dream world is no longer difficult. In sleep we lie down. The sleeper does not withdraw his interest from the world, as FREUD said; going to sleep we completely surrender to the world, we abandon our stand opposite to it. Therefore the sleeper is no longer free and able to conduct himself toward the world, to assert himself and to stand his ground, to hold his own. The primary non-conceptual experience of What-is-Mine can be realized only while we are awake. The sleeper who disengages the senso-motorium, who renounces the conquest of gravity, has suspended the reality in contrast to which he could conceive of dreams as his dreams. In contraposition to primary experience alone can thoughts be experienced as thoughts, images as images, dreams as dreams. The dream world overwhelms the dreamer; it appears real, not in opposition to the unreal but in default of any unreality. A system of invariants is needed should distinctions be made and retained. Musicians must tune their instruments to the same pitch and preserve it as the invariant acoustical base. The ghastly noise produced by a pictrola when, in its early states, the tension of the spring prematurely faded well illustrates the point under consideration. Intervals can be kept only if an invariant ground permits discrimination. Awake, we are able to recognize an invariant order with and by virtue of change. Being motile, the world appears to us in its persistence. In relation to the permanent we can change our position.

Not until our sight and the seen have been separated can "the same" persist through many different sights. Not until this happens can we distinguish appearance from the appearing thing and thereby separate the real from the unreal, insight from deception, truth from seeming. When we are awake we can linger with something, we can repeat an action, we can return to the starting point. Through the perspectives we discover the constancies and through the adumbrations the What. In dreams we cannot accomplish such a separation. The dreamer, for whom the appearing is not separable from the appearance, lacks the possibility of distinction between reality and sham. The Other which only as an *ob-jectum* shows itself persistent does not grow in its own right. This possibility is realized in wakefulness. Awake, therefore, we reach – in the pre-linguistic and pre-logical sphere of sensory experience – the inchoation of verbal explication and of the logical modi. Corporeality and motility are conditions for the primary, sensory apprehension of the world, as well as for its secondary, scientific interpretation.

Sensory experience opens the world to us and places us in its order, in a situation where we begin to think and where we progress in our thoughts beyond the boundaries of the initial situation without leaving it completely. The second step could not be made were it not prepared by the first one. The universe that is opened up in the pre-scientific and scientific interpretation is not altogether alien to sensory experience. In the order of space visible to us in awakeness we can establish places and after having determined them relate to each other. In this spatial structure we can mark borders and discover the equality of distances with the reversibility of the direction of our sight. As we approach an object or see it from a distance the proportions remain constant. In the world we experience while awake, geometry – the identifiable relation of lines, angles and proportions – becomes possible. We are not mathematicians solely by virtue of being awake, but in the world experienced under the conditions of awakeness and in our relation to it geometry can be built up. Awakeness, physiologically understood, is a condition for mathematics, because mathematics is an interpretation of the world accessible to us while awake, begun with the emancipation of the view from the visible.

In the waking state we can communicate with ourselves and with others. The dreamer is alone in his dream world. No one else can enter it, nor can the dreamer leave it. The relation of the sleeper to one awake is unilaterally negative. The sleeper cannot place himself in contact with the one awake as the latter can do with a sleeper. He can watch the sleeper and take care of him, or he can attack him and destroy him. Thieves come during the night. The sleeper is powerless, he is at the mercy of the one awake. Only after "coming back" out of sleep, regaining power over himself, can he retaliate, approach or evade. All communication, it seems, is based on being together, in the synkinesis of meeting and fleeing. We do not discover the alter ego by either inference or empathy; the other one is not a thing of peculiar characteristics marked against a neutral background. I discover the other one as a fellow creature, as a partner to my waking intention of motion, as a being who within the world may approach me or leave me alone in a meaningful counteraction.

The traditional definition of man as an *animal rationale* has frequently been interpreted to mean that one has to conquer the animal in order to be rational, that rationality has to be severed from animal existence. Considering awakeness, one may find that rationality originates in and issues from the animal nature, from corporeality and motility; while man transcends the boundaries of his here and now he remains bound to the original situation.

On the Form and Structure of Man's inner Freedom[1,2]

I

History, the scene of human choice and action, opens with the expulsion from paradise. It began, according to the Bible, with an event of man's own making, a rebellious deed, creating a situation from which there was no retreat to the past. In his disobedience Adam gambled for the highest price: to be like God. "In the day ye eat thereof", the serpent promised, "then your eyes shall be opened, and ye shall be as gods, knoing good and evil." Here the serpent did not lie. The Lord confirmed his words: "Behold, the man is to become as one of us, to know good and evil."

In this ancestral miracle play, which probably more than anything else shaped Western ideas about human freedom, it is knowledge, knowledge of good and evil, that raises man above all other creatures. The serpent's words sound as if he anticipated the M'Naghten rule, or perhaps we would come closer to the truth in assuming that the British Lords who formulated the test were somehow reminiscent of the Biblical story. This was in 1843. In 1956 there are probably a good many among our contemporaries who would hesitate to place reason so high. Yet, should there be any psychiatrists in this group of sceptics they would, when working as psychotherapists, put their faith in the healing power of insight. They are convinced that they can pass on their own knowledge of human nature to others, enlighten them, and help them to gain insight into their past and to face their conflicts. Reason, it seems, may conquer even the demonic forces of the unconscious.

---

[1] Kentucky Law Journal, Vol. XLV, Nr. 2, Winter 1956—1957.

[2] This and the preceding paper "Prison vs. Closed Ward. Their Philosophical Relationship", by OTTO E. GUTTENTAG, are part of a symposium held at a Grand Rounds Conference on May 16, 1956, at the University of California School of Medicine, San Francisco, arranged by the sub-department of Homeopathy and sponsored by the Homeopathic Foundation of California. The other two participants were Dr. KARL M. BOWMAN, Head of the Department of Psychiatry, who spoke on "Psychiatric Testing of Mental Freedom", and Mr. Thomas C. Lynch, District Attorney of the City and County of San Francisco, who spoke on "Forced to Decide".

Insight into their own condition was the first knowledge imparted to Adam and Eve. Before they had tasted the forbidden fruit "they were both naked, the man and his wife, and were not ashamed". They were naked but they did not know it. With the magic meal a metamorphosis occurred. "The eyes of them both were opened, and they knew that they were naked." Man had grown beyond the limitations of his former self.

To know something means to determine the factual in relation to the potential, the particular in relation to the general, the part in relation to the whole. A knowing being is one no longer bound by actuality. To know what something is implies realizing what it could be but is not. To know the world implies knowledge of oneself. One is not without the other. The Bible tells us in a lapidary style that knowledge – scientia – is accompanied by conscientia, conscience. The fruit from the tree of knowledge bestowed upon man the power of self-reflection. He saw himself as in a mirror and was not pleased with what he saw. He discovered the discrepancy between the actual condition and a better one, between fact and ideal.

In everyday life we use the mirror for esthetic purposes. There we also compare the actual condition with a standard and "make ourselves up" to meet the requirements of the ideal. As Hamlet said to Ophelia: "God gave you one face and you make yourself another." The particular precepts of the make-up vary with times and places; the tension between fact and ideal is permanent. Physical reflection of light is, though a necessary, not the sufficient condition for the perception of a mirror image. Without selfreflection the optical reflection would give us an illusion of reality, as it does to animals. Knowing about my existence in the world I can meet the one who appears in the mirror as my own self and thereby act as my own judge. Self-reflection which makes a comparison of fact and ideal possible makes it also inescapable.

Traditional interpretation – well documented by the painters and sculptors' fig leaves – relates the discovery of nakedness to sex and concupiscence. The language of the Old Testament is no Victorian; nakedness may mean more than sex alone; it may refer to nature, animal nature in general. Enlightened through the power of the forbidden fruit, man recognized what he had been – and still was: an animal. In knowing, he had emancipated himself from the bondage of natural existence and yet remained bound by it: he had become an animal rationale.

Ashamed and afraid, "Adam and his wife hid themselves from the presence of the Lord God". Shame is an offspring of self-reflec tion. We know how we are and how we ought to be. We know how we ought to be and reject what we are. We recognize a deficiency, a debt. "Ought", for good reason, is the past tense of "to owe". Self-reflection enables and forces us to see ourselves as others see us. Ashamed, we feel responsible to ourselves, even before accepting another one as our judge.

The Biblical drama developed fast. Man's first action immediately led to man's first trial. God summoned Adam, who answered[1] from his hiding place amongst the trees of the garden; in this scene of calling and responding, "re-sponsibility" is enacted as in a charade. The call for the culprit was followed by a hearing, the hearing by the sentence. The procedure of the most supreme court put the M'Naghten rule into operation for the first time: "Hast thou eaten of the tree, whereof I commanded thee that thou shouldest not eat?" asked the Lord. Adam did not plead innocent, he did not claim not to know the nature and quality of his act. Instead, he asked for mitigation, blaming Eve, who in turn blamed the serpent. In Eve's words, "The serpent beguiled me, and I did eat", responsibility apparently comes to rest upon Satan, the great tempter. Adam's more sophisticated defense, "The woman whom thou gavest to be with me, she gave me of the tree, and I did eat", vaguely blames the Lord himself. However this may be, their behavior was not heroic, not like that of the Titans in Greek mythology and tragedy. Unlike Prometheus, they did not openly challenge God. Even so, the Lord of the garden of Eden was frightened: "Behold, the man is become as one of us, to know good and evil: and now, lest he put forth his hand, and take also of the tree of life, and eat, and live forever: Therefore the Lord God sent him forth from the garden of Eden, to till the ground from whence he was taken." Passing sentence, God cursed Adam and Eve; he cursed the serpent and the ground for Adam's sake. The expulsion from Eden, however, was not a part of the sentence; it was a preventive measure. Driving Adam from Eden, God acknowledged that man's rebellion had been successful; he blamed man for his deed, but he did not – or could not – make it undone. He did not or could not take away knowledge of good and evil. Disobedient, man had shaped and accepted his destiny; his rebellion first made him man, raised him above the level of mere animal existence. To quote the closing lines of *Paradise Lost* where MILTON describes Adam and Eve's exodus from Eden:

---

[1] The etymological meaning of "answer" is *anti-swear*.

Some natural tears they dropped, but wiped them soon.
The world was all before them, where to choose
Their place of rest, and Providence their guide.
They, hand in hand, with wandering steps and slow
Through Eden took their solitary way.

Man left the garden of Eden as *homo sapiens*.

Myths reveal lasting forms in dramatic sequence, generic structures as outcome of single events. The myth of the garden of Eden joins together knowledge with human *hubris*, knowledge of good and evil with self-reflection and death, insight into the discrepancy between fact and ideal with shame, guilt, and remorse; it reveals man's place in the cosmos, his relation to things above and below; it gives an account of human misery and bondage, but no less of human freedom and grandeur.

Christian theology read the story of Genesis 2 and 3 not as a myth but as the authentic report of a historical fact: of Adam's fall. His disobedience brought sin and death into the world; through him, man, now living in a state of corruption, lost his freedom. But how could he ever have been free at all? How could Adam's deed as an act of his own volition be reconciled with God's omniscience and omnipotence? Emphasizing the infinite distance separating man, the creature, from the Creator in his absolute majesty, the theologians made it difficult to understand how either man or God could will. As volition is related to change and thereby to time, God, the Immovable Mover, the Everlasting, appears above will, and man, through God's omniscience, without will. LUTHER and CALVIN, no less than AUGUSTINE before them, found themselves entangled in the vexing problems of predestination.

II

You may wonder why I should devote so much time to a discussion of theological problems. They seem antiquated or, at least, of little concern to the modern scientist. Even if this were so, the reign of religious tradition did not come to a sudden end with the secularization of the problems. In a discussion of human freedom determinists as well as indeterminists, arguing the pros and cons of free will, use, even in our day, criteria borrowed from theology. They inadvertently continue a medieval controversy: the theological dispute about the supremacy of will or intellect in God. While, according to THOMAS AQUINAS, God created what he in his wisdom recognized as good, the theological voluntarists protested that to declare God's will dependent on God's wisdom would mean to set a limitation to his omnipotence. God, DUNS SCOTUS taught, created the world in absolute arbitrariness. The world is good because God made it so; he did not make it so because it was good. As LUTHER, writing about the "servitude of human will", later said: "It is God whose will is without any cause or reason that could prescribe to it any measure or rule, for nothing is equal or superior to God's will, which is the rule of everything." In this religious philosophy God alone appears free–and absolutely free–while all others are bound by the necessity of his decree. At this point things could not and did not rest. Practice cannot work with such theories. It makes little difference whether human freedom is denied because of God's omnipotence or because of the inexorable reign of physical laws.

Kings and princes who claimed to rule by the Grace of God were the first to use divine sovereignty as a model for their own absolutism. But the common man also demanded his rights. In a democracy everyone expects his will to be respected. Not without reason do we spell "I" with a capital letter, and sometimes grant even to the poor Ego a majestic initial. DESCARTES–speaking for the common man– vindicated the freedom of human will as hardly different from divine sovereignty. He distinguished knowledge and the power of choice, or of free will, as two faculties. "The will", he said, "is much wider in its range and compass than the understanding . . . it is free will alone or liberty of choice which I find to be so great . . . that it is for the most part this will that causes me to know that in some manner I bear the image and similitude of God. . . ." DESCARTES understood the will as an autonomous faculty, an agent acting in complete independence, capable of counteracting other powers and interfering with causality. This caricature of the concept of volition has shown a remarkable tenacity.

Theological ideas survive in present-day psychological concepts, they persist in the thinking of existentialists and psychoanalysts. When ALEXANDER and STAUB reject the concept of free will as a "postulate of the moralists that the Super-Ego does or should rule supreme and unlimited in the psychic apparatus of men"[1], the lineage of their ideas is obvious. The moralist and the psychoanalytic amoralist move on the same level. Interpreting free will as unlimited spontaneity and complete arbitrariness, they argue in the abstract, they are fighting windmills.

Indeed, if free will is synonymous with a "conscious Ego, actually [possessing] the power to do what it wishes"[1], then one would have

---

[1] ALEXANDER & STAUB. *The Criminal, the Judge, and the Public, 1931,* 70ff

to agree with psychoanalysis, which "considers the human psychic apparatus as a system which is fully, and without a single gap, determined by psychological and biological causative factors" [1], provided that human behavior could be explained as the functioning of a so-called psychic apparatus steered by such strange things as drives, ideas, thoughts, and memories.

An "apparatus" certainly cannot be held responsible either for its bad or its good actions. Responsibility cannot be limited to one account only. If we are not to be charged for our shortcomings, we must not be credited for our accomplishments; fault and merit vanish together. To escape from such an intolerable situation, ALEXANDER and STAUB concede that "we may for practical purposes hold the individual responsible for his acts". The authors will allow us to "assume an attitude as if the conscious Ego actually possessed the power to do what it wishes". However, in an apparatus determined by causative factors all events are of the same kind. They occur not hypothetically nor probably but actually. Actuality is their one and only mode of occurrence. The Apparatus named ALEXANDER has not the power to make any assumptions. Running on one track, it cannot be so cynical as to treat some-one as free while knowing that he is not. Any fiction, whatever its content, is in itself an expression of freedom. An apparatus that cannot choose between right and wrong cannot distinguish between true and false either. It knows of no degrees of validity. In such a machine an error is just as much determined as insight. The accidental distribution of circumstances determines in an Apparatus *Smith* the appearance of one set of ideas, in an Apparatus *Jones* the appearance of another set. Neither of them is wrong and therefore neither of them is right; both simply are what they are. They do not contradict each other, just as little as rain in San Francisco contradicts sunshine in San Diego. If determinism is right, a meeting like ours today is utterly senseless. The hope of gaining knowledge would be the most deceptive of all human illusions. Indeed, we would be cursed to remain forever the captives of this or any other illusion. Yet, whether we affirm or deny human freedom, we claim to know something, we offer proofs and rules—not causes—for our convictions. The determinist, in denying the possibility of human freedom, affirms it by his very denial.

III

It may, therefore, facilitate our task to consider human freedom in its relation to knowledge. Let us analyze in full, for instance, the implications of the proposition: The earth is round. This is a rather simple statement; at least we expect every normal adult to grasp its meaning. We won't argue its truth but confine ourselves to a consideration of the connotation of the sentence, and this will give us plenty to do.

1. Some behaviorists today adhere to a semantic theory that considers words as substitutes for absent objects. An acoustical stimulus, the theory says, replaces the original one. An organism supposedly reacts to the substitute as it would to the *signatum*. But speaking about the earth, we do not refer to something absent. This room and this city belong to the earth.

2. The earth is not absent, but it is not present either. For the word "earth" does not signify this room or this street or state; it indicates the earth as a whole. According to the semantic theory just mentioned, the object-stimulus should precede the acoustical stimulus, but no-one has ever seen the earth as a whole. Even from an artificial satellite the view would always be limited to a part of the surface and certainly would not show the depth of the earth.

The word "earth" signifies an object which as such is never directly accessible to us.

3. The question therefore arises: How can we, always limited to the parts, grasp the meaning of the whole? The usual answer to such questions is: *through past experience*. Yet in every single one of these past experiences we found ourselves somewhere–in a room, on a street, on a hillside–always encircled by a horizon. Even if a strictly single experience could be joined, or join itself, to another, all of them put together would yield but a hodgepodge of fragments, not a whole. *Generalization*, another typical answer, would not provide a better explanation; it does not remove the horizon. Through generalization we would obtain a pseudo-universal, a segment of space with vague, ill-defined boundaries. Yet the astronomer has very precise ideas about the earth as a sphere. On this globe–conceived as a whole with a permanent structure–he accurately determines latitudes and longitudes, precisely calculates the length of the equator, and exactly predicts eclipses of moon and sun. Like him, the navigator finds the position of his ship on the spherical surface of the earth in its relation to sun and stars, knowing exactly the path of this our planet in relation to the orbits of other celestial bodies. Through sensory experience alone the sailor gains no answer to the question "Where?"; he is lost in his "Here", somewhere on the boundless ocean.

To understand a part as a part demands that we reach potentially beyond the visible horizon, from the known into the unknown; this in turn demands that we understand our actual experience as a phase in the continuum of experiencing. Let us suppose we inspect a large building, a house containing many rooms: we walk from room to room, we climb from floor to floor. In every moment we are confined to one small sector of the whole building; indeed, to see only one room as a whole we have to turn around to connect one view with many others. Yet at the end of our tour we know the building as a whole, though with one glance we have never actually seen it as such. Through the sequence of our steps in time we have become familiar with its lasting structure. When we speak about it, we eliminate the temporal order of the operation through which we gained familiarrity; the man who lives in it or owns it, buys it or sells it, thinks of the building in its permanent form. While experiencing in time, we experience the flux of time itself; our experience does not consist of a sequence of impressions, but we have the impression of sequence; drifting in the flux of time we are, nevertheless, related to a timeless order.

On our trip through the building we found every given moment meaningfully related to the next one and finally to the whole structure. Familiar with the order of the whole, we definitely know where we are and how to direct the next step. Passing through the building we find ourselves as a motile partner of the environment, at any given moment confined to one position but related to many others; while we are here we are—potentially—over there.

4. Sensory experience would never lead to the insight "the earth is a sphere". This statement is made in strict contradiction to the evidence of our senses. Far from obtaining the proposition "the earth is a sphere" through abstraction from the details of concrete experience, we abandon this primary information about our "environment" and subordinate the most obtrusive sensory data to the never directly visible frame of reference: the earth. Measured against the evidence of sensory experience our proposition is dangerously absurd; for it leads to the conclusion that the inhabitants of the Southern Hemisphere, our antipodes, hang down from the ground into the void. In order to conceive of the spherical shape of the earth we have to learn the relativity of the familiar directions: above and below. We have to emancipate ourselves from the impact of sensory experience and to deny its absolute validity. We must have the freedom to reject the claim things make upon us. We no longer comprehend the world as it appears to us but as it is in itself.

5. In order to accomplish this we have to transcend the limits of the here and now; we have to reflect upon ourselves, to see ourselves as in a mirror, to subordinate ourselves to a higher conceptual order. The statement "the earth is round" does not mention man or the speaker, but by implication it refers to him and his capacity for self-

reflection. In making this statement we renounce our "natural" ego-centric position; we see ourselves moving and acting upon this globe.

6. In our statement not only the grammatical subject "the earth" but the predicate "is round" likewise demands our attention. It makes sense only in relation to what it excludes. It stipulates that the earth is not cubic, not a disc floating on the waters. In short, the predicate in this statement, as always, refers to other possibilities.

7. The predicate "is round" places the earth, still unknown in its size, into the well-known class of spherical objects. In theoretical comprehension the diameter of a sphere may have any magnitude, as long as the proportions (in Latin *ratio*, in Greek *logos*) are pre-served. While we cannot see the spheric shape of the earth directly, we can represent it as a globe, provided that the diameter is devised so as to be extremely small compared with the natural dimension. I can comfortably carry a globe, representing the earth, in one hand; its size, weight, and distance do not matter if they are sufficiently remote from natural conditions. In speaking and thinking about the round earth we emancipate ourselves from natural size. We demate-rialize the objects and ourselves. On a little globe I can show our position: here is San Francisco. Here we are. And I cover the spot with the tip of a finger. Still I refer to you and myself in our corpo-rality, size and weight.

8. The statement "the earth is round" is, as one says, abstract. It has no directly graspable substance: it is weightless. This abstractness of thought led all naturalistic philosophers from HOBBES to FREUD to consider mind as pale and passive. Yet, if the idea "the earth is round" were powerless, we would not convene here today. For it was this idea that activated Columbus, enabled him to plan his trip and sustained him for months while sailing through the vast desert of the sea to a fantastic goal.

IV

1. Capable of conceiving the perennial structure of the earth in its timeless shape, Columbus could devise a plan to reach India traveling westward. To enact his plan he had to adapt a purely geometrical pattern to the vagaries of terrestrial space; the timeless had to be temporalized; the whole, transcending without a visible horizon the "here and now", had to be broken into parts and adapted to situations always confined by a horizon. In such a per-formance the whole necessarily "goes to pieces". The parts to which it is reduced are ambiguous. One can argue about which way is better or preferable.

2. A plan makes it possible to *"com-prehend"*, in the true sense of that word, changing situations, to bring them into a meaningful context with each other, and to assign to them a place of relative importance, a value, in the realization of the whole. Its enactment brings coherence to previously incoherent segments.

3. The order of the plan binding together individual moments and hours of the day overrules the arbitrariness of the moment. Once accepted, the plan makes demands, it sets obligations. A decision to study medicine compels a student to follow a certain pattern for years to come; it prescribes for him from day to day what to do and where to go. While it says what he ought to do, it gives meaning to his existence beyond the realm of self-preservation; it opens the sphere of self-realization. In studying medicine the student becomes a physician; he accepts a general role; he creates his own social self. This possibility of conceiving an order and of performing it is not established by a castration-threatening father. The human capacity to break through the boundaries of the horizon, far from being a mere hindrance to the direct satisfaction of drives, enables him to give meaning to his life beyond the moment. In the biological circle of need and satisfaction, be it in man or animal, one transitory moment replaces the other one. But man can transcend this temporal sequence and relate his transitory action to a timeless or a permanent embracing order.

Man lives on two levels: self-preservation and self-realization. While he is able to emancipate himself from the impact of immediate sensory experience, the freedom to understand subjects him in turn to the demands of a new higher order. Human society and history make self-realization and thereby meaningful existence possible. But every order sets the rules of the game. The rules enable us to play and enjoy the game. At the same time they limit the freedom of the player; he has to follow suit. He can try to cheat, to renege; he can try to turn away from the rules in the direction of self-annihilation. But he cannot simply omit self-realization. Remote and immediate satisfaction, lasting order and temporal sequence, self-preservation and self-realization are in permanent conflict.

4. We want what we are in want of: Nobody could seriously wish to go where he already is. Wants and needs, wishes and desires, are related to actual situations, thereby limited by the past while open to the future. They do not act as a mere *vis a tergo*. They must not be construed as independent entities, as variables which determine the behavior of an apparatus. We are those who are in need, who wish and desire according to our mode of being-in-the-world.

We shall never understand the possibility of aiming at a goal if we do not consider first the conditions prevailing at the start. Obviously, we can only wish to go where we are not, strive to acquire what we have not, desire to become what we are not. But the double connotation of "wanting" expresses precisely the fact that the "want" is no mere deficiency. We are in want of something because we are at every moment in a state of transition, incomplete, capable of, but also in need of, completion. In wanting something we are directed to that which is lacking, to that which we have not yet. When thirsty, we look for a drink; when we stretch out our hands for a glass of water, we are "longing" for it at the actual moment; but what we are longing for, the water, offers itself from a distance, as a future goal. We have to move over-there in order to reach it and incorporate it. In this act of searching we are directed to something which we see, now, in its remoteness, something with which we are—not yet—united. When we strive for a goal, the future advances into our present. Places over there within the visible horizon appear to us mobile beings as potential goals, attractive or repulsive.

Thirst and the desire to drink come with the organism's need for water. Desires are directed to the future; the term "tension reduction" has been introduced to eliminate all teleological interpretation; the concept of need, however, is also a teleological term. There are no needs in physics. In colloquial parlance we injudiciously ascribe needs to inanimate things, to utensils and artifacts no less than to living creatures. When we say the car needs lubrication or the fence needs fresh paint, we actually mean that *WE* want the car to run smoothly, that *WE* prefer a fence in good repair to one wearing away. Needs are related to preference. They occur where there is an alternative between the various conditions of an object, where one of them is preferable to us or better *per se*. Needed is the means of procuring a preferable situation. The statement "we are badly in need of rain" expresses both that we prefer a green lawn to a brown one and that the plants themselves in our gardens and fields will be better off after a rain. Biology recognizes optimal conditions, not established by human preference but distinguished through their relation to survival or death, fertility or sterility, health or disease, growth or waste. Plants and animals have needs in so far as among the many possible conditions there are some by nature preferable to others. While needs are always related to optimal conditions, the means of preserving or restoring them vary with the hour. After many days of sunshine rain is needed; after many days of rain, sunshine.

Plants are not organized to contribute actively to the fulfillment of their needs. Their fate is determined by soil, weather, climate; the animals, however, depend on their own activities for self-preservation. They must care for themselves; motility enables them to do so. The mighty oak rooted in the ground must wait for the clouds to bring the rain, but a little bird perched on one of its branches, free to move around, is able to search for water. Animal locomotion is related to an organization of space where the means of preservation, the "goods" of life, are unevenly distributed; it is not related to mathematical or physical but to terrestrial space; on this terrain the animal moves in zones of preference; its movements aim at a goal; they are directed to and from locations endowed with physiognomic values, to places attractive or repulsive. Animal motion, as all meaningfull action, is directed to the preferable. While the human way of knowing the world and of understanding oneself opens new frontiers to man, his freedom of action is rooted in his animal nature.

There would be no legal problem of responsibility if those who may be considered as not responsible (on the human level of action) had not, nevertheless, been acting in some way (on a lower level).

5. The sentence "the earth is round" is but a puff of air, it is gone with the breath which enounced it; yet it is valid. Its validity means that it will have the same connotation everywhere for everybody at any time. Thinking does not consist of single thoughts which as "causative factors" move the thinking apparatus like a coin thrust into a vending machine.

Considered as an apparatus the astronomer who measures the galaxies fills no more than a tiny volume of space. The only connection of the apparatus with the universe is through the two small pencils of light which traverse the pupils. An apparatus does not see any object over there; receivers are hit by light at the end of its travel. Photochemical processes occur in the retina–all of them but local events. While an excitation passes from the receiver to an effector, none of the parts involved reaches beyond itself. The brain which controls input and output does not know the muscles which through their contractions move the apparatus, nor is an apparatus aware of its own position or of the relation of its "here" to places "over there". Whatever happens in an apparatus is in line with physical determinism, i.e., all events are single, particular, local events determined by other events within the immediate neighborhood, the present determined by the past, and by the past only. An apparatus is limited to its proximity; there is no action at a distance, no awareness of the other as the other. An apparatus has no environment and no needs. An apparatus cannot measure, because it has no relation to the other; it cannot count, because it cannot transform the sequence of events into the idea of sequence; it cannot predict, because it has no relation to the future. But we—man and animal—reach beyond the proximity of adjacent space; we see objects at a distance, as the other; we have an environment; and as thinking beings we are in a relationship to the world which transcends the here and now. In physics spatial relations are of the order: side by side. The relationship of an experiencing being to the world is that of being opposite, namely, to the ground from which we arise, and to the things which we face from a visible distance. In moving we discover the lasting order of ground and environment where we find ourselves as a part, belonging, yet separate and opposite, aware of our own position in relation to the whole, capable of moving in the space of action to distant goals, limited to the present and yet reaching beyond the actual moment, recording the past and predicting the future.

6. Astronomy was once considered one of the arts called liberal because they were thought worthy of a man, free in the political sense, and supposed to make him free in the moral sense to control, not to repress his passions. To this we may add free in the technical sense to shape, if not to dominate nature for his own ends. Science liberates man, but it is man who creates science, because he is free to transcend the confines of sensory experience. Yet while transcending them in thought he does not leave them altogether. The first move of breaking through the boundaries must be followed by a second one: the return to the "cave".

7. Thus, there are two basic forms of disturbances: the incapacity to transcend the boundaries, and the unwillingness to accept the burden of self-realization. The first, which occurs on the way out—so to speak—in psychoses and mental deficiencies, will lead the indicted into the closed ward, the latter into prison.

Der Archimedische Punkt[1]

I

In den Aussagen der Physik ist das uns im Alltag vertraute Bild der Welt, die Tagesansicht [2], ersetzt durch die Nachtansicht, durch ein System unanschaulicher mathematischer Formulierungen. Die Physik ist darauf bedacht alle anthropomorphen Qualitäten auszumerzen; doch droht ihr zuletzt mit dem Anthropomorphen der Anthropos selbst zu entschwinden. Die physikalische Reduktion kann ja nicht an einer Stelle Halt machen und den Physiker allein verschonen. In der Praxis befolgt daher die strenge Wissenschaft nicht ihre eigenen Prinzipien. Tatsächlich verläßt der Physiker, der die Nachtansicht vor uns entwickelt, nie den sicheren Grund der Alltagswelt, sowenig wie der Fakir, der vor den Augen seiner erstaunten Zuhörer an einem frei in der Luft schwingenden Seil emporzuklettern scheint. FECHNER glaubte durch eine Art Spinozistischen Pantheismus Tages- und Nachtansicht miteinander versöhnen zu können. Es ist aber wohl berechtigt, vor der theologischen eine anthropologische Lösung zu versuchen. Die Doppelrolle des Beobachters, der farbige Dinge sieht und mißt und Farben als Wellen deutet, macht die Trennung und die Vereinigung der beiden Ansichten möglich. Der Scheidung geht die Einheit voran; die Vereinigung ist im Grunde eine Wiedervereinigung. In der Naturwissenschaft wird freilich nach der vollzogenen Trennung zuweilen die Möglichkeit der Vereinigung vergessen oder gar bestritten. Jedoch der Physiker, dem wir die Formeln der Nachtansicht verdanken, bleibt ein Bürger unserer menschlichen Welt; alle seine wissenschaftlichen Handlungen vollziehen sich in der alltäglichen Ordnung sichtbarer, hörbarer, tastbarer Gegenstände. Seine Beschreibungen und Mitteilungen sind an die menschliche Sprache gebunden und an seine Mitmenschen gerichtet. Die Gewißheit physikalischer Lehrsätze weist zurück auf die Zuverlässigkeit alltäglicher Erfahrung Gleich allen menschlichen Leistungen verlangt auch das physikalische

---

[1] Tirage à part de Rencontre/Encounter/Begegnung. Contributions à une psycho logie humaine dédiées au Professeur F. J. J. BUYTENDIJK. MCMLVII Uitgeverij he spectrum, Utrecht/Antwerpen.

[2] G. T. FECHNER, *Die Tagesansicht gegenüber der Nachtansicht*, Leipzig 1879

Erkennen eine Anerkennung der Alltags-Welt in ihrer makroskopischen Gestaltung. Gleichwohl gibt es Viele, die von der Erforschung des Gehirns, seiner mikroskopischen Struktur und Funktion, die endgültige Erklärung alles menschlichen und tierischen Verhaltens erhoffen.

Wissenschaftliche Methode macht es zur selbstverständlichen Forderung, von dem Erkannten oder dem Erkennbaren auszugehen und von dorther in das Unbekannte vorzudringen. In der Neurophysiologie wird diese Regel nicht immer befolgt. Viel Eifer ist darauf verwandt worden, Gehirnmodelle zu ersinnen, die, wie man hoffte, eine Nachbildung und Erklärung des Verhaltens und Erlebens ermöglichen sollten. Man beginnt mit einer Re-construktion, ohne sich viel um die Struktur des Originals zu sorgen. Dieser gewaltsame Versuch das Verhalten und Erleben in der Begriffs-Sprache der cerebralen Mechanismen auszudrücken, wird durch zwei uns natürliche Täuschungsrichtungen gefördert. Wir neigen dazu, unsere Vertrautheit mit der Alltagswelt als Erkenntnis zu deuten und in der Mühelosigkeit unserer seelischen Leistungen ein Anzeichen für die Einfachheit ihres Aufbaus zu finden. Wir übersehen die komplexe Struktur scheinbar einfacher Erlebnisse.

In seinen Experimenten nimmt der Physiker, wie wir alle im täglichen Umgang mit Menschen und Dingen, die Möglichkeiten des Sehens, Beobachtens, Beschreibens, als gegeben hin; dem Psychologen hingegen wird das Sehen des Gesehenen, das Beobachten und Beschreiben des Beobachteten, das Denken und Deuten des Gedachten und Gedeuteten selbst zum Problem. Sein Thema ist der Sehende, das Gesehene und das Sehen. In der Rolle des Anthropologen ist der Mensch zugleich der Messende und das Gemessene. Jedoch in einer gewissen Weise muß der Messende mächtiger sein als das Gemessene, dessen Grenzen er bestimmt und nur darum bestimmen kann, weil er über die Grenzen hinausreichend das Faktische am Möglichen mißt. Es ist darum höchst zweifelhaft, ob der Messende und das Messen durch Bezug auf das Gemessene erklärt werden können.

Wie ist es überhaupt möglich, „das menschliche Verhalten" und „das Gehirn" in Beziehung zu setzen? In diesem Titel vereinigt das Wörtchen „und" – leicht gesagt und schnell geschrieben – zwei grundverschiedene Themen. Das Verhalten ist das wahre Element unseres Daseins. vom ersten bis zum letzten Tag unseres Lebens. Das menschliche Verhalten gehört zu unserer Alltagswelt der Farben und Klänge, der makroskopischen Dimensionen und der „natürlichen" Größen. Im Agieren und Reagieren werden wir alle damit vertraut; dazu bedarf es keiner Apparate und keiner Experimente. Das Gehirn dagegen, seine Anatomie und Funktion, ist das Arbeitsgebiet einer kleinen

Zahl von Gelehrten; seine Erforschung geschieht unter ungewöhnlichen, ja abnormen Bedingungen: auf dem Operationstisch und dem Sektionsbrett. Das genauere Studium erfordert die Anwendung höchst komplizierter Instrumente. Das Feld der cerebralen Mechanismen ist ein Universum bloßer Quantitäten, impersonaler Vorgänge, der mikroskopischen Strukturen, der molekularen und atomaren Dimensionen. Es ist eine Welt in der das Licht nicht leuchtet, den Raum nicht erhellt, dem sehenden Auge keine Gegenstände sichtbar macht. Um zwei derart verschiedene Regionen zu vergleichen und in Beziehung zu setzen, bedarf es einer Vermittlung. Der Beobachter ist es, der als Vermittler fungiert, er, der in der Wirklichkeit des Alltags das Verhalten seiner Mitmenschen beobachtet und eben dort gelegentlich ein Gehirn antrifft und untersucht, um am Ende seine anschaulichen Beobachtungen in abstrakten mathematischen und physikalischen Begriffen zu interpretieren.

Der Physiologe, der in der Alltagswelt Verhalten und Gehirn in Beziehung setzt, macht tatsächlich dreierlei zum Gegenstand seines Nachdenkens: das Verhalten, das Gehirn als makroskopisches Gebilde und zuletzt das Gehirn in seinem mikroskopischen Bau und seinen biophysischen Prozessen. Vom Ganzen, dem erlebenden Organismus, steigt die Forschung hinab zu den Teilen, zunächst zu einem Organ, dem Gehirn, und zuletzt zu dessen histologischen Elementen. Aussagen über die elementaren Vorgänge gewinnen ihren rechten Sinn erst im Rückgang auf das ursprüngliche Ganze. Daß der Forscher sowohl das Ganze zu beobachten als auch das elementare Geschehen zu deuten vermag, diese Personalunion des Beobachtens und Deutens ermöglicht es, drei so verschiedenartige Gegenstände wie Verhalten, Gehirn und Zellen thematisch zu verknüpfen. Der Physikalismus in der Psychologie aber glaubt den Beobachter zuletzt ausschalten zu können; er vermutet, daß die Leistung des Beobachters dem letzten Glied in der Reihe, den mikroskopischen Strukturen direkt zugeschrieben werden dürfe.

In der Kunstsprache der Physiologie werden die Sinnesorgane als Receptoren bezeichnet; der Organismus wird als Reizempfänger aufgefaßt; das Verhältnis des Sehenden zur sichtbaren Welt wird als eine Beziehung von Lichtstrahlen und lichtempfindlicher Sinnesfläche interpretiert. Die Physiologie betrachtet das Auge – mit Recht – als ein optisches Instrument; ihre Methode wird erst dann fragwürdig, wenn sie das Sehen und das Gesehene, den Seh-raum und die Seh-dinge durchaus als Leistungen dieses Apparates zu begreifen und als ein „nach außen" projiziertes – oder eigentlich rejiziertes – Bild zu konstruieren sucht. Dabei treten aber Probleme auf, die sich mit rein physiologischen Begriffen nicht haben meistern lassen; vor allem die

Phänomene der Einheit des Sehraums, der Konstanzen, der „Tiefe", ja recht eigentlich der Gegenständlichkeit und des Sehens selbst.

Beim Studium der Leistungen des Gehirns bedient sich die Neurophysiologie gewisser Apparate. Sie läßt das Organ in seinen unbekannten, noch zu erforschenden Funktionen auf Maschinen einwirken, deren physikalisches Verhalten bekannt ist. Von den in einem Meßapparat auftretenden Schwankungen des Elektro-Potentials etwa, wird auf die, solche Schwankungen verursachenden Vorgänge im Gehirn zurückgeschlossen. Damit wird der Begriff der sensorischen Leistung in merkwürdiger Weise eingeschränkt. Zwar weiß man, daß die Calcarina etwas mit dem Sehen zu tun hat. Jedoch diese ihr eigentümliche Funktion, die ihr als Organ eines erlebenden Individuums im Ganzen des Ich-Welt-Verhältnisses zukommt, bleibt in den physiologischen Analysen unberücksichtigt. Die Eigenart der cerebralen Funktion wird vielmehr durch die physikalischen Charakteristiken eines Apparates festgelegt. Sie wird als impersonales, an bestimmter Stelle lokalisiertes Geschehen gedeutet; das Sehen und das Gesehene wird auf das Gesichtete begrenzt und meßbaren Vorgängen in der Area striata gleichgeordnet.

DEMOKRIT soll gelehrt haben, daß sich von den sichtbaren Gegenständen Bildchen „Eidola" ablösen und in das Auge des Sehenden eindringen. Diese Lehre erscheint uns primitiv. Als Sinnesphysiologen deuten wir den sichtbaren Gegenstand als optischen Sender, das Auge als optische Empfangsstation. Dann freilich kommen wir der demokritischen Bildertheorie wieder bedenklich nahe und interpretieren das Sehen des Sichtbaren als Erscheinung von Bildern – eine Art von positiven Abdrücken des Calcarina-Negativs – im Bewußtsein. Der wahrgenommene Gegenstand wird umgedeutet in eine Wahrnehmung, die in mysteriöser Weise cerebralen Vorgängen aufgepfropft ist. "All sensa are identical with parts of the brain and not with the surface of the external physical objects", schreibt PRICE [1] in einem Buch über die Wahrnehmung.

Die Berücksichtigung der vermittelnden Rolle des Beobachters erschwert zwar die Aufgabe des Neurophysiologen, klärt aber zugleich die Situation. Der Beobachter bezieht menschliches oder tierisches Verhalten auf das Gehirn. Das Vergleichen ist sein Werk, ein Ausschnitt aus dem Gesamt der Möglichkeiten menschlichen Verhaltens. Es ist daher gefordert, wissenschaftliches Beobachten, Beschreiben, Vergleichen, mit in den Bezirk dessen einzubeziehen, das neurophysiologisch erklärt werden soll. In seiner Umwelt trifft der Beobachter Menschen, die – ihm gleich – fähig sind, in ihrer Umwelt Beziehungen zu sicht-

---

[1] PRICE, H. H., *Perception*, London 1950.

baren Dingen, zu anderen Menschen aufzunehmen. Der Mensch als
Objekt meiner Beobachtung muß selbst als beobachtendes Subjekt
verstanden werden. Wie es nun mein Gehirn ist, das mich instand
setzt zu sehen, zu beobachten, zu beschreiben, so ist es sein Gehirn,
das ihn, meinen Mitmenschen, zu ähnlichen Leistungen befähigt. Verhalten und Erleben sind stets mein, dein, sein Verhalten und Erleben
und stehen als solche in Beziehung zu meinem, deinem, seinem Gehirn[1]. Die Gehirnphysiologie hält sich bei dieser Grundbeziehung
nicht lange auf. Sie ignoriert das Possessiv-Verhältnis; sie ersetzt
– zumeist ohne sich davon Rechenschaft zu geben – mein, dein, sein
Gehirn durch *ein* oder durch *das* Gehirn. Der Physiologe hat wohl
auch gar keine andere Wahl. Gleichwohl darf der Hinweis auf das
Possessiv-Verhältnis nicht als eine sentimentale Forderung abgetan
werden. Es ist wichtig, die mit jener Substitution unvermeidliche Begrenzung der Forschungs-Ergebnisse einzusehen und anzuerkennen.
Denn mit der Eliminierung des Possessiv-Verhältnisses werden die
Phänomene entstellt, der Problembereich wird eingeengt; eine theoretische Entscheidung ist stillschweigend vorweggenommen. Wird
mein, dein, sein Gehirn durch *das* Gehirn ersetzt, dann wird das Gehirn überhaupt nicht als Organ eines erlebenden Wesens betrachtet,
sondern als Steuerungsapparat eines beweglichen Körpers. Der Beobachter nimmt an der ihm in der wissenschaftlichen Erfahrung zugänglichen Welt die physikalische Reduction vor; in diesem physikalischen System setzt er das Gehirn als ein körperliches Gebilde an,
auf das andere Körper einwirken und das auf diese zurückwirkt. Am
Ende ist der Beobachter überrascht zu bemerken, daß Vorgänge im
Gehirn zuweilen von Bewußtseinsvorgängen begleitet sind. Vergebens
bemüht er sich nun, diese rätselhafte Zutat eines Bewußtseins zu de-
finieren und zu begreifen.

Bei jeder anatomischen und physiologischen Beobachtung des Gehirns sind zwei Gehirne beteiligt: das Gehirn des Beobachters und
das beobachtete Gehirn[2]. Die Ausschaltung des Possessiv-Verhältnisses zwingt dazu, dieses fundamentale Faktum zu ignorieren. Ist es
berechtigt mein, dein, sein Gehirn durch *das* Gehirn zu ersetzen, dann
müssen die beiden Gehirne – ungeachtet aller Verschiedenheit der
Art, Konstitution und Lebensgeschichte – im Prinzip vertauschbar

---

[1] vgl. HOENIGSWALD, R., *Die Grundlagen der Denkpsychologie*, 2. Aufl.,
Leipzig-Berlin 1925; BINSWANGER, L., *Der Mensch in der Psychiatrie*, Schweizer
Archiv für Neurologie und Psychiatrie, 77 (1956) u.a.O.

[2] Während der Beobachter an einem lebenden Organismus oder an einem anatomischen Präparat ein Gehirn studiert, das nicht seines ist, ist sein Gehirn von dorther
durch Reize erregt worden. Während der Beobachter Befunde mitteilt, die er am
Gehirn eines Verstorbenen oder eines Affen, eines Hundes, einer Ratte erhoben hat,
ist es sein Gehirn, seine Calcarina, die affiziert worden ist.

sein. Die für das beobachtete Gehirn gültigen räumlichen und zeitlichen Verhältnisse müssen auch für das beobachtende Gehirn und
letztlich für den Beobachter selbst bestimmend sein. Eine Konfronta-
tion des beobachteten mit dem beobachtenden Gehirn erlaubt es, eine
Probe auf das Exempel zu machen. Ist es möglich, das Verhalten auf
cerebrale Mechanismen zurückzuführen, dann muß man dem beobachteten Gehirn auch alle Leistungen des Beobachters und des Beobachtens abfordern dürfen. Bei einem solchen Vergleich wird es sich
herausstellen, daß in den üblichen Reduktionsverfahren nicht nur
vorweg das Erleben zugunsten der Mechanismen umgedeutet worden
ist, sondern daß auch „dem Gehirn" unbemerkt anthropomorphe
Leistungen zugeschrieben werden. Die Gewaltsamkeit, mit der das
Verhalten behandelt worden ist, findet eine notwendige Kompensa-
tion durch eine anthropomorphe Deutung des Gehirns. Man läßt dem
Verhalten weniger als ihm gebührt und gibt dem Gehirn mehr als
ihm zukommt.

II

Der Raum, dem das Gehirn in makroskopischer Betrachtung und
in mikroskopischer Zergliederung zugeordnet wird, ist euklidisch,
d. h. ein homogenes, isometrisches und isotropes [1] dreidimensionales
Kontinuum. Der Raum des Beobachters dagegen ist nicht homogen,
isometrisch, isotrop, kontinuierlich [2].

Er ist nicht homogen, sondern in Nah- und Fernzonen gegliedert;
die in der Nähe herrschenden Konstanzen verlieren sich in der Ferne.
Er ist nicht isometrisch; parallele Geraden streben in der Ferne einem
Fluchtpunkt zu; in der Nähe dagegen lassen sich Parallelen in Übereinstimmung mit Euklids Postulat konstruieren. Er ist nicht isotrop;
während horizontale Parallelen zu konvergieren scheinen, nehmen
die vertikalen nicht an dieser Umformung teil – ein Hinweis auf die
Rolle, welche der Schwere und ihrer Überwindung für die Gestaltung
der Sinnesräume zukommt. Er ist nicht kontinuierlich; es besteht eine
Spannung zwischen dem Hier, dem jeweiligen Aufenthalt, in dem ein
jeder in seiner Leiblichkeit und Schwere gehalten ist, und den vielen
Dort, die sich uns in unserer Beweglichkeit als viele mögliche nahe
und ferne Ziele zeigen.

---

[1] Die Isotropie gilt nur für den rein geometrischen, nicht für den physikalischen
Raum. Insofern das Gehirn als körperliches Gebilde in einem Gravitationsfeld betrachtet wird, kann von Isotropie im strengen Sinn nicht die Rede sein.

[2] Wir beschränken uns hier auf die Welt sichtbarer Dinge, vergessen aber nicht,
daß der Sehraum nur ein Modus des Räumlichen ist, dem allerdings für die menschliche Handlung und Beobachtung aus wesentlichen Gründen ein Vorrang vor anderen
Raumformen zukommt.

Die Psychologie handelt von Menschen und Tieren als erlebenden Wesen. Damit ist zugleich gesagt, sie handelt von erlebenden Wesen, insofern sie Menschen und Tiere sind, d. h. Geschöpfe, befähigt und genötigt für sich selbst zu sorgen, die für ihren Lebensprozeß notwendigen „Lebens-Mittel" in Angriff und Verteidigung zu suchen und zu finden. Sensibilität und Motilität stehen im Dienste dieser Lebensprozesse. Tierische und menschliche Locomotion ist sinnvoll nur in Bezug auf inhomogene Räume, solche, in denen die Güter des Lebens ungleich verteilt sind. Sie erfolgt mit Ab-sicht hin zu einem Ort, der dem jeweilig gegenwärtigen Aufenthalt vorzuziehen ist. Absichtliche Bewegung ist durch die Topographie von Gütern bestimmt.

Der Sehraum ist weder Außenraum noch ein bloßer Anschauungsraum im Sinn eines angeschauten Raumes; er ist kein Panorama, auf das der Sehende – gleichsam von außen – hinblickt. Im Sehen erleben wir uns – wie in aller sinnlichen Erfahrung – in einem Verhältnis zur Welt. Das Sehen ist zu verstehen als ein Modus unseres natürlichen „In-der-Welt-Seins". Der Gesamtgehalt des sich in den Akten des Sehens entfaltenden Verhältnisses des Sehenden zur Welt, kann daher auch nicht durch Wiedergabe der sichtbaren Gegenstände allein dargestellt werden.

Im Raum und mit den Dingen zusammen finden wir uns gleichwohl allem anderen gegenüber. Das Gegenüber-sein ist für den Erlebenden ein unaufhebbares Verhältnis. Es ist in der Beweglichkeit fundiert – nicht in der vollzogenen Bewegung, auch nicht in dem Gestaltkreis des Empfindens und Bewegens – sondern in der mit der Möglichkeit übernommenen Notwendigkeit, die Schwere zu überwinden, sich vom Grund zu lösen und sich in der Geschlossenheit der leiblichen Existenz – d. h. eben: allem anderen gegenüber – zu verhalten. Die Possessivbeziehung ist ein Modus des Gegenüberseins; denn nur im Gegenüber kann das, was mein ist, sich gegen das andere absetzen, von ihm geschieden werden, ohne getrennt zu werden. Nur ein bewegliches Wesen kann das Andere als Anderes sinnlich erfassen.

In der Cartesischen Grundkonzeption des Bewußtseins wurde die res cogitans als Ich angesprochen. Zu seiner Selbsterfahrung bedarf das Ego des ego cogito, keines Du und keines Es, es verhält sich nicht zu den anderen und dem Anderen. In der Einsamkeit seiner weltlosen Existenz bemerkt das Bewußtseins-Ich, daß in der Welt ausgedehnter Dinge ein bestimmter Körper besonders enge mit ihm verbunden ist. Diesen Körper erkennt es als den eigenen an. Die Gründe für dieses Urteil liefern die Empfindungen, die sich der Seele durch den Körper aufdrängen, und vor allem der Schmerz, von dem Descartes sagt, daß wir ihn *in* unserem Körper empfinden. Die

Possessivbeziehung wäre demnach ursprünglich das Verhältnis eines intramundanen Körpers zu einer – schon vor solcher Verknüpfung – individuierten Seele; es wirkt sich aus als Beeinträchtigung des freien Wollens und des klaren Urteilens. „Mein" wäre der Körper, der mein Denken verwirrend, mich im Bezirk der Empfindungen und Passionen hält. Jedoch die Possessivbeziehung „mein Leib" drückt ein innerweltliches Verhältnis aus. Indem wir uns gegen die Schwere aufrichten und über dem tragenden Grund aufrecht halten, grenzen wir uns in unserer Beweglichkeit gegen die Umgebung ab. Ich erfahre meinen Leib nicht als ein irgendwie ausgezeichnetes Objekt unter anderen Objekten, sondern erfahre die Welt in meiner Leibhaftigkeit. Die Possessivbeziehung umgreift antithetisch das Andere, das ich nicht bin, die Gegenstände meines Handelns und Erlebens. Mit diesem Nicht-Ich, von dem ich mich als leibhaftes Wesen abgrenze, bin ich gleichwohl verbunden. Grenzflächen und Grenzlinien trennen nur, was sich in einem umfassenden Ganzen berühren kann. Tasteindrücke sind zugleich ein Berühren und ein Berührt-werden. Die Haut ist Grenzfläche des Leibes. Meine Hand sehe ich so, wie irgend einen anderen Gegenstand; meine Stimme kann mir fremd klingen; in der Berührung erfahre ich mich unmittelbar angerührt. Das Gegenüber ist daher nicht ein ursprünglich oder ausschließlich optisches Phänomen. Es ist nicht auf das Sichtbare beschränkt, obwohl es vielleicht in der frontalen Ausrichtung des Grade-Vorwärts seinen reinsten Ausdruck findet. Darum sind wir wohl auch geneigt, der orthoskopischen Nahe-Einstellung für die unverzerrte Erfassung eines Gegenstandes einen Vorrang vor allem anderen zuzuerkennen. In Bezug auf solche Confrontierung reden wir dann, mit zweifelhaftem Recht, von der wahren Größe eines Gegenstandes.

In unserer leiblichen Existenz sind wir auf einen winzigen Bezirk des Raumes beschränkt. Eine Armlänge nur vom rettenden Ufer entfernt, wird der erschöpfte Schwimmer von der Flut weggerissen; um Haaresbreite entgehen wir einem tödlichen Zusammenstoß. Abstände sind unerbittlich. Jedoch die Schranken sind keine Grenzen; vor unserem Blick entfaltet sich der Raum in seiner ganzen Weite. In der Beziehung des Gegenüber wird dem Sehenden das Andere in seiner Ganzheit zugänglich [1]. Im Hinblick auf die Totalität des umgebenden Raumes vermögen wir unser Hier, den Aufenthalt in dem wir durch die Schwere jeweils gehalten sind, zu erfassen und als bewegliche

---

[1] In *Sein und Zeit* § 70 sagt HEIDEGGER: „Dasein ist nie, auch zunächst nie im Raum vorhanden... Das Dasein nimmt – wörtlich verstanden – Raum ein. Es ist keineswegs nur in dem Raumstück vorhanden, den der Leib-körper ausfüllt." Da HEIDEGGER seine Terminologie im Wesentlichen der deutschen Sprache entnimmt, gerät man bei Darstellungen, die den Bereich des Ontisch-Descriptiven nur gelegent-

Wesen unseren Standort im Verhältnis zu anderen Orten zu bestimmen. Alle räumlichen Bestimmungen, praktische wie theoretische, sind nur im Abstieg vom Ganzen her zu vollziehen. So, meine Stelle im Verhältnis zum Ganzen des in einem Horizont eingeschränkten Raumes erfassend, kann ich mich von einem Start auf ein Ziel zu bewegen[1]. Der Raum entfaltet sich vor mir als Aktionsraum. Das Dort liegt als Endpunkt einer möglichen Handlung in der Gegenwart sichtbar und greifbar und gleichwohl abständig und zukünftig als Ziel vor mir. Von meinem Zentrum aus ordnet sich für mich die Welt um mich in Zonen naher oder ferner Ziele. In ihm erscheinen die Dinge anlockend oder widerwärtig, beruhigend oder schreckend. In solchem physiognomischen Aspekt erfahre ich die Dinge in Beziehung zu mir[2].

Im Gegenüber zu allen anderen Dingen findet sich ein jeder stets im Zentrum, freilich nicht im strengen, optisch-geometrischen Sinn, so etwa, wie uns auf hoher See ein Horizontkreis umschließt. Die mannigfaltigen Formen eingeschränkter Räume verbieten es, von einem Zentrum in geometrischem Sinn zu sprechen. Doch ist auch innerhalb unserer vier Wände der Raum für mich zentriert. Er öffnet sich vor mir und für mich in einer Richtungsmannigfaltigkeit, die durch die Hauptrichtungspaare: oben–unten, vorwärts–rückwärts und seitwärts artikuliert ist. Die Richtungen im Sinn des hin-zu und weg-von sind Bewegungsrichtungen, sie haben, wie alle Richtungen, raumzeitlichen Charakter.

In der Lokomotion bleibt der Sehende im Zentrum seines Blickfeldes, an der Nabe der von ihm ausgehenden Richtungsspeichen. Aber da sein Hier mit ihm wandert, der Raum sich stets vor ihm mit neuen Zielen öffnet, bleibt er in der Mitte angesichts unbegrenzter

---

lich überschreiten, in eine gewisse Verlegenheit. Es ergeben sich Anklänge, die nicht immer Übereinstimmung anzeigen und Abweichungen, die nicht notwendig einen Widerspruch bedeuten. Es bestehen Abhängigkeiten, die sich im Einzelnen schwer belegen lassen, jedoch summarisch anerkannt werden müssen.

[1] vgl. BUYTENDIJK, *Allgemeine Theorie der menschlichen Haltung und Bewegung*, Springer-Verlag Berlin, Göttingen, Heidelberg 1956.

[2] „... In dieser Epoche ist ihm die Welt bloß Schicksal, noch nicht Gegenstand. Alles hat nur Existenz für ihn, insofern es ihm Existenz verschafft; was ihm weder gibt noch nimmt, ist ihm gar nicht vorhanden ... Alles, was ist, ist ihm durch das Machtwort des Augenblicks; ... Umsonst läßt die Natur ihre reiche Mannigfaltigkeit an seinen Sinnen vorübergehen: er sieht in ihrer herrlichen Fülle nichts als seine Beute, in ihrer Macht und Größe nichts als seinen Feind. Entweder er stürzt auf die Gegenstände und will sie an sich reißen in der Begierde, oder die Gegenstände dringen zerstörend auf ihn ein und er stößt sie von sich in der Verabscheuung. In beiden Fällen ist sein Verhältnis zur Sinnenwelt unmittelbare *Berührung*, und, ewig von ihrem Andrang geängstigt, rastlos von dem gebieterischen Bedürfnis gequält, findet er nirgends Ruhe als in der Ermattung und nirgends Grenzen als in der erschöpften Begier." SCHILLER, *Über die ästhetische Erziehung des Menschen.* 24. Brief.

Möglichkeiten ungeborgen. Mit jedem Schritt zu einem Ziel hin verliert er, was nun hinter ihm liegt. Soweit er auch wandert, der Horizont wandert mit ihm. Die Spannung des Gegenüber schwindet nicht; die Beziehung Ich-Welt erhält sich in allem Wechsel. In ihr sind alle Aspekte geeint; in ihr erscheint die Welt als eine und einheitliche. Auf das Ganze gerichtet und doch zugleich auf eine Stelle begrenzt, erfahren wir das Andere, die Welt, als das Mächtige, den Raum als das Umfassende. Unserem Blick ist die weite Welt geöffnet, zugleich aber sind wir auf uns zurückgestoßen; nur einen kleinen Teil können wir uns zu eigen machen und als unseren Besitz ein-schränken und um-frieden. Heim und Heimat werden für den Einzelnen zum Zentrum der Welt; die Stelle, von der er ausgeht und zu der er zurückkehrt. Land und Stadt bezeichnen im historisch-geographischen Raum menschlicher Siedlung den Ort, wo der Einzelne zu Hause ist und hingehört.

Das Raum-Ganze können wir nicht greifen, aber wir können es be-greifen, sofern es uns gelingt, die Dinge nicht mehr in ihrem Verhältnis zu uns, begehrend oder meidend, zu betrachten[1]. Obwohl der Beobachter immer im Zentrum seines Blickfeldes bleibt, kann er sich doch gleichsam von dieser Position emanzipieren; er kann sich die Dinge fernrücken, so daß die Aktualität des Suchens und Fliehens in der Schwebe gehalten wird. Der Aktionsraum wird in einen Raum verwandelt, auf den der Beobachter wie von einem Turm her hinblickt. „Zum Sehen geboren, zum Schauen bestellt." Von den Vorgängen in diesem Raum ist er nicht unmittelbar betroffen. Die Dinge verlieren ihren Forderungscharakter. Nunmehr wird es möglich, sie in ihrem Verhältnis zu einander vor dem invarianten Grund eines zeitlos in sich beharrenden, monumentalen, gleichförmigen Raums zu betrachten.

Der Bühnenraum, auf dem sich vor unseren Augen ein Schauspiel entfaltet, ist nur eine Variante in der Realisierung der Möglichkeit, den Raum so zu gestalten, daß die physische Kontinuität durch eine ideale Grenze gebrochen ist. Nicht nur dem Schauspieler, auch dem Zuschauer ist im Theater eine Rolle vorgeschrieben[2]. Er muß es sich

---

[1] „Solange der Mensch, in seinem ersten physischen Zustande, die Sinnenwelt bloß leidend in sich aufnimmt, bloß empfindet, ist er auch noch völlig Eins mit derselben, und eben, weil er selbst bloß Welt ist, so ist für ihn noch keine Welt. Erst, wenn er in seinem ästhetischen Stande sie außer sich stellt oder betrachtet, sondert sich seine Persönlichkeit von ihr ab, und es erscheint ihm eine Welt, weil er aufgehört hat, mit derselben Eins auszumachen." SCHILLER, *Über die ästhetische Erziehung des Menschen*, 25. Brief.

[2] Es bedarf kaum eines Hinweises darauf, daß die dem Griechischen entlehnten Worte Theater und Theorie von der gleichen Wurzel abstammen, gerade so wie die ihnen nachgebildeten lateinischen Formen: Spektakel und Spekulation.

gefallen lassen, von jeder Mitwirkung an Ereignissen, die sich in seiner unmittelbaren Gegenwart abspielen, ausgeschlossen zu sein. Der Zuschauer respektiert die ästhetische Distanz und läßt damit die Bretter, die die Welt bedeuten, zum Schauplatz für Taten werden, die sich nach ihrer eigenen raum-zeitlichen Gesetzlichkeit abspielen. Zu der durch Kalender und Uhr vorgeschriebenen Stunde nimmt der Zuschauer seinen Platz im Theater ein. Wenn sich aber der Vorhang im Bühnenrahmen hebt und den Blick auf die Bühne freigibt, dann befindet er sich nicht mehr auf dem Schillerplatz oder am Broadway, sondern vor dem Palast des Königs Oedipus in Theben, in Wallenstein's Lager, oder im verfallenen Gutshaus in Mississippi. Wir folgen dem Dichter, der die mythische Vorzeit heraufbeschwört oder einen bestimmten Tag der „Gegenwart". Wir lassen es gelten, daß in den schwindenden drei Stunden eines Theaterabends auf der Bühne Tage und Jahre der sich mehrenden Zeit aufgerollt werden. In der „ἐποχή" des Zuschauers klammern wir die Aktualität unseres privaten Daseins ein und akzeptieren die fictive Örtlichkeit und Zeitlichkeit des Dramas. Gleichwohl stört uns das ewige Gehuste unseres Nachbarn, greifen wir automatisch nach dem Programm, das uns vom Schoße gleitet. Nur selten sind wir, durch das Spiel fasciniert, der eigenen Gegenwart völlig entrückt. Als Zuschauer gehören wir zwei Bereichen an, dem fictiven und dem aktuellen.

Das ästhetische Spiel erfordert, wie alle Formen des Fictiven, einen Bruch in der Zeitordnung. Das aktuelle Jetzt des Sehens und die zeitliche Ordnung des Gesehenen müssen in der Begegnung des Zuschauers mit dem Schauspiel von einander gesondert werden. Im deutschen Sprachgebrauch ist von „Vorstellungen" die Rede. Die Vorstellung eines Stückes (wovon?) wird angekündigt oder abgesagt, verschoben oder wiederholt. Das Merkwürdige an dem in solchen Vorstellungen Vorgestelltem ist nun, daß es mit leibhaften Augen gesehen wird. Bei Verwandlungen auf offener Szene sehen wir die Bühnenarbeiter, ihr Kommen und Gehen so, wie wir während der eigentlichen Auftritte des Dramas die Schauspieler in ihren Rollen gesehen haben. Die physikalischen und physiologischen Bedingungen bleiben dieselben. Viele Einrichtungen des geschlossenen abendländischen Bühnenhauses, wie das Podium mit Vorhang, Kulissen und Rampenlicht sind entbehrliche Zutaten. Das klassische griechische Theater und das moderne Arenatheater, wo die Sitze rings um eine nach allen Seiten hin offene Szene angeordnet sind, erweisen sie als überflüssig. Trotz fast unmittelbarer Nachbarschaft mit dem Schauspieler gelingt es dem Publikum in der Haltung des Zuschauers auch hier die ästhetische Distanz von Raum und Zeit herzustellen. Die Reden und Handlungen des Spiels werden als solche verstanden. Die

Gestalten auf der Bühne sagen uns, wer und was sie sind; aus ihrem Mund erfahren wir Ort und Zeit der Handlung. Die Sprache enthüllt den Sinn des Geschehens, das sich vor den Augen des Zuschauers abspielt. Das Wort bestimmt durch seine allgemeinen Bedeutungen die konkreten Einzelheiten der sichtbaren Vorgänge. Vom Allgemeinen her empfängt das Besondere seinen Sinn. Der Zuschauer gleicht dem Hypnotisierten, der sich von dem Hypnotiseur sagen läßt, was um ihn und mit ihm vorgeht. Das Geschehene und Gehörte ist nicht synchron mit dem Sehen und Hören; der Schauplatz der Handlung, dort dicht vor mir, ist nicht syntopisch mit meinem Platz hier im Zuschauerraum. Zwei raum-zeitliche Ordnungen begegnen sich und scheiden sich. Dieser Bruch, diese klare Scheidung der beiden raum-zeitlichen Ordnungen, kann erfolgen, weil in der künstlichen Raumgliederung des Theaters die natürlichen Möglichkeiten menschlichen Sehens zu den reinen Formen des Zuschauens und Betrachtens gesteigert und geklärt sind[1]. Die Scheidung gelingt vorzüglich im Sehen und Hören, in jenen Modalitäten des sinnlichen Erlebens, die wir Fernsinne nennen, weil in ihnen das Ich-Welt-Verhältnis von der Distanz beherrscht wird.

    Nicht zufällig ist die Astronomie die älteste unter den uns bekannten Wissenschaften. Das großartige Schauspiel des Sternenhimmels, des orbis pictus, lädt zur staunenden Bewunderung ein. Erhaben über dem irdischen Betrieb ausgespannt, allem menschlichen Zugriff weit entrückt, umschließt das Firmament die ganze Welt. An ihm ist die Einheit und Einheitlichkeit des Raumes sichtbar; an ihm ist die eine Ordnung, die das Ganze durchherrscht, entdeckt worden. Daher das Entsetzen über die Verfinsterungen, die in einer klaren Vollmondnacht plötzlich den sicheren Gang der Gestirne zu bedrohen scheinen. In der sublunaren Welt hatte das Zufällige eine Stelle; doch Ausnahmen bestätigen nur die Regel, die oben in strenger Vollkommenheit waltet. Der Regenbogen, der sich in der Pracht leuchtender Farben und in vollkommener Gestalt vom Himmel zur Erde spannt, wird in der biblischen Erzählung zum Zeichen kosmischer Ordnung. Als Hieroglyphe der menschlichen Geschichte verstanden, deutet die Verheißung an Noah auf eine entscheidende Wandlung in der Auffassung der Natur hin. Gott begibt sich seiner Macht zu ge-

---

[1] Im Alltag sind die ästhetische Erscheinung und der physiognomische Gegenstand, das Reizvolle und das Verlockende, das Schauen und das Sehen so innig verbunden, daß im Bereich der menschlichen Erotik das Verlangen durch das Schöne bestimmt und geleitet wird. Verlockend ist das Reizvolle. Ein Mädchen, reizend im Sinne des „Anmutigen", des „Charming", ist reizend zugleich im Sinne des „sexappeal". Die Vieldeutigkeit des Wortes Reiz, das als Erregung, Aufregung, Anregung verstanden und mißverstanden werden kann, hat viel zur Verwirrung der Begriffe in der Physiologie und Psychologie beigetragen.

waltsamem Eingreifen in das natürliche Geschehen. An seinen Platz gebannt, vermochte es der denkende Mensch, sich der Ordnung des Ganzen zu bemächtigen, sie in einem Schema darzustellen, in einem Bild wiederzugeben. Die Sternbilder leiteten sein Nachsinnen. Ein Geruch, ein Geräusch mag etwas anderes anzeigen, eine Vorstellung mag etwas Abwesendes repräsentieren. Das Bild aber ist Abbild eines Urbildes; es ahmt im Sichtbaren Sichtbares nach, in kunstvoller Bildung ein natürliches Gebilde. Es rückt eine ferne Gestalt in greifbare Nähe. Mögen immerhin Bilder zunächst magischen Zwecken gedient haben; die Magie hat sie nicht hervorgebracht, sie hat sich ihrer nur bemächtigt. Die Möglichkeit des Abbildes aber ist damit gegeben, daß in der ästhetisch-kontemplativen Einstellung und Distanz die Dinge selbst in ihrer formalen Gestalt betrachtet und verstanden werden. Diese entmaterialisierte Gestalt ist es, die in anderem – sachlich gleichgültigem – Material und Maßstab wiedergegeben werden kann.

Die Psychologie unterscheidet Oberflächenfarben von anderen Erscheinungsweisen in der Farbwelt. Farbwelt und Tastwelt – das sind schöne aber vielleicht nicht sehr zweckmäßige Ausdrücke, denn sie verleiten zu der Meinung, daß die Farbwelt und andere Sinneswelten selbständige Bestandteile der Welt seien, daß die Welt aus solchen Teilwelten zusammengefügt sei. In der Welt erscheinen uns jedoch nicht Oberflächenfarben, wir sehen farbige Oberflächen. Die Oberfläche, diese Fassade, verbirgt und verhüllt, aber sie deutet auch an und drückt aus, was darunter und dahinter verdeckt ist. Sie ist die Oberfläche einer verborgenen Tiefe, die durch sie hindurch scheint. Der Blick auf die unserem Zugriff entrückten Dinge kann ihre Oberfläche nicht durchdringen. In ihr begegnet uns ein Geheimnisvolles, das wir zu enträtseln trachten. Entweder suchen wir die Oberfläche wie eine lästige Umschlagshülle zu beseitigen, um zu entdecken, wie der Gegenstand zusammengesetzt ist, oder wir verstehen die Oberfläche als Ausdruck, als eine superficies[1], die andeutet, was im Innern vor sich geht. Der eine Weg führt zur wissenschaftlichen Analyse, der andere zur bildlichen Darstellung. Das Bild ist somit keine bloße Imitation, kein Abbild einer begrenzten Ansicht, es stellt vielmehr das Wesen des Gegenstandes deutlicher dar als das Original, so, wie wir von einem Bild des Grauens oder einem Bild der Gesundheit redend, meinen, daß die greifbare Wirklichkeit mit der Prägnanz und Ausdruckskraft eines Bildes erscheint. Eben das macht ja auch das Drama zum Spiel, daß die materialen Ordnungen des Geschehens in

---

[1] Das englische Wort surface, dem lateinischen superficies entsprechend, ist gehaltvoller als der dürre deutsche Ausdruck Oberfläche. Face und -ficies sind von facies abgeleitet, das wiederum wahrscheinlich mit dem griechischen φαινω verwandt ist.

ihrer Gewichtigkeit suspendiert sind. Indem der Dichter mit den räumlichen und zeitlichen Verhältnissen frei aber sinnvoll schaltet, rückt er die Fragmente des realen Geschehens in einen Zusammenhang, der faßbarer ist als die Wirklichkeit. Dem Augenblick nicht zugehörig ist das Spiel immer aktuell. In seiner überhistorischen Bedeutsamkeit spricht es uns an und ergreift uns. "The purpose of playing whose end both at the first and now was and is to hold as 'twere the mirror up to Nature. To show virtue her own feature, scorn her own image and the very age and body of the time, his form and pressure" (*Hamlet* III, 2).

Auch die schematische Darstellung einer Landkarte z. B. ist keine imitierende Abstraktion. Sie wiederholt nicht in Vereinfachung, was im Augenblick ohnehin zugänglich war. Den Horizont des Sichtbaren durchstoßend, vereinigt sie vielmehr erst Bruchstücke in ein sinnfälliges Ganzes. Sie ist eine kolligierende Abstraktion. Mit den Maßstäben frei schaltend vermag der Beobachter das übermäßig Große und Kleine in einer den menschlichen Sichtverhältnissen gemäßen Größe darzustellen: die Erde als handlichen Globus, die Atomstruktur in einem anschaulichen Modell. Schließlich gelingt es dem Beobachter, seine eigene Position reflexiv als Teil im Ganzen zu bestimmen. In seinem Aktionsraum sich bewegend, stets an perspektivische Sichten gebunden, gelangt er dazu, einen Grundriß zu entwerfen, in dem alle während des Messens herrschenden Perspektiven ausgemerzt, und die Resultate der im Laufe der Zeit erfolgenden Messungen als zeitlose Relationen eingetragen sind. Indem der Beobachter bei einem solchen Plan seine eigene Position bestimmt, verwandelt er sich vom Beobachtenden in den Beobachteten, er sieht sich selbst wie in einem Spiegel. Die physikalisch-optische Reflektion wird ja dadurch erst zum Spiegelbild, daß wir von uns selbst wissend uns so sehen, wie wir andern erscheinen. Der Beobachter spielt eine Doppelrolle, er ist Messender und Gemessenes zugleich. Jedoch kann er die beiden Rollen nicht beliebig vertauschen. Nur aus seiner ursprünglichen Position in der Welt den Dingen gegenüber, nur im Hinblick auf das Ganze des Raumes, vermag der Mensch den Raum in seiner Struktur mathematisch zu begreifen und zu durchmessen. Nur im Ganzen des Raumes läßt sich ein Koordinatensystem konstruieren, in dem Lagen bestimmt und Abstände gemessen werden können. Nur von der zentralen Position des Beobachters ist das Raum-Ganze faßbar. Das Nebeneinander der räumlichen Ordnung kann nicht im Nebeneinander begriffen werden.

III

Nun ist es an der Zeit zu fragen: Können wir und wie können wir die Leistungen des messenden Beobachters und seines Gehirns *dem* Gehirn zuschreiben?

Das Gehirn teilt nicht mit dem Beobachter die räumliche Beziehung des Gegenüberseins. Es vermag nicht, über sich hinausreichend, die Position eines anderen Körpers im Raum zu erfassen. Da das Gehirn kein Verhältnis zur Totalität des Raumes hat, kann es auch nicht seinen Ort im Raum bestimmen. Es verfügt nicht über ein Hier, das es zum Ausgangspunkt einer Handlung machen könnte. Es kann nicht reisen. In der Lokomotion eines Organismus wird das Gehirn mitgeführt, jedoch nicht wie ein Reisender in einem Fahrzeug sondern wie ein Koffer im Gepäckwagen. Wenn jemand von einem Land zum andern wandert, um die „Sieben Wunder der Welt" zu beschauen, auf der ganzen Reise bleibt das Gehirn an seiner Stelle, zwischen „input" und „output" vermittelnd. Es sendet Impulse zu Muskelfibrillen, aber es hat kein Verhältnis zum Weg. Alle cerebralen Vorgänge, gleichgültig welcher Art und Größenordnung, sind *in* dem Gehirn und nur dort lokalisiert. Auf seine Stelle in der Schädelkapsel beschränkt, wird *das* Gehirn von Reizen getroffen und erregt. Ein Reiz hat keine selbständige, dem sichtbaren Gegenstand vergleichbare Existenz. Gegenstände sind keine Reize. Das von einem Gegenstand reflektierte Licht wird erst dann zu einem Reiz, wenn es die Netzhaut erreicht hat und in das empfangende System aufgenommen worden ist. Der Physiologe kann ein Gehirn zum Gegenstand seiner Beobachtung machen; er kann es neben ein anderes placieren und die beiden von seiner Stelle aus, ihnen gegenüber, miteinander vergleichen. Während er so zwei Gegenstände A und B in ihrem Verhältnis objektiv betrachtet, ist das Gehirn des Beobachters durch Lichtstrahlen von A und B reflektiert, erregt worden. Die Beziehung dieser optischen Reize und der von ihnen abhängigen zentralen Vorgänge entspricht jedoch durchaus nicht dem im Sehen erfaßten Verhältnis der Gegenstände untereinander und dem Verhältnis des Beobachters zu ihnen. Die räumliche Beziehung eines Gehirns zu einem anderen oder zu irgendwelchem physischen Körper ist das des Nebeneinander. Das Gehirn ist „Vorhandenes" neben anderem „Vorhandenem", aber es selbst kann dieses Verhältnis nicht erfassen.

Bei dem Versuch das Verhalten, das Erleben von Tier und Mensch durch Gehirnvorgänge zu erklären, sieht sich der Physiologe gezwungen, die raum-zeitlichen Beziehungen des Beobachters zu seiner Umwelt umzudeuten in die topographischen und chronologischen Beziehungen von cerebralen Vorgängen. Gleichzeitigkeit und Folge nervöser Erregungen werden zu den letzten Erklärungsprinzipien. Jedoch tatsächliche Gleichzeitigkeit ist nicht erlebte Gleichzeitigkeit, und diese ist nicht gleichbedeutend mit einem erfahrenen zeitlichen Zusammenhang. Der Begriff der Gleichzeitigkeit ist für die Begründung der Relativitätstheorie höchst bedeutungsvoll gewesen. EINSTEIN wandte seine Aufmerksamkeit den physikalischen Voraussetzungen der Feststellung der Gleichzeitigkeit von Ereignissen zu. Er erkannte, daß der Beobachter kein unbeteiligter Zuschauer ist, daß die ästhetische Distanz die physikalische Kontinuität nicht aufheben kann. Bei der Feststellung von Gleichzeitigkeit ist der Beobachter selbst in seiner Körperlichkeit engagiert. Die Klärung der physikalischen Bedingungen nimmt aber immer noch die psychologische Möglichkeit des Erfassens von Gleichzeitigkeit als gegeben hin. Gleichzeitige Erlebnisse sind verschiedene und getrennte Vorgänge, die nur in Bezug auf ein Drittes vereinigt werden können. Das einigende Dritte ist das „Jetzt“ des Beobachters; gleichzeitig sind Ereignisse, insofern sie für den Beobachter demselben Augenblick seines Werdens angehören. Gleichzeitige Ereignisse fallen in einem personalen Jetzt des Erfahrens zusammen. Der Beobachter vereinigt sie in einem einzigen Augenblick seines Erlebens. Ob sein Urteil physikalisch gerechtfertigt ist oder nicht, ist psychologisch irrelevant. Wir können Gleichzeitigkeit beobachten, weil sich vor uns die Welt in viele Richtungen öffnet oder auf uns von vielen Richtungen her konvergiert. Der Beobachter ist das zeitliche und räumliche Zentrum, in dem die Vereinigung erfolgt, aber so, daß die in *einem* Jetzt zusammengefaßten Vorgänge gleichwohl getrennt, einer und ein anderer, bleiben. Erfahrene Gleichzeitigkeit bedeutet eben, weil sie die Verschiedenheit und Getrenntheit nicht aufhebt, noch nicht Zusammengehörigkeit. Erfahrene Gleichzeitigkeit ist die Bedingung allen Unterscheidens.

Sie ist auch – in einem gewissen Sinn – die Bedingung des Erfassens der Folge von Ereignissen, des Früher und Später. Im „Feststellen“ eines Verhältnisses von Ursache und Wirkung erscheinen beide Vorgänge, der frühere und der spätere, als Glieder *einer* zeitlichen Relation. Wir fassen sie zusammen und lassen sie doch getrennt an ihren Stellen. Wird die Sequenz von Vorgängen photographisch festgehalten, dann nimmt auf dem Bildstreifen der frühere eine andere Stelle ein als der spätere. Sie können nie zusammenkommen; der eine ist verschwunden, wenn der andere auftaucht. Sie können als Einzelne nie ihr Verhältnis zu dem anderen selbst erfassen. Die im Erleben erfaßte Ordnung der Welt ist nicht ein Spiegelbild der Ordnung von Erlebnissen. Durch eine bloße Folge von Impressionen oder der ihnen vermeintlich zugrunde liegenden cerebralen Vorgänge könnten wir nicht den Eindruck der Folge gewinnen. Die Dinge werden als Teile eines umfassenden Ganzen erfahren, als einzelne, aber nicht als vereinzelte.

Wie die tatsächliche Gleichzeitigkeit ist auch die tatsächliche Folge nicht identisch mit erlebter Folge und erlebte Sequenz nicht mit erfahrener Folge. Beim Mikroskopieren wechseln wir von der schwachen zur stärkeren Vergrößerung und schwenken zurück zur schwächeren. Die Eindrücke folgen einander, sie werden nacheinander erfahren; wir glauben gleichwohl nicht, daß die durch das Mikroskop sichtbar gemachte intimere Struktur des Gewebes den gröberen Verhältnissen nachfolge, sondern verstehen beide als Vergrößerungen der räumlichen Struktur des Schnittes auf dem Objektträger. Das Mikroskop macht uns die immanenten Strukturen nacheinander sichtbar. Das Mikroskop ist freilich ein komplizierter Apparat, aber dieses optische Instrument konnte nur erfunden und nutzbar gemacht werden, weil die Möglichkeit, in der Folge von Eindrücken Einsicht in simultane Verhältnisse zu gewinnen, menschliches Erbgut ist. Das Mikroskop – eine höchst geistvolle Verwirklichung dieser Möglichkeit – hat sie nicht hervorgebracht. Im Laboratorium bedienen wir uns des Mikroskops, im Theater benützen wir ein Opernglas, im Alltag nähern wir uns einem Gegenstand an, bis wir die optimale optische Distanz erreicht haben. Auch bei solcher „Einstellung" folgen sich die Eindrücke. In ihrer Folge lassen sie uns den selben Gegenstand in wechselnder Deutlichkeit sehen.

Es ist angezeigt, diese Situation an möglichst einfachen Beispielen weiter zu durchdenken. Beim Schälen eines Eies sehen wir nacheinander: die Schale, das Eiweiß, das Eigelb. Die Eindrücke folgen einander. Von der Schale dringen wir zum Kern vor, ohne doch einen Moment zu zweifeln, daß am gesehenen Gegenstand Schale und Kern gleichzeitig sind[1]. Einem Briefumschlag entnehmen wir den Brief, um sodann im Lesen der Zeilen den Sinn der Mitteilung zu vernehmen. In der ersten Phase solch alltäglichen Geschehens fassen wir in der Folge von Eindrücken Gleichzeitiges auf, in der zweiten Phase lassen wir unseren Blick über die Zeilen wandern und verwandeln dabei die Simultanität von Buchstaben und Linien in eine Folge von Worten und Sätzen. Die Zeilen eines Briefes, die Blätter eines Buches folgen so wenig aufeinander, wie die Blätter eines Baumes oder die Tasten eines Klaviers. Wohl aber können wir sie nacheinander berühren und bewegen. Bewegung und Ruhe sind physikalisch verstanden, relative

---

[1] In der Mathematik folgt der Beweis dem Lehrsatz. Im discursiven Erwägen der Gründe machen wir uns die Wahrheit des Satzes einsichtig. In unserem „Gedankengang" folgen wir der Beweisführung Schritt für Schritt, wohl wissend, daß die Folgerung nicht später ist als der Grund.

Begriffe. Ein Zeiger schwingt vor einer Skala; die Skala ist in Ruhe, der Zeiger in Bewegung. Wir aber sehen beides zugleich, die Skala und den Zeiger, das Ruhende und das Bewegte. In dem alltäglichen Akt des Gehens bewegen wir uns im Verhältnis zu einer ruhenden Umgebung. Wir sehen beides, die Häuser und die Straße in Ruhe und uns selbst in Bewegung. Der Gegensatz zwischen der Folge von Eindrücken und der Simultaneität der gegenständlichen Ordnung deckt sich nicht mit dem von immanenter und transeunter oder phänomenaler und transcendenter Zeit. Im sinnlichen Erleben, im Ich-Welt-Verhältnis, begegnen sich und scheiden sich zwei zeitliche Ordnungen: die meines eigenen Werdens und die der Welt. Ich erfahre dieses mein Jetzt als einen Moment im Weltgeschehen.

Sinnliche Erfahrung zeichnet Mensch und Tier vor allen anderen natürlichen Gebilden aus. Sie ist die Erfahrung beweglicher Geschöpfe. Beweglichkeit stellt uns allem anderen gegenüber. Im Gegenüber-sein erst ist sinnliche Erfahrung möglich. Sinnliche Erfahrung ist daher in ihrem Wesen und Gehalt, in ihrer Begrenzung und ihren Möglichkeiten durch das Beweglich-sein bestimmt. Beweglichkeit fordert Spielraum, in dem der Aufenthalt Hier mit anderen Stellen Dort als möglichen Zielen vertauschbar ist. In der sinnlichen Erfahrung erleben wir daher den Weltraum als das Umfassende. Wir erleben uns in der Welt als Teile gegenüber einem Ganzen, als Wandernde und Wandelbare gegenüber einem Bleibenden. Dem Ganzen, dem All, können wir uns nur in partikulären Begegnungen annähern. In der sinnlichen Erfahrung zeigt sich das Ganze in Teilansichten, es zeigt sich in perspektivischen Sichten und damit in perspektivischer Verzerrung. Sinnliche Erfahrung ist jeweils meine Erfahrung, sie ist durch meinen persönlichen Standpunkt mitbedingt und begrenzt. Sie ist zwar meine Erfahrung, aber sie ist meine Erfahrung der Welt. Als bewegliche Wesen können wir unseren Standpunkt mit anderen Orten vertauschen. Jedoch im Wechsel particulärer Positionen bleibt das Grundverhältnis des Beweglich-seins, die Beziehung des Umfaßten zum Umfassenden, des Teiles zum einen Ganzen, des Wandelbaren zum Dauernden unverändert. Im Wechsel der Position, in der Folge der zeitlichen Eindrücke zeigt sich mir die Welt als eine und dieselbe. Die perspektivischen Sichten sind transparent für den auf das Ganze und Bleibende gerichteten Blick.

In meinen Begegnungen mit der Welt finde ich mich stets im Zentrum, dementsprechend rückt eine Teilansicht in den Brennpunkt meines Blickes. Die Organisation des Gesichtsfeldes, seine Gliederung in Zonen zentralen und peripheren Sehens veranschaulicht und verwirklicht vielleicht am vollkommensten die Ich-Welt-Beziehung der sinnlichen Erfahrung. Das klar und deutlich Erscheinende ist nicht vereinzelt; es erscheint als Teil, herausgehoben in einem Horizont des Sichtbaren, umgeben von dem noch nicht, aber möglicherweise klar zu Sehenden. Die Sprache ist reich an Ausdrücken, die das Verhältnis, den Übergang vom peripheren zum zentralen Sehen als aktive Leistung beschreiben, wie etwa: den Blick auf etwas ruhen oder den Blick schweifen lassen, etwas in's Auge fassen, einen Blick – oder gar das Auge – auf etwas werfen. Aber die Sprache ist nicht minder reich an Bildern, die das gleiche Verhältnis als Erleiden ausdrücken. Wir sagen Dinge seien auffällig; sie fallen, ja springen uns ins Auge, sie fesseln unseren Blick. Wir sprechen von Impressionen, von Eindrücken; die Rezeptivität der sinnlichen Erfahrung wird damit als reine Passivität gedeutet. Nun ist es freilich richtig, daß die Dinge unseren Blick bestürmen; sobald ich meine Augen öffne, muß ich die Gegenstände sehen, so wie sie sich mir zeigen. Ich habe keine Wahl. Jedoch, ein gefesselter Blick ist zwar aktuell gebunden, potentiell hingegen frei. Der Zwang wird als Zwang erlebt, weil wir in der aktuellen Betroffenheit das Andere in seiner Macht erfahren, zugleich aber auch in einer durch unseren beweglichen Standort bedingten Begrenzung. In der sinnlichen Erfahrung manifestiert sich die Ich-Welt-Beziehung eines beweglichen Wesens in ihrer Kontinuität. Sinnliche Erfahrung ist nicht aus vielen einzelnen Impressionen zusammengestückelt. Die in einem begrenzten Augenblick und von einem begrenzten Standort zugänglichen Teilansichten der Welt werden als Teile erfahren, die auf einen Zusammenhang mit anderen Teilen verweisen. In jeder Phase der Ich-Welt-Beziehung erfassen wir – schon vorbegrifflich – die Möglichkeit des sinnvollen Fortschreitens von einem Moment zu dem nächsten. Hier und Dort, Jetzt und Dann, Zentrum und Peripherie stehen in einem Sinnverhältnis, das sich als Beziehung von Teil zu Teil und Teilen zum Ganzen mathematisch nicht erschöpfend darstellen läßt.

Messen bedeutet eine Proportion festzustellen zwischen dem als Einheit gewählten Maßstab und der unbekannten Größe der Strecke, die gemessen werden soll. Der Abstand A–B beträgt einen Kilometer besagt in sprachlicher Verkürzung und Verdichtung: Die Länge des Weges von A nach B verhält sich zu dem Maßstabe von einem Meter Länge wie 1000 : 1. In der einfachen Praxis des Messens wird das physiologische Ding des Meterstabes als starrer Körper verglichen mit dem geographischen Gebilde des Weges. In der Theorie wird die abstrakte Ausdehnung des einen zu der abstrakten Länge des anderen in Beziehung gesetzt.

Der Akt des Messens erfordert Zeit. Die gefundene Länge von einem Kilometer, das Verhältnis 1000 : 1 dagegen, wird als ein zeitloses Verhältnis verstanden. Um eine Entfernung zu messen, muß sich der Messende von A nach B begeben, d. h. er muß beweglich sein. Er darf nicht an die Stelle A gefesselt sein wie ein Punkt im geometrischen Raum, noch wie ein Fels oder ein Baum im physischen Raum. Er muß fähig sein, über den trennenden Abstand A–B hinweg mit B eine Verbindung aufzunehmen.

Distanz fordert Verbindung. Angenommen A und B seien die Endpunkte einer Strecke, die gemessen werden soll. Die beiden Orte – A, bezeichnet durch einen Stein, B durch einen Baum – haben nichts miteinander zu tun. Der Abstand von einer Meile trennt sie, den einen von dem anderen, jedoch der Messende verbindet sie und faßt sie, die Getrennten, als Grenzpunkte der Strecke: eine Meile zusammen. Im Messen wird die Trennung überwunden und gleichwohl als Abstand in der Ordnung des Nebeneinander, die ein Auseinander ist, belassen.

Tausend Schritte, milia passuum, ist ein Ausdruck, der das Resultat des Messens, die gefundene Länge noch durch den Akt des Messens bezeichnet. Das Wort Meile erzählt dem Unkundigen nichts von seiner Ableitung von milia. Er rechnet mit der Meile als einem Längenmaß, in dem die 1000 Schritte zur Kontinuität einer einzigen Strecke zusammengefaßt sind. Im Abschreiten dieses Weges zählen wir die Schritte, genauer die Schrittbewegungen. Diese folgen nacheinander, die eine löscht die andere aus, sie bilden kein Ganzes; sie vergehen, indem wir gehen. Jedoch als durchmessende Strecke reihen sich die Schritte aneinander; zusammengenommen bilden sie den Weg, den wir durchmessen. Die Schrittbewegungen gleichen sich als Schrittlänge. Die Schritte aber überspannen jeder einen besonderen Abschnitt der Gesamt-Strecke. Indem wir die pendelnden Schrittbewegungen der Zahlenreihe zuordnen, fassen wir sie in ihrer zeitlichen Folge zu einer Gruppe der zeitlosen Einheit „Tausend" zusammen, dazu dienlich, den Weg zugleich in Teile zu zerlegen und aus Teilen wieder zusammenzusetzen. Die Einheit „Tausend" ist verstanden als die Vielheit $1+1+1+1 \ldots = 1000$. Das Messen ist sowohl ein Prozeß des Zusammensetzens wie des Aufteilens.

Im Messen war A der Start, B das Ziel einer Wanderung. Nach vollzogener Messung werden die beiden getrennten Orte als zeitindifferente Grenzpunkte einer Strecke verstanden. Die Messung begann in A und endete in B. Für den Handelnden war A früher als B. Von dem Ort A aus richtete er sich auf den Ort B, der in der Totalität des ruhenden Raumes gegenwärtig sichtbar, doch als Ziel, als ein zukünftiger Aufenthalt vor ihm lag. Als Grenzpunkt der gemessenen Strecke sind A und B simultan. Von dem messend Handelnden aus gesehen liegen sie im Wechsel der Positionen als Ausgangs- und Endpunkt seiner Wanderung in wechselnden Abständen vor und hinter ihm. Im Akt des Messens begegnen sich zwei Zeitordnungen.

Die Polarität der Ich-Welt-Beziehung ermöglicht aktive Anpassung; denn in jeder Form, als Unterwerfung unter bestehende Bedingungen oder als ihre Beherrschung, setzt aktive Anpassung ein Entsprechungsverhältnis voraus. Im Erleben, in der Begegnung mit der Welt, erfaßt auch das Tier zwei Ordnungen, doch da „alles nur Existenz für es hat, sofern es ihm Existenz verschafft", bleibt sein empfindendes Verständnis auf die einzelne Phase, auf den Übergang von einem Teil zum nächsten beschränkt; es lernt die Welt nur „auswendig" kennen. Der Mensch aber, indem „er sich dem Machtwort des Augenblicks entzieht" ist fähig darüber hinaus den Zusammenhang der Teile untereinander und im Ganzen zu begreifen. Im Erleben ist die Welt das Umfassende, Mächtige, Bleibende. Aber in seiner Beweglichkeit ist dem Erlebenden eine begrenzte Macht über die Teile gegeben, die er gemäß der dem Ganzen abgelauschten Ordnung für seine Zwecke planmäßig zusammenfügen kann. Der Mensch wird zum Baumeister, zum Homo faber auf Grund der Polarität der Ich-Welt-Begegnung.

Die Legende erzählt, daß Archimedes nach der Entdeckung der Hebelgesetze sich rühmend einen Standort gewünscht habe, von dem aus er die Welt aus den Angeln heben könnte. Es entging ihm, daß dem betrachtenden, entdeckenden, erfindenden Menschen, dieser Wunsch schon lange erfüllt war.

Formen und Formeln[1]

In der Geburtsstadt GOETHES pflegten in meinen Jugendjahren die Leute sich beim Auseinandergehen mit einem Gruß zu verabschieden, der, so wie er ausgesprochen wurde, in keinem Wörterbuch verzeichnet stand. Es war kein grobes, kein garstiges Wort; es verstieß nicht gegen die guten Sitten; jeder kannte und gebrauchte es, aber niemand machte sich die Mühe, im Duden nachzusehen, wie es geschrieben werde. Es war auch nicht nötig, denn das Wort gehörte ganz und gar der Umgangssprache an; in Schrift und Druck hatte es keine Stelle. Man sagte „adschöh", man schrieb es nicht. Unter den Gebildeten gab es manche, die den einfachen Mann hätten belehren können, wie der volkstümliche Gruß zu schreiben sei und was er eigentlich bedeute. Die Gelehrten hätten zwar in einem formalen Sinn recht gehabt, gleichwohl wäre die buchstabengetreue Auslegung dem lebendigen Sinn des Wortes nicht gerecht geworden. „Adschöh" durfte, wenn es schon überhaupt geschrieben werden mußte, nicht a-d-i-e-u buchstabiert werden. Adieu war ein ganz anderes Wort mit einer ganz anderen Bedeutung. Adieu war – wenigstens ursprünglich – ein frommer Wunsch: „Gott befohlen!" „Adschöh" drückte keinen Wunsch aus; es hatte überhaupt keine begriffliche Bedeutung, es hatte keinen anderen Sinn als den Abschied zu besiegeln. Es war eine gesprochene oder gesungene Geste. Sie wurde, wie alle solchen formelhaften Ausdrücke, von jedermann unzähligemal gebraucht. Verständigung verlangt präzise und identifizierbare Formen und Formeln. „Adschöh" war eine Formel der Verabschiedung; gerade weil sie nichts anderes bezeichnete, konnte sie so wundervoll variiert werden. Welche Möglichkeiten durch Akzent, Dehnung, Wiederholung, durch den begleitenden Blick, Händedruck, Umarmung alle Nuancen eines Abschieds auszudrücken! Es gibt und gab keine diesem Abschiedsgruß genau entsprechende Form der Begrüßung. Begreiflicherweise! denn Willkommen und Abschied, die Freude der Begrüßung und der Schmerz der Trennung, sind durchaus keine analogen Situationen.

Während des ersten Weltkrieges wurde dem Wort „adschöh" der Garaus gemacht. Patriotische Puristen – oder vielleicht sollte man

---

[1] Psychiatrie und Gesellschaft. Bern/Stuttgart 1958, Verlag Hans Huber.

sagen vaterländische Sprachreiniger – entdeckten seinen welschen Ursprung und sorgten dafür, daß das Wort „adschöh" aus der Sprach-
gemeinschaft ausgestoßen wurde. Summum ius, summa iniuria. Tatsächlich hatten sie adschöh mit adieu verwechselt; sie hielten sich an
rein formale Merkmale und übersahen, daß sich die Bedeutung eines
Wortes nicht allein im Rückgang auf seine Geschichte erschließen
läßt, daß ein zur Formel erstarrter Ausdruck mit der Verpflanzung
von einer Sprache zur anderen neue Triebkraft gewinnen kann. Die
Menschen, die dem „lieben Heimatland" ein „Ade" zusangen, taten
es gewiß nicht in dem Gefühl, ein fremdländisches Wort, ein lateini-
sches oder französisches, zu gebrauchen. Der Titel des französischen
Gedichtes «Les adieux de Marie Stuart» hätte vielleicht als „Die Ab-
schiedsworte der Maria Stuart", aber nicht mit „Die Adieus der
Maria Stuart" übersetzt werden können. In der Fortbildung vom
gesprochenen Gruß zur literarischen Wendung, vom à dieu zum adieu
und schließlich zu dem Plural les adieux, verfällt der Ausdruck einer
zunehmenden Abstraktion. Als Substantiv wird er wie eine kleine
Scheidemünze behandelt, die von jedermann zu jeder Zeit und an
jedem Ort ausgezahlt werden kann.

Eine Anekdote aus der Wilhelminischen Zeit illustriert den Glanz
und das Elend der Formeln: In der Instruktionsstunde wendet sich
ein Feldwebel an einen „Einjährigen" mit der Frage: „Wissen Sie,
was eine Idee ist?" Der Befragte erwidert mit einer völlig unerwar-
teten Antwort. Er beginnt vom Ursprung des Wortes in der griechischen Philosophie zu erzählen, wird aber vom Feldwebel, der sich
von seiner Verblüffung rasch erholt, unterbrochen: „Na schön, wenn
Sie so genau wissen, was eine Idee ist, dann nehmen Sie Ihr Gewehr
mal gefälligst eine Idee höher." Die Idee, in hoher Stunde als Bezeichnung des Wirklichen, das über alles sinnlich Faßbare hinaus-
reicht, geprägt, ist im Laufe der Jahrhunderte zu einer Bezeichnung
für das sinnlich nicht mehr genau Meßbare herabgesunken.

Das französische Adieu ließ sich zwar verbannen, aber nicht durch
das ihm am genauesten entsprechende „Gott befohlen" ersetzen. Einer
solchen Übertragung, durch die der ursprüngliche Sinn des Ausdrucks
wiederbelebt worden wäre, widersetzte sich der Zeitgeist [1]. So wurde
das „Auf Wiedersehen!" die akzeptierte Form des Abschiedsgrußes.
Der Ersatz war kein Gewinn! Er ist ein dürres Gebilde; mit seinen
fünf Silben ist er zu lang, der Akzent liegt an falscher Stelle, das

---

[1] In späteren Jahren wurde das süddeutsche „Grüß Gott!" eine auch im Norden
aus politischen Gründen gern geübte Praxis. Zugleich mit dem politischen Anlaß
schwand auch der Brauch. Die Formel „Grüß Gott" ist selbst schon eine Kürzung
des „Gott zum Gruß!" und zuweilen wird sie im Schweizerischen noch weiter zum
„Grüezi" verkürzt.

Wort erstirbt in einem gesummten Decrescendo. Es gewinnt nicht durch Wiederholung, es kann nicht gesungen werden. Keinem vernünftigen Übersetzer würde es einfallen, das schmelzende „Addio" in Mozarts „Cosí fan tutte" durch ein „auf Wiedersehen" zu verdeutschen. Es fehlt die Fülle der Nuancierungen; es ist kein Medium für Klage, Sehnsucht, Verzicht – und es ist weniger aufrichtig.

„Adschöh" war reiner Ausdruck und brauchte nicht mehr zu sagen. Der Ton konnte barsch oder freundlich sein, nicht die Bedeutung; denn das Wort hatte nur eine Funktion, nur das *Wie* war entscheidend. „Auf Wiedersehen" aber spricht einen Wunsch aus und behauptet ihn auch dann, wenn er gar nicht ernstlich gemeint ist oder ernstlich nicht gemeint ist.

Pax vobiscum, addio, Guten Morgen, Guten Abend, auf Wiedersehen, Lebe wohl, alle diese Grußformeln dienen dem gleichen Zweck, eine gesellige Beziehung aufzunehmen oder zu beenden. Sie weisen darauf hin, daß alle solche Annäherungen aus einer Distanz her erfolgen und mit einem Zurücktreten in die Distanz enden. Bei genauerer Betrachtung zeigen sich aber gewisse Unterschiede. Wer Frieden bietet, bittet zugleich um Frieden. Wer einen guten Tag wünscht, wünscht ihn dem andern und zugleich auch sich selbst. Er wendet sich an das Schicksal und bittet um etwas, das er aus eigener Kraft nicht zu geben vermag. Mit der Formel „auf Wiedersehen" aber sagen wir oft gedankenlos – bedacht oder unbedacht – etwas über uns, ohne es ernstlich zu meinen. Doch zeigen sich solche Unterschiede erst bei eigens darauf gerichteter Besinnung. Denn gesellschaftliche Formeln fungieren zumeist als bloße und leere Zeichen. Darum verfallen sie ja auch so leicht einer Verkürzung.

Wir hören gelegentlich noch: „Ich wünsche Ihnen angenehme Ruhe", selten jedoch wird solche Umständlichkeit bei einer Begrüßung zu beobachten sein. Das „ich wünsche einen guten Morgen" ist zum „guten Morgen" verkürzt worden und das „guten Morgen" weiter zum bloßen „Morjen", das „guten Tag" zum „Tach". Nur in dem Akkusativ „gute*n* Tag" hat sich noch ein Rest der ursprünglichen Form erhalten. Die Abschiedsform scheint dabei resistenter zu sein als die Begrüßung. Man sagt nicht „Abend" oder „Nacht", sondern läßt in n'Abend oder gt'Nacht das „gut" noch in rudimentärer Form anklingen. Ähnliche Differenzierungen und Abwandlungen finden sich z. B. auch im Englischen. Trotz der Tendenz zur Verkürzung und leeren Formulierung bleibt ein Gefühl für Unterschiede lebendig. Wie das deutsche Lebewohl, das dem lateinischen Valete entspricht, ist das englische „farewell" und das „good bye" ein Gruß, der in seiner Schwere und Feierlichkeit eher einem langen Abschied als einer vorübergehenden Trennung gemäß ist. Für die kurzfristigen Trennun-

gen ist „see you" – eine Verkürzung für: „I hope to see you soon
again" – oder ein „so long" die übliche Redeweise. „Good bye" ist
eine Umformung von „God be with you"; für diese Verkürzung ist
wahrscheinlich religiöse Scheu bestimmend gewesen. Das „Good bye"
ist dann selbst wieder zum bloßen „bye" verstümmelt worden, und
in dieser letzten Verkürzung und der kindlich-spielerischen Verdopp-
lung „bye bye" ist es nun wieder das rechte phonetische Material für
alle Arten von Abschieds-Vokalisen.

Nicht nur „im Deutschen lügt man, wenn man höflich ist", wie
der Baccalaureus meinte [1]. Höflichkeit verlangt volle Beherrschung
der Umgangsformen. Höflichkeit war, wie das Wort andeutet, zunächst als ein Verhalten der Leute am Hofe verstanden. Sie hatten
eine Etikette zu wahren, ihr Benehmen nach einer Rangordnung ein-
zurichten; sie mußten ihre spontanen Empfindungen und Strebungen
hinter einer Maske verbergen. Höflichkeit ist nicht auf die Höfe beschränkt; sie ist überall gefordert, wo Menschen dicht beieinander
wohnen, Distanz respektieren wollen, sich gegen Zudringlichkeit
schützen und vor Aufdringlichkeit hüten müssen, um die Intimität
ihrer persönlichen Existenz zu wahren. Höfliche Umgangsformen
sind auch in den Städten zuhause. Der Humanismus hat sich als eine
höfisch-städtische Lebensform entwickelt. Im Englischen gibt es dementsprechend zu dem Wort „courtesy" das Synonym „urbanity" [2].
Die urbanen Umgangsformen sind aber erst dann völlig beherrscht,
wenn sie bei aller Künstlichkeit und Glätte doch den Eindruck des
Spontanen und Ungekünstelten machen.

Mimik und Ton können der stereotypen Form einen lebendigen
Ausdruck zurückgewinnen. Solche Mittel fehlen dem Brief, in dem
Anrede und Schlußformel Begrüßung und Abschied ersetzen. Wir
adressieren den Empfänger mit „Sehr geehrter Herr!" und zeichnen
„hochachtungsvoll" oder „Ihr aufrichtig ergebener". Die Zeilen zwischen der eröffnenden und der abschließenden Grußformel mögen
alles mögliche enthalten, was den Empfänger nicht sehr ehrt, und
dazu noch vieles, was der Schreiber nicht so aufrichtig meint. Die
Parteien wissen auch sehr wohl, daß solche Formen leere Formeln
sind, die nicht viel besagen. Doch möchten wir sie in der Regel nicht
missen. Das täglich wiederholte „Guten Morgen" ist bloßer Brauch;
erst der Tag, an dem der Gruß ausbleibt, ist bedeutsam; er kündet
einen vorübergehenden oder dauernden Abbruch der Beziehungen an.
Die Formeln wirken am stärksten, wenn sie fehlen. Wenn es wahr ist,

---

[1] Faust II. Teil, 2. Akt.

[2] Das gebräuchlichste Wort „polite" ist leider nicht von dem griechischen „polis"
abgeleitet, sondern von dem lateinischen „politare" – glätten. Polite manners sind
glatte Manieren.

daß der Höfliche lügt, so folgt daraus nicht, daß der Unhöfliche stets aufrichtig ist. Indem man alle Formeln abstreift, gelangt man noch nicht zum Unmittelbaren und Ursprünglichen. Vorzug und Mangel der Formen ist ihre Uniformität. Im Konventionellen originell sein zu wollen, ist abgeschmackt. Das Konventionelle zu ignorieren, ist befremdend, wirkt herausfordernd oder verdächtig. HEGEL erklärte sich bereit, es dem Schneider zu überlassen, für die rechte Kleidung zu sorgen. Die Formen verbergen zwar die Individualität, sie lassen es unentschieden, was „jemandes Welt als die seine" ist, aber sie zeigen an, zu welcher Gruppe er gehört. Formeln müssen zeitgemäß sein wie Kleider. Wir begegnen Leuten in abgetragenen Sachen, aber selten in betont altmodischen. Es ist viel wahrscheinlicher, daß jemand einen Mord begeht, als daß er sich in Escarpins, Seidenstrümpfen und Perücke auf der Straße zeigen wird. Den Unzeitgemäßen wird die Polizei, wie den Nackten, ohne viel Bedenken dem Psychiater überantworten, den Mörder aber wird sie vor Gericht bringen. Man kann die Formeln nicht überwinden durch Auslassen oder durch beliebige, eigenwillige, nichtkonforme Formeln. In gewissen Verhältnissen ist eine zu persönliche Anrede genau so deplaziert wie unter anderen Umständen eine zu formelle. Wir werden den Brief an einen „Geschäftsfreund" ebenso wenig mit „herzlichen Grüßen" unterzeichnen wie wir den Brief an einen Freund mit „hochachtungsvoll" abschließen werden.

Man kann den Formeln auch nicht durch Informalität beikommen. Die Differenzierung der Anrede durch „Sie" und „Du", der Gebrauch von Titeln, Familienname oder Rufname folgt einer sinnvollen Ordnung. In Amerika geht man schnell dazu über, den Fremden bei seinem Vornamen anzureden. Die Informalität ist selbst zur Formalität, zur Formel, geworden. Wir können ja nicht allen Freund sein. Es ist ein aus der menschlichen Situation entspringendes soziologisches Gesetz, daß echte Nähe nicht ohne echten Abstand bestehen kann. Wer Distanz allgemein aufgibt, verzichtet damit auch auf wahre Zugehörigkeit. Eigensein ist esoterisch; eben darum verlangen ja alle übrigen Beziehungen eine Formalisierung. Wie weit die Formlosigkeit sich erstrecken soll, das ist die Frage. Mozart redete in seinen Briefen, der Sitte des 18. Jahrhunderts entsprechend, seinen Vater in der dritten Person an, nicht mit dem vertraulichen „du". Im letzten Jahrhundert war es mancherorts eine pädagogische Maxime, daß Kinder gesehen, aber nicht gehört werden sollten. In der Gegenwart gilt es in manchen Kreisen für „smart", daß die Kinder ihre Eltern und Großeltern mit dem Vornamen anreden. Die höfischen Probleme waren lösbar, wenn man Erstarrung in Formen eine Lösung nennen kann. Die Familiensituation stellt die fast unlösbare Aufgabe, im täglichen Miteinander dennoch eine gewisse Distanz zu wahren und sie doch nur so weit zu wahren, daß sie das „zwanglose" Miteinandersein nicht unterbricht. Das Wohnzimmer, der Livingroom soll nicht zum Salon, zum Drawingroom werden. Wenn alle den Rufnamen gebrauchen, verlangen persönliche Beziehungen noch einen persönlicheren Ausdruck. Der Vorname weicht einem freundlichen Spitznamen oder schließlich einem ganz privaten Kosenamen und zuletzt dem Schweigen.

* *
*

„Was ist ein Name?"[1] frägt Julia und – nicht ahnend, daß Romeo ihr lauscht – beantwortet sie ihre Frage selbst:

> „Was uns Rose heißt,
> wie es auch hieße, würde lieblich duften;
> So Romeo, wenn er auch anders hieße,
> er würde doch den köstlichen Gehalt
> bewahren, welcher sein ist ohne Titel.
> O Romeo, leg deinen Namen ab,
> und für den Namen, der dein Selbst nicht ist,
> nimm meines ganz!"

Voraus gehen die Verse:

> „Dein Nam' nur ist mein Feind. Du bliebst du selbst,
> und wärst du auch kein Montague. Was ist
> denn Montague? Es ist nicht Hand, nicht Fuß,
> nicht Arm noch Antlitz, noch ein anderer Teil."

Romeo, aus dem Dunkel hervortretend, nimmt das Gespräch auf:

> „Mein eigner Name, teure Heil'ge, wird,
> weil er dein Feind ist, von mir selbst gehaßt.
> Hätt' ich ihn schriftlich, so zerriß ich ihn."

Das Gespräch über den Namen öffnet die Gartenszene. Sie folgt der ersten Begegnung auf der großen traditionellen Gesellschaft (this same ancient feast) in Hause Capulets, in das die Montagues maskiert eingedrungen sind. Dort führt da Schicksal (hanging in the stars) Romeo und Julia zusammen, einander unbekann nach Name und Herkunft (too early seen unknown and known too late). De namenlosen Begegnung folgt das Abschwören des Namens. Seine thematische Be deutung wird dem Hörer durch eine spätere Wiederholung in Erinnerung gebrach Die Amme berichtet von Julias Klage um den von Romeo erschlagenen Vetter:

> „Ruft Tybalt aus, schreit dann nach Romeo."

---

[1] SCHLEGELS Übersetzung. Im Original: What is in a name?

Hier fällt Romeo ein:

> ... „Als ob der Name
> Aus tödlichem Geschütz auf sie gefeuert,
> sie mordete, wie sein unsel'ger Arm
> den Vetter ihr gemordet. Sag' mir, Mönch,
> o sage mir: in welchem schnöden Teil
> beherbergt dies Gerippe meinen Namen?
> Sag, daß ich den verhaßten Sitz verwüste!"

Das Zerreißen, Verleugnen, das Abwerfen des Namens ist der tragische Versuch, abgelöst von aller historischen Bewandtnis im dualen Modus nur sich selbst zu gehören. Romeo und Julias Welt ist die Nacht. Alle ihre gemeinsamen Szenen sind nächtliche Szenen, mit der einen Ausnahme der heimlichen Trauung in der Klause Lorenzos. Gerade dieses Bemühen in der Welt des Tages Fuß zu fassen, drängt sie erst recht in ihren Untergang. Die Welt der gesellschaftlich-historischen Formen – der Tag – und die des unmittelbaren Miteinanderseins – die Nacht – sind das Grundthema der Tragödie. Noch ehe Romeo auf der Bühne erscheint, schildert der alte Montague die Nächtigkeit seines Sohnes.

> „Allein sobald im fernsten Ost die Sonne,
> Die allerfreu'nde, von Auroras Bett
> Den Schattenvorhang wegzuziehn beginnt,
> stiehlt vor dem Licht mein finstrer Sohn sich heim,
> ... Und schaffet künstlich Nacht um sich herum."

Für Romeo selbst war es keine künstliche Nacht:

> „Ich mag nicht springen; gebt mir eine Fackel!
> Da ich so finster bin, so will ich leuchten."

In der geschäftigen Welt des Tages ist er nur Fackelträger, nur Zuschauer. Er empfindet sich als düster und schwer; er bequemt sich zwar den üblichen Formen an, schwärmt in konventioneller Weise für eine Rosalinde, und bleibt doch unberührt, ja abgestoßen. Erst die nächtlichen Begegnungen mit Julia verwandeln den finsteren Romeo des Tages in den strahlenden Romeo, den Stern der Nacht. Alle die herrlichen Verse, in denen die Liebenden sich preisen, sind Gleichnisse der Nacht. Der Tag bringt ihnen nur Leid:

> „Tag, schein herein! und Leben, flieh hinaus!"

Als endlich an dem Morgen der offiziellen, von den Eltern bestimmten Vermählung Julia, durch einen Schlaftrunk leblos, für tot gehalten wird, schreit die Amme es tauben Ohren zu:

> „O Weh! O Jammer – Jammer – Jammertag!
> Höchst unglücksel'ger Tag! betrübter Tag!
> Wie ich noch nimmer, nimmer einen sah!
> O Tag! O Tag! o Tag! verhaßter Tag!
> Solch schwarzen Tag wie diesen gab es nie.
> O Jammertag! o Jammertag!"

Innerhalb der Mauern Veronas ist Raum für die Amme und ihre Bedienten mit ihrem zotischen Geschwätz, für Mercutio in seiner derben Fleischlichkeit, für den ehrbaren Freier Paris, für die ehestiftenden Eltern, für die feindlichen „Häuser". Für die freiwillig Namen-losen hat die Stadt keine Stelle. Den Toten will sie goldene Denkmäler errichten, den Lebenden, den heimlich Vermählten, bietet sie kein anderes Heim als die Welt der Grüfte.

> „Birg bei der Nacht mich in ein Totenhaus
> Voll rasselnder Gerippe, Moderknochen,
> und gelber Schädel mit entzahnten Kiefern;
> heiß in ein frisch gemachtes Grab mich gehn,
> und mich ins Leichentuch des Toten hüllen."

In diesen Versen gibt Julia dem Bruder Lorenzo das Stichwort für den Plan, der durch einen Schlaftrunk, Scheintod, Beisetzung in der Familiengruft, Julia zurück in die Arme Romeos und nach Mantua in die Freiheit führen soll. Ehe sie den Trunk nimmt, sieht sie in einer Angstphantasie ihr Ende in einem grausigen Totentanz mit den Gebeinen ihrer Vorfahren voraus. Auf dem Höhepunkt dieses Gesichtes bricht sie ab:

> „Ich komme Romeo, dies trink ich dir!"

Keine „Osterglocken" halten sie auf ihrem Wege zurück. Lorenzos fein ausgeklügelter Plan scheitert an einer fast herausfordernd trivialen Gegenwirkung. Der Bote, der Romeo in Mantua Nachricht bringen und ihm die ihm zugedachte Rolle mitteilen soll, wird von den Spähern der Stadt (the searchers of the town) in Quarantäne zurückgehalten, weil er aus einem Pesthaus kam. Die Sorge der Stadt für die Gesundheit des Bürgers besiegelt das Schicksal Romeos und Julias.

Dem unbedingten Willen der Liebenden setzt sich die Mitwelt entgegen und schränkt ihr Miteinandersein auf wenige kurze Begegnungen ein. Eigentlich sind alle gemeinsamen Auftritte von Romeo und Julia Abschiedsszenen; im Tode vereinigt, bleiben sie selbst im Sterben getrennt.

In dem verzweifelten Versuch, sie selbst nur füreinander zu sein, konnten Romeo und Julia nichts neben sich haben, auch nichts unter sich und über sich dulden. Dem „Weg mit Förmlichkeiten!" folgt bald der Bruch mit den Freunden, der Familie und den Eltern. In der entscheidenden Stunde ist Julia ganz allein. Als einziger Vertrauter ist ihr nur Bruder Lorenzo geblieben, der gütig-fromme Mann, der stets irrt, wenn er, von den vorgeschriebenen Formen seines Amtes abweichend, weltklug und praktisch handeln will. Julias Verdacht trifft auch ihn. Sie ist von Gott und der Welt verlassen, die sie zuvor verlassen hat. Denn auch von der Amme, der Vertrauten ihrer Kindheit, hat sie sich losgesagt; kein gläubiges Wort drängt sich in Julias letzten Monolog. Nur der Gedanke an Romeo gibt ihr Kraft. Er ist ihr ein und alles, „das Götterbild ihrer Anbetung", wie sie in der Gartenszene sagt:

> „... do not swear at all,
> or, if Thou wilt, swear by thy gracious self,
> which is the God of my idolatry."

Die faszinierende Schönheit der Dichtung verbirgt uns die tragische Verblendung und Hybris des jugendlichen Paares, wie sie Shakespeare gemeint und verstanden hat. Ist es möglich, den Namen wie einen Titel abzulegen und das Selbst zu bewahren? „Du bleibst du selbst, und wärst du auch kein Montague." Ist dies Wahrheit oder Wahnsinn? Romeo und Julia wollen nicht der Welt entsagen, sie wollen

ihr entfliehen und doch in der Welt bleiben. Sie wollen ihr eigentliches Selbst ohne
Rücksicht auf die Welt entwerfen; aber kann irgend jemand zu seinem eigentlichen
Selbst gelangen ohne dem „man" zu opfern? In der Shakespearschen Tragödie bleibt
den Selbstsuchern nur die Verbannung und die Gruft. Auch der soziologische Raum
ist dreidimensional. Die Stelle des einzelnen bestimmt durch ein Daneben, Darunter
und Darüber. Romeo und Julia suchten ihr eigentliches Selbst im Absoluten und
fanden sich ins Nichts geschleudert. Sie wollten den Namen aufsagen und doch Wort
und Sprache bewahren.

* *
*

Formen und Formeln, die großen Riten wie die banalen Grußformeln, entspringen der menschlichen Möglichkeit und Notwendigkeit der Selbstgestaltung im Medium der Mitwelt. Übertretung und
Unterlassung gefährden das große und kleine Zeremoniell des Alltags. Die beiden Extreme deuten die vielfache Bedrohtheit der menschlichen Existenz an. Die Übertretungen mehr noch als die Unterlassungen sind von jeher ein beliebtes Thema der gesellschaftlichen Satire
gewesen. Formeln sind allerdings nur Parodien der Formen; ungeachtet ihrer Trivialität bleiben sie wichtige Bekundungen menschlicher
Grundverhaltensweisen, die sich hier fast wie in einem soziologischen
Experiment studieren lassen.

Grußformeln sind konventionell und prosaisch, nichtssagend und
gleichwohl bedeutsam. Wie alle Worte sind sie allgemein im doppel-
ten Sinn des Universellen und des Gemeinsamen. Sie sind beliebig
und doch einer Regel unterworfen. Konventionelle Worte können
von jedermann zu jeder Zeit gebraucht werden. Aber das Unpersönliche ist nicht unmenschlich. Die Grußformeln sind, wie alle Worte,
geprägter Ausdruck, bestimmte und gewollte Formen, entschiedene
und erfüllte Möglichkeit. Im täglichen Gebrauch abgeschliffen und
abgegriffen, bekundet sich in ihnen doch ein Wissen des Sprechenden
um sich selbst, um seine Rolle, um die Situation, die sich ihm er-
schließt. In den bei „feierlichen" Gelegenheiten üblichen formellen
Wendungen wie „der Unterzeichnete gibt sich die Ehre" – in solchen
Wendungen, in denen der Sprecher oder der Schreiber sich selbst in
der dritten Person bezeichnet, ist das Wissen um sich selbst, die Re-
flektiertheit im Verhältnis zum anderen, im Alltag mehr oder weniger verdeckt, entschiedener ausgedrückt. Grußformeln sind beliebig
wiederholbar weil sie, ungeachtet aller Geringfügigkeit, doch menschliche Schöpfungen sind. Nur Produktionen sind reproduzierbar.

Die Formeln gehören in den Bereich des Gemachten. Dieses Wort
hat für uns keinen guten Klang; das Gemachte gilt uns gleich dem
Aufgemachten, es ist bloße Mache.

„Nur der Heuchler lacht vergnüglich
und sagt: ich danke sehr, vorzüglich."

BUSCHs bitter-witziges Epigramm greift die Gesellschaft und ihre
Stützen an. Die menschliche Gesellschaft hat schon viele solcher An-
griffe überdauert; sie hat sich mehr oder weniger belustigt im Zerr-
spiegel der Satire betrachtet – und sich nicht gebessert. Sie könnte
auch gar nicht der Maske, der Rolle, der Heuchelei entsagen, ohne
sich selbst aufzugeben. Denn selbst in der Lüge, d. h. zum mindesten
im Lügen-können, bekundet sich noch die menschliche Freiheit. Wer
lügt, verbirgt ja nicht nur, was er fühlt und denkt; er setzt etwas anderes an dessen Stelle; in weniger krassen Worten: er kann sich eine
Rolle zueignen. Ob und in welchem Grade eine Rolle echt oder an-
gemaßt ist, das läßt sich selten sicher entscheiden. In der Psychotherapie bemüht sich der Psychiater dem Patienten zum Übergang
von einer aufgezwungenen zu einer natürlichen Rolle zu verhelfen.
Die Psychotherapie setzt Wandelbarkeit voraus, die Möglichkeit des
Patienten, sich anders zu verhalten als es faktisch geschehen ist. Sie
betrachtet die Lebensgeschichte als eine frei, wenn auch nicht freiwillig übernommene Rolle. To „act" bedeutet im Englischen beides,
zu handeln und eine Rolle zu spielen. Der Schauspieler ist ein
„actor". Das Substantiv „the act" hat eine Fülle von Bedeutungen,
welche die einmalig historische Handlung, das bleibende Gesetz und
das wiederholbare Geschehen, den Akt einer theatralischen Handlung
einbegreifen. So dicht scheinen die echte und die spielerische Handlung zusammenzugehören.

Die Geringschätzung des Gemachten im Sinn der Mache verdeckt
uns den Zusammenhang von Machen und Macht, von Machen und
Vermögen. Zu anderen Zeiten haben das Machen und das Gemachte
eine ganz andere Bewertung erfahren. Die Griechen haben den Dichter als Poetikos, d. h. als Macher aufgefaßt, das Poetische als das Gemachte. In der Tat ist das Gedicht ein Produkt, das abgelöst von dem
Macher fortdauert – aere perennius. Prosa ist die „gerade vorwärts
gerichtete" Rede; das Wort Prosa ist abgeleitet von prorsus = pro
versus – vorwärtsgerichtet. Die alltägliche Sprache ist damit als ein
kunstloses, beliebiges Sprechen bezeichnet, eine Sprache, deren Worte
von dem einsinnig gerichteten Fluß der Zeit weggespült werden.
Überraschenderweise haben Prosa und Poesie eine gemeinsame sprachliche Wurzel. Denn das Wort Vers ist gleichfalls von versus abgeleitet;
doch bedeutet es hier nicht die fortschreitende Richtung, sondern
gerade die Wendung, die Rückkehr der Zeilen zum Anfang. Gegenüber dem gestaltlosen Fortgleiten weist es auf die gewollte und bewußt gestaltete Form hin. Vers, Rhythmus, Maß und schließlich auch

der Reim heben das Ge-machte oder Ge-dichtete über das Niveau des Alltags hinaus. Die schleppende Rede wird zum geflügelten Wort. Die Dichtung ist endgültige Formulierung und als solche wiederholbar. Das zeitlos Gewaltige kann in den Strom der Zeit wieder eingeordnet werden, ohne ihm jedoch anzugehören. Auch die konventionellen Formen sind wiederholbar, aber in einem ganz anderen Sinn. Sie gehören an eine bestimmte Stelle des alltäglichen Lebens, das sich selbst wiederholt. Sie sind einmalig, aber nicht einzigartig. Sie sind dem Kreislauf des biologischen Geschehens näher als dem geschichtlich Bedeutsamen und Endgültigen. MOLIÈREs Jourdain ist nicht der einzige, der ohne es zu wissen, sein ganzes Leben lang Prosa gesprochen hatte. Er und wir hätten noch ein besseres Recht zu staunen, entdeckten wir uns dabei, im Alltag in Versen gesprochen zu haben. Die lateinische und griechische Metrik zwang dem alltäglichen Wort eine eigene, unvertraute Betonung auf. Obwohl in der Dichtung die gewohnten Worte wiederkehren, so erscheinen sie doch in einer neuen Gestalt.

Zwischen Formel und Form, dem Beiläufigen und Endgültigen spielt sich unser Leben ab. Die vielfältigen Störungen und der Verfall des Formalen und der Formen, der Mißbrauch und der Verlust der Freiheit sind Gegenstand der Psychiatrie, so wie ESQUIROL sie in beschwingter, uns auch heute noch ansprechender Prosa in den einleitenden Sätzen seines Lehrbuchs geschildert hat:

«Que de méditations pour le philosophe qui, se dérobant au tumulte du monde, parcourt une maison d'aliénés! Il y retrouve les mêmes idées, les mêmes erreurs, les mêmes passions, les mêmes infortunes: c'est le même monde; mais dans une telle maison, les traits sont plus forts, les nuances plus marquées, les couleurs plus vives, les effets plus heurtés, parce que l'homme y est dans toute sa nudité, parce qu'il n'y dissimule pas sa pensée, parce qu'il n'y cache pas ses défauts, parce qu'il n'y prête point à ses passions le charme qui séduit, ni à ses vices les apparences qui trompent.»

Objektivität[1]

Waage und Schwert sind die traditionellen Wahrzeichen der Gerechtigkeit. Ihnen haben Künstler des 17. und 18. Jahrhunderts ein drittes Symbol hinzugefügt; in ihren allegorischen Darstellungen erscheint Justitia mit Schwert und Waage, ihre Augen mit einer Binde verdeckt. Die Binde vor den Augen deutete nicht auf einen unbewußten Wunsch hin, ohne Blick auf die Waage blindlings das Schwert zu gebrauchen. Als Hüter der Gleichheit vor dem Recht sollte der Richter sein Urteil ohne Ansehen der Person fällen; er mußte seine Augen schließen vor dem Rang, der Macht, dem Reichtum der Parteien. Mit geringfügigen Änderungen könnte die zeitgenössische klinische Forschung sich diese Allegorie der Gerechtigkeit zu eigen machen. Sie brauchte nichts weiter zu tun, als das Schwert durch die Feder zu ersetzen, die Waage beizubehalten und die Binde durch eine zweite Schicht zu verstärken. Denn „doppelblind" ist ein Losungswort für gutes experimentelles Planen geworden. Jedoch besteht ein prägnanter Unterschied zwischen der Vergangenheit und der Gegenwart. Die Binde der Justitia deutet eher eine ideale als eine wirkliche Situation an. Niemand zweifelt, daß es fast übermenschliche Anstrengungen erfordert, dem Ideal der Unparteilichkeit, dieser sublimen Form der Objektivität, Genüge zu tun. „Doppelblind" dagegen ist kein Symbol menschlichen Bemühens. Im Gegenteil; es ist der Name einer technischen Vorkehrung, menschliche Schwächen auszugleichen. Eine Maschine oder eine maschinenartige Einrichtung soll die moralische Anforderung, die an den Forscher gestellt wird, verringern und schließlich den menschlichen Faktor, der die Ergebnisse der Beobachtung und Forschung bedroht, gänzlich beseitigen. Wir dürfen uns wohl fragen, ob und wie weit solche Erwartungen gerechtfertigt sind.

Das Wort „objektiv" charakterisiert und bewertet eine Aussage. Es weist daher, wo immer es anwendbar ist, auf die Haltung der Objektivität des Sprechers hin. Da alle Aussagen von jemandem gemacht werden, erscheint es unwahrscheinlich, daß irgendwelche technischen Vorkehrungen allein Objektivität erzwingen könnten. Die logische

[1] Jahrbuch für Psychologie und Psychotherapie, 6. Jahrgang, Heft 1/3. Freiburg/München 1958, Verlag Karl Alber.

Form einer Aussage, die Bezugnahme auf exakte Messung, der Gebrauch mathematischer Ausdrücke, geben keine Garantie. Ein Bericht wie dieser: „Um 18.20 Uhr schaltete ich den elektrischen Tiegel ein, 31 Sekunden später zeigte das Manometer einen rapid steigenden Druck an. Eine Explosion warf mich zu Boden. Mit äußerster Mühe nur entkam ich dem Inferno . . ." schließt keineswegs die Möglichkeit aus, daß der Sprecher das Feuer selbst gelegt hat. Wahrhaftigkeit des Beobachters also ist die erste und unentbehrliche Bedingung der Objektivität. Während es angeblich Lügen-Detektoren gibt, sind vorläufig noch keine Wahrheits-Detektoren auf dem Markt. Nur diejenigen, die irren können, können die Wahrheit finden. Nur diejenigen, die die Wahrheit verschweigen können, sind der Aufrichtigkeit fähig. Ohne solche innere Freiheit des Urteilens und Äußerns wäre jede Aussage bedeutungslos.

Im Alltag, in der Politik, dem Geschäft, der Gesellschaft, erreicht Wahrhaftigkeit nicht immer den Sättigungsgrad. Die Reklame übertreibt gelegentlich die Vorzüge der angepriesenen Waren. Der Wissenschaftler dagegen soll als ein „Professor" handeln, als jemand, der seine Beobachtungen und Schlußfolgerungen bekennt, ungeachtet seines persönlichen Vorteils und seiner Ambitionen. Im Turnier von Wahrheit und Ruhm ist der Ruhm nicht immer der Verlierer. Wissenschaftliche Befunde und Meinungen können zuzeiten alteingebürgerte Interessen bedrohen. Die wissenschaftliche Profession verlangt unter Umständen persönlichen Einsatz und Mut.

Selbst mit der besten Absicht zur Aufrichtigkeit ist es nicht zu vermeiden, daß bestimmte Erwartungen die Beobachtung färben. Der Forscher steht vor einem psychologischen Dilemma. Objektivität verlangt, daß er sich von allen persönlichen Interessen lossagen soll, aber er könnte gar nicht forschen, ohne persönlich engagiert zu sein. Unvermeidlich sieht er gewisse Resultate voraus, er zieht ein Ergebnis dem anderen vor; wäre er völlig indifferent und unparteiisch, dann würde es ihm kaum gelingen, irgendwelche Probleme zu finden. Mit der Formulierung von Problemen hat er schon für eine Gruppe von Antworten Partei genommen. Er kann nicht ein neutraler Beobachter bleiben. Das Schema, eine einzelne Variable auszusondern, eine Hypothese zu formulieren und sie mit statistischen Mitteln zu prüfen, ist ein Roboter-Ideal, das von einem Menschen selten erfüllt wird. Wissenschaftliche Zuverlässigkeit verlangt nichtsdestotrotz, daß man für sich selbst die Argumente beider Parteien vorbringt, als Anwalt beider Seiten auftritt und überdies die Rolle des Richters spielt, der, überlegen, alles Für und Wider abwägt.

Sachgerechtes Vorgehen in einem Verfahren hängt in einem nicht geringen Grade von dem Wissen des Forschers ab. Der Neuling ist nicht in der Lage, dieselben Beobachtungen zu machen wie der Erfahrene. Auch kommt es auf das Talent zum Beobachten und auf die Gabe guter Formulierungen an. Mit all dem sind wir noch nicht ans Ende in der Aufzählung der Faktoren gelangt, welche die persönliche Zuverlässigkeit beeinträchtigen können. Die Genauigkeit von Beobachtungen wird durch die persönliche Gleichung beherrscht. Experimente sind durch das Heisenbergsche Unbestimmbarkeitsprinzip bedroht. Selbst im makroskopischen Bereich kann das experimentelle Vorgehen die Situation verändern, deren Eigenart erforscht werden soll.

Es kann nicht überraschen, daß sich ein starkes Bedürfnis für automatische Kontrollen fühlbar gemacht hat. Die stets wachsende Zahl von Forschern und ihrer Veröffentlichungen motiviert die Suche nach Methoden, welche menschliche Schwächen neutralisieren sollen. „Doppelblind" ist nur eine unter den vielen Methoden, die der Steigerung des Faktors „Zuverlässigkeit" dient. Der Beobachtungsspiegel, der seine Beliebtheit ursprünglich der primitiven Freude an verstohlener Beobachtung verdankt, findet eine methodische Rechtfertigung in der Erwartung, durch seinen Gebrauch die Macht des Heisenberg-Faktors einschränken zu können. Bekannt sind die mannigfaltigen Tests, von deren Anwendung man sich ein Material für quantitative und statistische Auswertung erhofft. Mechanisches Protokollieren vereinfacht die Aufgabe des Beobachters; am Ende ist er darauf beschränkt, Zeigerstellungen abzulesen; die Beobachtungs-„Trägheit", wie sie in der persönlichen Gleichung zum Ausdruck kommt, ist ausgemerzt. Jedoch, Erfolg ist nie ohne Opfer zu erzielen. Das Sprichwort: „Naturam expellas furca tamen usque recurret" gilt auch in unserem Fall. Die menschliche Natur läßt sich aus menschlichen Unternehmungen nicht ausschließen. Während ohne Zweifel viele Umstände die Objektivität bedrohen, konstituiert die Ausschaltung dieser Umstände noch nicht die Objektivität. Die für die Objektivität bedrohlichen Faktoren werden vielleicht durch die mechanischen Vorkehrungen eher verdeckt als kontrolliert.

Bei unserem Versuch, Objektivität objektiv zu erörtern, bewegen wir uns in einem Zirkel. Aber das ist unvermeidlich. Wie der Sprachforscher gezwungen ist, sich in seinen Untersuchungen der Sprache zu bedienen, so kann der Logiker nicht umhin, bei seiner Analyse logischer Formen Logik anzuwenden. Jedoch können wir vielleicht unsere Position verbessern, wenn wir von einem Nachbargebiet aus auf die Objektivität hinblicken. Da objektive Methoden heutzutage sehr populär geworden sind, können wir eine nahegelegene Beobachtungsstation beziehen. Auf der Rennbahn – vielleicht aus Mißtrauen gegen die vollkommene Unparteilichkeit der Richter, oder aus Zweifel an ihrer Fähigkeit, geringe Unterschiede in schnellem Wechsel mit unbewaffnetem Auge zu erfassen – hat man die elektrisch gesteuerte Photographie eingeführt, um solche Mängel zu überwinden. Die Zielphotographie macht es den Richtern möglich, den Sieger zu bestimmen, sei es auch nur um „eine Nasenlänge". Während solche Genauigkeit die Zahl toter Rennen verringert, erwachsen damit, vom Standpunkt der philosophischen Hippologie ernste Probleme, die zur Fragestellung der Objektivität zurückleiten. Eine etwas befremdliche Geschichte – sie klingt fast wie ein Märchen – soll diese Situation verdeutlichen.

Pferd und Trainer

Eine Fabel

Es war einmal ein Derbysieger, genannt Rocketpower. Auf der schönen Rennbahn Keeneland in Lexington, Kentucky, traf er eines Tages mit seinem großen Gegner Happylegs zusammen. Nach Meinung aller derer, die den Endkampf genau beobachten konnten, war es ein „totes Rennen". Die Richter jedoch entschieden nach gründlicher Prüfung der Zielphotographie, daß Happylegs um eine Nasenlänge gewonnen hatte. Als die Pferde in den Stall zurückgebracht und abgesattelt waren, klopfte Joe, der Trainer von Rocketpower, seinem Pferd den Hals und sagte: „Rocky, wenn du nur eine längere Nase hättest."

Das Pferd drehte sich nach ihm um, schaute ihn lange ruhig an und dann – dann begann es plötzlich zu sprechen: „Was willst du damit sagen, Joe?" Im ersten Augenblick war der Trainer verblüfft, erholte sich aber rasch von seinem Staunen. Er hatte sein ganzes Leben mit Pferden zugebracht und täglich mit ihnen geredet. Er zweifelte nicht im Geringsten, daß sie jedes Wort verstanden. Tief im Innersten hegte er die Überzeugung, daß sie antworten könnten, sich aber des Sprechens enthielten aus Klugheit und Stolz. So nahm er ohne alle weiteren Umstände das Gespräch auf: „Die Zielphotographie hat gezeigt, daß du um eine Nasenlänge verloren hast."

„Was", sagte das Pferd, „ich, Rocketpower, der Sohn von Rocky-Mountain aus Panazea, ich soll verloren haben? Um eine Nasenlänge? Das ist ja lächerlich! Vor allem, die Hufe und nicht die Nasen sollten entscheiden."

Im Gespräch mit Tieren neigen wir alle dazu, mit einer gewissen Herablassung zu reden. Joe machte keine Ausnahme. In belehrendem Ton, als spräche er zu einem Quartaner, bemerkte er:

J.: „Man kann ein Rennen mit einem Experiment vergleichen, in dem die Geschwindigkeit festgestellt werden soll. Die Entfernung ist die unveränderliche, die Zeit die veränderliche Größe. Daher messen wir einfach die Zeit."

R.: „Eine Nasenlänge ist doch kein Zeitmaß!"

J.: „Nicht direkt; aber, da ihr Pferde alle über die gleiche Distanz galoppiert, lassen wir die Position als einen Anzeiger der Zeit gelten."

R.: „Wir sind aber doch nicht alle die gleiche Strecke gelaufen. Du weißt es nur zu gut! Am Start hatte Happylegs, der Glückspilz, natürlich die Nr. 1, und wo war mein Platz? Ganz an der Außenseite! Das macht doch mehr als eine Nasenlänge aus, nicht wahr?"

J.: „Ich vermute, ein paar Hundert Nasenlängen."

R.: „Du gibst also zu, daß beim Start ein paar Hundert Nasenlängen nichts gelten, am Ende aber entscheidet eine einzige das ganze Rennen."

J.: „Da hast du nicht so unrecht. Und doch stimmt es nicht; wir betrachten nämlich die Sache so, *als ob* alle Pferde genau dieselbe Distanz liefen."

R.: „Ich verstehe nicht, was du mit ‚als ob' sagen willst."

J.: „Ich meine, wir setzen die Gleichheit einfach fest; es ist eine Konvention."

R.: „Eine Konvention kann die Tatsachen nicht ändern."

J.: „Wie altmodisch du doch bist! Es ist schon richtig, Pferde gehören nicht mehr in das Zeitalter des Motors. Konventionen brauchen erst gar nicht die Tatsachen zu verändern, sie machen sie."

R.: „Vielleicht bin ich altmodisch; aber es ist eine unfaire Methode; wenn eine Nasenlänge am Start nicht zählt, dann sollte sie auch am Ziel nicht gerechnet werden."

J.: „Da ist was dran", sagte Joe und feierlich, als ob er rezitiere, fuhr er fort: „In der Wertschätzung einer Arbeit muß der Maßstab mit der Leistung kommensurabel sein."

R.: „Laß doch diese langen Worte, Joe, du machst dich nur über mich lustig."

J.: „Ich mache mich gar nicht lustig. Ich nehme dich so ernst, wie es ein sprechendes Roß verdient."

R.: „Bin ich ein Roß?"

Rocky wußte nicht recht, ob er sich geschmeichelt oder beleidigt fühlen sollte. Seine Bildung war lückenhaft; als ein Autodidakt war er auf das Wenige beschränkt, das er aus den Gesprächen in seiner Umgebung hatte aufschnappen können. Im Stalle ist von einem edlen Roß nur selten die Rede. Jedoch des Trainers freundlicher Blick gab Rocky Vertrauen.

R.: „Joe, kannst du mir sagen, wie lang Happys Nase ist?"

J.: „Ich vermute vier Zoll."

R.: „Und wie lang war das Rennen?"

J.: „Eine Meile. Warum stellst du all diese Fragen? Ach, ich glaube ich verstehe dich. Du möchtest, daß ich die Länge der Rennbahn mit der Länge einer Nase vergleiche."

Dann, wie zu sich selber gewandt, sagte er: „Ich muß einen Generalnenner finden. Eine Meile hat 1760 Yard, ein Yard hat 36 Zoll. Das Rennen", so beendete er seine Rechnung, „führte über eine Strecke von mehr als 62 000 Zoll. Eine Nasenlänge ist ungefähr ein Sechzehntausendstel des Ganzen."

R.: „16 000?" wiederholte das Pferd verständnislos.

J.: „Nicht 16 000, Rocky, ich spreche von einem Sechzehntausendstel. Paß einmal gut auf: Du hast vier Beine, eines von ihnen ist ein Viertel der ganzen Zahl. Die Fliegen, die dich so ärgern, haben sechs Beine. Da ist eines ein Sechstel der ganzen Zahl. Eine Spinne . . ."

R. (ungeduldig unterbrechend): „Gibt es irgendwelche Tiere mit 16 000 Beinen?"

J.: „Du darfst nicht nur an Beine denken. Wir gebrauchen bloße Zahlen, sozusagen als reine Formen."

R.: „Hast du jemals bis 16 000 gezählt?"

J.: „Das ist nicht nötig. Wir können mit Zahlen arbeiten, weil wir genau wissen, wie sie gebaut sind. Du brauchst sie nicht erst zu zählen. Jedermann weiß, daß 16 000 um 1 größer ist als 15 999 und um 1 kleiner als 16 001, daß wir 16 000 in vier gleiche Teile von je 4000 teilen, aber nicht in drei gleiche Teile zerlegen können."

R.: „Kann man Zahlen sehen?"

J.: „Nein, Mengen kann man sehen und abzählen. Die Zahlen selbst kannst du nicht anschauen."

R.: „Wenn sie nicht sichtbar sind, wie kann man sie auf Sichtbares anwenden?"

J.: „Vielleicht kann ich mich in dieser Weise besser verständlich machen", sagte der Trainer, indem er ein Haar aus der Mähne des Pferdes zupfte. „Schau her! Wenn ich 16 000 solcher Haare aufeinanderschichten würde, das würde ungefähr bis zur Höhe deiner Schultern reichen. Ich meine natürlich das Haar nicht in seiner Länge, sondern in seiner Dicke. Man könnte darum sagen, daß du um eine Haaresbreite verloren hast."

Joe lächelte, befriedigt von seinem eigenen Witz, aber Rocky ließ ihm nicht viel Zeit, sich zu genießen.

R.: „Warum sollte eine Haaresbreite Happylegs zum Sieger machen und mich zu einem geschlagenen Zweiten? Pflegen die Menschen ihre eigenen Geschäfte mit solcher Genauigkeit zu ordnen?

Werden euere Wettläufe auch nach Nasenlängen entschieden?"

J.: „Ach, woher denn. Schließlich gibt es doch noch Unterschiede!"
Rocky hatte, wie viele Tiere, ein feines Ohr für Nuancen des
Tonfalls. Er spürte, daß der Trainer mit einer gewissen Verachtung
von der Pferderasse sprach. Lange verhaltener Zorn kam zum Durchbruch. Wiehernd und stampfend arbeitete sich Rocky in eine immer
wildere Erregung.

R.: „Ich werde in meinem Leben nicht wieder rennen!"
Jetzt war die Reihe am Trainer, seine Fassung zu verlieren. Er
kannte das reizbare Temperament der Vollblüter nur zu gut. Um
Rocky zu beruhigen, sagte er:

J.: „Du hast natürlich recht. Du bist das schnellste Pferd in der
Welt. Diese vier Zoll entscheiden zu lassen, ist Unsinn. Aber du
mußt verstehen, eine Rennbahn braucht Sieger. Ein totes Rennen
bringt weniger am Totalisator; es schreckt die Wetter ab. Sollte es
öfters vorkommen, dann würde die Bahn Geld verlieren, schließlich
würden die Züchter aufhören, Pferde zu züchten. Unter solchen Umständen hätte es vielleicht nie einen Rocketpower gegeben. Wir Leute
vom Turf halten uns an den Grundsatz: Alle Pferde sind von Natur
aus ungleich. Daher sind wir willig, einige weitere Ungleichheiten
mit in Kauf zu nehmen. Kurz und gut, die Zielphotographie, selbst
wenn sie nicht gerecht ist, wie du bemerkt hast, ist doch durch ihre
Brauchbarkeit, oder, wie man auch sagt, pragmatisch gerechtfertigt."

Joes freundliche Worte besänftigten Rockys Zorn. Nach kurzer
Pause sagte er:

R.: „Kann ich mal ein solches Bild sehen?"

J.: „Mit größtem Vergnügen." Der Trainer zog eine Photographie aus seiner Tasche; das Pferd beäugte sie, beroch sie und be-
knabberte sie; dann schüttelte es den Kopf und sagte:

R.: „Ich weiß nicht, was das ist; vielleicht Papier, aber eines ist
sicher, es ist kein Pferd. Sieh mich an, meine Flanken, meine Brust,
meinen ganzen Bau!"

J.: „Du mußt verstehen, das ist eine Photographie, ein Bild; sieh,
das da ist deine Nase."

R.: „Was du nicht sagst! Das ist meine Nase?" Rocky biß den
Trainer gelinde in den Arm und sagte: „Jetzt weißt du, wo mein
Mund und meine Nase sind." Der Trainer lachte ein wenig verlegen
und wiederholte:

J.: „Bitte, versteh mich doch; ich zeige dir ein Bild, es stellt dich
und die anderen Pferde nur dar."

R.: „Schon gut. Ich sehe das Bild jetzt hier mit meinen eigenen
Augen. Wie kannst du darauf bestehen, daß ich zur selben Zeit das

sehe, was sich vor einer Stunde ereignet hat? Ich kann nicht beides
zugleich sehen; kannst du es?"

J.: „Ja, ich glaube schon. Wenn ich diese Photographie, oder wie
du es nennst, dieses Papier betrachte, dann sehe ich dich und die
anderen Pferde in einer gewissen Weise."

R.: „Sieh mich an, siehst du mich jetzt?"

J.: „Ja."

R.: „Siehst du irgendeines der anderen Pferde?"

J.: „Nein."

R.: „Aber du hast doch gerade behauptet, daß du auf diesem
Bilde mich und die anderen Pferde sehen würdest. Willst du damit
sagen, daß du es mit deinen eigenen Augen gesehen hast?"

J.: „Allerdings, genau so ist es."

Da der Trainer nichts weiter zu bemerken hatte, schüttelte Rocky
ungläubig den Kopf und fuhr mit Fragen fort:

R.: „Was ich noch sagen wollte, vorhin bei unserem Rennen war
es glühend heiß. Davon ist auf dem Papier nichts zu spüren."

J.: „Wärme kann man auf einer Photographie nicht repräsentieren."

R.: „Und wie ist es mit Heu?"

J.: „Ja, das ist möglich, das kann man photographieren."

R.: „Kann man es essen?"

J.: „Nein."

R.: „Hat es Geschmack oder Geruch?"

J.: „Nein."

R.: „Im Bild könnt ihr also sichtbare Dinge darstellen. Gerüche,
Geschmäcke, Wärme aber könnt ihr nicht wiedergeben. Warum nur
sichtbare Dinge.?"

J.: „Ich weiß es nicht. Aber laß uns einmal überlegen. Wenn ein
Koch eine Speise probiert, dann nimmt er ein bißchen, d. h. einen
Bissen, einen kleinen Teil davon, der ihm einen Vorgeschmack gibt,
Ähnlich ist es mit Gerüchen und Stoffen; es ist immer eine Probe
oder ein Muster vom ganzen Zeug. Bei einer Photographie ist das
anders. Sie ist kein Muster, keine Probe, nichts was dem dargestellten
Gegenstand entnommen wird. Ein Bild ist eine Repräsentation, die
unvermittelt an das Auge appelliert. Es gibt nichts einem Bild Ver-
gleichbares für den Geschmack, den Geruch, das Gefühl."

R.: „Warum ist das so?"

J.: „Das kann ich dir nicht sagen. Ich habe nicht studiert; da
mußt du einen Psychologen fragen; die haben sicherlich darüber nach-
gedacht." Joes Worte hatten eine unerwartete Wirkung. Rocketpower
schnappte die Photographie aus der Hand des Trainers, ließ sie zu
Boden fallen und trampelte darauf herum.

J.: „Was tust du, was fällt dir ein?"

R.: „Siehst du nicht? Jetzt mach ich mein Bild kaputt."

J.: „Was hoffst du dabei zu gewinnen, wenn du diese eine Photographie zerstörst? Es gibt von diesem ungezählte andere Abzüge."

R.: „Wie soll ich nun das wieder verstehen? Wir sind doch nur *ein* Rennen gelaufen. Von dem einen Rennen gibt es *viele* Bilder? Und jedes einzelne stellt dasselbe Ereignis dar?"

J.: „Ein Ereignis kannst du nicht vervielfältigen. Aber du kannst es im Bild festhalten und dann beliebig oft reproduzieren. Man kann, wie gesagt, viele Abzüge machen und jeder ist in gleicher Weise objektiv."

R.: „Wieviele im ganzen?"

J.: „So viele du willst. Ein paar Hundert mehr oder weniger, darauf kommt es gar nicht an. Ein Rennen wie dieses wird wahrscheinlich in einer der illustrierten Zeitschriften gezeigt werden; dann werden Tausende, ja Millionen Leute werden es sehen."

R.: „Und jeder von ihnen wird einen anderen Abzug betrachten?"

J.: „Jetzt geht dir endlich ein Licht auf! Die Leute können meilenweit voneinander entfernt sein oder sich in demselben Zimmer aufhalten; sie können das Bild zusammen betrachten, oder der eine heute und der andere morgen, aber in jedem Fall sehen sie alle das gleiche Bild; ich meine jeder von ihnen sieht eine der vielen Repräsentationen des einen einmaligen Vorgangs. Entschuldige, daß ich wieder solch lange Worte gebrauche. Ich tue es nicht, um dich zu ärgern."

R.: „Joe, die Leute, die unser Rennen sehen wollten, die mußten an einem bestimmten Tag nach Keeneland kommen, aber ein Bild kannst du mit dir tragen, wo du auch hingehst."

J.: „Ein Wesen von Fleisch und Blut wie du, ist an einen bestimmten Ort gebunden. Wenn ich dich sehen will, dann muß ich hierher in den Stall zu dir kommen. Ich habe keine andere Wahl. Bei einem Bild aber sind wir völlig ungebunden, völlig frei."

R.: „Viele Leute, über die ganze Welt verstreut, sagst du, werden dieses Bild sehen. Verstehen sie dann alle, daß es mich und Happylegs darstellt?"

J.: „Ja, zum mindesten wird die Beschriftung es ihnen klarmachen."

R.: „Beschriftung? Das Wort hab ich noch nie gehört."

J.: „Rocky, du bist ein ungewöhnlich gescheites Pferd, aber du hast doch noch viel zu lernen. Die Menschen haben vor langer Zeit eine Erfindung gemacht, wie sie die gesprochenen Worte durch sichtbare Zeichen repräsentieren und aufbewahren können. Solche geschriebenen oder gedruckten Zeichen können sogar die Rede ersetzen; sie besagen etwas, ohne daß einer spricht."

R.: „Das ist mir zu hoch."

J.: „Du mußt mir einfach glauben, daß eine Beschriftung erklärt, was auf einem Bild zu sehen ist."

R.: „Ohne sie würden die Leute nicht verstehen, was eine Photographie darstellt?"

J.: „Nicht genau. Jeder normale Mensch würde natürlich sehen, daß es sich in unserem Fall um ein Pferderennen handelt, doch könnte er nicht sagen, um welches."

R.: „Bitte langsam. Während des Rennens ist *eine* Aufnahme, *ein* Bild gemacht worden."

J.: „Richtig."

R.: „Dann werden viele Abzüge gemacht. Wenn jemand ein solches Bild betrachtet, dann sieht er, es ist ein Rennen, aber er weiß nicht, welches Rennen es war."

J.: „Das stimmt."

R.: „Du machst eine Aufnahme von einem einzelnen bestimmten Rennen; aber das Bild, das herauskommt, stellt irgendein Rennen dar."

J.: „Nein, es stellt nicht irgendein Rennen dar, sondern nur ein ganz bestimmtes. Aber das Bild allein macht nicht klar, welches Rennen es war. Schließlich ist ja jedes Rennen auch ein Rennen im allgemeinen Sinn."

R.: „Obwohl es gerade hier vor einer Stunde gelaufen worden ist?"

J.: „Ein Künstler kann ein Pferderennen malen, rein aus der Phantasie. Ein solches Bild braucht nicht ein bestimmtes Rennen an einem bestimmten Ort darzustellen. Eine Photographie aber ist, wie jedermann weiß, Wiedergabe eines aktuellen Geschehens und nichts anderes."

R.: „Dann ist also eine Photographie ein Bild von etwas, das vergangen ist."

J.: „Was soll ich dazu sagen? Wahrhaftig, ich glaube, du hast recht. Eine Photographie ist stets Vergangenheit im Bilde festgehalten. Während du es in der Gegenwart betrachtest, mußt du verstehen, daß es sich auf die Vergangenheit bezieht. Die Photographie vergegenwärtigt Vergangenes."

R.: „Kann man Photographien von Dingen machen, die sich in der Zukunft ereignen?"

J.: „Natürlich nicht; es klingt komisch, ‚eine Photographie von Zukünftigem'. Vielleicht ist's aber gar nicht so komisch. Die Architekten entwerfen Bilder von Gebäuden, die noch nicht existieren. Sie zeigen, wie ein solches Gebäude in der Zukunft aussehen wird. Sie konstruieren einen Grundriß, einen Werkplan, der dem Arbeiter angibt, was er zu einer bestimmten Stunde in der Zukunft tun soll."

R.: „Jetzt hast du mich ganz durcheinander gebracht. Ich verstehe nicht, was du mit einem Grundriß meinst. Ich glaube, ich konnte dir folgen, als du mir erklärtest, daß von vielen Leuten jeder einzelne einen Abzug dieser Photographien betrachten kann, und daß er dann das Bild eines Rennens sehen wird, ohne genau zu wissen, welches Rennen es war."

J.: „Du bist doch ein kluges Kerlchen! Sollte jemand in 20 Jahren diese Photographie irgendwo finden, er würde es auch dann noch als Bild eines Pferderennens erkennen. Das vergilbte Papier würde es ihm deutlich machen, daß es ein altes Bild ist und daher ein Ereignis darstellen muß, das in der Zeit weit zurückliegt. Die Photographie altert, aber der dargestellte Vorgang bleibt an seine Zeitstelle gebunden. Jemand, dem ein solches Bild in die Hände käme, wäre ganz im unklaren, welches Rennen es darstellt."

R.: „Und wie wissen sie es heute?"

J.: „Ich habe es dir schon gesagt. Die gedruckten Worte, die dem Bild hinzugefügt sind, machen es klar."

R.: „Worte also fügen dem Bild etwas hinzu, eine Auskunft, die das Bild selbst nicht geben kann. Und das Bild verbessert die direkte Beobachtung. Die direkte Beobachtung ist also die dürftigste von allen."

J.: „Du bist streitsüchtig, Rocky. Kaum ist dir die Zunge gelöst, so hast du schon eine böse Zunge."

R.: „Nun bist du ärgerlich und beschimpfst mich. Ich versuche doch nur, mir klarzumachen, was dir selbstverständlich erscheint, mir aber zu begreifen so schwerfällt. Ich kann nicht verstehen, daß jemand in New York und ein anderer in San Francisco ein Bild betrachtet, und beide dann wissen, daß es ein Ereignis in Kentucky darstellt. Die beiden können sich doch nicht sehen."

J.: „So etwas darfst du nicht im Ernst fragen. Du erinnerst dich doch, wie lange wir von New York nach San Francisco gereist sind."

R.: „Oh, jetzt verstehe ich. Die sind alle einmal in Lexington gewesen und erinnern sich daran."

J.: „Sicher sind manche dort gewesen, keineswegs alle. Das ist auch gar nicht nötig. Der Name Lexington bezeichnet einen Ort, den sie im Ganzen der Vereinigten Staaten zu finden wissen."

R.: „Wie können sie etwas kennen, ohne es jemals kennengelernt zu haben? Muß man nicht an jeden Ort hinreisen, um ein Land zu kennen?"

J.: „Niemand kennt die Vereinigten Staaten so, wie ein Briefträger die Häuser seines Bezirkes kennt. Sollte es sich jemand einfallen lassen, jahrelang herumzureisen, um seinen Fuß auf jedes

Stückchen Boden zu setzen, dann würde er am Ende das Land nicht besser kennen, als einer, der sein ganzes Leben lang nicht aus seinem Dorf herausgekommen ist. Im Gegenteil, je länger er unterwegs bliebe, desto mehr würden sich seine Eindrücke verwirren. Schließlich wäre er nicht einmal sicher, ob er seinen Plan eigentlich ausgeführt hätte. Solange er unterwegs ist, wüßte er nie, wo er sich eigentlich befindet."

R.: „Wieso weißt *du* denn, wo du dich befindest?"

J.: „Weil ich mir ein Bild vom Ganzen machen kann."

R.: „Jetzt sprichst du wieder von einem Bild! Denkst du dabei an eine Photographie der Vereinigten Staaten?"

J.: „Nein, die gibt es nicht oder noch nicht. Ich denke an eine andere Art der Repräsentation, wie z. B. eine Landkarte."

R.: „Wie lang braucht man auf einer Karte von New York nach San Francisco?"

J.: „Was sagst du da? Wie lange jemand auf einer Karte von New York nach San Francisco braucht? Gar keine Zeit? Auf der Karte siehst du beide Stellen zugleich mit einem Blick."

R.: „Joe, muß ich *dich* nun daran erinnern, wie lange wir von New York nach San Francisco gereist sind? Drei Tage! Auf einer Karte aber, sagst du, braucht man gar keine Zeit. Auf der Karte also gibt es keine Entfernungen?"

J.: „Die Karte repräsentiert nur Entfernungen."

R.: „Und dabei verschwinden sie? Kann man an zwei Orten zu gleicher Zeit sein?"

J.: „Die Entfernung verschwindet nicht, sie wird nur umgewandelt. Auf einer Karte bist du nicht an zwei Orten zugleich. Für einen Käfer, der auf einer Karte herumkrabbelt, gibt es auch da Entfernungen. Er braucht seine Zeit, um von der als San Francisco bezeichneten Stelle nach der anderen, New York benannten, zu gelangen. Wir hingegen, wenn wir im Gebrauch auf eine Karte hinschauen, sind nirgendwo auf der Karte, selbst wenn unser Aufenthalt dort verzeichnet ist. In unserem leiblichen Dasein finden wir uns an einem bestimmten Ort. Die Karte aber *stellt* das Land nur *vor* uns hin. Beim Blick auf die Karte sind wir allem gegenüber."

R.: „Können alle Leute eine Karte gebrauchen?"

J.: „Die Mehrzahl schon. Immerhin gibt es ein paar Ausnahmen; Leute, die nie lesen gelernt haben."

R.: „Lesen muß man lernen, wie ist's aber mit dem Betrachten von Bildern?"

J.: „Das brauchen sie nicht zu lernen. Jedermann, wenigstens jeder normale Mensch, kann ein Bild als solches erkennen. Wenn einer den Text nicht selbst lesen kann, so kann er ihn sich von einem andern vorlesen lassen."

R.: „Am Schluß also werden alle die vielen einzelnen Leute bei der Betrachtung der vielen einzelnen Abzüge verstehen, daß sie ein bestimmtes Rennen in Keeneland darstellen. Alle werden ein und dasselbe verstehen. Wie geht das zu?"

J.: „Das muß wohl so sein, weil wir alle zusammen in einer und derselben Welt leben."

In diesem Augenblick brachte ein Stallknecht Hafer und Heu. Pferd und Trainer unterbrachen ihr Gespräch, beide waren völlig erschöpft. Zum erstenmal in seinem Leben zeigte Rocky keine Spur von Appetit; er murmelte etwas vor sich hin wie: *„Ein* Rennen, 1000 Bilder, 1000 Leute, ein und dasselbe Ding." Sobald der Stallknecht den Stall verlassen hatte, nahm Rocky das Gespräch wieder auf:

R.: „Die vielen Abzüge repräsentieren alle dieselbe Sache, repräsentieren sie sich auch gegenseitig?"

J.: „Nein, aber man kann den einen durch einen anderen ersetzen. Sie sind untereinander alle gleich und dem Original ähnlich."

R.: „Hast du nicht vorhin gesagt, daß sie dazu benutzt werden, eine bessere Entscheidung zu treffen, als es die direkte Beobachtung erlaubt? Sind sie dem Original ähnlich und zugleich überlegen?"

J.: „Allerdings, in gewisser Weise sind sie besser. Die Kamera reagiert schneller als das menschliche Auge, darum eben dient sie der objektiven Beobachtung."

R.: „Die Photographie zeigt etwas, was man niemals in der unmittelbaren Beobachtung sehen könnte. Woher weißt du denn dann, daß die Wiedergabe korrekt ist?"

J.: „Das muß so sein, wir können es beweisen."

R.: „Was heißt ,beweisen'?"

J.: „Sieh, wir kennen den Mechanismus der Kamera, weil wir sie gebaut haben."

R.: „Du hast sie mit deinen eigenen Händen gebaut?"

J.: „Nein, nicht ich, andere Leute in einer Fabrik haben sie hergestellt. Darum sage ich: *wir* wissen. Ich weiß es nur als Glied einer Gruppe. Ich habe darüber nachgelesen und weiß, wie der Apparat funktioniert. Du selbst hast ihn in Bewegung gesetzt, genau in dem Augenblick, als du die Ziellinie kreuztest."

R.: „Kann der Apparat nie versagen?"

J. (pathetisch): „Alles, was von Menschenhand gemacht ist, kann versagen."

R.: „Wieso weißt du denn, daß er tatsächlich funktioniert hat?"

J.: „Das Ergebnis, das Bild beweist es, es bestätigt unsere Voraussagen."

R.: „Kannst du den Mechanismus arbeiten sehen?"

J.: „Nicht unmittelbar. Aber nach dem Rennen wird der Film aus dem Apparat genommen und das Negativ, wie wir es nennen, wird von einem Photographen entwickelt."

R.: „Kann er nicht etwa betrügen und eine andere Photographie dafür einschmuggeln?"

J.: „Da gibt es immer jemanden, der aufpaßt."

R.: „Könnten sie sich nicht alle gegen mich verschworen haben?"

J.: „Mir scheint, nun wirst du auch noch paranoisch. Schließlich mußt du denen vertrauen, die die Arbeit tun; es sind anständige und zuverlässige Leute. Abgesehen davon würde ich immer deine Nase erkennen, Rocky."

R.: „Hast du sie jemals zuvor auf einer solchen Darstellung gesehen?"

J.: „Nein, gerade auf meinem Weg hierher habe ich die Photographie zum erstenmal angeschaut."

R.: „Wie kannst du dann meine Nase erkennen?"

J.: „Das kann ich nicht erklären, ich tue es einfach. Was hat es für einen Sinn, immerfort zu fragen: wie und warum?"

R.: „So vertraust du also dem Bild, weil du dem Hersteller Glauben schenkst, weil du dich auf den Apparat verläßt, weil du sicher bist, daß du irgend etwas wiedererkennen kannst, das du noch niemals vorher in solcher Weise gesehen hast."

J.: „Stell mich nicht als Narren hin! Das läßt sich alles beweisen, es muß sich so verhalten."

R.: „Der Beweis, was immer das bedeuten mag, ist dann das allererste."

J.: „Freilich, warum nicht?"

R.: „Bis zum heutigen Tage habe ich immer geglaubt, daß ihr Menschen viel gescheiter seid als wir Pferde. Aber jetzt habe ich doch ernste Zweifel. Sagtest du nicht, das Bild sei dem Original ähnlich und könnte es darum wiedergeben?"

J.: „Das stimmt!"

R.: „Nun höre mal: Bei unserem Rennen war alles Bewegung und hier auf diesem Bild ist alles Ruhe. Nichts verändert sich. Bestehst du wirklich darauf, daß dieses Bild Bewegung darstellt und die Bewegung klarer zeigt als du sie beim Rennen selbst beobachten konntest?

J.: „Man muß eben verstehen, ein Bild richtig zu betrachten und zu deuten. Ich sagte dir ja schon, es stellt nur eine Phase des ganzen

Vorgangs dar. In diesem speziellen Fall den letzten Augenblick des Rennens."

R.: „Und was ist mit all den Sprüngen, die wir auf dem Weg vom Start zum Ziel machten? Die sind nicht dargestellt?"

J.: „Ach, ich fürchte, es ist aussichtslos. Du mußt sie in deiner Vorstellung, deiner Phantasie hinzufügen. Verstehst du?"

R.: „Verstehst du es?"

Rocky bemerkte den zornigen Blick des Trainers und sagte: „Verzeih mir, Joe, natürlich weißt du es, aber mir fällt all das schwer. Das ist ja doch mein erster Tag vernünftiger Rede und ich habe eben noch Schwierigkeiten, die Bedeutung einiger Worte zu verstehen, wie z. B.: Repräsentation."

J.: „Wenn's weiter nichts ist! Du und Happylegs und die anderen Pferde, die Richter, die Tribünen und viele andere Dinge, die waren alle an diesem Nachmittag tatsächlich gegenwärtig. Dieses Ding hier, die Photographie, repräsentiert all das."

R.: „Joe, grade hast du diese Photographie ein Ding genannt. Vorher sprachst du über viele andere Dinge. Gibt es irgendein anderes Wort für ‚Ding'?"

J.: „Man kann auch von Objekten sprechen."

R.: „Ein Objekt stellt also dann ein anderes Objekt dar? Wie merkwürdig!"

J.: „Rocky", sagte der Trainer, „ich glaube wir machen besser Schluß, es wird spät."

R.: „Ach bitte, bleib doch noch ein bißchen. Ich hatte noch niemals das Glück, mit dir zu sprechen. Vielleicht wird es niemals wiederkommen."

J.: „Nun gut, was weiter?"

R.: „Wie steht's damit? Auf der Rennbahn trage ich dich, oder einen dieser Knirpse, die ihr Jockeys nennt, auf meinem Rücken. Sollte es einem von ihnen je einfallen, einen von uns tragen zu wollen, dann würden wir wiehern vor Lachen. Aber du hast jetzt diese Photographie aus deiner Tasche gezogen und dieses kleine Ding, ohne Gewicht, stellt uns und andere Dinge dar, die du niemals heben könntest."

J.: „Das Gewicht mußt du außer acht lassen."

R.: „Und wie ist's mit der Größe? Ihr gebraucht die Photographie, um den Sieger ausfindig zu machen. Die Differenz war eine Nasenlänge, also ungefähr vier Zoll, wie du sagtest. Und wie groß ist dieses Bild?"

J.: „Zweieinhalb mal vier Zoll."

R.: „Behauptest du also, daß man durch ein Objekt, das kleiner als drei Zoll ist, eine größere Strecke ausfindig machen kann?"

J.: „Man könnte das Bild drei- oder zehnmal vergrößern, darauf kommt es nicht an."

R.: „Die tatsächliche Größe von vier Zoll kann also durch ein Bild repräsentiert werden, das zwei oder sechs oder zwanzig Zoll mißt, und das macht alles nichts aus?"

J.: „So ist's. Die Größe des Bildes zählt nicht; es kommt nur auf die Proportion an, auf den Maßstab."

R.: „Heute nachmittag beim Rennen, da waren vier Zoll tatsächlich von entscheidender Bedeutung. Aber wenn du das, was einmal gegenwärtig war, vergegenwärtigst, dann kann man es außer Betracht lassen."

J.: „Im Laufen bist du schnell, aber im Denken, Rocky, bist du vielleicht etwas langsam."

R.: „Warum hilfst du mir dann nicht? Als ich einmal mitten auf der Rennbahn umkehrte und anstatt zum Ziel zum Start zurücklief, hast du mich geschlagen. Aber hier, während unserer Unterhaltung, bist du auf und ab spaziert und hast bald von dieser Stelle, bald aus der entgegengesetzten Richtung, das Bild betrachtet."

J.: „Die Laufbahn ist auf dem Bild innerhalb seines eigenen Raumes angegeben. Das ist ganz unabhängig von der Beziehung zu seiner gegenwärtigen Umgebung."

R.: „Ist denn die Photographie nicht auch ein Ding meiner Umgebung?"

J.: „Schon, aber mit einem wesentlichen Unterschied. In meinem Zimmer z. B. hängt ein Bild von dir an der Wand. Aber es gehört nicht eigentlich zur Wand. Ein Rahmen scheidet den Raum des Bildes von dem eigentlichen Raum. Der Rahmen ist aber nicht einmal notwendig."

R.: „Du könntest mein Bild also an irgendeinen anderen Platz hängen?"

J.: „An jede beliebige Stelle. Innerhalb des imaginären Raumes des Bildes ändert sich dabei nichts."

R.: „Wie ist es, wenn ich die Photographie umdrehe?"

J.: „Das darfst du nicht tun; dann würdest du das Bild ja aus dem Auge verlieren."

R.: „Demnach ist nicht dieses ganze Stück Papier ein Bild; Bild ist es nur auf einer Seite; wie tief reicht es denn?"

J.: „Ich möchte am liebsten sagen, es hat überhaupt keine Tiefe. Es ist reine Fläche, zweidimensional, wie wir das nennen."

Der Trainer sah sich nach allen Seiten um, als wollte er sich vergewissern, daß niemand heimlich zuhörte. „Rocky", sagte er leise, „man könnte eigentlich sagen, es ist immateriell. Vielleicht wäre ‚abstrakt' das richtige Wort; aber ich bin nicht sicher, denn ich halte dieses

Ding ja in meiner Hand und trage es mit mir herum. Du hast schon recht, es ist verblüffend, daß dieses Ding, bei dem Gewicht, Größe, Volumen, Ort, Lage, Richtung, Zeit, nicht zählen, daß dieses Stückchen, dieser Ausschnitt aus unserer Umgebung dazu dient, die Größe und Richtung anderer Dinge in der Fülle ihres realen Daseins objektiv zu bestimmen."

Wie es so oft geht, Vertrauen wird mit Vertrauen vergolten.

R.: „Joe, ich muß dir was sagen: Ich kann überhaupt kein Bild sehen, ganz gleich, ob ich es so oder so herum drehe. Diese Seite ist ganz weiß, die andere ist hier ein bißchen heller, dort ein bißchen dunkler."

J.: „Mach dir darüber keine Gedanken! Das kommt wahrscheinlich daher, daß deine Augen mehr zur Seite gestellt sind. Dadurch hast du einen besseren Blick für Dinge, die auf dich zukommen, sogar von rückwärts, Dinge, vor denen du scheust. Du bist immer in einer Art von Kontakt mit den Dingen, bist immer auf dem Sprung. Ein Bild dagegen fordert ein gewisse Distanz von den Dingen, eine Aufhebung ihrer Aktualität. Dir fällt es schwer, die richtige Haltung zu finden, dich selbst von den Dingen zu distanzieren. Darin gleichst du allen andern Pferden. Das ist wohl auch der Grund, warum Pferde in der Regel nicht sprechen."

R.: „Das war eine bittere Medizin. Erlaub mir noch eine letzte Frage: Du sagtest, diese Photographie sei objektiv. Ist das so wegen oder trotz all der Veränderungen, die das Original in der Abbildung erleidet?"

Dem Trainer war es unbehaglich zumute, wie man sich wohl vorstellen kann.

J.: „Rocky", sagte er, „du bist ein Vollblüter. Ihr Rassepferde habt allen gesunden Pferdeverstand verloren. Wozu alle diese Fragen? Ich muß es dir leider sagen, du redest fast wie ein Professor der Philosophie."

Dem Trainer Joe gebührt mein Dank dafür, daß er mir diesen authentischen Bericht gegeben hat. Er hielt es für nötig, sich zu entschuldigen, daß er in dem Gespräch mit einem Pferd sich dessen Niveau hätte anpassen müssen, so z. B. als die Rede auf Zahlen kam. Seiner Meinung nach wenden wir nicht die Zahlen auf Dinge an, sondern projizieren die Dinge auf das rationale System von Zahlen. „Wie konnte ich hoffen", fuhr er fort, „einem Pferde die rätselhafte Dualität der räumlichen und zeitlichen Ordnungen zu erklären, mit der wir es bei der Betrachtung eines Bildes zu tun haben? Ich glaube, ihr Psychiater stoßt auf ähnliche Probleme beim Studium von Kurven, wie denen des EEG. Dort seht ihr Linien in Ruhe, aber ihr deutet sie als aufgezeichnete Bewegung. Ihr stellt die Zeit durch eine Strecke dar, bei der beides, Anfang und Ende, gleichzeitig gesehen werden. Ihr studiert ein Elektroencephalogramm Wochen und Monate, nachdem es aufgezeichnet wurde, und vervielfältigt es in euren Veröffentlichungen. Ihr vergleicht sogar eine frühere mit einer späteren Aufzeichnung, indem ihr vergangene Vorgänge in die Gegenwart übertragt und durch lange Zeitintervalle getrennte Ereignisse so vereinigt, daß sie einer gleichzeitigen Betrachtung zugängig werden. Mit solcher freien Disposition erstrebt ihr eine objektive Beurteilung."

„Für mich war es ein großes Erlebnis", beschloß Joe seinen Bericht. „Die Naivität und Halsstarrigkeit des Pferdes machte mir die Naivität unserer eigenen Einstellung bewußt. Tatsächlich enthält eine Zielphotographie-Kamera nicht nur Linsen und Blenden, sie hat auch unsichtbare Bestandteile psychischer Natur, die uns gar nicht in den Sinn kommen, weil uns ihre Anwendung so bequem ist."

Die jüngste Geschichte des Begriffs der Objektivität zeigt, wie recht Joe hatte.

Printed in the United States
By Bookmasters